栄養士・管理栄養士のための

栄養指導論

第8版

編 集

北海道文教大学客員教授
芦川修貮

東京家政学院大学教授
田中弘之

執 筆

人間総合科学大学講師
秋山佳代

前 掲
芦川修貮

前文教大学教授
伊澤正利

元駒沢女子大学教授
篠原能子

北海道文教大学助教
鈴木陽子

(独)国立病院機構
災害医療センター栄養管理室長
須永将広

東京家政大学教授
田中 寛

前 掲
田中弘之

華学園栄養専門学校専任講師
永井 豊

十文字学園女子大学名誉教授
服部富子

元国際学院埼玉短期大学教授
藤井 茂

北海道文教大学准教授
松本信子

(国研)国立国際医療研究センター病院
栄養管理室長
矢ヶ崎栄作

学建書院

はじめに

平成12年に成立した改正栄養士法の施行により，傷病者の療養のための栄養指導など管理栄養士の免許業務が明らかにされ，あらたに管理栄養士の免許制度が実現しました．施行に合わせて管理栄養士養成の教育の内容も改定が行われ，従来から慣れ親しんできた「栄養指導論」という科目名が「栄養教育論」に見直され，そのことによって広範な教育内容を有していた「栄養指導論」は，多くの内容を手放すことによって栄養教育に特化した科目となりました．

最近の管理栄養士国家試験の出題では，従来「栄養指導論」として出題されてきた栄養行政施策関連の問題は公衆栄養学に，病態栄養指導関連の問題は臨床栄養学に，ライフステージ別栄養指導関連の問題は応用栄養学に，また，特定給食施設における栄養指導は給食経営管理論に振り分けられているように思われます．「栄養指導論」として栄養士・管理栄養士になるための教育を受け，長年にわたって「栄養指導論」にかかわりをもってきた者としては寂しさを禁じ得ません．

いうまでもなく，今回の法改正に伴う栄養士の身分や免許業務に変更はありません．しかし，諸先生方がご使用になっておられる教科書の多くが，「栄養教育論・栄養指導論」または「栄養指導論・栄養教育論」などとされているように，栄養士と管理栄養士の免許業務がそれぞれ区分された現状にあって，その相違がはなはだわかりにくいものになっています．管理栄養士は，すべて栄養士免許をもっている訳ですから止むを得ないことなのかも知れません．

このような状況のもとで，栄養士養成の教育内容に規定されている「栄養の指導」を取り扱う科目としての「栄養指導論」は，「栄養教育論」より広範な教育内容で施行される必要があると考えます．そこで本書は，従来から取り扱ってきた「栄養指導論」の教育内容に，これから社会で活躍する栄養士・管理栄養士が備えるべき知識ならびに，あらたな行政施策などを丁寧に収載した教科書として，発刊させていただくことにしました．

そのため，4単位の授業ですべての内容を教授することは困難なことだと思っています．重複する領域である公衆栄養学，臨床栄養学，応用栄養学および給食計画論・給食実務論をご担当の先生方とご相談いただき，ご担当いただける部分についてはお願いしていただくことを想定のうえで編集しました．養成施設によって「栄養指導論」をご担当の先生，関連科目をご担当の先生には得意とされる分野が異なると存じます．重複領域を調整いただいたあとでも，「栄養指導論」でお取り扱いいただく内容が不足することのないボリュームとなっていると確信しております．

栄養士と管理栄養士は，一般的か専門・高度かの違いはありますが，いずれもそれぞれの名称を用いて「栄養の指導に従事することを業とする者」です．これからも，栄養士と管理栄養士にとって「栄養の指導」は，もっとも大切にしていかなければならないキーワードだと思います．

志を同じくされる皆様にご活用賜れば幸いに存じます．

2008年1月

著者一同

もくじ

総　論

8章 栄養指導と情報の収集・処理

各論

9章 栄養指導の技術と方法

10章 ライフステージ別の栄養指導

11章　健康障害と栄養指導

12章　特定給食施設における栄養指導

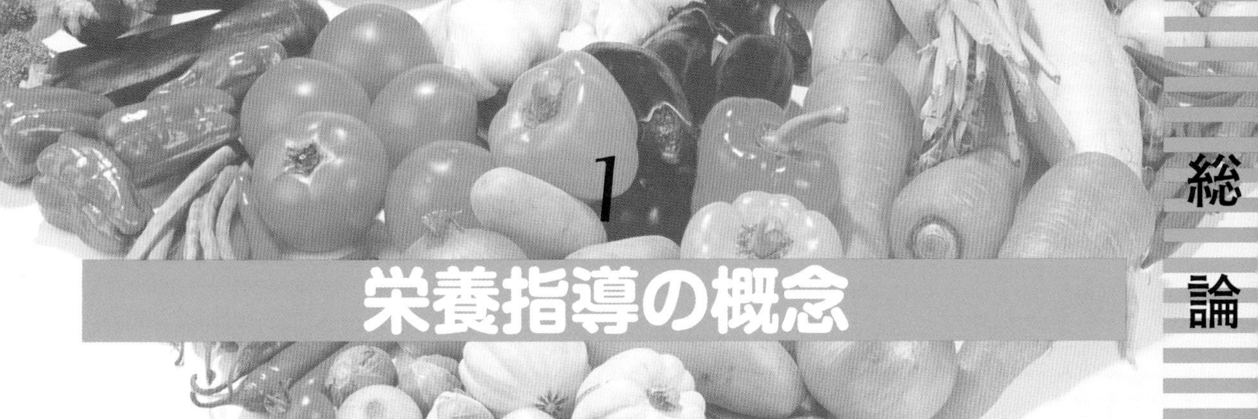

1 栄養指導の概念

A　栄養指導論では何を学ぶか

日本において，法律的に栄養士・管理栄養士の身分や従事業務などを規定しているのは，栄養士法である．栄養士法の第１条第１項において，「**栄養士とは，都道府県知事の免許を受けて，栄養士の名称を用いて栄養の指導に従事することを業とする者をいう．**」と定義づけている．

栄養指導論では，栄養士が栄養指導業務に従事するために必要な知識と技術を，理論的に学ぶことが主体になる．2001 年 9 月 21 日付の厚生労働省健康局長通知により，栄養士養成施設に対して，栄養指導論の具体的な教育目標が示されている．それには，「**個人，集団及び地域の栄養指導の基本的役割や栄養に関する各種統計について理解する．また，基本的な栄養指導の技術・方法を習得する．**」と規定されており，これらのことを栄養指導論で学ぶことになる．

B　栄養指導の意義と目的・目標

1　栄養指導とは

栄養指導の定義について，厚生労働省などにより定められたものはない．藤沢良知実践女子大学名誉教授は，「**栄養指導とは，栄養学，病態栄養学をはじめ，保健・栄養関係の諸科学を基礎とし，健康の保持増進，疾病の予防・治療の促進などを目的として，食生活・栄養改善を中心にした知識の普及，実践指導などを行うことをいう．**」と整理している．

最新医学大辞典(医歯薬出版)によると，「**栄養とは，生物がその生命を保ち，また成長していくために必要な成分を，体外の物質から補給すること．栄養になる成分，それを含む飲食物を指すこともある．**」としている．一方指導は，教え・導く行為とされ，「対象者を望ましいあるべき姿(目的)に近づけるための当面の目標を示し，多様な方法を用いて，次第に知識や技術を習得させる活動である.」と整理できる．指導は，栄養指導，生活指導および保健指導など広範な手法によって，現実的で具体的な視点に立って行われている．

また，指導は，方法論的な観点から，つぎの３つの概念に整理されている．

■ガイダンス　guidance

指導の目的や過程について十分な知識をもった指導者が，対象者と一緒になって学習することにより，目的に到達しようとする形式.

■リーディング　leading

目的を達成するための十分な実力をもった指導者自身が模範を示し，あとからついてくる対象者を導く形式.

■インストラクション　instruction

知識を習得させることを主体にして，対象者の能力や資質を問わず，指導者がもつ知識を一方的に注入する形式.

2 栄養指導の意義

栄養指導の意義は，端的に「個人や集団および地域において，健康，栄養および食生活上改善が必用な問題が生じているとき，問題を改善するために，個人や集団が行う取り組みを，教育的な手段を講じて支援すること」と表現することができる.

現代社会には，妊娠から産後にいたる妊産婦の食生活のあり方，乳児に対する授乳方法，離乳食のつくり方や与え方，幼児の偏食や少食の改善，学童に対する食育，思春期の生徒に対する拒食や過食の改善，青年期の朝食の欠食や嗜好本位の食物選択，成人期の健康増進や生活習慣病予防および高齢者の低栄養予防，食事介護など，各ライフステージに特有な栄養・食生活上の多様な問題がみられる．これらの問題は，適切な対応が行われないとQOL(生活の質)の低下を招くとともに，健康寿命に影響を及ぼすことになる.

一方，糖尿病や腎臓病など，栄養・食生活と密接な関係にある疾病では，治療の一環として施行される食事療養(食事療法)指導の必要性が広く社会に認められている．また，メタボリックシンドロームなどのハイリスク者に対する栄養指導の重要性についても理解が深まり，食事をはじめとする好ましい生活習慣の実践に向けた取り組みが展開されている．これらの栄養指導には，専門職としての管理栄養士を含む栄養士が主体的に従事している.

健康の保持・増進から疾病の治療・予防にいたる広範な分野で，栄養士・管理栄養士による多様な栄養指導が展開され，国民の健康寿命の延伸とQOLの向上に幅広く貢献している．このような観点から，栄養指導には，きわめて大きな意義を認めることができる．ここで大切なことは，問題の改善に取り組むのは個人や集団であり，栄養士・管理栄養士が行う栄養指導は，その取り組みを支援するものであることを理解しておく必要がある.

3 栄養指導の目的と目標

栄養指導における目的とは，一般的に指導計画を策定するとき，最終的にその達成を目指す大目標と理解されている．一方，目的を達成するために設定された具体的な目標(一般に，中目標あるいは小目標と表現されている.)のことを，単に「目標」という.

たとえば，現在厚生労働省が健康増進法第7条第1項の規定に基づいて策定し，同条第4項の規定に基づいて公表している「21世紀における第2次国民健康づくり運動〔健康日本21(第2次)〕」においては，基本的な方向(目的に相当する)と目標について，つぎのように記述されている．なお，「健康日本21(第2次)」は，2013年度から2022年度までの10年計画の国民健康づくり運動として推進されている(後に厚生労働省は，「健康日本21(第2次)」の終期を2023年まで1年間延長).

■基本理念(基本的な方向)

21世紀のわが国において，少子高齢化や疾病構造の変化が進むなかで，生活習慣および社会環境の改善を通じて，子どもから高齢者まですべての国民がともに支え合いながら希望や生きがいをもち，ライフステージ(乳幼児期，青壮年期，高齢期などの人の生涯における各段階をいう．)に応じて，健やかで心豊かに生活できる活力ある社会を実現し，その結果，社会保障制度が持続可能なものとなるよう，国民の健康の増進の総合的な推進を図る．

■大 目 標

基本的理念(「健康日本21(第2次)」では基本的な方向)を実現するために，計画期間中に達成すべき究極の目標である．

健康寿命の延伸および健康格差の縮小の実現に向けて，生活習慣病の発症予防や重症化予防を図るとともに，社会生活を営むために必要な機能の維持および向上を目指し，これらの目標達成のために，生活習慣の改善および社会環境の整備に取り組むことを目標とする．

表1-1 ● 健康日本21(第2次)大目標

1	健康寿命の延伸と健康格差の縮小
2	主要な生活習慣病の発症予防と重症化予防の徹底
3	社会生活を営むために必要な機能の維持および向上
4	健康を支え，守るための社会環境の整備
5	栄養・食生活，身体活動・運動，休養，飲酒，喫煙および歯・口腔の健康に関する生活習慣および社会環境の改善

■中 目 標(「健康日本21(第2次)」より一部を抜粋)

大目標を達成するために，分野別に具体的な数値などを設定した目標である(**表1-2**)．

表1-2 ● 健康日本21(第2次)中目標

項　目	現状(2016年)		目標(2023年度)
1　健康寿命の延伸と健康格差の縮小の実現に関する目標	①健康寿命の延伸(日常生活に制限のない期間の平均の延伸)	男性　72.14年 女性　74.79年	平均寿命の増加分を上回る健康寿命の増加
	②健康格差の縮小(日常生活に制限のない期間の平均の都道府県格差の縮小)	男性　2.00年 女性　2.70年	都道府県格差の縮小
2　栄養・食生活，身体活動・運動，休養，飲酒，喫煙および歯・口腔の健康に関する生活習慣および社会環境の改善に関する目標	①適切な量と質の食事をとる者の増加		
	ア　主食・主菜・副菜を組み合わせた食事が1日2回以上の日がほぼ毎日の者の割合の増加	59.7%	80%
	イ　食塩摂取量の減少	9.9 g	8 g
	ウ　野菜と果物の摂取量の増加	・野菜摂取量の平均値 276.5 g ・果物の摂取量100 g未満の者の割合　60.5%	・野菜摂取量の平均値 350 g ・果物の摂取量100 g未満の者の割合　30%
	②利用者に応じた食事の計画，調理および栄養の評価，改善を実施している特定給食施設の増加		
	管理栄養士・栄養士を配置している施設の割合 72.7%（2015年）		管理栄養士・栄養士を配置している施設の割合80%

■小 目 標

中目標を達成するために，当面する1年間に実施しようとする取り組みなどが小目標に相当する．

都道府県や市町村が施行する施策は，設定した小目標を達成するための行政施策であるが，有効な施策によって連鎖的に中目標，さらには大目標が達成されると考えられている．

a 栄養指導の目的

栄養指導の目的は，端的に「健康の保持・増進や食事療養などに必要な好ましい食習慣を確立し，実践・継続していけるように行動の変容に導くこと」ということができる．指導の対象になった人が，栄養・食生活上の問題点を解決するために，みずから行動を起こし，実践した取り組みを継続または習慣として定着させることを目指すものである．

日本において，栄養士の業務を規定するおもな法律は，健康増進法である．健康増進法第1条には，同法の目的を「**我が国における急速な高齢化の進展及び疾病構造の変化に伴い，国民の健康の増進の重要性が著しく増大していることにかんがみ，国民の健康の増進の総合的な推進に関し基本的な事項を定めるとともに，国民の栄養の改善その他の国民の健康の増進を図るための措置を講じ，もって国民保健の向上を図ることを目的とする．**」と規定している．大局的見地から，管理栄養士を含む栄養士が行う栄養指導の目的として，しっかりと認識しておく必要がある．

b 栄養指導の目標

栄養指導の目標は，「栄養指導の目的を達成するために，健康増進につながる望ましい食習慣の確立や，適切な食事療養の実践などによるQOLの向上を目指して，食行動変容の実現を促す．また，望ましい食生活を実践するための食事計画の立案などをとおして，食に関する自己管理能力を育成する．」ことにある．

前述の「健康日本21（第2次）」では，10年間の運動期間中に達成すべき目標が，6つの分野について設定されている．栄養指導と関連が深い分野における目標設定の考え方は，つぎのとおりである．

⑴ 栄養・食生活

栄養・食生活は，生活習慣病予防のほか，社会生活機能の維持および向上ならびに生活の質（QOL）の向上の観点から重要である．

■目　標

① 適正体重を維持している者の増加〔肥満（BMI 25 kg/m^2 以上），やせ（BMI 18.5 kg/m^2 未満）の減少〕

② 適正な量と質の食事をとる者の増加

　ア　主食・主菜・副菜を組み合わせた食事が1日2回以上の日がほぼ毎日の者の割合の増加

　イ　食塩摂取量の減少

　ウ　野菜と果物の摂取量の増加

③ 共食の増加（食事を1人で食べる子どもの割合の減少）

④ 食品中の食塩や脂肪の低減に取り組む食品企業および飲食店の登録数の増加

⑤ 利用者に応じた食事の計画，調理および栄養の評価，改善を実施している特定給食施設の割合の増加

(2) 身体活動・運動

身体活動・運動は，生活習慣病予防のほか，社会生活機能の維持および向上ならびに生活の質の向上の観点から重要である．

■目　標

① 日常生活における歩数の増加

② 運動習慣者の割合の増加

③ 住民が運動しやすいまちづくり・環境整備に取り組む自治体数の増加

(3) 休　養

休養は，生活の質に係る重要な要素であり，日常的に質量ともに十分な睡眠をとり，余暇などでからだや心を養うことは，心身の健康の観点から重要である．

■目　標

① 睡眠による休養を十分にとれていない者の割合の減少

② 週労働時間 60 時間以上の雇用者の割合の減少

(4) 飲　酒

飲酒は，生活習慣病をはじめとするさまざまな身体疾患やうつ病などの健康障害のリスク要因となり得るのみならず，未成年の飲酒や飲酒運転事故などの社会的な問題の要因となり得る．

■目　標

① 生活習慣病のリスクを高める量を飲酒している者(1 日当たりの純アルコール摂取量が男性 40 g 以上，女性 20 g 以上の者)の割合の減少

② 未成年者の飲酒をなくす

③ 妊娠中の飲酒をなくす

(5) 喫　煙

喫煙は，がん，循環器疾患，糖尿病，COPD といった NCD(非感染性疾患)の予防可能な最大の危険因子であるほか，低出生体重児の増加の 1 つの要因であり，受動喫煙もさまざまな疾病の原因になるため，喫煙による健康被害を回避することが重要である．

■目　標

① 成人の喫煙率の減少(喫煙をやめたい者がやめる)

② 未成年者の喫煙をなくす

③ 妊娠中の喫煙をなくす

④ 受動喫煙(家庭・職場・飲食店・行政機関・医療機関)の機会を有する者の割合の減少

(6) 歯・口腔の健康

歯・口腔の健康は，摂食と構音を良好に保つために重要であり，生活の質(QOL)の向上にも大きく寄与する．

■目　標

① 口腔機能の維持・向上(60歳代における咀嚼良好者の割合の増加)

② 歯の喪失防止

ア　80歳で20歯以上の自分の歯を有する者の割合の増加

イ　60歳で24歯以上の自分の歯を有する者の割合の増加

ウ　40歳で喪失歯のない者の割合の増加

③ 歯周病を有する者の割合の減少

ア　20歳代における歯肉に炎症所見を有する者の割合の減少

イ　40歳代における進行した歯周炎を有する者の割合の減少

ウ　60歳代における進行した歯周炎を有する者の割合の減少

④ 乳幼児・学齢期のう蝕のない者の増加

ア　3歳でう蝕がない者の割合が80%以上である都道府県の増加

イ　12歳児の1人平均う蝕数が1.0歯未満である都道府県の増加

⑤ 過去1年間に歯科検診を受診した者の割合の増加

「健康日本21(第2次)」では，全国レベルで目的を達成するために，目標を設定し，広範な国民健康づくり運動を展開している(具体的な目標 →p. 156,「健康日本21(第2次)における国民の健康増進目標」参照).

実際の栄養指導は，問題をかかえた対象者を，行動の変容に導くことを目的として展開されるが，指導の進捗状況に応じた目標の設定が必要になる．

■「知識の理解」段階における目標

適切な食生活を営むために必要な知識や技術の習得を図る(対象者を現在の食生活または栄養摂取上の問題点の理解に導き，関心をよび起こして改善意識を高める.).

■「態度の変容」段階における目標

現状の問題点を理解させ，みずから改善に取り組む意識の高揚を動機づける．

■「行動の変容」段階における目標

好ましい態度を日常の生活のなかで実践できるようにする．実践することで問題点の解消を図り，行動の持続・習慣化を実現する．

ただし，知識の理解 →態度の変容 →行動の変容の順に進行するとは限らない．たとえば，定期健康診断で尿酸値の上昇が認められた中年男性が，禁酒の指導を受けても多量の飲酒をつづけた結果，痛風発作の激痛に耐えかねて飲酒をやめ，その後の栄養指導により，飲酒が尿酸値の上昇に関係することを理解することなどはまれではない．

4 栄養指導計画

栄養指導の目的および目標は，栄養・食生活上の問題をかかえた対象者の食行動を，望ましい方向に変容させることにある．対象者は，長年にわたって積み重ね，固定された食行動を容易に変えようとはしないものである．また，食行動の変容を誓って取り組みをはじめても，途中で中断してしまうことが多くみられる．

栄養指導を効果的，効率的に実施して行動の変容を実現するためには，指導計画をしっかり作成するとともに，計画 plan →実施 do →評価 check →見直した計画の展開 action にいたるマネジメントサイクルを活用し，行動の変容が確認されるまで継続指導を行うことが大切である．ただし，評価において計画と結果に著しい乖離が認められた場合には，対象の把握に立ち戻って全体を見直す必要がある．

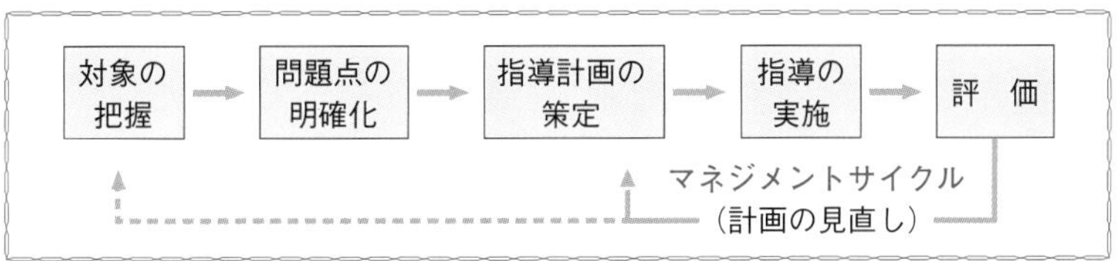

a 栄養指導計画の検討

栄養指導を実施する過程は，対象の実態把握にはじまり，結果の評価・効果判定にいたる，つぎの6つのステップがある．

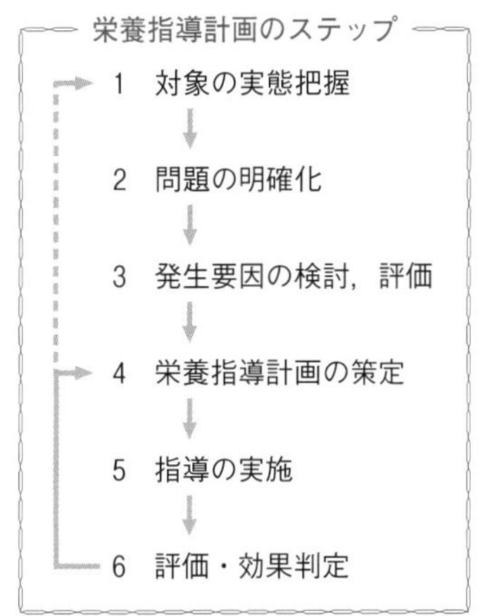

(1) 対象の実態把握

栄養指導の対象になる個人，集団および地域の有訴や疾病別受療などの健康状態，栄養摂取や食生活の状況，住民の生活に関する意識，食料品の流通状況，地域が有する社会的条件，活用可能な社会資源や施設など．

(2) 問題の明確化

実態把握の結果から，対象になる個人，集団および地域がかかえる健康，栄養上の問題点を明らかにする．

(3) 発生要因の検討と標的の確定

解決が必要な健康，栄養上の問題を生じさせている原因を追求し，指導の標的を洗い出して確定する．

(4) 栄養指導計画の策定

対象の問題認識程度や実行できるレベルを予測するとともに，緊急性，実現可能性および経済性などを考慮し，もっとも効果的な方策を選定して計画を組み立てる．

⑸ 指導の実施

策定した計画に基づいて栄養指導を実施する．

⑹ 評価・効果判定

比較的短期間の栄養指導計画では事業の終了後，長期にわたる事業では区切りのよい時点で，知識の理解の状況，態度の変容および行動の変容状況などを，設定した目標値などと比較して評価・効果判定を行う．

※事業の見直しと展開

評価・効果判定によって目標値などとの乖離が小幅なときには，栄養指導計画の補正による見直しを行い，補正後の栄養指導計画に基づく事業を展開する．目標値などとの乖離が著しいときには，実態把握，問題の明確化あるいは標的の洗い出しが適切に行われなかったことなどが考えられるので，対象の実態把握に立ち返って事業全体の見直しを検討する．

b 栄養指導計画の評価

栄養指導を効果的，効率的に実施するためには，栄養指導計画策定段階における「計画」そのものの評価が求められる．「計画」の評価によって目標値などとの乖離を防止し，栄養指導計画の中断や大幅な遅延などのリスクを軽減することができる．

評価の指標には，つぎのようなものがある．

① 明確な目標が設定され，達成時期が示されているか．
② 具体的な実施計画および評価計画が作成されているか．
③ 計画の意思決定が，科学的根拠に基づいて行われているか．
④ 目標を達成するために，仮説に基づく調査・研究が行われているか．
⑤ 指導の結果を評価・効果判定する手法が設定されているか．
⑥ 事業終了後に，未解決となった課題への取り組みが可能か．
⑦ あらたな改善目標の設定につながる栄養指導計画となっているか．

C 栄養指導対象のとらえ方

栄養士・管理栄養士が行う栄養指導の対象は，妊産婦・授乳婦，乳幼児，学齢児，青少年，成人および高齢者などの各ライフステージにおいて，健全な成長・発育，健康長寿につなげる健康の増進ならびにQOLの向上を目指した栄養・食生活上の問題の改善などが必要な人たちである．また，食事療養が必要な患者や栄養・食生活と密接な関係にある疾病のハイリスク者なども対象になる．

栄養士の職務などを規定した栄養士法が昭和22(1947)年に施行されて75年になる．そのあいだの栄養士の努力によって，栄養指導が行われる場と機会は著しく拡大してきた．現在では，手段・方法別，ライフステージ別，対象分野別および課題対応別などの観点からの分類が定着している．

手段・方法別のとらえ方

1 個人対象の栄養指導
2 集団対象の栄養指導
3 地域対象の栄養指導

1　手段・方法別

a　個人対象の栄養指導

個々の要指導者（子どもや高齢者，男性などには，母親や娘・嫁，妻など家族が同伴することが多い．）に対して個別的に行う栄養指導である．

b　集団対象の栄養指導

共通する問題や関心を有する複数の要指導者に対して，教室形式などで行う栄養指導である．集団栄養指導には，少グループ指導が含まれる．

c　地域対象の栄養指導

市町村保健センターや保健所が直接，または地域の関連団体やボランティアなどと協力して，管轄地域内の住民に対して広域的に行う栄養指導である．

2　ライフステージ別

ライフステージ別

1　妊婦に対する栄養指導
2　産婦・授乳婦に対する栄養指導
3　乳児に対する栄養指導
4　幼児に対する栄養指導
5　学童に対する栄養指導
6　思春期の生徒に対する栄養指導
7　成人に対する栄養指導
8　高齢者に対する栄養指導

a　妊婦に対する栄養指導

市町村保健センターなどが母親学級（マザークラス）などの名称で，妊娠中および産褥期の栄養・食生活などについて行う栄養指導である．

b　産婦・授乳婦に対する栄養指導

市町村保健センターなどが乳児健診などの機会を利用して，母体の回復や授乳方法などについて行う栄養指導である．

c　乳児に対する栄養指導

市町村保健センターなどが乳児健診の会場において，授乳方法や離乳食のつくり方・与え方などについて行う栄養指導である．

d　幼児に対する栄養指導

市町村保健センターなどが3歳児健診などの会場において，発育の停滞や偏食，食欲不振などについて行う栄養指導である．

e　学童に対する栄養指導

小学校において，栄養教諭や学校栄養職員が食に関する指導（食育）として行う栄養指導である．

f　思春期の生徒に対する栄養指導

中学生には，栄養教諭や学校栄養職員が食に関する指導（食育）として，また，高校生には，市町村保健センターなどが拒食や食思不振などについて個別的に行う栄養指導が中心となる．

g　成人に対する栄養指導

会社・工場などに勤務する栄養士・管理栄養士が，職場において健康の増進や生活習慣病の予防などについて行う栄養指導である．栄養士・管理栄養士がいない職場などの勤務者および自営業者などには，市町村保健センターなどの栄養士・管理栄養士が同様の指導を行っている．また，保険事業者(会社などの経営者)などの責任で「特定健康診査」が行われ，健診の結果別に栄養指導をはじめとする「特定保健指導」が実施されている．

h　高齢者に対する栄養指導

市町村保健センターなどが，老人健診の場や結果を活用して，低栄養の予防や介護食などについて行う栄養指導である．

3　対象分野別

対象分野別

1　市町村保健センターにおける栄養指導
2　保健所における栄養指導
3　学校における栄養指導
4　産業給食施設などにおける栄養指導
5　保育所など児童福祉施設における栄養指導
6　老人ホームなど高齢者福祉施設における栄養指導
7　病院など医療施設における栄養指導
8　ケアステーションにおける栄養指導

a　市町村保健センターにおける栄養指導

管内に在住する妊産婦・授乳婦，乳幼児，在宅の主婦および自営業者，高齢者などを対象に行われる栄養指導である．

b　保健所における栄養指導

市町村保健センターでの対応が困難な傷病者に対する栄養・食事指導，特定給食施設の給食管理および食品会社や飲食店などに対する栄養成分表示などについて，栄養指導員が行う栄養指導である．

c　学校における栄養指導

学校給食を行っている諸学校では，学校給食の活用，また，授業の一環として行われる，食に関する指導(食育)などである．

d　産業給食施設などにおける栄養指導

献立や給食そのものを指導媒体として，また，食堂を指導の場として，ポスター(パネル)や栄養メモ(ポップ)などを用いて，健康増進や生活習慣病予防などについて行う栄養指導である．

e　保育所など児童福祉施設における栄養指導

献立や給食そのものを指導媒体とした保育者指導，また，園児に対する喫食時や調理保育などとして行われる食育指導などである．

f 老人ホームなど高齢者福祉施設における栄養指導

献立や給食，ポスターや栄養メモなどの指導媒体の活用とともに，健常者には健康増進や低栄養の予防，障害者には障害の状況に対応した介護食の提供と，食べ方などについて行う栄養指導である．

g 病院など医療施設における栄養指導

入院患者には，治療の一環として提供する治療食を媒体とした指導と，退院後の食事療養を支援するために行う栄養指導，また，外来患者には，在宅療養中の病状に適応する食事療養の実践・継続を支援するために行う栄養指導である．

h ケアステーションにおける栄養指導

在宅療養中の患者に対して，開業医などとの連携のもとで，病状に適応する治療食のつくり方や食べ方など，具体的な内容で実践的に行われる栄養指導である．

4 課題対応別

課題対応別

1 健康増進のための栄養指導
2 高齢社会における栄養指導
3 要介護高齢者に対する栄養指導
4 生活習慣病予防のための栄養指導
5 特定健康診査，特定保健指導における栄養指導

a 健康増進のための栄養指導

現代社会においては，平均寿命の長さより，健康寿命の延伸と QOL の向上を求めるなど，価値観が変わってきたことに対応し，保健指導の目標が，従来主体となっていた疾病の 2 次予防(早期発見，早期治療)から，1 次予防(健康増進)の重視に変わってきた．健康増進には，栄養・食生活がはたす役割がきわめて大きく，広範な場と機会を活用して行われる栄養指導である．

b 高齢社会における栄養指導

「人生 80 年」といわれ，多くの人が 80 歳まで生きながらえることが可能になった今日，寝たきりや認知障害などで要介護状態に陥る高齢者が増加し，QOL と健康寿命を阻害している．QOL の向上や健康寿命延伸の基本は，栄養・食生活にある．好ましい栄養・食生活の実践・習慣化を図り，人生の晩年までを健康的に生活できるようにするために行われる栄養指導である．

c 要介護高齢者に対する栄養指導

高齢社会の進展とともに急増をつづける介護を要する高齢者に対応するため，介護の主体が従来の施設ケアから在宅ケア，地域ケアに移行されるのに伴って，ケアが行われる場が福祉施設内から家庭，地域へと拡散してきている．要介護高齢者は，低栄養状態に陥りやすい．低栄養状態の持続は，精神や身体機能の低下を促進させ，フレイル状態につながる．低栄養状態の改善(フレイル予防)を重視して行われる栄養指導である．

d　生活習慣病予防のための栄養指導

好ましくない生活習慣を長期間つづけることによって発症にいたる生活習慣病の特性に着目して，発症の危険から遠ざかる健康的な生活習慣への移行を目指して行われる栄養指導である．生涯にわたるQOLを阻害する生活習慣病の多くが，栄養・食生活と密接な関係にあることから暴飲暴食，不規則で嗜好本位の食事，エネルギーの過剰摂取および食塩のとりすぎなどの改善を目指して行われる．

e　特定健康診査，特定保健指導における栄養指導

2008年度から，医療制度改革の一環として糖尿病などの生活習慣病予防の徹底を目指し，医療保険者（会社経営者，市町村など）の責任においてメタボリックシンドロームの概念を導入した健康診査（特定健康診査）を行い，その結果から健康の保持に努め，必要がある人たちに対する保健指導（特定保健指導）の実施が義務づけられた．栄養・食生活に関する指導は，特定保健指導の主要な部分を占める領域であり，糖尿病などの生活習慣病の予防につながる行動変容を指導・援助し，あらたな視点で生活習慣病対策の充実・強化を目指して行われる．

D　食環境と栄養指導

1　食環境の変化

食に影響を与える外部環境には，耕地面積の少ない山間地域，平坦な田園地域および海辺の臨海地域などの地理的要因，大都市とその近郊，地方都市および過疎地などの生活環境要因，収入，物価および食料品の流通などの経済的要因，気温，湿度および降水量などの気候的要因などがある．

農業後継者不足や農地の宅地化などによる耕地の減少，近年の大都市への人口の集中による都市化と過疎化の拡大，収入の増加が，外食機会の増加や肉類など高価格の食料消費の増大および加工食品の利用を可能にし，国際化の進展により国内になかった食品や料理の普及と輸入食料の増加，地球温暖化の農業・漁業への影響などが，日本の栄養・食生活を大きく変化させている．

日本の現在の食環境を表現するキーワードの1つとして「飽食」をあげることができる．発展途上国では，食料難による多くの餓死者が報告されている．50～70年前には日本においても，戦中・戦後の厳しい食料難を経験している．しかし現在では，世界中の食料が潤沢に流通し，欲しいものを欲しいだけ容易に入手することが可能である．このような状況のもとで若い世代を中心に，食物に感謝し大切に取り扱う行動の欠如が指摘されている．

2014年度の「食品ロス統計調査報告（農林水産省）」によれば，世帯食1人1日当たりの食品使用量は約1,103 g，食品ロス量は約41 g，食品ロス率は3.7％であった（**図1-1，2**）．

わが国におけるエネルギーベースによる食料自給率が過去5年間40％以下で推移している現状において，栄養指導の観点から食品ロス量（食品ロス率）の抑制に向けた取り組みが求められる．

「食品ロス統計調査」における用語の解説

【世帯食】

家庭において朝食，昼食，夕食および間食のため，調理・飲食したもののことで，惣菜や弁当などを購入して家で食べた場合を含む．なお，外食や学校給食などにより飲食したものは除く．

【食品使用量】

家庭における食事において，料理の食材として使用またはそのまま食べられるものとして提供された食品であって，魚の骨などの通常食さない部分を除いた重量である．これには，本来，食品として使用・提供されるものが，結果的に賞味期限切れなどにより使用・提供されずにそのまま廃棄された食品の重量が含まれている．

【食品ロス量】

家庭における食事において，使用・提供された食品の食べ残しおよび廃棄されたものをいい，「食品ロス統計調査」においてはつぎのとおり分類されている．

① 食べ残し：家庭における食事において，料理の食材として使用またはそのまま食べられるものとして提供された食品のうち，食べ残して廃棄したものである．

② 廃　棄

・直接廃棄：家庭における食事において，賞味期限切れなどにより料理の食材またはそのまま食べられる食品として使用・提供されずにそのまま廃棄したものである．

・過剰除去：家庭における食事において，調理時に大根の皮の厚剥きなど不可食部分を除去する際に，過剰に除去した可食部分のことである．具体的には，「食品標準成分表」の廃棄率を上回って除去されたもの，油脂類については「食料需給表」の廃棄率を上回って廃棄したものとされている．なお，これには，腐敗などにより食べられないために除去した可食部分も含まれている．

本調査で把握した食品ロスの範囲（概念図）

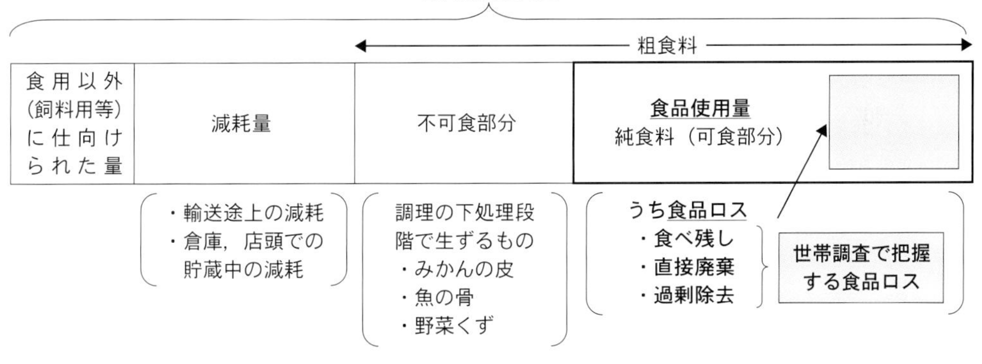

（平成26('14)年度 食品ロス統計調査報告，農林水産省より一部改変）

なお，食品区分の分離にあたり，水は本調査において食品として分類していないことから，その重量については可能なかぎり把握のうえ，各重量から除外した．

【食品ロス率】

$$\text{食品ロス率} = \frac{\text{食品ロス量（食べ残し重量 + 調節廃棄重量 + 過剰除去重量）}}{\text{食品使用量}} \times 100$$

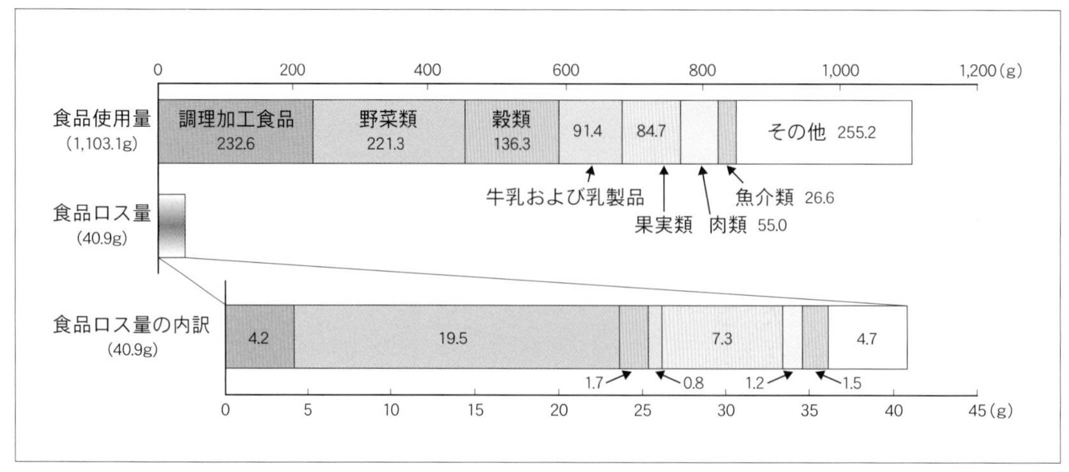

図 1-1 ● おもな食品別の食品使用量および食品ロス量(世帯食 1 人 1 日当たり)

※「その他」とは,「でんぷん」,「豆類」,「きのこ類」,「卵類」,「生鮮海藻類」,「砂糖類」,「油脂類」,「調味料類」,「菓子類」および「飲料類」を合計したものをいう.

(平成 26('14)年度 食品ロス統計調査報告,農林水産省より)

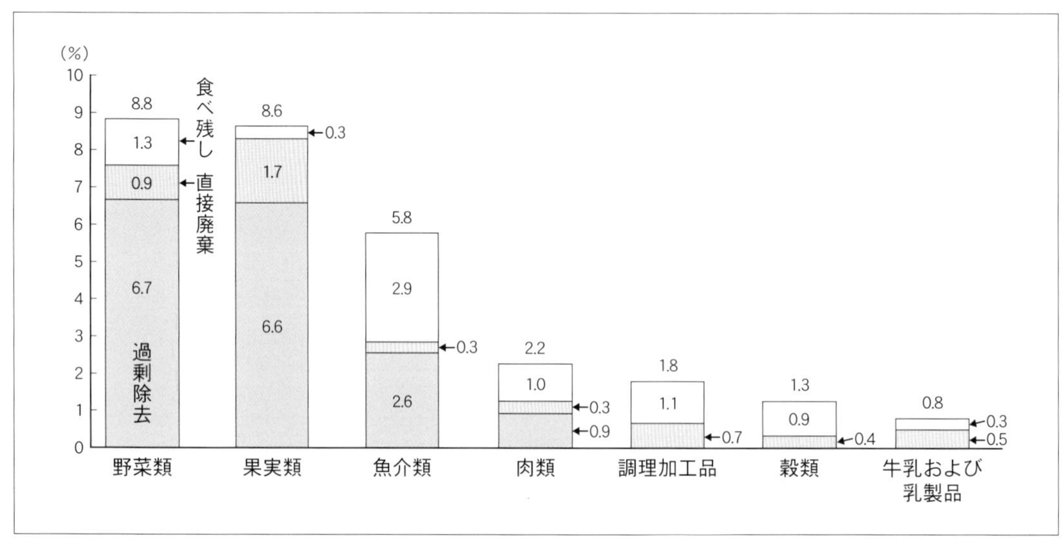

図 1-2 ● おもな食品別の食品ロス率

(平成 26('14)年度 食品ロス統計調査報告,農林水産省より)

a 食環境変化の状況

> 食環境の変化要因
> 1 所得水準の上昇
> 2 輸入食品の増加
> 3 食に対する認識の多様化
> 4 核家族化の進行
> 5 勤労女性の増加
> 6 食品工業の発展
> 7 外食産業の増大
> 8 食関連情報の氾濫など

生活様式の洋風化の定着とともに,欧米諸国ばかりではなくアジアや中南米,アフリカなどの食文化が流入し,日常的に摂取する料理や食品が多様化している.所得水準の上昇が海外旅行などによる外国での生活経験の機会を広め,あらたな料理や食品の摂取を押し広めている.また,日本の農業基盤の脆弱化が互いに作用し合って，食品の海外への依存を著しく増加させている．

2013年12月に，「和食；日本人の伝統的な食文化」がユネスコの無形文化遺産に登録され，海外からの関心が高まっているわが国の食文化に対する国民の状況は，伝統的な日本の食文化への関心の希薄化とともに，核家族化や女性の職場進出などが，家族全員で食卓を囲み，主食・汁物・主菜・副菜が揃った「きちんとした食事」を食べる機会を退化させるなど，食について大切にしなければならないことの認識が多様化している．

また，調理済み食品や加工食品の普及，外食産業の増大，これらの利便性を伝えるおびただしい量の情報などにより，複雑な調理をしなくても食べられる多様な食物が，いつでも手軽に入手できるようになり，食事の時間や食物の選択など，食行動の変化が顕著に認められている．

食環境の変化に伴い，脂質(脂肪)エネルギー比率，動物性たんぱく質やカルシウム摂取量など，栄養素などの摂取状況に問題が認められ，さらに，国民の健康への影響が指摘されている．

b 食環境変化の特徴

(1)「食」の洋風化

■洋風食材(洋風の食生活を特色づける食品)利用の増加

米，魚，大豆・大豆製品，在来野菜，緑茶を主体にした食生活

→パン，畜産物，西洋野菜，コーヒー，紅茶など洋風食材利用の増加．

■洋風調理法(洋風の食生活を特色づける調理法)利用の増加

みそ汁，野菜の和え物・酢の物，すき焼き，天ぷらなどの和風料理

→スープ，生野菜・サラダ，ステーキ，フライなど洋風料理の浸透．

■「食」の洋風化による問題点

① 動物性脂肪摂取量の増加．

② 食物繊維摂取量の減少．

③ 野菜摂取量の減少．

④ 料理のやわらか化(噛みごたえにとぼしい料理)傾向の進展．

(2)「食」の簡便化

■簡便化が進行する背景

時間的制約や孤食化などが一般化している都市生活者のニーズ．

ごはん，みそ汁，焼き魚・大根おろし，お浸しなどがそろった「きちんとした食事」→パン，バター，牛乳，コーヒーなど「簡単な食事」．

■簡便化を推進させる要因

① 加工食品の開発と普及．

・総務省の「家計調査」では，食料費に占める生鮮食品費の割合が低下し，加工食品費の割合が上昇している．

② 手軽なインスタント食品の普及．

③ 調理済み食品の開発と普及．

④ 電子レンジなど，食事づくりを簡素化する調理機器の普及．

■「食」の簡便化による問題点

① 栄養素などの摂取に偏りを生じやすい.
  ・献立の変化がとぼしくなる.
  ・偏食や習慣的な欠食につながりやすい.
② 動物性脂肪のとりすぎにつながりやすい.
③ 食塩の過剰摂取になりやすい.
④ 野菜摂取量が不足しやすい.
⑤ 食物繊維が不足しやすい.
⑥ 食行動・食事リズムを乱しやすい.
  ・偏食や習慣的な欠食につながりやすい.

(3)「食」の外部化

■外部化の状況

2021年の総務省の「家計調査」における月平均食料支出額は約66,060円で, 2019年の約68,230円から2,000円以上減少している. また, 総食料支出額の実質増減もマイナスとなっている. このうち2021年の外食費は9,813円で総食料支出額の14.8%を占めているが, 2019年の14,114円および20.7%からは大幅に減少した. 理由としては, 近年におけるわが国の経済活動の停滞とともに, 新型コロナウイルス感染症対策として施行された外出制限や飲食店の営業規制の影響をあげることができる. 2022年になって新型コロナウイルス感染症の感染者の減少傾向を受け社会経済活動の回復が進む一方で, ヨーロッパにおける国際紛争を原因とする国際的なエネルギー資源や食料の高騰によるインフレが, わが国の食料消費動向にも影響の広がりをみせている. 新型コロナウイルス感染症や国際紛争の影響を受け「食」の外部化は, 短期的には抑制の状況が認められるが, 長期的には「食」の外部化のトレンドは継続するものと考えられる.

■外部化を増大させる要因

① 所得水準の上昇.
②「食」に対する認識の変化(楽しさの追求).
③ 勤労女性の増加(食事づくりに要する時間の節約).
④ 外食の場の整備が進展.
⑤ 調理技術などサービスの改善.

■「食」の外部化による問題点

①「内食(家庭で調製した食事)」の衰退.
  ・家庭における食事づくり機能が低下する.
    →親から子への食文化の伝承が困難になる.
    →手づくりの料理が減少する.
    →外食の影響で食事の内容がスナック化してくる.
    →簡単にすませる食事の機会が増加している.
② 外食依存度の上昇とともに, 栄養素摂取のバランスが崩れやすくなる.

③ 嗜好本位の食物選択になりやすい.

・栄養素など摂取量の過不足や偏りが生じやすい

→肥満，貧血，生活習慣病などの誘因になる.

④ 家族の団らんの機会を減少させる.

⑤「内食」の減退部分を「中食」で補う傾向がある.

c 食環境の変化の問題点と栄養指導

「食」の洋風化，簡便化および外部化の拡大が，健康や栄養・食生活にさまざまな問題を引き起こしている現状は，これまで述べてきたとおりである．食環境の変化に伴う問題点と栄養指導の観点は，つぎのように整理することができる.

(1) 嗜好本位の食物選択に陥りやすい

■必要な栄養素などの量的，質的バランスを整えることがむずかしい.

肥満，貧血，生活習慣病などの誘因になる.

■食塩の摂取過剰になりやすい.

高血圧症，心臓病，脳血管疾患など，生活習慣病の誘因になる.

■やわらかい料理を好む傾向がある.

咀嚼機能の低下につながる.

☆栄養指導の観点☆

「食生活指針」や「食事バランスガイド」などを教育媒体にして，生活習慣病発症の危険から遠ざかるとともに，望ましい食習慣の定着と健康寿命の延伸を目的にした指導を行う.

(2) 栄養素等摂取量の過不足や偏りが生じやすい

■動物性脂肪を中心に脂肪のとりすぎになりやすい.

脂質異常症(高脂血症)や動脈硬化症など，生活習慣病の誘因になる.

■食物繊維が減少し，摂取不足になりやすい.

大腸がんや高コレステロール血症など，生活習慣病の誘因になる.

■野菜の摂取量が減少し，不足しやすい.

食物繊維，ビタミン・ミネラル類の不足を招きやすい.

☆栄養指導の観点☆

「日本人の食事摂取基準」や「食生活指針」,「食品標準成分表」などを指導媒体に,「健康日本 21(第 2 次)」に設定されている『栄養・食生活の目標値』の実現とともに，生活習慣病発症の危険から遠ざかる食習慣の定着を目的にした指導を行う.

(3) 家庭の食事で大切な「内食」の衰退につながりやすい

■家庭における食事づくり能力が低下する.

親から子への食文化の伝承が困難になる.

ぬくもりのある手づくり料理が減少する.

■家庭の食事が過度に「外食」の影響を受ける.

食事のスナック化が増大する.

簡単にすませる食事の機会が増加する．

■家族の団らんの機会を減少させる．

☆栄養指導の観点☆

「食生活指針」や「食事バランスガイド」などを教育媒体にして，「食育基本法」に規定される基本理念や国民(家庭)の責務に基づき，生涯にわたって健全な心身を培い，豊かな人間性を育むことを目的にした指導を施行する．

施行にあたっては，加工食品の「栄養表示基準」や「外食料理の栄養成分表示」のしくみや内容の普及を図るとともに，その積極的な活用を併せた指導を行う．

⑷ 食行動・食事リズムを乱しやすい

■子どもの孤食や個食などが増加している．

家族で食卓を囲み，楽しい食事や団らんの機会がもてない．

主食，汁物，主菜，副菜が揃った「きちんとした食事」をとることが困難になる．

■欠食や過量の間食，夜遅い時間の飲食など，食事リズムの乱れが指摘されている．

朝食，昼食，夕食を規則的に食べることがむずかしい．

栄養の量的・質的バランスを整えることがむずかしい．

☆栄養指導の観点☆

「食生活指針」や「食事バランスガイド」などを教育媒体にして，「健康日本21(第2次)」に設定されている『栄養・食生活の目標値』などの実現とともに，望ましい食習慣の定着を目的とした指導を行う．

⑸「内食」の減退部分を「中食」で補う傾向がある

■家庭における食事づくり能力が低下する．

家庭における食育(食に関する指導)が困難になる．

ぬくもりのある手づくり料理，「家庭の味」が弱体化する．

■家庭の食事が過度に「中食」の影響を受ける．

簡単にすませる食事が増加する．

使用食材や栄養成分に対する関心が低下する．

☆栄養指導の観点☆

「食生活指針」や「食事バランスガイド」などを教育媒体にして，「食育基本法」に規定される基本理念や国民(家庭)の責務に基づき，生涯にわたって健全な心身を培い，豊かな人間性を育むことを目的にした指導を行う．

施行にあたっては，「日本人の長寿を支える健康な食事」や加工食品の「栄養表示基準」，「外食料理の栄養成分表示」のしくみや内容の普及を図るとともに，その積極的な活用について指導を行う．

d　食にかかわる今後の課題

今後の「食」にかかわる課題として，とくに重要なことは，これまでの取り扱いの主体であった地域や国内問題としてではなく，地球規模といった高度な観点からの取り組みが求められていることである．

⑴ 地球規模の「食」にかかわる問題発生の背景

- ■世界人口の増加
- ■大量生産，大量消費，大量廃棄型社会の進展
- ■地球規模における環境汚染の拡大
- ■地球規模における環境破壊の拡大
- ■大規模な国際紛争の発生
- ■世界的な食料不足の懸念
- ■食料消費の格差(偏在)

先進諸国における「飽食」と，開発途上国における「飢餓」．

⑵「食」に対する新しい観点

先進諸国に住む人たちが目指してきた豊かさとは,「資源やエネルギーを大量に消費する暮らし方」であったといわれている．このような暮らし方の追求が，地球上に重大な「食」にかかわる問題を発生させてきた．

しかし，人類が生産や活用可能な食料をはじめとする資源には限りがある．大量生産，大量消費，大量廃棄型社会からエコ社会に転換するための，価値観の見直しが求められている．

- ■環境破壊型の「大量生産」から環境保全型の「適量生産」へ
- ■使い捨ての「大量消費」から循環(リサイクル)型の「適量消費」へ
- ■経済的「物質的な豊かさ」から環境的「心の豊かさ」へ
- ■地球規模の食環境が年々深刻化していることに対する認識の共有へ

栄養士・管理栄養士は，地域社会に良好な食環境を創造するため，広い視野と「食」にかかわる専門職としての誇りをもって，栄養指導を展開していかなければならない．

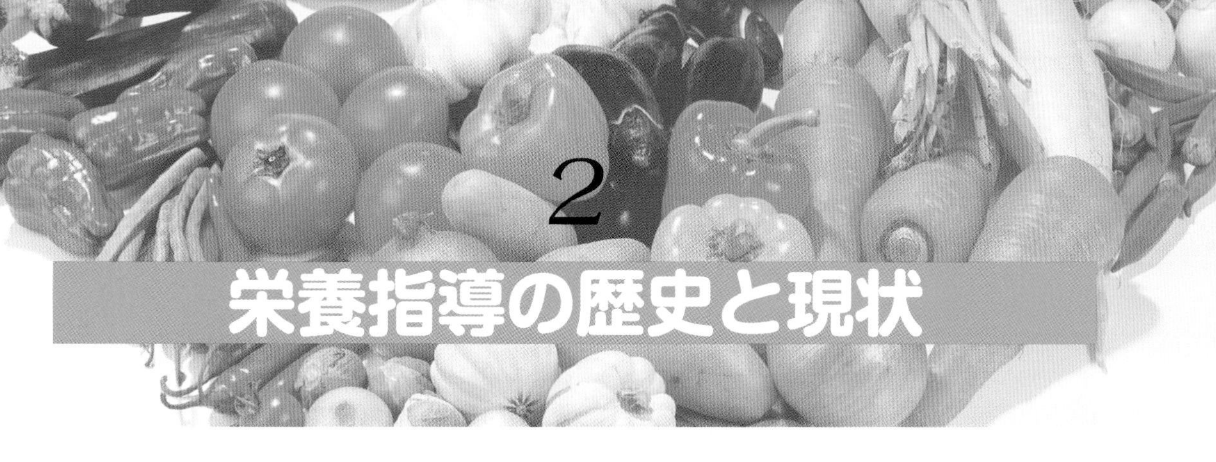

2 栄養指導の歴史と現状

日本において栄養士の養成がはじまったのは1925年(当時は「栄養手」と称した.)からである.国立栄養研究所(現独立行政法人医薬基盤・健康・栄養研究所)の前身である私立栄養研究所を設立し,欧米諸国に比べて立ち遅れていた食生活の改善を提唱した佐伯矩博士は,その実務を担当する専門職(栄養指導者)を養成するために栄養学校を開設した.その卒業生に「栄養手」の称号を与え,行政官庁や病院,工場などに送り出した.

現行の栄養士免許制度が発足したのは,第二次世界大戦後の1947年(昭和22年)の12月である.栄養士による栄養指導の歴史は,その後の75年間とするのが適切であろう.しかし,佐伯矩博士をはじめとした栄養・食生活改善への取り組みは,栄養士免許制度の発足以前から記録に残されている.そこで,第二次世界大戦前からの主要な施策を,年代順に整理した.

A 栄養指導関連施策の変遷

1 第二次世界大戦までの栄養指導

1880年代

■脚気の予防対策

1880年代

1887年	海軍「食物改良論」
1889年	陸軍「日本兵食論」
1899年	学校給食の開始

日本の栄養・食生活改善は,陸・海軍将兵の脚気予防への取り組みからはじまったとされている.海軍の高木兼寛軍医総監は,麦飯が,将兵に多発した脚気の防止に役立つことを確認し,主食を改善することによって脚気を激減させた.一方,陸軍の森林太郎軍医総監も同様の改善を提唱した.陸・海軍が行った脚気対策は,次第に国民にも普及していった.

山形県鶴岡町の私立忠愛小学校で仏教各宗派連合による学校給食が実施された.

1900～1950年代

■結核対策

日本では,1898年の日清戦争から日露戦争,第一次世界大戦および第二次世界大戦と，大きな戦争を経験してきた．これらの戦争により国民は，食料事情の悪化に伴う慢性的な低栄養状態に陥った．このため，感染症に対する抵抗力が低下し，多くの国民が結核に感染し，命を奪われた．このような状況は，画期的な治療薬としての抗生物質が普及する1950年代までつづき，とくに，第二次世界大戦の戦中から戦後にかけて，結核は死因順位の第1位であった．抗生物質が登場するまでの結核の治療は，安静，休養および栄養補給とされ，保健所などの栄養士は結核患者の栄養指導に従事した．

1920年～
1945年

■栄養士の養成と栄養行政のはじまり

1920年	国立栄養研究所設立
1924年	慶応大医学部食養研究所設立
1925年	栄養指導者の養成開始
1928年	愛媛県警に栄養技手の設置
1929年	栄養士の地方庁配置の促進
1937年	保健所法が制定され，栄養改善に関する指導を規定
1937年	内務省社会局に栄養士採用
1938年	栄養行政が厚生省に移管
1939年～	戦時体制下の栄養施策
1945年	栄養士規則の制定

この年代は，栄養研究，栄養士養成と配置および栄養行政の萌芽期といえる．佐伯矩博士の尽力による世界初の国立栄養研究所の設立と，栄養指導者(栄養手のちの栄養士)の養成がはじまり，慶応大学医学部では食養研究所を設けて，食料・栄養知識の普及活動を行った．

愛媛県警察部に栄養技手の職種が設置され，工場給食の栄養管理に従事した．内務大臣による国民の栄養改善に関する指示により，各地方行政庁に栄養士の配置が進み，栄養知識の普及に従事した．あらたに設置される保健所の所管事務として栄養改善に関する指導が規定され，配置された栄養士による栄養指導が施行された．また，この時代，栄養関係の行政を所管する中央省庁であった内務省に，栄養士が採用され，国家レベルの栄養行政がスタートした．

厚生省(現厚生労働省)の発足に伴い，内務省が所管していた栄養行政が移管された．戦時体制下では食料調達に困窮したので，白米食の廃止を提唱し，「米穀搗精等制限令」や「米穀配給統制法」が公布された．また，勤労栄養協議会が設置され，勤労者に対する栄養指導，栄養食の研究と普及，共同炊事施設の奨励と栄養指導およびのちの栄養士・調理師の養成と講習などを行った．しかし，戦時体制の長期化により食料事情は一段と悪化し，「生活必需物資統制令」が発動され，米などの配給がはじまり，「食糧管理法」の公布につながった．

終戦直前になって「栄養士規則及び私立栄養士養成所指定規則」が制定され，現在の栄養士法の前身になった．

2 第二次世界大戦以降の栄養指導

1945～1954年

■戦後の混乱期

1945年ころ～	深刻な食料不足－栄養素欠乏症の多発 －国民の体位の低下
1945年	国民栄養調査の開始
1946年	支援物資による学校給食の開始
1946年	厚生省に栄養課を設置
1947年	栄養士法の制定
1948年	医療法が制定され，100床以上の病院に栄養士の必置を規定
1950年	保育所給食の開始
1950年	病院の完全給食制度の実施
1952年	栄養改善法の制定

終戦直後，日本は深刻な食料不足にみまわれた．低栄養による栄養素欠乏症や結核が多発し，国民の体位も低下した．そのため，外国からの食料援助の基礎資料を得ることを目的に，連合国の指導で国民栄養調査が実施された．また，連合国から学校給食に物資の支援がはじまり，その後，1954年の学校給食法の制定につながった．

厚生省の機構改編により栄養課が新設され，国民の栄養改善，集団給食施設指導および国民栄養調査などの行政を所管した．栄養士の身分などを規定する栄養士法，また，栄養士の業務などを規定する栄養改善法が制定された．一方，あらたに制定された医療法で病院等医療機関に栄養士の必置が規定され，社会保険制度における完全給食の実施などとともに，病院給食の内容の改善が図られた．さらに，保育所給食が開始されたのもこの時期である．

1955年～1964年

■戦後の混乱からの復興期

1955年ころ～	著しい経済の復興 栄養状態の著しい改善 経済成長のはじまり
1956年	大規模食中毒事件の発生
1957年ころ～	食生活簡便化の兆し
1958年	完全給食から基準給食へ
1960年	日本人の栄養所要量の改定
1962年	管理栄養士制度の法制化

戦後10年を経過し，経済は戦前水準に復興し，経済成長期がはじまった．

経済の復興とともに食料事情が好転し，栄養素等摂取量が著しく改善した．

急速な経済成長のひずみとして，健康被害を伴う大規模食中毒事件などや公害問題が発生した．

インスタントラーメンやスナック菓子が発売され，消費の拡大など食生活簡便化の兆しが認められた．

病院給食のサービス向上を図るため，完全給食制度が基準給食制度に改められ，現在の入院時食事療養制度に引き継がれている．また，1961 年には，治療食調製における栄養士の技術料に相当する特別食加算が認められた．

科学技術庁資源調査会は，日本人に必要な栄養素などの量を，あらたに「日本人の栄養所要量」として改定した．その後，「日本人の栄養所要量」は，1969 年改定から厚生省の所管事項となり，現在の「日本人の食事摂取基準」に引き継がれている．

栄養士法に，複雑困難な栄養指導を行う栄養士として，管理栄養士の登録が法制化された．

1965 年〜 1974 年

■経済の高度成長期

1965 年	体力づくり国民会議の設置
1965 年ころ〜	大量生産・大量消費社会の到来
1965 年ころ〜	食生活簡便化の進展
	冷凍食品の普及
	1968 年　レトルト食品の発売
	1971 年　カップめんの発売
1965 年ころ〜	成人病患者の増加
1971 年	ファストフード店の開店

東京オリンピックにおいて，期待された成果があげられなかった原因として，体力不足が指摘され，閣議決定による「国民の健康・体力増強対策」に基づいて，施策を推進する組織として体力づくり国民会議が設置された．

好調な経済の成長が国民の所得を急速に増大させ，大量生産・大量消費型の経済優先社会が到来した．

冷蔵庫の普及は，冷凍食品の消費を拡大し，レトルトカレーやカップめんの発売が，食生活の簡便化をより一層推進した．

所得の向上や豊富な食品の流通が，過食や偏った栄養素などの摂取を助長し，機械化や自動車の普及などによる身体活動の低下とも互いに作用しあって，肥満や成人病（生活習慣病）患者を増加させた．一方，経済的なゆとりと生活習慣病の増加などが，食品や健康への消費者の関心を高めた．

また，ファストフード店が登場し，食の外部化および洋風化傾向が広まりはじめた．

1975年～
1984年

■経済のバブル期

1975年　外食率が15%超
　ファストフード店の隆盛
　ファミリーレストランの隆盛
　1976年　持ち帰り弁当店の開店
1978年　第1次国民健康づくり運動
1980年　スポーツ飲料の発売開始
1980年　3大成人病死亡率が60%超
　1981年　がんが死因の第1位に
1984年　食品輸入額が世界第1位に

ファストフード店およびファミリーレストランのブームや，持ち帰り弁当店の登場などにより外食率が15%を超えるとともに，食の外部化および洋風化傾向，「中食」の増加がみられるようになってきた．

日本は，1970年代前半に高齢化社会を迎えたことから，きめ細やかな保健サービスの提供や健康づくりのための基盤整備，栄養・運動・休養の啓発，普及のための第1次国民健康づくり運動を，10か年計画事業として開始した．

3大成人病といわれた脳血管疾患，悪性新生物(がん)および心疾患による死亡率が60%を超え，栄養指導の目標が，栄養不足対策から過剰摂取対策・成人病(生活習慣病)予防対策に移った．とくに，死因の第1位になったがんについて，死にいたる病としての関心が高まった．また，スポーツ飲料など，健康によいことを標榜した食品や，外国からの輸入食品が増加した．

1985年～
1999年

■経済のバブルからデフレへ

1985年　健康づくりのための食生活指針の策定
1990年　「対象特性別の追加」
　1985年ころ～　家庭調理外部化の進展
　1985年ころ～　食の洋風化の進展
1985年ころ～　食料海外依存度の上昇
1988年　第2次国民健康づくり運動
1990年　外食料理の栄養成分表示ガイドラインの策定
1991年　特定保健用食品の表示許可
1994年　市町村栄養改善事業の推進
1995年　栄養表示基準制度の制定
1996年　成人病から生活習慣病へ
1997年　介護保険法の成立

家庭における，いきすぎた調理の外部化や食の洋風化(いわゆる「グルメブーム」)が成人病(生活習慣病)増加の要因として問題になり，予防のための栄養指導教材である「健康づくりのための食生活指針」が策定された(**表2-1**,

表 2-1 ● 健康づくりのための食生活指針

1．多様な食品で栄養バランスを
・1日30食品を目標に
・主食，主菜，副菜をそろえて
2．日常の生活活動に見合ったエネルギーを
・食べ過ぎに気を付けて，肥満を予防
・よく体を動かし，食事内容にゆとりを
3．脂肪は量と質を考えて
・脂肪はとり過ぎないように
・動物性の脂肪より植物性の油を多めに
4．食塩をとり過ぎないように
・食塩は1日10グラム以下を目標に
・調理の工夫で，無理なく減塩
5．心の触れ合う楽しい食生活を
・食卓を家族触れ合いの場に
・家庭の味，手作りの心を大切に

（厚生省，昭和60('85)年より）

表 2-2 ● 健康づくりのための食生活指針(対象特性別)

Ⅰ．成人病予防のための食生活指針
1．いろいろ食べて成人病予防
2．日常生活は食事と運動のバランスで
3．減塩で高血圧と胃がん予防
4．脂肪を減らして心臓病予防
5．生野菜，緑黄色野菜でがん予防
6．食物繊維で便秘・大腸がんを予防
7．カルシウムを十分とって丈夫な骨づくり
8．甘い物は程々に
9．禁煙，節酒で健康長寿

Ⅱ．成長期のための食生活指針
1．子供と親を結ぶ絆としての食事─乳児期─
2．食習慣の基礎づくりとしての食事─幼児期─
3．食習慣の完成期としての食事─学童期─
4．食習慣の自立期としての食事─思春期─

Ⅲ．女性(母性を含む)のための食生活指針
1．食生活は健康と美のみなもと
2．新しい生命と母に良い栄養
3．次の世代に賢い食習慣を
4．食事に愛とふれ合いを
5．家族の食事，主婦はドライバー
6．働く女性は正しい食事で元気はつらつ
7．「伝統」と「創造」で新しい食文化を

Ⅳ．高齢者のための食生活指針
1．低栄養に気を付けよう
2．調理の工夫で多様な食生活を
3．副食から食べよう
4．食生活をリズムに乗せよう
5．よく体を動かそう
6．食生活の知恵を身につけよう
7．おいしく，楽しく，食事をとろう

（厚生省，平成2('90)年より）

2)．

国内の農業生産は，国際競争に立ち遅れ，食料の海外依存度が著しく増大し，食料の安全保障が議論の対象になった．一方，加工食品の栄養成分表示が厚生省の指導のもと，公益法人によって開始され，のちの法律に基づく栄養表示基準の礎になった．また，厚生省は外食料理の栄養成分表示ガイドラインを策定した．

平均寿命の延伸に伴い「人生80年時代」を迎え，国民の生活スタイルを，栄養・運動・休養のバランスがとれたものにするための総合対策として，第2次国民健康づくり運動を，10か年計画事業として開始した．

その食品の摂取により整腸，血圧調整および血糖調整など，保健の目的が期待できるという表示が，栄養改善法施行規則に基づいて許可された（現在では，消費者庁において「機能性表示食品制度」として所管されている.）.

栄養改善事業などは，もっとも住民の身近な行政組織で行うとする地域保健法の見直しにより，従来保健所が行ってきたこれらの事業を市町村に移し，事業担当者である市町村栄養士の設置費が地方交付税の算定基礎に算入された.

従来，糖尿病，高血圧症，心疾患および脳血管疾患などの成人病は，「成人が加齢によって発症にいたる病気」ととらえられてきたが，「長年にわたる好ましくない生活習慣によって発症にいたる病気」とする概念が提案され，その多くが生活習慣病とよばれるようになり，疾病の一次予防（健康増進），とりわけ栄養・食生活指導が重視されるようになった.

介護保険法が成立し，栄養士による食事介護への道が広がった.

2000年～2009年

■経済のデフレ期

21世紀の幕開けとともに，栄養指導関連施策は量的にも質的にも著しい進展をつづけている．量的には，2000年からの10年間に，制度の創設や改正，指針などの策定・改定が，主要なものだけで20件を数えるまでになっている．10年単位での比較では，過去のどの年代をも凌駕し，社会から栄養士・管理栄養士に寄せられる期待が大きく膨らんだ10年間ということができる.

また，質的には，主として食物をとおした健康の増進や疾病の予防・治療，介護サービスなどが重視されるようになり，20世紀の主として食物をとおした栄養の改善を重視した施策からの転換が図られている．このような状況のもとで，栄養士・管理栄養士には，展開される施策の変化を認識するとともに，その背景も含め正しく理解し，栄養指導業務に反映させることができる知識と技術が求められる時代にいたった.

2000年　「健康日本21」（第3次国民健康づくり運動）
2000年　管理栄養士免許制度の創設
2000年　食生活指針の策定
2000年　健やか親子21の策定
2002年　栄養改善法から健康増進法へ
2005年　栄養教諭制度の創設
2005年　食育基本法の制定
2005年　食事バランスガイドの策定
2005年　介護保険法の改正
　　　　栄養管理体制加算の導入
　　　　栄養ケア・マネジメントの制度化
2006年　妊産婦のための食生活指針の策定
2006年　食育基本計画の策定
2006年　栄養管理実施加算の創設

2006年　健康づくりのための運動基準2006
　　　　　および健康づくりのための運動指針
　　　　　〈エクササイズガイド2006〉の策定
2007年　授乳・離乳の支援ガイドの策定
2007年　新健康フロンティア戦略の策定
2008年　地域における行政栄養士による健康づくりおよび
　　　　　栄養・食生活の改善の基本指針の策定
2009年　消費者庁および消費者委員会の設置
2009年　学校給食実施基準ならびに学校給食衛生管理基準の改正・施行
2009年　食事による栄養摂取量の基準の公布

2010年～

■栄養指導関連施策の現状

2010年　「日本人の食事摂取基準(2010年版)」の策定
2010年　日本人の食事摂取基準活用検討会報告書の取りまとめ
2011年　第2次食育推進基本計画の決定
2012年　国民の健康の増進の総合的な推進を図るための基本的な方針の改正
2012年　「食育ガイド」の公表
2013年　「健康日本21(第2次)」(21世紀における第2次国民健康づくり運動)
2013年　厚生労働省健康局がん対策・健康増進課に管理栄養士を室長とする
　　　　　栄養指導室の設置
2013年　食品表示法の公布
2013年　「健康づくりのための身体活動基準2013」の策定
2015年　「日本人の食事摂取基準(2015年版)」の策定
2015年　「健康な食事」の普及開始
2016年　第3次食育推進基本計画の作成
　　　　「食育」の所管が内閣府から農林水産省に移管
　　　　「食生活指針」一部改正
2018年　健康増進法の一部改正(望まない受動喫煙の防止等)
2019年　「授乳・離乳の支援ガイド(2019年改訂)」
　　　　「管理栄養士国家試験出題基準(ガイドライン)改訂検討会」報告書の公表
　　　　「日本人の食事摂取基準(2020年版)策定検討会」報告書の取りまとめ
　　　　成育基本法(成育過程にある者及び保護者並びに妊産婦に対し必要な成育医療等を切れ目なく提供するための施策の総合的な推進に関する法律)の施行
　　　　消費者庁次長通知(特別用途食品関係)
2020年　消費者庁次長通知の一部改正(特別用途食品関係)
　　　　食品衛生法の改正(広域的な食中毒案件への対策の強化，HACCP(ハサップ)に沿った衛生管理の制度化，特別の注意を必要とする成分等を含む食品による健康被害情報の収集，国際整合的な食品用器具・容器包装の衛生規制の整備，営業許可制度の見直し，営業届出制度の創設，食品リコール情報の報告制度の創設)
2020年　「日本人の食事摂取基準(2020年版)」の策定
2020年　「日本食品標準成分表2020年版」の策定
2021年　第4次食育推進基本計画の決定
2021年　学校給食実施基準の一部改正

21世紀初頭におけるわが国の栄養指導関連施策は，2010年代にいたっても引きつづき活発に展開されている．

特筆すべきは，厚生労働省健康局がん対策・健康増進課(現 健康課)に管理栄養士を室長とする栄養指導室が設置されたことであろう．これまで，厚生労働省(旧厚生省を含む)の本省に栄養士・管理栄養士をトップとする組織はなかった．今般，管理栄養士を室長とする栄養指導室が設置されたことは，これまでの栄養士・管理栄養士が関連する栄養・食生活ならびに健康増進施策の規模拡大と，今後の展開を見据えたものであろう．

3 21世紀の栄養指導

21世紀になってからも栄養士・管理栄養士が関連する栄養指導関連施策は，前述のとおり著しい発展をつづけている．これらの施策を，その事業の性格から集約するとつぎのようになる．

a 健康増進(疾病の一次予防)に重点を置く施策

現在のわが国における疾病対策は，健康診査等によって疾病を早期に発見して治療を行うことよりも，健康を増進することで疾病の発症リスクを軽減することが重視されている．このような主旨に基づく施策としては，「健康増進法」の制定，「健康づくりのための運動基準2006」および「健康づくりのための運動指針(エクササイズガイド2006)」，「国民の健康の増進の総合的な推進を図るための基本的な方針」の改正，「健康日本21(第2次：21世紀における第2次国民健康づくり運動)」，厚生労働省に「栄養指導室」の設置，「健康づくりのための身体活動基準2013」の策定などがある．

b 超高齢社会に重点を置く施策

現在のわが国は，女性の平均寿命が87.71歳，男性が81.56歳とともに80歳を超え，65歳以上人口が総人口に占める割合が29％を超える超高齢社会にいたっている．このような超高齢社会を見据えた施策として，「介護保険法」の改正による栄養管理実施加算の導入と栄養ケア・マネジメントの制度化，「新健康フロンティア戦略」の策定，「健康づくりのための身体活動基準2013」の策定などがある．

c 少子社会に重点を置く施策

わが国は，長年にわたり合計特殊出生率が2.0を大幅に割り込み，また，高齢者の死亡件数の増加とも相まって，人口減少型社会に移行している．このような現状の転換を目指し，出産と育児を社会で支援することを目指した施策として「健やか親子21」，「妊産婦のための食生活指針」，「授乳・離乳の支援ガイド」の策定などがある．また，「食育基本法」の制定や「第4次食育基本計画」の作成も関連が深い施策といえる．

d 健康的な食生活の創造に重点を置く施策

健康で長生きをするためには，各ライフステージにおいて，適切な量と質の栄養素などを適切な方法で摂取する，生活スタイルの形成と継続が大切である．健康的な食生活の創造を目指した施策としては，「食生活指針」および

「食事バランスガイド」の策定，消費者庁および消費者委員会の設置，「日本人の食事摂取基準」の策定，「食品表示法」の制定，「健康な食事」の普及などがある．

e 食育に重点を置く施策

「食育」が行政施策として用いられるようになったのは，最近になってからである．「食を育む」ことは，健康面のみならず一次産業をはじめとした経済活動とも密接な関係をもっている．食育の推進を目指した施策としては，「食育基本法」の制定，「第 4 次食育基本計画」の決定などがある．また，「栄養教諭制度」の創設，「食事バランスガイド」の策定，「学校給食実施基準」の改正，「食事による栄養摂取量の基準」の公布，「食品表示法」の公布，「健康な食事」の普及など関連深い施策がある．

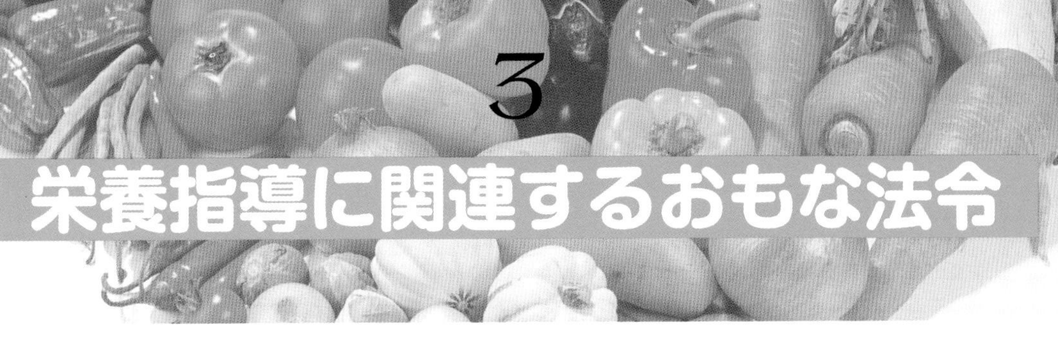

3 栄養指導に関連するおもな法令

日本の法令は，すべて憲法の規定に従って制定，施行されている．法令の種別には，法律，政令，省令および告示がある．また，法令を適切に施行するために，当該法令を所管する府省から通知が出されるが，通知は法令には含まれない．一方，都道府県や市町村の場合，法律に相当するのは条例である．

栄養士法を例に，これら法令などの関係は，つぎのように整理することができる．

法令の種別と栄養士法関連の法令

〈法令の種別〉	〈栄養士法関連の法令〉	〈議決・決定等の別〉
法　律	栄養士法	国　会
政　令	栄養士法施行令	内　閣
省　令	栄養士法施行規則	厚生労働大臣
告　示	厚生労働省告示	厚生労働大臣 （例：第○回管理栄養士国家試験の施行）

通知の種別と栄養士法関連通知の例

〈通知の種別〉	〈宛て先〉	〈通知の例〉
厚生労働事務次官通知	各都道府県知事	「管理栄養士学校指定規則の施行について」
厚生労働省健康局長通知	都道府県知事等	「栄養士法の一部を改正する法律について」
厚生労働省健康局総務課生活習慣病対策室長通知 （現行：健康課長通知）	都道府県等衛生主管部（局）長	「栄養士法施行規則の一部を改正する省令の施行について」

栄養士法関連都道府県条例の例

〈条例の種別〉	〈議　決〉	〈条例の例〉
都道府県条例	都道府県議会	「栄養士名簿の設置」

A　栄養士法（栄養士制度）

栄養士法は，栄養士・管理栄養士の身分などを規定する法律である．1947 年に制定され，2000 年 4 月に行われた「管理栄養士の資格を免許制とするとともに，管理栄養士国家試験の受験資格を見直す等」の改正まで，7 回の改正が行われ，現在にいたっている．栄養士法に規定された免許を受けた人たちだけが，「栄養士」「管理栄養士」の名称を用いることができる．

栄養士法規定事項の概要は，つぎのとおりである．

栄養士法の規定により，栄養士は都道府県知事から，また管理栄養士は厚生労働大臣から免許を受けていることを理解し，根拠となる法令をしっかり認識しておく必要がある．

栄養士法

栄養士および管理栄養士の定義
栄養士および管理栄養士の免許…免許，欠格条項，名簿への登録，免許証，免許の取り消しなど
管理栄養士試験……………………受験資格，不正行為の禁止
主治医の指導………………………管理栄養士が行う傷病者の栄養指導は，必ず主治医の指導を受けること
名称の使用制限……………………管理栄養士・栄養士でない者が名称を用いて栄養指導を行うこと
管理栄養士国家試験委員等………管理栄養士国家試験委員の設置と委員などの義務
権限の委任…………………………厚生労働大臣権限の地方厚生局長への委任
政令への委任………………………栄養士法で定めるもの以外，必要な事項は政令で規定
罰則…………………………………管理栄養士国家試験委員などの義務違反，
免許の取り消し中の名称の使用制限違反，
免許をもたない者の名称の使用制限違反

1 栄養士と管理栄養士

a 栄養士の定義とおもな役割

⑴ **栄養士の定義**（栄養士法第１条第１項）

栄養士法では，「**栄養士とは，都道府県知事の免許を受けて，栄養士の名称を用いて栄養の指導に従事することを業とする者をいう．**」と定義されている．

⑵ **栄養士の役割**

広範な栄養指導をとおして，健康の保持・増進，疾病の予防や傷病者の食事療養などを担い，保健・医療・福祉・教育・産業給食施設などの分野で，食生活に関連する好ましくない生活習慣に対する行動の変容を支援し，定着させることを目指す，医療専門技術職としての活躍が期待されている．

⑶ **栄養士のおもな業務**

管理栄養士との比較では，一般的な栄養指導を担当している．

一般的な栄養指導とは，給食の管理，栄養管理された食事の提供，喫食者の食育指導，健康づくり，生活習慣病予防の食生活指導など，おもに「食物栄養学」を主体にした栄養指導と考えられる．これには，従来からの栄養士や管理栄養士の業務が相当する．

b 管理栄養士の定義とおもな役割

⑴ **管理栄養士の定義**（栄養士法第１条第２項）

栄養士法では，「**管理栄養士とは，厚生労働大臣の免許を受けて，管理栄養士の名称を用いて，傷病者に対する療養のため必要な栄養の指導，個人の身体の状況，栄養状態等に応じた高度の専門的知識及び技術を要する健康の保持増進のための栄養の指導並びに特定多数人に対して継続的に食事を供給する施設における利用者の身体の状況，栄養状態，利用の状況等に応じた特別の配慮を必要とする給食管理及びこれらの施設に対する栄養改善上必要な指**

導等を行うことを業とする者をいう.」と定義されている.

⑵ 管理栄養士の役割

食事療養が必要な傷病者に対する栄養指導，高度の専門的知識および技術を必要とする健康の保持・増進のための栄養指導，特定給食施設における特別な配慮を必要とする給食管理，およびこれら特定給食施設に対する栄養改善上必要な指導などを担う医療専門技術職としての活躍が期待されている.

⑶ 管理栄養士のおもな業務

栄養士との比較では，臨床栄養や公衆栄養など，高い知識および技術を必要とする専門的な栄養指導を担当している.

専門的な栄養指導とは，個人および集団の健康・栄養状態の評価などに基づく指導計画の作成，指導の実施(モニタリング)，効果の判定など，おもに「人間栄養学」を主体にした栄養指導と考えられる．これには，新しい管理栄養士の業務が相当する．科学的根拠を基礎にした，健康増進，疾病の予防および治療などに携わる医療専門職としての役割が期待される.

2 栄養士・管理栄養士の免許制度

a 栄養士免許制度

⑴ 栄養士の免許(栄養士法第2条第1項)

厚生労働大臣指定の栄養士養成施設において，2年以上栄養士に必要な知識・技能を修得して卒業した人は，都道府県知事の免許を受けて栄養士となることができる.

⑵ 栄養士免許の欠格条項(栄養士法第3条)

つぎのいずれかの項目に該当する人には，栄養士の免許が与えられないことがある.

- ・罰金以上の刑に処せられた人.
- ・栄養士法第1条に規定する業務に関し，犯罪または不正の行為があった人.

⑶ 栄養士名簿(栄養士法第3条の2，第1項)

都道府県は，栄養士名簿を備え，栄養士の免許に関する事項を登録する.

⑷ 名簿への登録と免許証の交付(栄養士法第4条第1項，第2項)

栄養士の免許は，都道府県知事が栄養士名簿に登録することによって行われる.

都道府県知事が栄養士の免許を与えたときは，栄養士免許証を交付する.

⑸ 栄養士免許の取り消し等(栄養士法第5条第1項，第3項)

栄養士が栄養士法第3条のいずれかの項目に該当したとき，都道府県知事は，その栄養士に対する免許を取り消し，または1年以内の期間を定めて栄養士の名称の使用の停止を命ずることができる.

都道府県知事が栄養士の免許を取り消し，または栄養士の名称の使用の停止を命じたときは，すみやかにその旨を厚生労働大臣に通知しなければならない.

b　管理栄養士免許制度

⑴ **管理栄養士の免許**(栄養士法第2条第3項)

管理栄養士の免許は，管理栄養士国家試験に合格した者に対して，厚生労働大臣が与える．

⑵ **管理栄養士免許の欠格条項**(栄養士法第3条)

つぎのいずれかの項目に該当する人には，管理栄養士の免許を与えられないことがある．

・罰金以上の刑に処せられた人．
・栄養士法第1条に規定する業務に関し，犯罪または不正の行為があった人．

⑶ **管理栄養士名簿**(栄養士法第3条の2，第2項)

厚生労働省は，管理栄養士名簿を備え，管理栄養士の免許に関する事項を登録する．

⑷ **名簿への登録と免許証の交付**(栄養士法第4条第3項，第4項)

管理栄養士の免許は，厚生労働大臣が管理栄養士名簿に登録することによって行われる．

厚生労働大臣が管理栄養士の免許を与えたときは，管理栄養士免許証を交付する．

⑸ **管理栄養士免許の取り消し等**(栄養士法第5条第2項，第4項)

管理栄養士が栄養士法第3条のいずれかの項目に該当したとき厚生労働大臣は，その管理栄養士に対する免許を取り消し，または1年以内の期間を定めて管理栄養士の名称の使用の停止を命ずることができる．

厚生労働大臣は，管理栄養士の免許を取り消し，または管理栄養士の名称の使用の停止を命じたときは，すみやかにその管理栄養士に栄養士の免許を与えた都道府県知事に通知しなければならない．

3　管理栄養士国家試験

a　管理栄養士国家試験と受験資格

⑴ **管理栄養士国家試験**(栄養士法第5条の2)

厚生労働大臣は，毎年少なくとも1回，管理栄養士として必要な知識および技能について，管理栄養士国家試験を行う．

⑵ **受験資格**(栄養士法第5条の3)

管理栄養士国家試験は，栄養士であって，つぎのいずれかの事項に該当する人でなければ，受験することができない(**図 3-1**)．

・修業年限が2年である養成施設を卒業して栄養士の免許を受けたあと，厚生労働省令で定める施設において3年以上栄養の指導に従事した人．
・修業年限が3年である養成施設を卒業して栄養士の免許を受けたあと，厚生労働省令で定める施設において2年以上栄養の指導に従事した人．
・修業年限が4年である養成施設を卒業して栄養士の免許を受けたあと，厚生労働省令で定める施設において1年以上栄養の指導に従事した人，
・修業年限が4年である養成施設であって，学校であるものにあっては文

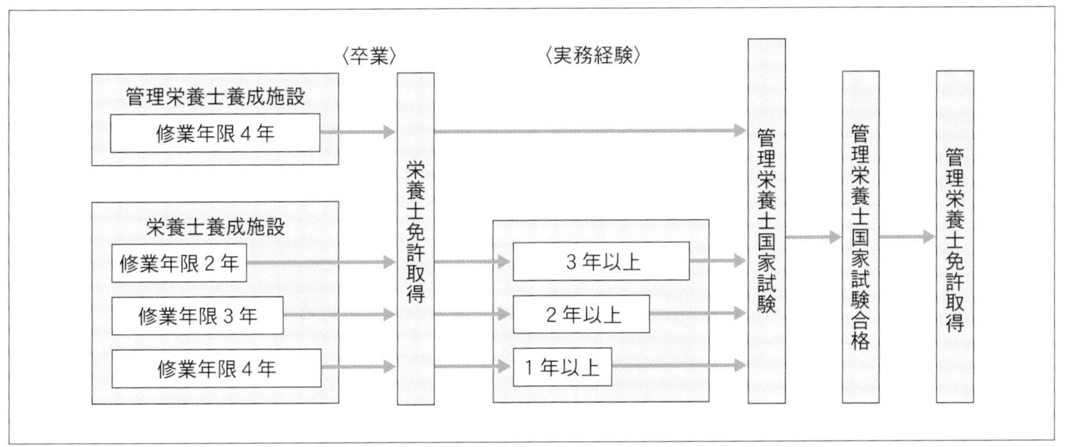

図 3-1 管理栄養士国家試験の受験資格

部科学大臣および厚生労働大臣が，学校以外のものにあっては厚生労働大臣が，政令で定める基準により指定した管理栄養士養成施設を卒業した人．

b 管理栄養士国家試験における不正行為の禁止（栄養士法第５条の４）

管理栄養士国家試験に関して不正行為があった場合には，その不正行為に関係のある人については受験を停止させ，またはその試験を無効にすることができる．この場合，その人に期間を定めて管理栄養士国家試験を受けることを許さないことができる．

4 主治医の指導（栄養士法第５条の５）

管理栄養士が傷病者に対して療養のために必要な栄養の指導を行うときには，主治の医師の指導を受けなければならない．

5 名称の使用制限（栄養士法第６条）

栄養士でなければ，栄養士またはこれに類似する名称を用いて，栄養士法第１条第１項に規定する業務を行ってはならない．

管理栄養士でなければ，管理栄養士またはこれに類似する名称を用いて，栄養士法第１条第２項に規定する業務を行ってはならない．

6 管理栄養士国家試験委員等

a 管理栄養士国家試験委員（栄養士法第６条の２）

管理栄養士国家試験に関する事務を行わせるため，厚生労働省に管理栄養士国家試験委員を設置する．

b 管理栄養士国試験委員等の義務（栄養士法第6条の3）

管理栄養士国家試験委員，そのほか管理栄養士国家試験に関する事務を行う人は，その事務の施行にあたって厳正を保持し，不正行為がないようにしなければならない．

7 権限の委任（栄養士法第6条の4）

栄養士法に規定する厚生労働大臣の権限は，厚生労働省令に定めるところにより，地方厚生局長に委任することができる．

地方厚生局長が厚生労働大臣から委任された権限は，厚生労働省令に定めるところにより，地方厚生支局長に委任することができる．

8 政令への委任（栄養士法第7条）

栄養士法に定めるもののほか，栄養士の免許および免許証，養成施設，管理栄養士の免許および免許証，管理栄養士養成施設，管理栄養士国家試験ならびに管理栄養士国家試験委員に関する必要事項は政令で規定する．

9 罰　則

a 管理栄養士国家試験委員等に対する罰則（栄養士法第7条の2）

管理栄養士国家試験委員等が規定に違反して，故意もしくは重大な過失により事前に試験問題を漏らし，または故意に不正の採点をした人は，6か月以下の懲役または50万円以下の罰金に処せられる．

b 名称使用の停止および名称の使用制限違反に対する罰則（栄養士法第8条）

つぎのいずれかの事項に該当する人は，30万円以下の罰金に処せられる．

- 都道府県知事から栄養士の名称使用の停止を命ぜられた人が，停止を命ぜられた期間中に栄養士の名称を使用して栄養士の免許業務を行ったとき．
- 厚生労働大臣から管理栄養士の名称使用の停止を命ぜられた人が，停止を命ぜられた期間中に管理栄養士の名称を使用して管理栄養士の免許業務を行ったとき．
- 名称の使用制限（免許をもたない人の名称使用）に違反して，栄養士またはこれに類似する名称を用いて栄養士の免許業務を行った人．
- 名称の使用制限（免許をもたない人の名称使用）に違反して，管理栄養士またはこれに類似する名称を用いて管理栄養士の免許業務を行った人．

表 3-1 ● 栄養士の教育内容と教育目標

教育内容	単位数		教育目標
	講義または演習	実験または実習	
社会生活と健康	4		目標：社会や環境と健康との関係を理解するとともに，保健・医療・福祉・介護システムの概要について修得する． 公衆衛生学，社会福祉概論を含むものとする．
人体の構造と機能	8	4	目標：人体のしくみについて構造や機能を理解し，食事，運動，休養などの基本的生活活動や環境変化に対する人体の適応について修得する． 解剖学，生理学，生化学を含むものとする．
食品と衛生	6		目標：食品の各種成分の栄養特性について理解するとともに，食品の安全性の重要性を認識し，衛生管理の方法について修得する． 食品学(食品加工学を含む)，食品衛生学を含むものとする．
栄養と健康	8		目標：栄養とは何か，その意義と栄養素の代謝および生理的意義を理解するとともに，性，年齢，生活・健康状態などにおける栄養生理的特徴および各種疾患における基本的な食事療法について修得する． 栄養学，臨床栄養学概論を含むものとする．
栄養の指導	6	10	目標：個人，集団および地域レベルでの栄養指導の基本的役割や栄養に関する各種統計について理解する．また，基本的な栄養指導の方法について修得する． 栄養指導論，公衆栄養学概論を含むものとする．
給食の運営	4		目標：給食業務を行うために必要な，食事の計画や調理を含めた給食サービス提供に関する技術を修得する． 調理学，給食計画論，給食実務論を含むものとする．また，校外実習 1 単位以上を含むものとする．
小　計	36	14	
合　計	50		

(健発第 935 号平成 13('01)年 9 月 21 日，厚生労働省健康局長通知より)

表 3-2 ● 栄養士養成施設の教育内容・単位数

学校である栄養士養成施設は※の基礎分野を除く

教育内容		単位数	
		講義または演習	実験または実習
※ 基礎分野	人文科学 社会科学 自然科学 外国語 保健体育	12	
専門分野	社会生活と健康	4	4
	人体の構造と機能	8	
	食品と衛生	6	
	栄養と健康	8	10
	栄養の指導	6	
	給食の運営	4	

備考　1）単位の計算方法は，大学設置基準 21 条第 2 項の規定の例による．

※2）基礎分野の保健体育の履修方法は，講義および実技によるものとする．

※3）基礎分野の教育内容において定められた単位数は，専門分野の教育内容についての単位をもって代えることができる．

4）栄養と健康および指導の実験または実習は，それぞれ 1 単位以上行う．

5）給食の運営は，学内実習および校外学習をそれぞれ 1 単位以上行う．

※：学校以外の施設(専門学校)についての規定である．

(健発第 935 号平成 13('01)年 9 月 21 日，厚生労働省健康局長通知より)

表 3-3 管理栄養士の教育内容と教育目標

	教育内容	単位数		教育目標
		講義または演習	実験または実習	
専門基礎分野	社会・環境と健康	6	10	目標：人間や生活についての理解を深めるとともに，社会や環境が人間の健康をどう規定し左右するか，あるいは人間の健康を保持増進するための社会や環境はどうあるべきかなど社会や環境と健康のかかわりについて理解する． ・人間や生活を生態系に位置づけて理解する． ・人間の行動特性とその基本的メカニズムを理解する． ・社会や環境と健康との関係を理解するとともに，社会や環境の変化が健康に与える影響を理解する． ・健康の概念，健康増進や疾病予防の考え方やその取り組みについて理解する． ・健康情報の利用方法，情報管理や情報処理について理解する． ・保健・医療・福祉・介護システムの概要を理解する．
	人体の構造と機能および疾病の成り立ち	14		目標 1）人体の構造や機能を系統的に理解する． ・正常な人体のしくみについて，個体とその機能を構成する遺伝子レベル，細胞レベルから組織・器官レベルまでの構造や機能を理解する． ・個体として人体が行う食事，運動，休養などの基本的生活活動の機構，ならびに環境変化に対する対応機構を理解する． 2）主要疾患の成因，病態，診断，治療などを理解する． ・生活習慣病，栄養疾患，消化器疾患，代謝疾患，感染症，免疫・アレルギー疾患，腎疾患などの概要を理解する． ・疾病の発症や進行を理解する． ・病態評価や診断，治療の基本的考え方を理解する． ・人体と微生物や毒性物質との相互関係について理解し，病原微生物の感染から発症，その防御の機構を理解する．
	食べ物と健康	8		目標：食品の各種成分を理解する．また，食品の生育・生産から，加工・調理を経て，人に摂取されるまでの過程について学び，人体に対しての栄養面や安全面などへの影響や評価を理解する． ・人間と食べ物のかかわりについて，食品の歴史的変遷と食物連鎖の両面から理解する． ・食品の栄養特性，物性などについて理解する． ・新規食品・食品成分が健康に与える影響，それらの疾病予防に対する役割を理解する． ・栄養面，安全面，嗜好面の各特性を高める食品の加工や調理の方法を理解して修得する． ・食品の安全性の重要性を認識し，衛生管理の方法を理解する．
	小　計	28	10	

表 3-3 つづき

	教育内容	単位数		教育目標
		講義または演習	実験または実習	
専門分野	基礎栄養学	2	8	目標：栄養とは何か，その意義について理解する． 健康の保持・増進，疾病の予防・治療における栄養の役割を理解し，エネルギー，栄養素の代謝とその生理的意義を理解する．
	応用栄養学	6		目標：身体状況や栄養状態に応じた栄養管理の考え方を理解する． 妊娠や発育，加齢など人体の構造や機能の変化に伴う栄養状態などの変化について十分に理解することにより，栄養状態の評価・判定（栄養アセスメント）の基本的考え方を修得する．また，健康増進，疾病予防に寄与する栄養素の機能などを理解し，健康への影響に関するリスク管理の基本的考え方や方法について理解する．
	栄養教育論	6		目標：健康・栄養状態，食行動，食環境などに関する情報の収集・分析，それらを総合的に評価・判定する能力を養う．また，対象に応じた栄養教育プログラムの作成・実施・評価を総合的にマネジメントできるよう，健康や生活の質（QOL）の向上につながる主体的な実践力形成の支援に必要な健康・栄養教育の理論と方法を修得する．とくに，行動科学やカウンセリングなどの理論と応用については演習・実習を活用して学ぶ． さらに，身体的，精神的，社会的状況などライフステージ，ライフスタイルに応じた栄養教育のあり方，方法について修得する．
	臨床栄養学	8		目標：傷病者の病態や栄養状態の特徴に基づいて，適切な栄養管理を行うために，栄養ケアプランの作成，実施，評価に関する総合的なマネジメントの考え方を理解し，具体的な栄養状態の評価・判定，栄養補給，栄養教育，食品と医薬品の相互作用について修得する．とくに，各種計測による評価・判定方法やベッドサイドの栄養指導などについては実習を活用して学ぶ．また，医療・介護制度やチーム医療における役割について理解する． さらに，ライフステージ別，各種疾患別に身体状況（口腔状態を含む）や栄養状態に応じた具体的な栄養管理方法について修得する．
	公衆栄養学	4		目標：地域や職域などの健康・栄養問題とそれを取り巻く自然，社会，経済，文化的要因に関する情報を収集・分析し，それらを総合的に評価・判定する能力を養う．また，保健・医療・福祉・介護システムのなかで，栄養上のハイリスク集団の特定とともにあらゆる健康・栄養状態の者に対し適切な栄養関連サービスを提供するプログラムの作成・実施・評価の総合的なマネジメントに必要な理論と方法を修得する． さらに，各種サービスやプログラムの調整，人的資源など社会的資源の活用，栄養情報の管理，コミュニケーションの管理などのしくみについて理解する．
	給食経営管理論	4		目標：給食運営や関連の資源（食品流通や食品開発の状況，給食にかかわる組織や経費など）を総合的に判断し，栄養面，安全面，経済面全般のマネジメントを行う能力を養う．マーケティングの原理や応用を理解するとともに，組織管理などのマネジメントの基本的な考え方や方法を修得する．
	総合演習	2		目標：専門分野を横断して，栄養評価や管理が行える総合的な能力を養う．
	臨地実習		4	目標：実践活動の場での課題発見，解決をとおして，栄養評価・判定に基づく適切なマネジメントを行うために必要とされる専門的知識および技術の統合を図る．
	小　計	32	12	
	合　計	82		

（栄養士法施行令の一部を改正する政令等の施行について，平成 13（'01）年 9 月 21 日，健発 935 厚生労働省健康局長通知参考表より）

表 3-4 管理栄養士養成施設の教育内容・単位数
(学校である管理栄養士養成施設は※の基礎分野を除く)

教育内容		単位数	
		講義または演習	実験または実習
※ 基礎分野	人文科学 社会科学 自然科学 外国語 保健体育	42	
専門基礎分野	社会・環境と健康	6	10
	人体の構造と機能および疾病の成り立ち	14	
	食べ物と健康	8	
専門分野	基礎栄養学	2	8
	応用栄養学	6	
	栄養教育論	6	
	臨床栄養学	8	
	公衆栄養学	4	
	給食経営管理論	4	
	総合実習	2	
	臨地実習		4

備考　1）単位の計算方法は，大学設置基準第 21 条第 2 項の規定の例による.
※2）基礎分野の保健体育の履修方法は，講義および実技によるものとする.
※3）基礎分野の教育内容において定められた単位数は，専門基礎分野および専門分野の教育内容についての単位をもって代えることができる.
4）臨地実習以外の専門分野の教育内容の実験または実習は，教育内容ごとに 1 単位以上行う.
5）臨地実習の単位数は，給食の運営にかかわる校外実習の 1 単位を含むものとする.
※印は学校以外の管理栄養士養成施設(専門学校)についての規定である.
(健発第 935 号平成 13('01)年 9 月 21 日，厚生労働省健康局通知より)

B　健康増進法

健康増進法は，栄養士・管理栄養士の業務などを規定する法律で，2002 年に制定された．健康増進法の前身は，1952 年に制定された栄養改善法である．栄養改善法の目的は，戦後の食料不足などによる栄養状態の悪化や脆弱な体力に対応するため，国民の栄養改善思想を高め，国民の栄養状態を明らかにし，国民の栄養を改善する方法や手段を考え，国民の健康および体力の維持向上を図り，国民の福祉の増進に貢献することであった．21 世紀に入り，日本の栄養士関連施策は，栄養改善から「健康日本 21」や生活習慣病予防など健康増進に転換され，これら事業の根拠法令として栄養改善法を廃止し，健康増進法に改編された経緯がある．

健康増進法規定事項の概要をつぎに示した．栄養指導に関係が深い事項について栄養士・管理栄養士は，栄養指導の根拠になる法令であることを理解し，しっかり認識しておく必要がある．

なお，2013 年 6 月 28 日に公布された食品表示法を受け，栄養表示基準の削除など，所要の見直しが行われている．

健康増進法

総則	目的，国民などの責務，関係者の協力，健康増進事業実施者の定義
基本方針等	基本方針，都道府県健康増進計画など，健康診査の実施などに関する指針
国民健康・栄養調査等	国民健康・栄養調査，生活習慣病の発生状況の把握，食事摂取基準
保健指導等	市町村による生活習慣相談などの実施， 都道府県による専門的な栄養指導その他の保健指導の実施，栄養指導員
特定給食施設	施設の届出，栄養管理，指導および助言，勧告および命令，立入検査など
受動喫煙防止	
特別用途表示等	表示の許可，特別用途食品の検査および収去，表示許可の取り消し， 表示の承認，特別用途表示がされた食品の輸入の許可
雑則	事務の区分，権限の委任
罰則	国民健康・栄養調査員など，特別用途食品関係

1 総　則

a 健康増進法の目的（健康増進法第1条）

健康増進法の目的は，わが国における急速な高齢化の進展および疾病構造の変化に伴い，国民の健康増進の重要性が著しく増大していることに照らし合わせ，国民の健康増進の総合的な推進に関する基本的な事項を定めるとともに，国民の栄養の改善など国民の健康増進を図るための措置を講じ，そのことによって国民保健の向上を図ることである．

b 国民等の責務

⑴ **国民の責務**（健康増進法第2条）

国民は，健康な生活習慣の重要性に対する関心と理解を深め，生涯にわたってみずからの健康状態を自覚するとともに，健康の増進に努めなければならない．

⑵ **国および地方公共団体の責務**（健康増進法第3条）

国および地方公共団体は，教育活動および公報活動を通じた健康増進に関する正しい知識の普及，健康増進に関する情報の収集，整理，分析，提供および研究の推進，ならびに健康増進にかかわる人材の養成および資質の向上を図るとともに，健康増進事業実施者（健康増進事業を行う政府，市町村，健康保険組合または健康保険組合連合会，共済組合など）やそのほかの関係者に対し必要な技術的援助を与えることに努めなければならない．

2 基本方針等

a 基本方針（健康増進法第7条）

厚生労働大臣は，国民の健康増進の総合的な推進を図るための基本的な方針を定める．

基本方針は，つぎの事項について定める．

・国民の健康増進の推進に関する基本的な方向．
・国民の健康増進の目標に関する事項．
・都道府県健康増進計画および市町村健康増進計画の策定に関する基本的

な事項.

・国民健康・栄養調査そのほかの健康増進に関する調査および研究に関する基本的な事項.

・健康増進事業実施者間における連携および協力に関する基本的な事項.

・食生活，運動，休養，飲酒，喫煙，歯の健康の保持そのほか生活習慣に関する正しい知識の普及に関する事項.

・そのほか国民の健康増進の推進に関する重要事項.

厚生労働大臣は，基本方針を定め，または変更しようとするときは，あらかじめ関係行政機関の長に協議する.

厚生労働大臣は，基本方針を定め，または変更したときは，遅滞なく公表する.

2003 年 4 月に厚生労働大臣は，「国民の健康の総合的な推進を図るための基本的な方針」を健康増進法に規定される基本方針として，厚生労働省告示により定めた．その後，社会経済情勢の変化に応じ改正が行われている.

b　都道府県健康増進計画等
（健康増進法第 8 条）

都道府県は，基本方針を勘案して，各都道府県の住民の健康増進の推進に関する施策についての基本的な計画（都道府県健康増進計画）を定める.

市町村は，基本方針および都道府県健康増進計画を勘案して，各市町村の住民の健康増進の推進に関する施策についての計画（市町村健康増進計画）を定めるよう努める.

3　国民健康・栄養調査等

a　国民健康・栄養調査の実施
（健康増進法第 10 条）

厚生労働大臣は，国民の健康増進の総合的な推進を図るための基礎資料として，国民の身体状況，栄養摂取量および生活習慣の状況を明らかにするために，国民健康・栄養調査を行う.

都道府県知事（保健所を設置する市にあっては市長，また，特別区にあっては区長）は，管轄区域内の国民健康・栄養調査の執行に関する事務を行う.

b　調査世帯
（健康増進法第 11 条）

国民健康・栄養調査の対象の選定は，毎年厚生労働大臣が調査地区を定め，その地区内において都道府県知事（保健所を設置する市にあっては市長，また，特別区にあっては区長）が調査世帯を指定する.

指定された調査世帯に属する人たちは，国民健康・栄養調査の実施に協力しなければならない.

c　国民健康・栄養調査員
（健康増進法第 12 条）

都道府県知事（保健所を設置する市にあっては市長，また，特別区にあっては区長）は，国民健康・栄養調査の実施に必要があるときは，国民健康・栄養調査員を置くことができる.

d　国の費用負担（健康増進法第13条）

国は，国民健康・栄養調査に要する費用を負担する．

e　調査票の使用制限（健康増進法第14条）

国民健康・栄養調査のために集められた調査票は，調査の目的以外に使用してはならない．

f　生活習慣病の発生の状況の把握（健康増進法第16条）

国および地方公共団体は，国民の健康増進の総合的な推進を図るための基礎資料として，国民の生活習慣とがん，循環器病など生活習慣病との相関関係を明らかにするため，生活習慣病の発生状況の把握に努めなければならない．

4　食事摂取基準

a　食事による栄養摂取量の基準（健康増進法第16条の2）

厚生労働大臣は，生涯にわたる国民の栄養摂取の改善に向けた自主的な努力を促進するため，国民健康・栄養調査その他の健康の保持増進に関する調査および研究の成果を分析し，その分析の結果をふまえ，食事による栄養摂取量の基準（食事摂取基準）を定めることが規定されている．また，厚生労働大臣は，食事摂取基準を定めまたは変更したときには，遅滞なくこれを公表することとされている．

(1) 食事摂取基準に定める事項

食事摂取基準においては，つぎに掲げる事項を定めることとされている．

① 国民がその健康の保持増進を図るうえで，摂取することが望ましい熱量（エネルギー）に関する事項

② 国民がその健康の保持増進を図るうえで，摂取することが望ましいつぎに掲げる栄養素に関する事項

■国民の栄養摂取の状況からみて，その欠乏が国民の健康の保持増進を妨げているものとして厚生労働省令で定める栄養素

■国民の栄養摂取の状況からみて，その過剰な摂取が国民の健康の保持増進を妨げているものとして厚生労働省令で定める栄養素

(2) 厚生労働省令で定める栄養素

■健康増進法施行規則第11条第1項（欠乏に関連する栄養素）

① たんぱく質
② n-6系脂肪酸およびn-3系脂肪酸
③ 炭水化物および食物繊維
④ ビタミンA，ビタミンD，ビタミンE，ビタミンK，ビタミンB_1，ビタミンB_2，ナイアシン，ビタミンB_6，ビタミンB_{12}，葉酸，パントテン酸，ビオチンおよびビ

タミンC
⑤ カリウム，カルシウム，マグネシウム，リン，鉄，亜鉛，銅，マンガン，ヨウ素，セレン，クロムおよびモリブデン

■健康増進法施行規則第11条第2項（過剰摂取に関連する栄養素）

⑶ 厚生労働省告示に規定されている事項

食事による栄養摂取量の基準に関する厚生労働省告示の要点は以下のとおりである．

① 脂質，飽和脂肪酸およびコレステロール
② 糖質（単糖類または2糖類であって，糖アルコールでないものに限る．）
③ ナトリウム

・目的（第1条）

健康増進法第10条第1項に規定する国民健康・栄養調査，その他の健康の保持増進に関する調査および研究の成果を分析し，その分析の結果をふまえ，国民がその健康の保持増進を図るうえで，食事により摂取することが望ましい熱量および栄養素の量に関する事項を定めることにより，生涯にわたる国民の栄養摂取の改善に向けた自主的な努力を促進することを目的としている．

・定義（第2条）

この告示では，つぎに掲げる用語の意義をそれぞれ定めている．

① 基準身長――国民健康・栄養調査等における性別および年齢階級ごとの身長の中央値をいう．
② 基準体重――国民健康・栄養調査等における性別および年齢階級ごとの体重の中央値をいう．
③ 基準体位――基準身長および基準体重をいう．
④ 推定エネルギー必要量――性別および年齢階級ごとに，当該性別および年齢階級に属する者について，その身体活動の程度に応じて，熱量の不足または過剰摂取による健康障害が生じる可能性がもっとも低くなると推定される1日当たりの熱量をいう．
⑤ 推定平均必要量――性別および年齢階級ごとに，当該性別および年齢階級に属する者の半数について，1日当たりに必要とする栄養素の量を満たすと推定される栄養素の摂取量をいう．
⑥ 推奨量――性別および年齢階級ごとに，当該性別および年齢階級に属する者の大多数について，1日当たりに必要とする栄養素の量を満たすと推定される栄養素の摂取量をいう．
⑦ 目安量――性別および年齢階級ごとに，当該性別および年齢階級に属する者について，良好な栄養状態を維持するために十分であると推定される，

1日当たりの栄養素の摂取量をいう．

⑧ 目標量──性別および年齢階級ごとに，当該性別および年齢階級に属する者について，生活習慣病の1次予防を目的として，目標とすべき1日当たりの栄養素の摂取量をいう．

⑨ 耐容上限量──性別および年齢階級ごとに，当該性別および年齢階級に属する者について，過剰摂取による健康障害が生じる危険性がないと推定される1日当たりの栄養素の摂取量の最大限の量をいう．

5 保健指導等

a 市町村による生活習慣相談等の実施

⑴ **市町村による生活習慣相談等の実施**（健康増進法第17条）

市町村は，住民の健康増進を図るため医師，歯科医師，薬剤師，保健師，助産師，看護師，准看護師，管理栄養士，栄養士，歯科衛生士そのほかの職員に，栄養の改善そのほか生活習慣の改善に関する事項について，住民からの相談に応じて必要な栄養指導などの保健指導と，これらに付随する業務を行わせる．

⑵ **市町村による健康増進事業の実施**（健康増進法第19条の2）

市町村は，生活習慣相談以外の健康増進事業であって，厚生労働省令で定めるものの実施に努める．

b 都道府県による専門的な栄養指導その他の保健指導等の実施

⑴ **都道府県による専門的な栄養指導その他の保健指導の実施**

（健康増進法第18条）

都道府県，保健所を設置する市および特別区は，つぎに掲げる業務を行う．

① 住民の健康増進を図るために必要な栄養指導，そのほか保健指導のうちとくに専門的な知識および技術を必要とするもの．

② 特定かつ多数の者に対して，継続的に食事を供給する施設に対する栄養管理の実施について必要な指導および助言．

③ ①および②に付随する業務．

都道府県は，市町村が行う生活習慣相談等の実施に関し，市町村相互間の連絡調整を行い，市町村の求めに応じ，保健所による技術的事項についての協力など市町村に対する必要な援助を行う．

⑵ **都道府県による健康増進事業に対する技術的援助等の実施**

（健康増進法第19条の3）

都道府県は，市町村が行う健康増進事業の実施に関し，市町村相互間の連絡調整を行い，市町村の求めに応じて，保健所による技術的事項についての協力そのほか必要な援助を行う．

c 栄養指導員（健康増進法第19条）

都道府県知事（保健所を設置する市にあっては市長，また，特別区にあっては区長）は，専門的な栄養指導を行う者として，医師または管理栄養士の資格を有する職員のうちから，栄養指導員を命ずる．

6 特定給食施設等

《特定給食施設における栄養管理》

a 特定給食施設の届出
（健康増進法第20条）

特定給食施設の定義（健康増進法第20条および健康増進法施行規則第5条）

特定給食施設とは，特定かつ多数の者に対して，継続的に1回100食以上または1日250食以上の食事を供給する施設のことをいう．

特定給食施設を設置した者は，その事業の開始の日から1か月以内に，その施設の所在地の都道府県知事などに，厚生労働省令に定める事項を届け出なければならない．

特定給食施設開始時の届出事項（健康増進法施行規則第6条）

① 給食施設の名称および所在地
② 給食施設の設置者の氏名および住所（法人にあっては，給食施設の設置者の名称，主たる事務所の所在地および代表者の氏名）
③ 給食施設の種類
④ 給食の開始日または開始予定日
⑤ 1日の予定給食数および朝・昼・夕食各食ごとの予定給食数
⑥ 管理栄養士および栄養士の人数

給食施設の設置者は，届出事項に変更を生じたときは，変更の日から1か月以内にその旨を，当該都道府県知事などに届け出なければならない．

その給食を休止または廃止したときも，同様の届け出を行わなければならない．

b 特定給食施設における栄養管理
（健康増進法第21条）

特定給食施設であって特別の栄養管理が必要なものとして，厚生労働省令で定めるところにより，都道府県知事が指定する施設の設置者は，当該特定給食施設に管理栄養士を置かなければならない．

特別な栄養管理が必要な給食施設の指定（健康増進法施行規則第7条）

① 医学的な管理を必要とする人に食事を供給する特定給食施設であって，継続的に1回300食以上または1日750食以上の食事を供給するもの．
② その他，管理栄養士による特別な栄養管理を必要とする給食施設であって，1回500食以上または1日1,500食以上の食事を供給するもの．

都道府県知事などから管理栄養士設置の指定を受けない特定給食施設の設置者は，厚生労働省令で定めるところにより，当該給食施設に栄養士または管理栄養士を置くように努めなければならない．

特定給食施設における栄養士等（健康増進法施行規則第8条）

健康増進法第21条第2項の規定により栄養士または管理栄養士を置くように努めなければならない特定給食施設のうち，1回300食以上または1日750食以上の食事を供給するものの設置者は，当該施設に置かれる栄養士のうち少なくとも1人は管理栄養士であるように努めなければならない．

特定給食施設の設置者は，管理栄養士・栄養士の配置に関する定めのほか，厚生労働省令で定める基準に従い，適切な栄養管理を行わなければならない．

栄養管理の基準（健康増進法施行規則第9条）

① 当該特定給食施設利用者の身体の状況，栄養状態，生活習慣などを定期的に把握し，これらに基づく適当な熱量および栄養素の量をみたす食事の提供および品質管理を行うとともに，これらの評価を行うように努めること．
② 食事の献立は，身体の状況，栄養状態，生活習慣などのほか，利用者の日常の食事の摂取量，嗜好等に配慮して作成するよう努めること．
③ 献立表の掲示ならびに熱量およびたんぱく質，脂質，食塩などのおもな栄養成分の表示などにより，利用者に栄養に関する情報の提供を行うこと．
④ 献立表など必要な帳簿などを適正に作成し，当該施設に備えつけること．
⑤ 衛生の管理については，食品衛生法その他関係法令の定めるところによること．

c 特定給食施設に対する指導および助言（健康増進法第22条）

都道府県知事などは，特定給食施設の設置者に対し，管理栄養士の必置や栄養管理の基準を確保するため必要があると認めるときは，その栄養管理の実施に関する必要な指導および助言をすることができる．

d 違反に対する勧告および命令（健康増進法第23条）

都道府県知事などは，管理栄養士の必置に違反し，もしくは栄養管理の基準に違反して適切な栄養管理を行わず，または正当な理由がなく栄養管理をしない特定給食施設の設置者があるときには，その設置者に対し，管理栄養士を置き，または適切な栄養管理を行うよう勧告を行うことができる．

都道府県知事などは，勧告を受けた特定給食施設の設置者が，正当な理由がなくその勧告に措置をとらなかったときは，当該設置者に対しその勧告にかかわる措置をとるべきことを命ずることができる．

e 特定給食施設に対する立入検査等（健康増進法第24条）

都道府県知事などは，管理栄養士の必置または栄養管理の基準に基づく栄養管理の実施を確保するために必要があると認めるときには，特定給食施設の設置者あるいは管理者に対し，その業務に関する報告をさせ，または栄養指導員に当該施設に立ち入り，業務の状況，帳簿，書類，そのほかの物件を検査させ，もしくは関係者に質問させることができる．

立入検査または質問を行う栄養指導員は，その身分を示す証明書を携帯し，関係者に提示しなければならない．

7 受動喫煙防止

a 総　則

⑴ **国および地方公共団体の責務**(健康増進法第25条)

国および地方公共団体は，望まない受動喫煙が生じないよう，受動喫煙に関する知識の普及，受動喫煙の防止に関する意識の啓発，受動喫煙の防止に必要な環境の整備，その他の受動喫煙を防止するための措置を総合的かつ効果的に推進するよう努めなければならない．

⑵ **関係者の協力**(健康増進法第26条)

国，都道府県，市町村，多数の者が利用する施設(敷地を含む)および旅客運送事業等の管理権原者(施設または旅客運送事業等の管理に権限を有する者)その他関係者は，望まない受動喫煙が生じないよう，受動喫煙を防止するための措置の総合的かつ効果的な推進を図るため，相互に連携を図りながら協力するよう努めなければならない．

⑶ **喫煙をする際の配慮義務等**(健康増進法第27条)

何人も，施設および旅客運送事業等における喫煙禁止場所以外の場所において喫煙する際，望まない受動喫煙を生じさせないよう周囲の状況に配慮しなければならない．

施設の管理権原者は，喫煙ができる場所を定めるときは，望まない受動喫煙を生じさせることがない場所とするよう配慮しなければならない．

⑷ **定義**(健康増進法第28条，一部抜粋)

① たばこ　たばこ事業法に掲げる製造たばこであって，喫煙用に供されるものおよび代用品

② 喫　煙　人が吸入するために，たばこを燃焼させ，または加熱により煙を発生させること

③ 受動喫煙　人が他人の喫煙により，たばこから発生した煙にさらされること

④ 特定施設　第一種施設，第二種施設及び喫煙目的施設をいう．

第一種施設　学校，病院，児童福祉施設，行政機関の庁舎など

第二種施設　多数の人が利用する施設のうち，第一種施設と喫煙目的施設を除く施設

b 特定施設等における喫煙の禁止

⑴ **特定施設等における喫煙の禁止**(健康増進法第29条)

何人も，正当な理由なく特定施設等において，喫煙禁止場所で喫煙してはならない．

都道府県知事は，喫煙禁止場所で喫煙している人に，喫煙の中止または喫煙禁止場所からの退出を命ずることができる．

⑵ **特定施設等の管理権原者等の責務**(健康増進法第30条)

特定施設等の管理権原者等は，喫煙禁止場所に喫煙のための器具および設備を設置してはならない．

特定施設等の管理権原者は，喫煙禁止場所で喫煙中または喫煙しようとする人に，喫煙の注意または喫煙禁止場所からの退出を求めるよう努めなければならない．

⑶**喫煙専用室**（健康増進法第 33 条）

第二種施設の管理権原者は，当該施設の屋内など一部の場所であって，構造および設備がたばこの煙の室外への流出を防止するための基準に適合した室を，喫煙ができる場所（「基準適合室」）として定めることができる．

「喫煙適合室（基準適合室）」を定めるときは，出入口の見やすい箇所に『喫煙専用室標識』を掲示しなければならない．

「喫煙専用室」設置施設の管理権原者等は，20 歳未満の人を「喫煙専用室」に立ち入らせてはならない．

8 特別用途表示

a 特別用途表示の許可（健康増進法第 43 条）

販売に供する食品につき乳児用，幼児用，妊産婦用，病者用その他内閣府令で定める特別の用途に適する旨の表示（「特別用途表示」）をしようとする者は，内閣総理大臣の許可を受けなければならない．

特別用途表示の許可を受けようとする者は，製品見本を添え，商品名，原材料の配合割合，及び当該製品の製造方法，成分分析表，許可を受けようとする特別用途表示の内容，その他内閣府令で定める事項を記載した申請書を内閣総理大臣に提出しなければならない．

特別用途表示をする者は，当該許可に係る食品（「特別用途食品」）につき，内閣府令で定める事項を内閣府令で定めるところにより，表示しなければならない．

b 特別用途食品の検査および収去（健康増進法第 61 条）

内閣総理大臣または都道府県知事などは，必要があると認めるときには，職員に，特別用途食品の製造施設，貯蔵施設または販売施設に立ち入らせ，販売に供する特別用途食品を検査させ，または試験用に必要な限度において，当該特別用途食品を収去させることができる．

立入検査または収去を行う職員は，その身分を示す証明書を携帯し，関係者に提示しなければならない．立入検査または収去にあたる職員の権限は，食品衛生監視員が行うものとする．

c 特別用途表示の許可の取り消し（健康増進法第 62 条）

内閣総理大臣は，特別用途表示の許可を受けた者が，次の各号のいずれかに該当するときは，当該許可を取り消すことができる．

① 内閣府令で定める事項を内閣府令で定めるところにより表示しなかったとき
② 当該許可に係る食品につき虚偽の表示をしたとき
③ 特別用途表示の許可を受けた日以降における科学的知見の充実により，当該許可に係る食品について特別用途表示を行うことが，適切でないと

	判明するに至ったとき
d 誇大表示の禁止（健康増進法第65条）	何人も，食品として販売に供する物に関して広告その他の表示をするときは，健康の保持増進の効果その他内閣府令で定める事項(「健康保持増進効果等」)について，著しく事実に相違する表示をし，または著しく人を誤認させるような表示をしてはならない．

C　食育基本法

21 世紀における日本の発展のためには，すべての国民が心身の健康を確保し，生涯にわたって生き生きと暮らすことができる社会の創造が大切である．子どもたちの食育は，発展を支える基本であって，知育，徳育および体育の基礎となるべきものと位置づけられる．さまざまな経験をとおして，「食」に関する知識と「食」を選択する力を習得し，健全な食生活を実践することができる人を育む食育の推進が求められている．

一方，大人たちは，めまぐるしい社会経済情勢の変化のなかで，日々の「食」の大切さを忘れがちである．栄養の偏り，不規則な食事，肥満や生活習慣病の増加，過度の痩身志向などに加え，「食」の安全性や海外依存の増大などが問題になり，みずから「食」のあり方を学ぶことが求められている．

食育基本法は，食育に関する基本理念を明らかにしてその方向性を示し，国，地方公共団体および国民の食育に関する取り組みを，総合的・計画的に推進するため，2005 年 6 月に制定された．

栄養士・管理栄養士が，都道府県や市町村の保健衛生部門に勤務する場合や，教育や保育，介護などの社会福祉，医療および保健に関する職務に従事する場合，ならびに食品の製造，加工，流通，販売または食事の提供を行う事業に従事する場合などに，とくに認識しておくべき事項は，総則(目的，責務)，食育推進基本計画および基本的施策などである．

なお，食育基本法は，2005 年の制定以降内閣府において所管され，内閣総理大臣および食育担当大臣が所掌してきたところであるが，2016 年 4 月に農林水産省に移管され，農林水産大臣が所掌するところとなっている．

また，本書では，食育に関する詳細を p. 170「**C 食育(食に関する指導)**」として収載した．

食育基本法

総則……………………………目的，責務および年次報告など
食育推進基本計画等……食育推進基本計画，都道府県食育推進計画，市町村食育推進計画
基本的施策………………家庭，学校，保育所および地域における食育の推進など
食育推進会議等…………設置および所掌事務，組織，
都道府県食育推進会議ならびに市町村食育推進会議など

D　地域保健法

わが国では，急速な人口の高齢化や出生率の低下，慢性疾患の増加などによる疾病構造の変化，より豊かな生活を求める国民のニーズの高度化や多様化，食品の安全性，廃棄物などの生活環境問題に対する国民の意識の高まりなど，地域保健対策を取り巻く状況の変化に的確に対応するため，地域住民の健康の保持および増進を図る対策の総合的な推進に努めてきた．その後，地域保健を取り巻く状況は，地域における健康危機事例の頻発，社会の複雑化に伴う精神保健に対するニーズの高度化，また，介護保険制度の実施など大きく変動している．

このような状況の変化に的確に対応するため，地域保健対策を推進する中核としての保健所，市町村保健センターなどを相互に機能させるとともに，地域の特性，社会福祉，介護保険などの関連施策との有機的な連携，および科学的な根拠に基づく地域保健対策を推進するために，1994 年 7 月に従来の保健所法を地域保健法と改題して制定された．

地域保健法規定事項の概要は，つぎのとおりである．

とくに，保健所や市町村保健センターなどが，地域を対象に行う栄養指導として認識しておく必要がある事項としては，総則(目的，基本理念，責務)，地域保健対策の推進に関する基本指針，保健所の事業ならびに職員および市町村保健センターなどである．

地域保健法

総則……………………………………………………………目的，基本理念，責務
地域保健対策の推進に関する基本指針
保健所…………………………………………………………設置，事業，職員，運営協議会など
市町村保健センター
地域保健対策に係る人材確保の支援に関する計画

a　地域保健法の目的
（地域保健法第 1 条）

地域保健法は，地域保健対策の推進に関する基本指針，保健所の設置など地域保健対策の推進に関して基本となる事項を定めることにより，母子保健法など地域保健対策に関する法律による対策が，地域において総合的に推進されることを確保し，地域住民の健康の保持および増進に寄与することを目的とする．

b　地域保健法の基本理念
（地域保健法第 2 条）

地域住民の健康の保持および増進を目的にして国および地方公共団体が講ずる施策は，わが国における急速な高齢化の進展，保健医療を取り巻く環境の変化などに即応し，地域における公衆衛生の向上および増進を図るとともに，地域住民の多様化し高度化する保健，衛生，生活環境などに関する需要に適確に対応することができるように，地域の特性および社会福祉などの関連施策との有機的な連携に配慮しつつ，総合的に推進されることを基本理念とする．

c　地域保健法における責務（地域保健法第3条）

市町村は，当該市町村が行う地域保健対策が円滑に実施できるように，必要な施設の整備，人材の確保および資質の向上などに努めなければならない．

都道府県は，当該都道府県が行う地域保健対策が円滑に実施できるように，必要な施設の整備，人材の確保および資質の向上，調査および研究などに努めるとともに，市町村に対し市町村の責務が十分にはたされるようその求めに応じ，必要な技術的援助を与えることに努めなければならない．

国は，地域保健に関する情報の収集，整理および活用，調査および研究，ならびに地域保健対策にかかわる人材の養成および資質の向上に努めるとともに，市町村および都道府県に対し，それぞれの責務が十分にはたされるように，必要な技術的および財政的援助を与えることに努めなければならない．

d　地域保健対策の推進に関する基本指針（地域保健法第4条）

厚生労働大臣は，地域保健対策の円滑な実施および総合的な推進を図るため，地域保健対策の推進に関する基本的な指針を定めなければならない．

基本指針では，つぎに掲げる事項について定める．

・地域保健対策の推進の基本的な方向．
・保健所および市町村保健センターの整備と運営に関する基本的事項．
・地域保健対策にかかわる人材の確保および資質の向上ならびに人材確保支援計画の策定に関する基本的事項．
・地域保健に関する調査および研究に関する基本的事項．
・社会福祉などの関連施策との連携に関する基本的事項．
・そのほか地域保健対策の推進に関する重要事項．

厚生労働大臣は，基本指針を定め，また，これを変更したときは，遅滞なくこれを公表しなければならない．

e　保健所

⑴ **保健所の設置**（地域保健法第5条）

・保健所は，都道府県，指定都市，中核市そのほか政令で定める市または特別区が設置する．
・都道府県が保健所を設置する場合には，保健医療にかかわる施策と社会福祉にかかわる施策との有機的な連携を図るため，医療法および介護保険法に規定する区域を参考にして，保健所の所管区域を設定しなければならない．

⑵ **保健所の事業**（地域保健法第6条）

保健所は，つぎに掲げる事項について企画，調整，指導およびこれらに必要な事業を行う．

・地域保健に関する思想の普及および向上に関する事項．
・人口動態統計そのほか地域保健にかかわる統計に関する事項．
・栄養の改善および食品衛生に関する事項．
・住宅，水道，下水道，廃棄物の処理，清掃，そのほかの環境衛生に関する事項．

・医事および薬事に関する事項.
・保健師に関する事項.
・公共医療事業の向上および増進に関する事項.
・母性および乳幼児ならびに老人の保健に関する事項.
・歯科保健に関する事項.
・精神保健に関する事項.
・治療法が確立していない疾病，そのほかの特殊な疾病により長期に療養を必要とする人の保健に関する事項.
・エイズ，結核，性病，伝染病，そのほかの疾病の予防に関する事項.
・衛生上の試験および検査に関する事項.
・そのほか地域住民の健康の保持および増進に関する事項.

⑶ **都道府県が設置する保健所が行う連絡調整**（地域保健法第 8 条）

都道府県が設置する保健所は，所管区域内市町村の地域保健対策の実施に関し，市町村相互間の連絡調整を行い，また，市町村の求めに応じて技術的助言，市町村職員の研修など，必要な援助を行うことができる.

⑷ **職員**（地域保健法第 10 条）

保健所に，政令で定めるところにより，所長そのほか所要の職員を置く.

保健所に配置される政令で定める職員

① 医師（保健所長は，原則として医師と規定されている.）
② 歯科医師
③ 薬剤師
④ 獣医師
⑤ 保健師，助産師，看護師
⑥ 診療放射線技師
⑦ 臨床検査技師
⑧ 管理栄養士，栄養士
⑨ 歯科衛生士
⑩ 統計技術者
⑪ そのほか都道府県知事などが必要と認める職員

⑸ **運営協議会**（地域保健法第 11 条）

保健所を設置する地方公共団体は，保健所の所管区域内の地域保健および保健所の運営に関する事項を審議させるため，条例で定めるところにより保健所に運営協議会を置くことができる.

f 市町村保健センター

⑴ **市町村保健センター**（地域保健法第 18 条）

・市町村は，市町村保健センターを設置することができる.
・市町村保健センターは，住民に対する健康相談，保健指導および健康診査，そのほか地域保健に関する必要な事業を行うことを目的にした施設とする.

E　高齢者の医療の確保に関する法律

　高齢者の医療の確保に関する法律に規定する栄養指導関連事項の概要は，つぎのとおりである．
　とくに，高齢者に対する栄養指導を行うとき栄養士・管理栄養士が認識しておく必要がある事項は，総則(目的，基本的理念，責務など)，医療費適正化の推進(特定健康診査，特定保健指導など)，後期高齢者医療制度(保健事業，保健事業に関する援助など)などである．

高齢者の医療の確保に関する法律

総則	目的，基本的理念，国の責務，地方公共団体の責務，保険者の責務，医療の担い手の責務，定義など
医療費適正化の推進	特定健康診査(基本指針，実施計画，記録の保存，結果の通知など)，特定保健指導の実施，記録の保存など
前期高齢者に係る保険者間の費用負担の調整	
後期高齢者医療制度	総則，被保険者，後期高齢者医療給付，費用等，保健事業，後期高齢者医療診療報酬審査委員会，審査請求，保健事業等に関する援助など

1　総　則

a 総　則

⑴ 高齢者の医療の確保に関する法律の目的

(高齢者の医療の確保に関する法律第１条)

　高齢者の医療の確保に関する法律は，国民の高齢期における適切な医療の確保を図るため，医療費の適正化を推進するための計画の作成および保険者による健康診査などの実施に関する措置を講ずるとともに，高齢者の医療について，国民の共同連帯の理念などに基づき，前期高齢者に係る保険者間の費用負担の調整，後期高齢者に対する適切な医療の給付などを行うために必要な制度を設け，もって国民保健の向上および高齢者の福祉の増進を図ることを目的とする．

⑵ 基本的理念(高齢者の医療の確保に関する法律第２条)

・国民は，自助と連帯の精神に基づき，みずから加齢に伴って生ずる心身の変化を自覚してつねに健康の保持増進に努めるとともに，高齢者の医療に要する費用を公平に負担するものとする．
・国民は，年齢，心身の状況などに応じ，職域もしくは地域または家庭において，高齢期における健康の保持を図るための適切な保健サービスを受ける機会を与えられるものとする．

⑶ 国の責務(高齢者の医療の確保に関する法律第３条)

　国は，国民の高齢期における医療に要する費用の適正化を図るための取組が円滑に実施され，高齢者医療制度の運営が健全に行われるよう必要な各般の措置を講ずるとともに，目的の達成に資するため，医療，公衆衛生，社会福祉その他の関連施策を積極的に推進しなければならない．

⑷ **地方公共団体の責務**（高齢者の医療の確保に関する法律第4条）

地方公共団体は，この法律の趣旨を尊重し，住民の高齢期における医療に要する費用の適正化を図るための取組および高齢者医療制度の運営が適切かつ円滑に行われるよう所要の施策を実施しなければならない．

⑸ **保険者の責務**（高齢者の医療の確保に関する法律第5条）

保険者は，加入者の高齢期における健康の保持のために必要な事業を積極的に推進するよう努めるとともに，高齢者医療制度の運営が健全かつ円滑に実施されるよう協力しなければならない．

⑹ **医療の担い手の責務**（高齢者の医療の確保に関する法律第6条）

医師，歯科医師，薬剤師，看護師その他の医療の担い手ならびに医療法に規定する医療提供施設の開設者および管理者は，本法律に規定する各般の措置，施策および事業に協力しなければならない．

2 医療費適正化の推進

a 特定健康診査等基本指針など

⑴ **特定健康診査等基本指針**（高齢者の医療の確保に関する法律第18条）

・厚生労働大臣は，特定健康診査（糖尿病その他の政令で定める生活習慣病に関する健康診査）および特定保健指導（特定健康診査の結果により健康の保持に努める必要がある者として厚生労働省令で定めるものが行う保健指導）の適切かつ有効な実施を図るための基本的な指針を定めるものとする．

・特定健康診査等基本指針においては，つぎに掲げる事項を定めるものとする．

① 特定健康診査および特定保健指導の実施方法に関する基本的な事項

② 特定健康診査などの実施およびその成果に係る目標に関する基本的な事項

③ その他，特定健康診査および特定保健指導等実施計画の作成に関する重要事項

・特定健康診査および特定保健指導基本指針は，健康増進法に規定する健康診査等指針と調和が保たれたものでなければならない．

・厚生労働大臣は，特定健康診査および特定保健指導基本指針を定め，またはこれを変更しようとするときは，あらかじめ関係行政機関の長に協議するものとする．

・厚生労働大臣は，特定健康診査および特定保健指導基本指針を定め，またはこれを変更したときは，遅滞なくこれを公表するものとする．

⑵ **特定健康診査等実施計画**（高齢者の医療の確保に関する法律第19条）

・保険者（事業主，市町村・特別区など）は，特定健康診査および特定保健指導基本指針に即して，6年ごとに6年を一期として，特定健康診査および特定保健指導の実施に関する計画を定めるものとする．

・特定健康診査および特定保健指導の実施に関する計画においては，つぎに掲げる事項を定めるものとする．

① 特定健康診査および特定保健指導の具体的な実施方法に関する事項

② 特定健康診査および特定保健指導の実施およびその成果に関する具体的な目標

③ その他特定健康診査および特定保健指導の適切かつ有効な実施のために必要な事項

・保険者は，特定健康診査および特定保健指導の実施に関する計画を定め，またはこれを変更したときは，遅滞なくこれを公表しなければならない．

⑶ **特定健康診査**（高齢者の医療の確保に関する法律第 20 条）

保険者は，特定健康診査および特定保健指導の実施に関する計画に基づき，厚生労働省令で定めるところにより，40 歳以上の加入者に対し特定健康診査を行うものとする．ただし，加入者が特定健康診査に相当する健康診査を受け，その結果を証明する書類の提出を受けたとき，または他の保険者の加入者への特定健康診査に関する記録の送付を受けたときは，この限りではない．

⑷ **特定健康診査に関する記録の保存**

（高齢者の医療の確保に関する法律第 22 条）

保険者は，第 20 条の規定により特定健康診査を行ったときは，厚生労働省令で定めるところにより，当該特定健康診査に関する記録を保存しなければならない．また，特定健康診査の結果を証明する書類の提出もしくは特定健康診査に関する記録の送付を受けた場合，または特定健康診査もしくは健康診断に関する記録の写しの提供を受けた場合においても同様とする．

⑸ **特定健康診査の結果の通知**（高齢者の医療の確保に関する法律第 23 条）

保険者は，厚生労働省令で定めるところにより，特定健康診査を受けた加入者に対し，当該特定健康診査の結果を通知しなければならない．また，特定健康診査に関する記録の送付を受けた場合においても同様とする．

⑹ **特定保健指導**（高齢者の医療の確保に関する法律第 24 条）

保険者は，特定健康診査および特定保健指導の実施に関する計画に基づき，厚生労働省令で定めるところにより，特定保健指導を行うものとする．

⑺ **特定保健指導に関する記録の保存**

（高齢者の医療の確保に関する法律第 25 条）

保険者は，特定保健指導を行ったときは厚生労働省令で定めるところにより，当該特定保健指導に関する記録を保存しなければならない．また，特定保健指導に関する記録の送付を受けた場合，または特定保健指導に関する記録の写しの提供を受けた場合においても同様とする．

⑻ **健康診査等指針との調和**（高齢者の医療の確保に関する法律第 31 条）

特定健康診査に係る高齢者の医療の確保に関する法律に規定する厚生労働省令は，健康増進法に規定する健康診査等指針と調和が保たれたものでなければならない．

3 後期高齢者医療制度

a 保健事業

⑴ **保健事業の実施など**（高齢者の医療の確保に関する法律第125条）

- 後期高齢者医療広域連合は，高齢者の心身の特性に応じ，健康教育，健康相談，健康診査および保健指導ならびに健康管理および疾病の予防に係る被保険者の自助努力についての支援その他の被保険者の健康の保持増進のために必要な事業を行うように努めなければならない．
- 後期高齢者医療広域連合は，健康の保持増進のために必要な事業を行うに当たっては，厚生労働省令で定める情報を活用し，適切かつ有効に行うものとする．
- 後期高齢者医療広域連合は，健康の保持増進のために必要な事業を行うに当たっては，介護保険法の規定により地域支援事業を行う市町村および保険者との連携を図るものとする．
- 後期高齢者医療広域連合は，被保険者の療養のために必要な用具の貸付け，その他の被保険者の療養環境の向上のために必要な事業，後期高齢者医療給付のために必要な事業，被保険者の療養のための費用に係る資金の貸付け，その他必要な事業を行うことができる．
- 厚生労働大臣は，後期高齢者医療広域連合が行う健康の保持増進のために必要な事業に関して，その適切かつ有効な実施を図るため，指針の公表，情報の提供その他の必要な支援を行うものとする．
- 前項の指針は，健康増進法に規定する健康診査等指針と調和が保たれたものでなければならない．

b 保健事業等に関する援助など

⑴ **保健事業等に関する援助など**（高齢者の医療の確保に関する法律第131条）

指定法人は，後期高齢者医療の運営の安定化を図るため，後期高齢者医療広域連合が行う保健事業，後期高齢者医療給付に要する費用の適正化のための事業，その他事業に関する調査研究および保健事業などの実施に係る後期高齢者医療広域連合間の連絡調整を行うとともに，保健事業などに関し，専門的な技術または知識を有する者の派遣，情報の提供，その他必要な援助を行うよう努めなければならない．

⑵ **国および地方公共団体の措置**（高齢者の医療の確保に関する法律第132条）

国および地方公共団体は，指定法人が行う事業を促進するために必要な助言，情報の提供その他の措置を講ずるよう努めなければならない．

F　母子保健法

母子保健法規定事項の概要は，つぎのとおりである．

母子を対象とする栄養指導を行う栄養士・管理栄養士が，とくに認識しておく必要がある事項は，総則(目的，母性の尊重，乳幼児の健康の保持増進，用語の定義など)，知識の普及，保健指導，健康診査，栄養の摂取に関する援助などである．

母子保健法

総則……………………………………目的，母性の尊重，乳幼児の健康の保持増進，定義など
母子保健の向上に関する措置………知識の普及，保健指導，健康診査，栄養の摂取に関する援助など
母子健康包括支援センター
雑則……………………………………養育医療費の非課税，差し押さえの禁止，大都市などの特例など

a 総　則

⑴ **母子保健法の目的**(母子保健法第1条)

母子保健法は，母性ならびに乳児および幼児の健康の保持・増進を図るため，母子保健に関する原理を明らかにするとともに，母性ならびに乳児および幼児に対する保健指導，健康診査，医療などの措置を講じ，国民保健の向上に寄与することを目的にしている．

⑵ **母性の尊重**(母子保健法第2条)

母性は，すべての児童が健やかに生まれ，育てられる基盤にあることから，尊重され，保護されなければならない．

⑶ **乳幼児の健康の保持増進**(母子保健法第3条)

乳児および幼児は，心身ともに健全な人として成長してゆくために，その健康が保持され，増進されなければならない．

⑷ **母性および保護者の努力**(母子保健法第4条)

・母性は，みずから進んで妊娠，出産または育児についての正しい理解を深め，その健康の保持および増進に努めなければならない．
・乳児または幼児の保護者は，みずから進んで育児についての正しい理解を深め，乳児または幼児の健康の保持および増進に努めなければならない．

⑸ **国および地方公共団体の責務**(母子保健法第5条)

・国および地方公共団体は，母性，乳児および幼児の健康の保持・増進に努めなければならない．
・国および地方公共団体は，母性，乳児および幼児の健康の保持・増進に関する施策を講ずるにあたっては，その施策を通じて母子保健の理念(母性の尊重，乳幼児の健康の保持増進および母性および保護者の努力)が具現されるように配慮しなければならない．

⑹ **用語の定義**（母子保健法第6条）

母子保健法に定める用語の定義は，つぎのとおりである．

- 「妊産婦」とは，妊娠中または出産後1年以内の女子のことをいう．
- 「乳児」とは，1歳に満たない児のことをいう．
- 「幼児」とは，満1歳から小学校就学の始期に達するまでの児のことをいう．
- 「保護者」とは，親権を行う人，未成年者後見人そのほかの人で，乳児または幼児を現に監護する人のことをいう．
- 「新生児」とは，出生後28日を経過しない乳児のことをいう．
- 「未熟児」とは，身体の発育が未熟のまま出生した乳児であって，正常児が出生時に有する諸機能を得るにいたるまでの児のことをいう．

⑺ **都道府県の援助等**（母子保健法第8条）

都道府県は，母子保健法の規定により市町村が行う母子保健事業の実施に関し，市町村相互間の連絡調整を行い，また，市町村の求めに応じその設置する保健所による技術的事項についての指導，助言など市町村に対する必要な技術的援助を行う．

⑻ **連携および調和の確保**（母子保健法第8条の3）

都道府県および市町村は，母子保健法に基づく母子保健に関する事業の実施にあたっては，学校保健安全法，児童福祉法，そのほか法令に基づく母性や児童の保健および福祉に関する事業との連携および調和の確保に努めなければならない．

b　母子保健の向上に関する措置

⑴ **知識の普及**（母子保健法第9条）

都道府県および市町村は，母性または乳児，幼児の健康の保持・増進のため，妊娠，出産または育児に関する相談に応じ，個別的または集団的に必要な指導および助言を行い，ならびに地域住民の活動を支援することなどにより，母子保健に関する知識の普及に努めなければならない．

⑵ **保健指導**（母子保健法第10条）

市町村は，妊産婦や配偶者または乳児や幼児の保護者に対して，妊娠，出産または育児に関する必要な保健指導を行い，または医師，歯科医師，助産師および保健師の保健指導を受けることを勧奨しなければならない．

⑶ **新生児の訪問指導**（母子保健法第11条）

- 市町村長は，保健指導を行う場合において，その乳児が新生児であって育児上必要があると認めるときは，医師，保健師，助産師またはそのほかの職員に新生児の保護者を訪問させ，必要な指導を行わせる．ただし，未熟児の訪問指導が行われるときはこの限りではない．
- 新生児に対する訪問指導は，新生児が新生児でなくなったあとにおいても継続できる．

⑷ **健康診査**(母子保健法第 12 条)

市町村は，つぎに掲げる健康診査を行わなければならない．

・満 1 歳 6 か月を超え満 2 歳に達しない幼児．

・満 3 歳を超え満 4 歳に達しない幼児．

健康診査は，健康増進法に規定する「健康診査等指針」と調和が保たれたものでなければならない．

⑸ **栄養の摂取に関する援助**(母子保健法第 14 条)

市町村は，妊産婦または乳児や幼児に対し，栄養の摂取について必要な援助をするように努める．

⑹ **妊娠の届出**(母子保健法第 15 条)

妊娠した人は，すみやかに保健所を設置する市または特別区においては保健所長を経て市長または区長に，そのほかの市町村においては市町村長に妊娠の届出をするようにしなければならない．

⑺ **母子健康手帳**(母子保健法第 16 条)

・市町村は，妊娠の届出をした人に対して，母子健康手帳を交付しなければならない．

・妊産婦は，医師，歯科医師，助産師および保健師による健康診査または保健指導を受けたときには，その都度母子健康手帳に必要な事項の記載を受けなければならない．乳児または幼児の健康診査または保健指導を受けた保護者についても同様とする．

⑻ **妊産婦の訪問指導等**(母子保健法第 17 条)

健康診査を行った市町村長は，その結果に基づく妊産婦の健康状態に応じ，保健指導を要する人に医師，助産師，保健師またはそのほかの職員により，妊産婦を訪問させて必要な指導を行わせ，妊娠または出産に支障を及ぼす恐れがある疾病にかかっている疑いの人については，医師または歯科医師の診療を受けることを勧奨する．

⑼ **低体重児の届出**(母子保健法第 18 条)

体重が 2,500 グラム未満の乳児が出生したときには，その保護者はすみやかにその旨を乳児の現在地の市町村に届け出なければならない．

⑽ **未熟児の訪問指導**(母子保健法第 19 条)

市町村長は，その区域内に現在地を有する未熟児について，養育上必要があると認めるときには医師，保健師，助産師またはそのほかの職員により保護者を訪問させ必要な指導を行わせる．

c 母子健康包括支援センター(母子保健法第 22 条)

市町村は，必要に応じ，母子健康包括支援センターを設置するように努めなければならない．

母子健康包括支援センターは，つぎのような事業を行うことにより，母性ならびに乳児および幼児の健康の保持・増進に関する包括的な支援を行うことを目的とする施設とする．

・母性ならびに乳児および幼児の健康の保持・増進に関する支援に必要な実情の把握を行うこと
・母子保健に関する各種の相談に応ずること
・母性ならびに乳児および幼児に対する保健指導を行うこと
・母性および児童の保健医療または福祉に関する機関との連絡調整その他母性ならびに乳児および幼児の健康の保持・増進に関し，厚生労働省令で定める支援を行うこと
・健康診査，助産その他の母子保健に関する事業を行うこと(上記の事業を除く)

G 学校給食法

学校給食法規定事項の概要は，つぎのとおりである．

学校給食に関連する栄養指導を行う栄養士・管理栄養士が，とくに認識しておく必要がある事項は，総則(目的，学校給食の目標，定義，任務など)，学校給食の実施に関する基本的な事項(学校給食栄養管理者，学校給食実施基準，学校給食衛生管理基準など)，学校給食を活用した食に関する指導(栄養教諭ならびに栄養教諭以外の学校給食栄養管理者が行う食に関する指導)などである．

学校給食法

総則……………………………………………目的，学校給食の目標，定義，義務教育諸学校設置者の任務，国および地方公共団体の任務など
学校給食の実施に関する基本的な事項…学校給食栄養管理者，学校給食実施基準，学校給食衛生管理基準など
学校給食を活用した食に関する指導……栄養教諭などが行う食に関する指導

1 総　則

a 総　則

(1) 学校給食法の目的(学校給食法第1条)

学校給食法は，学校給食が児童および生徒の心身の健全な発達に資するものであり，かつ，児童および生徒の食に関する正しい理解と適切な判断力を養ううえで重要な役割をはたすものであることにかんがみ，学校給食および学校給食を活用した食に関する指導の実施に関し必要な事項を定め，もって学校給食の普及充実および学校における食育の推進を図ることを目的とする．

(2) 学校給食法の目標(学校給食法第2条)

学校給食を実施するにあたっては，義務教育諸学校における教育の目的を実現するために，つぎに掲げる目標が達成されるよう努めなければならない．

① 適切な栄養の摂取による健康の保持増進を図ること．
② 日常生活における食事について正しい理解を深め，健全な食生活を営むことができる判断力を培い，および望ましい食習慣を養うこと．

③ 学校生活を豊かにし，明るい社交性および協同の精神を養うこと.

④ 食生活が自然の恩恵のうえに成り立つものであることについての理解を深め，生命および自然を尊重する精神ならびに環境の保全に寄与する態度を養うこと.

⑤ 食生活が食にかかわる人々のさまざまな活動に支えられていることについての理解を深め，勤労を重んずる態度を養うこと.

⑥ わが国や各地域の優れた伝統的な食文化についての理解を深めること.

⑦ 食料の生産，流通および消費について，正しい理解に導くこと.

⑶ **定義**(学校給食法第3条)

・この法律で「学校給食」とは，学校給食法の目標を達成するために，義務教育諸学校において，その児童または生徒に対し実施される給食をいう.

・この法律で「義務教育諸学校」とは，学校教育法に規定する小学校，中学校，中等教育学校の前期課程または特別支援学校の小学部もしくは中学部をいう.

⑷ **義務教育諸学校の設置者の任務**(学校給食法第4条)

義務教育諸学校の設置者は，当該義務教育諸学校において学校給食が実施されるように努めなければならない.

⑸ **国および地方公共団体の任務**(学校給食法第5条)

国および地方公共団体は，学校給食の普及と健全な発達を図るように努めなければならない.

2 学校給食の実施に関する基本的な事項

a 実施に関する基本的事項

⑴ **学校給食栄養管理者**(学校給食法第7条)

義務教育諸学校または共同調理場において学校給食の栄養に関する専門的事項をつかさどる職員は，教育職員免許法に規定する栄養教諭の免許状を有する者または栄養士法の規定による栄養士の免許を有する者で，学校給食の実施に必要な知識もしくは経験を有するものでなければならない.

⑵ **学校給食実施基準**(学校給食法第8条)

・文部科学大臣は，児童または生徒に必要な栄養量その他の学校給食の内容および学校給食を適切に実施するために必要な事項について，維持されることが望ましい基準を定めるものとする.

・学校給食を実施する義務教育諸学校の設置者は，学校給食実施基準に照らして適切な学校給食の実施に努めるものとする.

⑶ **学校給食衛生管理基準**(学校給食法第9条)

・文部科学大臣は，学校給食の実施に必要な施設・設備の整備および管理，調理の過程における衛生管理その他学校給食の適切な衛生管理を図るうえで必要な事項について，維持されることが望ましい基準を定めるものとする.

・学校給食を実施する義務教育諸学校の設置者は，学校給食衛生管理基準に照らして適切な衛生管理に努めるものとする．
・義務教育諸学校の校長または共同調理場の長は，学校給食衛生管理基準に照らし，衛生管理上適正を欠く事項があると認めた場合には，遅滞なくその改善のために必要な措置を講じ，または当該措置を講ずることができないときは，当該義務教育諸学校もしくは共同調理場の設置者に対し，その旨を申し出るものとする．

3 学校給食を活用した食に関する指導

a 栄養教諭などが行う食に関する指導（学校給食法第10条）

・栄養教諭は，児童または生徒が健全な食生活をみずから営むことができる知識および態度を養うため，学校給食において摂取する食品と健康の保持増進との関連性についての指導，食に関して特別の配慮を必要とする児童または生徒に対する個別的な指導，その他学校給食を活用した食に関する実践的な指導を行うものとする．この場合において校長は，当該指導が効果的に行われるよう学校給食と関連づけつつ当該義務教育諸学校における食に関する指導の全体的な計画を作成すること，その他必要な措置を講ずるものとする．
・栄養教諭が食に関する指導を行うにあたっては，当該義務教育諸学校が所在する地域の産物を学校給食に活用すること，その他創意工夫を地域の実情に応じて行い，当該地域の食文化，食に係る産業または自然環境の恵沢に対する児童または生徒の理解の増進を図るよう努めるものとする．
・栄養教諭以外の学校給食栄養管理者は，栄養教諭に準じて食に関する指導を行うよう努めるものとする．この場合においては，栄養教諭の職務に関する規定を準用する．

4 その他の法律に基づく学校給食

a 夜間課程を置く高等学校における学校給食に関する法律

夜間において授業を行う課程を置く高等学校において，授業日の夕食時に，当該夜間課程において行う教育を受ける生徒に対して実施される学校給食である．給食の運営は，学校給食法の規定に準拠した内容で実施されている．

b 特別支援学校の幼稚部および高等部における学校給食に関する法律

特別支援学校における教育の特殊性を考慮して，特別支援学校の幼稚部および高等部において学ぶ幼児および生徒の心身の健全な発達に資することなどを目的として実施される学校給食である．給食の運営は，学校給食法の規定に準拠した内容で実施されている．

H　食品表示法

従来，わが国における食品に関する表示は，厚生労働省が所管する食品衛生法と健康増進法，農林水産省が所管する農林物資の規格化等に関する法律(JAS法)，財務省が所管する酒税法などにより個別的に取り扱われてきた．内閣府に消費者庁が設置されてからは，食品の表示に関する取り扱いは消費者庁において一括して行われているが，根拠となる法令は従前のままであった．そこで，食品の表示に関する取り扱いを一体的に行うことを目指して，あらたに，根拠法令として「食品表示法」が公布されたところである．

栄養士・管理栄養士が公衆栄養行政に従事する場合や地域住民などの栄養指導を行う場合，とくに認識しておく必要がある事項は，総則(目的，定義，基本理念)，食品表示基準，不適正な表示に対する措置，差止め請求および申出などである．

なお，本書では，食品の表示に関する詳細をp. 250「**L 食品の表示制度**」として収載した．

食品表示法

総則……………………………目的，定義，基本理念
食品表示基準…………………食品表示基準の策定など，食品表示基準の遵守
不適正な表示に対する措置……指示など，公表，立入検査など
差止め請求および申出…………適格消費者団体の差止め請求権，内閣総理大臣などに対する申出
罰則……………………………命令に違反した者や食品表示基準に従った表示がされていない食品を販売した者などに対する懲役もしくは罰金

4 栄養指導に関連するおもな指標

A 人口静態統計

人口静態統計とは，特定の時点(日時)における人口集団の特性(性別・年齢別構成など)を数値で表したものである．日本では，1920 年から 5 年ごとに行われる国勢調査の結果をまとめた国勢調査報告が，人口動向(推移，構造など)を知るうえで基本になる人口静態統計を代表するものである．

1 日本の人口の動向

a 人口推移

日本の総人口は，2021 年 10 月 1 日現在，1 億 2,550 万 2 千人(男性：6,101 万 9 千人，女性：6,448 万 3 千人)である．

人口の増減率は，戦中の異常な低下と戦後ベビーブーム期の著しい増加のあと，1950〜'55 年には年率 1.5 %，1955〜'70 年には年率 1.0 %程度で推移した．その後，第 2 次ベビーブーム期を含む 1970〜'75 年には年率 1.5 %の上昇が認められた．しかし，この時期をピークに停滞傾向がつづき，2021 年には対前年比で 0.51 %の減少となるなど，最近は人口の減少傾向が顕著に認められ，大きな政治課題となっている(**表 4-1**)．

2021 年 10 月 1 日現在，人口ピラミッドは社会情勢の影響を受け，出生や死亡の状況を反映し，第 2 次ベビーブーム期をピークに，裾が狭まった「ひょうたん型」から「つぼ(壷)型」に移行している(**図 4-1**)．

b 日本の年齢 3 区分別人口の動向

2021 年の年齢の 3 区分別人口の構成割合は，年少人口 11.8%，生産年齢人口 59.4%，老年人口 28.9%で，年少人口の減少が老年人口の増加に振り替わっている(**表 4-2**)．

c 都道府県別人口の動向

2021 年 10 月 1 日現在，都道府県別人口は，もっとも多い東京都をはじめ，神奈川県，大阪府，愛知県，埼玉県，千葉県，兵庫県，北海道および福岡県で 500 万人を超えている．一方，もっとも少ない鳥取県をはじめ，島根県，高知県，徳島県，福井県，山梨県，佐賀県，和歌山県，香川県および秋田県は 100 万人未満であり，都道府県別人口には著しい格差が認められる．

年齢 3 区分別人口構成割合でみた老年人口は，全国平均の 28.9%を 37 道府県が上回っている．とくに，秋田県，高知県，山口県，徳島県で高く，島

表 4-1 日本の人口の推移

	人　口[1]（千人）	人口増減率[2]（%）	人口密度[3]（1 km^2 当り）	人口性比（女 100 対男）
昭和 25 年（'50）	83,200	1.75	226	96.3
30（'55）	89,276	1.17	242	96.6
35（'60）	93,419	0.84	253	96.5
40（'65）	98,275	1.13	266	96.4
45（'70）	103,720	1.15	280	96.4
50（'75）	111,940	1.24	301	96.9
55（'80）	117,060	0.78	314	96.9
60（'85）	121,049	0.62	325	96.7
平成 2（'90）	123,611	0.33	332	96.5
7（'95）	125,570	0.24	337	96.2
12（'00）	126,926	0.20	340	95.8
17（'05）	127,768	△ 0.01	343	95.3
22（'10）	128,057	0.02	343	94.8
27（'15）	127,095	△ 0.11	341	94.8
令和 2（'20）	126,146	△ 0.32	338	94.7
3（'21）*	125,502	△ 0.51	…	94.6

1）各年 10 月 1 日現在人口（昭和 45 年までは沖縄県を含まない）.
2）人口増減率は，前年 10 月から当年 9 月までの増減数を前年人口で除したもの.
3）人口密度は国勢調査（総務省統計局）による.
（各年「国勢調査報告」，＊は「人口推計（2021 年（令和 3 年）10 月 1 日現在）」，総務省統計局より）

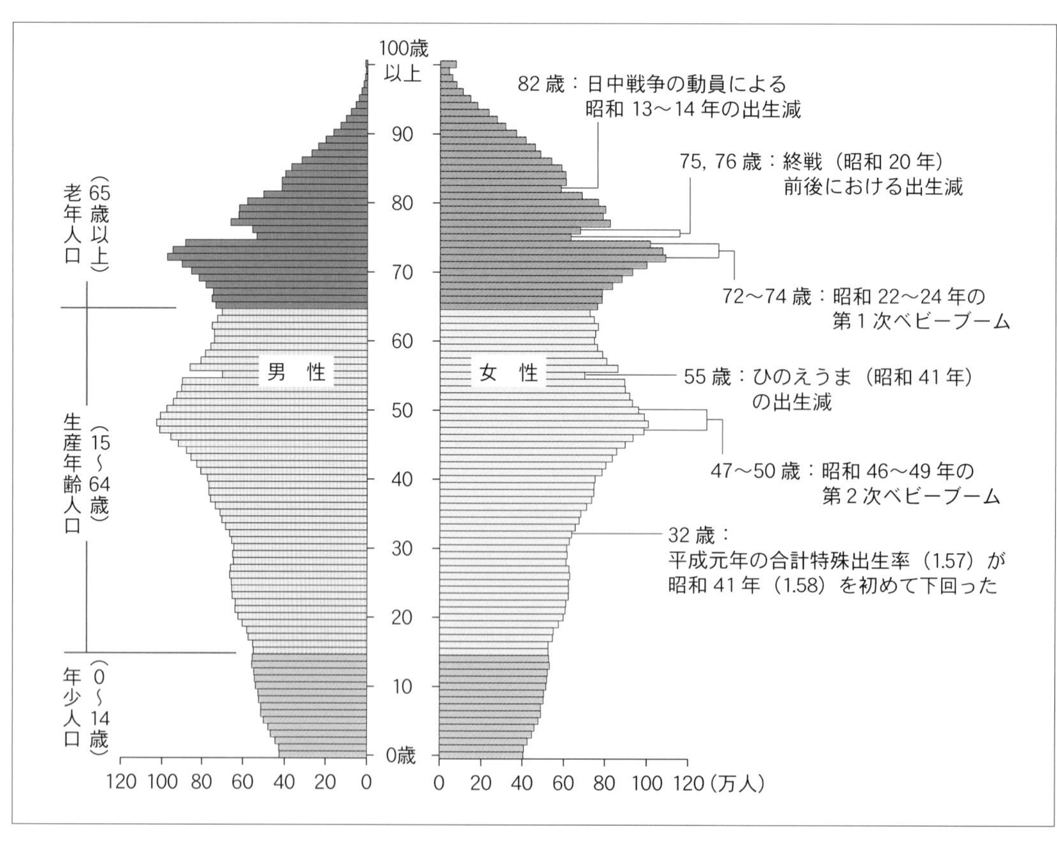

図 4-1 日本の人口ピラミッド
（2021 年 10 月 1 日現在人口推計，総務省統計局より）

表 4-2 ● 日本の年齢 3 区分別人口と諸指標の推移

各年 10 月 1 日現在

	年齢 3 区分別人口（千人）[1]				年齢 3 区分別人口構成割合（%）[1]				指数 [2]			
	総数	年少人口 (0〜14 歳)	生産年齢人口 (15〜64 歳)	老年人口 (65 歳以上)	総数	年少人口 (0〜14 歳)	生産年齢人口 (15〜64 歳)	老年人口 (65 歳以上)	年少人口	老年人口	従属人口	老年化
昭和 25 年 ('50)	83,200	29,428	49,658	4,109	100.0	35.4	59.7	4.9	59.3	8.3	67.5	14.0
35 ('60)	93,419	28,067	60,002	5,350	100.0	30.0	64.2	5.7	46.8	8.9	55.7	19.1
45 ('70)	103,720	24,823	71,566	7,331	100.0	23.9	69.0	7.1	34.7	10.2	44.9	29.5
55 ('80)	117,060	27,507	78,835	10,647	100.0	23.5	67.4	9.1	34.9	13.5	48.4	38.7
平成 2 ('90)	123,611	22,486	85,904	14,895	100.0	18.2	69.7	12.1	26.2	17.3	43.5	66.2
12 ('00)	126,926	18,472	86,220	22,005	100.0	14.6	68.1	17.4	21.4	25.5	46.9	119.1
22 ('10)	128,057	16,803	81,032	29,246	100.0	13.2	63.8	23.0	20.7	36.1	56.8	174.0
27 ('15)	127,095	15,951	77,354	33,790	100.0	12.6	60.9	26.6	20.6	43.7	64.3	211.8
令和 2 ('20)	126,146	15,032	75,088	36,027	100.0	11.9	59.5	28.6	20.0	48.0	68.0	239.7
3 ('21)*	125,502	14,784	74,504	36,214	100.0	11.8	59.4	28.9	19.8	48.6	68.5	245.0

1) 平成 22 年までの国勢調査値には総数に年齢不詳を含む．年齢 3 区分別人口には年齢不詳を除いた人口を分母として算出している．平成 27 年，令和 2 年は年齢不詳補完値による．

2) $年少人口指数 = \frac{年少人口}{生産年齢人口} \times 100$　　$老年人口指数 = \frac{老年人口}{生産年齢人口} \times 100$

$従属人口指数 = \frac{年少人口 + 老年人口}{生産年齢人口} \times 100$　　$老年化指数 = \frac{老年人口}{年少人口} \times 100$

（各年「国勢調査報告」，＊は「人口推計（2022 年（令和 3 年）10 月 1 日現在）」，総務省統計局より）

根県，山形県，青森県など 33 道県で 30％以上となり，高齢化が著しく進展している．

一方，年少人口構成割合では，出生率の高い沖縄県が 16.5％でもっとも高く，低出生率を反映して秋田県では 9.5％と 10％を下回り，青森県，北海道など 5 道県では 11.0％未満となっている．

また，生産年齢人口構成割合では，66.1 ％の東京都を筆頭に，神奈川県，愛知県，埼玉県など大都市圏が 61.0％以上で高く，52.4 ％ともっとも少ない秋田県と東京都の間には 13 ％以上の格差がある（**表 4-3**）．

2020 年 10 月から 2021 年 9 月までの人口増減率では，増加は沖縄のみで，他の 46 都道府県では減少した．減少した都県のうち，埼玉，千葉，東京，神奈川，福岡はそれまでの増加から減少に転じている．増減率が最も低いのは秋田県で，1 年間の人口減少率は 1.52 ％である（**表 4-4**）．

表 4-3 ● 都道府県別人口と年齢 3 区分別構成割合

	総人口（千人）	年齢 3 区分別人口構成割合（%）			
		総数	年少人口（0〜14 歳）	生産年齢人口（15〜64 歳）	老年人口（65 歳以上）
全　国	125,502	100.0	11.8	59.4	28.9
北海道	5,183	100.0	10.5	57.0	32.5
青　森	1,221	100.0	10.4	55.3	34.3
岩　手	1,196	100.0	10.8	55.1	34.2
宮　城	2,290	100.0	11.5	59.9	28.6
秋　田	945	100.0	9.5	52.4	38.1
山　形	1,055	100.0	11.1	54.6	34.3
福　島	1,812	100.0	11.2	56.6	32.3
茨　城	2,852	100.0	11.5	58.4	30.1
栃　木	1,921	100.0	11.6	58.8	29.6
群　馬	1,927	100.0	11.5	58.0	30.5
埼　玉	7,340	100.0	11.7	61.0	27.2
千　葉	6,275	100.0	11.6	60.6	27.9
東　京	14,010	100.0	11.1	66.1	22.9
神奈川	9,236	100.0	11.6	62.7	25.7
新　潟	2,177	100.0	11.1	55.7	33.2
富　山	1,025	100.0	11.1	56.1	32.8
石　川	1,125	100.0	12.0	57.9	30.1
福　井	760	100.0	12.3	56.7	31.0
山　梨	805	100.0	11.3	57.4	31.3
長　野	2,033	100.0	11.8	55.9	32.3
岐　阜	1,961	100.0	12.1	57.1	30.8
静　岡	3,608	100.0	11.9	57.6	30.5
愛　知	7,517	100.0	12.8	61.6	25.5
三　重	1,756	100.0	11.9	57.8	30.3
滋　賀	1,411	100.0	13.4	59.9	26.6
京　都	2,561	100.0	11.3	59.1	29.6
大　阪	8,806	100.0	11.6	60.7	27.7
兵　庫	5,432	100.0	12.1	58.3	29.6
奈　良	1,315	100.0	11.5	56.3	32.1
和歌山	914	100.0	11.3	54.9	33.8
鳥　取	549	100.0	12.3	55.0	32.7
島　根	665	100.0	12.1	53.4	34.5
岡　山	1,876	100.0	12.2	57.1	30.6
広　島	2,780	100.0	12.5	57.8	29.7
山　口	1,328	100.0	11.3	53.6	35.0
徳　島	712	100.0	10.8	54.5	34.7
香　川	942	100.0	12.0	55.9	32.2
愛　媛	1,321	100.0	11.4	54.9	33.6
高　知	684	100.0	10.8	53.4	35.9
福　岡	5,124	100.0	12.9	58.9	28.2
佐　賀	806	100.0	13.3	55.5	31.1
長　崎	1,297	100.0	12.4	54.0	33.6
熊　本	1,728	100.0	13.1	55.0	31.9
大　分	1,114	100.0	12.0	54.3	33.7
宮　崎	1,061	100.0	13.0	53.8	33.1
鹿児島	1,576	100.0	13.0	53.9	33.1
沖　縄	1,468	100.0	16.5	60.4	23.1

（2021 年 10 月 1 日現在推計人口，総務省統計局より）

表 4-4 ● 都道府県別人口増減率

2020 年 10 月〜2021 年 9 月

（単位　%）

人口増減率順位	都道府県名	人口増減率
ー	全　国	△ 0.51
1	沖縄県	0.07
2	神奈川県	△ 0.01
3	埼玉県	△ 0.06
4	千葉県	△ 0.15
5	滋賀県	△ 0.22
5	福岡県	△ 0.22
7	東京都	△ 0.27
8	愛知県	△ 0.34
9	大阪府	△ 0.36
10	宮城県	△ 0.51
11	茨城県	△ 0.53
12	山梨県	△ 0.57
13	熊本県	△ 0.58
14	兵庫県	△ 0.60
15	栃木県	△ 0.61
16	岡山県	△ 0.64
17	群馬県	△ 0.65
17	石川県	△ 0.65
17	京都府	△ 0.65
20	佐賀県	△ 0.67
21	奈良県	△ 0.69
22	静岡県	△ 0.70
23	長野県	△ 0.72
23	広島県	△ 0.72
25	鹿児島県	△ 0.75
26	宮崎県	△ 0.78
27	北海道	△ 0.80
28	三重県	△ 0.82
29	福井県	△ 0.84
29	香川県	△ 0.84
29	大分県	△ 0.84
32	鳥取県	△ 0.86
33	岐阜県	△ 0.90
34	富山県	△ 0.91
35	島根県	△ 0.93
36	和歌山県	△ 0.97
37	愛媛県	△ 1.04
38	徳島県	△ 1.05
39	山口県	△ 1.08
39	高知県	△ 1.08
41	新潟県	△ 1.10
42	岩手県	△ 1.16
42	福島県	△ 1.16
44	長崎県	△ 1.18
45	山形県	△ 1.23
46	青森県	△ 1.35
47	秋田県	△ 1.52

（2021 年 10 月 1 日現在推計人口，総務省統計局より）

2 世界の人口の動向

国連の推計では，1650年ころの世界人口は5億5,000万人であった．このころから世界人口は増加傾向にあるが，第二次世界大戦までは年率1%を超えることはなかった．戦後「人口爆発」とよばれる著しい人口増加がはじまり，1960年には約30億人，'70年に約37億人，'80年に約45億人，'90年に約53億人，2000年に約61億人，2010年に約70億人，2020年には約78億人と，この60年間で約48億人増加した．

2020年の推計人口の内訳は，先進地域では約13億人，発展途上地域では約65億人となっているが，60年間の増加をみると，先進地域では3億5,700万人以下に対し，発展途上地域では約44億人と増加が著しい(**表4-5**)．

表4-5 世界人口の推移

	世界全域		先進地域[1]		発展途上地域[2]	
	年央推計人口（100万人）	年平均増加率（%）	年央推計人口（100万人）	年平均増加率（%）	年央推計人口（100万人）	年平均増加率（%）
1950年	2,536	…	815	…	1,722	…
'55	2,773	1.78	864	1.18	1,909	2.06
'60	3,035	1.81	916	1.17	2,119	2.09
'65	3,340	1.91	967	1.07	2,373	2.27
'70	3,700	2.05	1,008	0.85	2,692	2.52
'75	4,079	1.95	1,048	0.78	3,031	2.37
'80	4,458	1.78	1,083	0.65	3,375	2.15
'85	4,871	1.77	1,115	0.58	3,756	2.14
'90	5,327	1.79	1,146	0.54	4,182	2.15
'95	5,744	1.51	1,169	0.41	4,575	1.80
2000	6,143	1.34	1,188	0.32	4,955	1.60
'05	6,542	1.26	1,209	0.35	5,333	1.47
'10	6,957	1.23	1,235	0.42	5,722	1.41
'15	7,380	1.18	1,257	0.35	6,123	1.36
'20	7,795	1.09	1,273	0.26	6,521	1.26

1) ヨーロッパ，北部アメリカ(合衆国とカナダ)，日本，オーストラリア，ニュージーランドからなる地域．
2) 先進地域以外の地域．
(UN「World Population Prospects 2019」より)

3 将来推計人口

a 日本の将来推計人口

国立社会保障・人口問題研究所が2017年に公表した将来推計人口によると，わが国の人口は2015年に1億2,709万人であったものが，長期にわたって減少をつづけ，2055年には1億人を割ると予測されている(**表4-6**)．

人口の年齢構成では，高齢化の進展がつづき，2015年には26.6%の老年人口の割合が，2065年には38.4%まで上昇すると予測されている．一方，年少人口の割合は，ひきつづき低下傾向で推移し，2015年の12.5%が2065年には10.2%に低下すると予測されている．また，生産年齢人口の割合は，

2015 年の 60.8%が，2065 年には 51.4 %に低下すると予測されている．今後，生産年齢人口が扶養する年少人口と老年人口を合わせた従属人口指数は，かなり急速に高まることが予想される(**図 4-2**)．

表 4-6 ● 将来推計人口〈出生中位(死亡中位)推計〉

(平成 27('15)〜令和 47('65)年)

	人口(千人)		年齢 3 区分割合(%)[1]			指数(%)		
	総数	うち 65 歳以上	0〜14 歳	15〜64 歳	65 歳以上	年少人口	老年人口	従属人口
平成 27 年('15)	127,095	33,868	12.5	60.8	26.6	20.6	43.8	64.5
令和 7 ('25)	122,544	36,771	11.5	58.5	30.0	19.6	51.3	70.9
17 ('35)	115,216	37,817	10.8	56.4	32.8	19.2	58.2	77.4
27 ('45)	106,421	39,192	10.7	52.5	36.8	20.4	70.2	90.6
37 ('55)	97,441	37,042	10.4	51.6	38.0	20.1	73.7	93.8
47 ('65)	88,077	33,810	10.2	51.4	38.4	19.8	74.6	94.5

1)年齢不詳をあん分補正した人口を分母として算出している．

(日本の将来推計人口，平成 29('17)年推計，国立社会保障・人口問題研究所より)

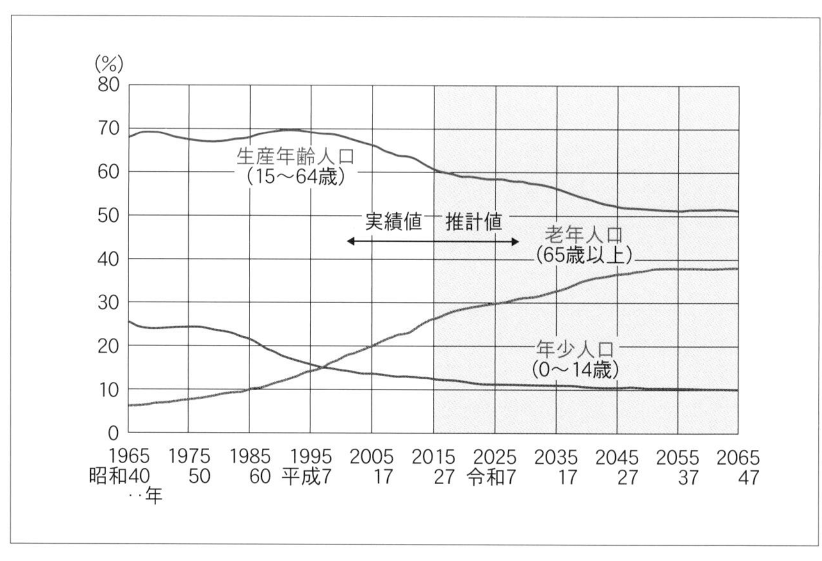

図 4-2 ● 年齢 3 区分別人口構成割合の推移

(1950 年〜2015 年は総務省統計局「国勢調査報告」，2016 年以降は，国立社会保障・人口問題研究所「日本の将来推計人口」(平成 29 年推計)の推計値(出生中位・死亡中位仮定)より)

b 世界の将来推計人口

2020 年の世界の推計人口は，先進地域が約 13 億人，発展途上地域が約 65 億人，合計約 78 億人であったが，2050 年には約 98 億人になると予測されている．内訳をみると，先進地域では人口減少が始まるのに比べ，発展途上地域では約 19 億人の増加が予測されるなど，増加率の地域間格差が大きくなっている(**表 4-7**)．

表 4-7 世界人口の推移と将来予測

	世界全域		先進地域[1]		発展途上地域[2]	
	年央推計人口（100 万人）	年平均増加率（%）	年央推計人口（100 万人）	年平均増加率（%）	年央推計人口（100 万人）	年平均増加率（%）
2025	8,184	0.98	1,282	0.13	6,903	1.14
'30	8,548	0.87	1,286	0.07	7,262	1.02
'35	8,888	0.78	1,288	0.03	7,599	0.91
'40	9,199	0.69	1,287	△ 0.01	7,911	0.81
'45	9,482	0.61	1,285	△ 0.04	8,197	0.71
'50	9,735	0.53	1,280	△ 0.07	8,455	0.62

1）ヨーロッパ，北部アメリカ（合衆国とカナダ），日本，オーストラリア，ニュージーランドからなる地域.
2）先進地域以外の地域.

（UN「World Population Prospects 2019」より）

B 人口動態統計

出生，死亡あるいは移動（転入・転出）によって生じる，人口規模や性・年齢別人口構造の変化を人口動態といい，人口変動要因に関する統計を人口動態統計という（**表 4-8**）.

日本の人口動態統計は，特定期間内（多くの場合 1 年間）に発生した人口動態事象（出生，死亡，婚姻，離婚，死産（胎児の死亡））をもとに作成されている.

出生は，件数および率ともに 1975 年以降減少傾向にあったが，2006 年に増加に転じたあと増減をくり返し，2015 年には 5 年ぶりに微増したが，2016 年から再び減少し，2021 年は前年より約 2 万 9 千人少なくなり，人口 1,000 対では 6.6（前年 6.8）となっている．一方，死亡は約 144 万人で，率は 11.7（前年 11.1）となっている.

1 出生の動向

a 出生率と合計特殊出生率

出生率と合計特殊出生率（15〜49 歳女性の年齢別出生率の合計）の年次推移は，1940 年代後半，終戦後の結婚の増加により出生数が 270 万人を数え，合計特殊出生率も 4.3 を超えていた．しかし，1950 年代になると合計特殊出生率が低下し，出生数も急激に減少した．1956 年には合計特殊出生率は 2.22 になり，この当時の人口置換水準を下回った.

その後，「ひのえうま」前後の特殊な動きを除くと，合計特殊出生率は，第 2 次ベビーブーム期を含め 2.1 程度で推移し，1975 年には 2.0 を下回り，2005 年は 1.26 となったが，2006 年から上昇傾向であった．しかし，2020 年は 1.33，2021 年は 1.30 と低下した．出生数は，1960 年前後にはほぼ 160 万人程度で推移したが，第 2 次ベビーブーム期には 200 万人を超えた．1976 年以降の出生数は長期的には低下傾向に見受けられ，2021 年には約 81 万人になっている（**図 4-3**）．一方，「1 人の女性が一生の間に生む子どもの数」は「コーホート合計特殊出生率」のことである.

表 4-8 ● 人口動態統計の概況

	実数		率	
	令和 3 年('21)*	令和 2 年('20)	令和 3 年('21)*	令和 2 年('20)
出生	811,604	840,835	6.6	6.8
死亡	1,439,809	1,372,755	11.7	11.1
乳児死亡	1,398	1,512	1.7	1.8
新生児死亡	657	704	0.8	0.8
自然増減	△ 628,205	△ 531,920	△ 5.1	△ 4.3
死産	16,277	17,278	19.7	20.1
自然死産	8,086	8,188	9.8	9.5
人工死産	8,191	9,090	9.9	10.6
周産期死亡	2,741	2,664	3.4	3.2
妊娠満 22 週以後の死産	2,236	2,112	2.7	2.5
早期新生児死亡	505	552	0.6	0.7
婚姻	501,116	525,507	4.1	4.3
離婚	184,386	193,253	1.50	1.57

	令和 3 年('21)*	令和 2 年('20)
合計特殊出生率	1.30	1.33

＊は概数である

（人口動態統計，厚生労働省より）

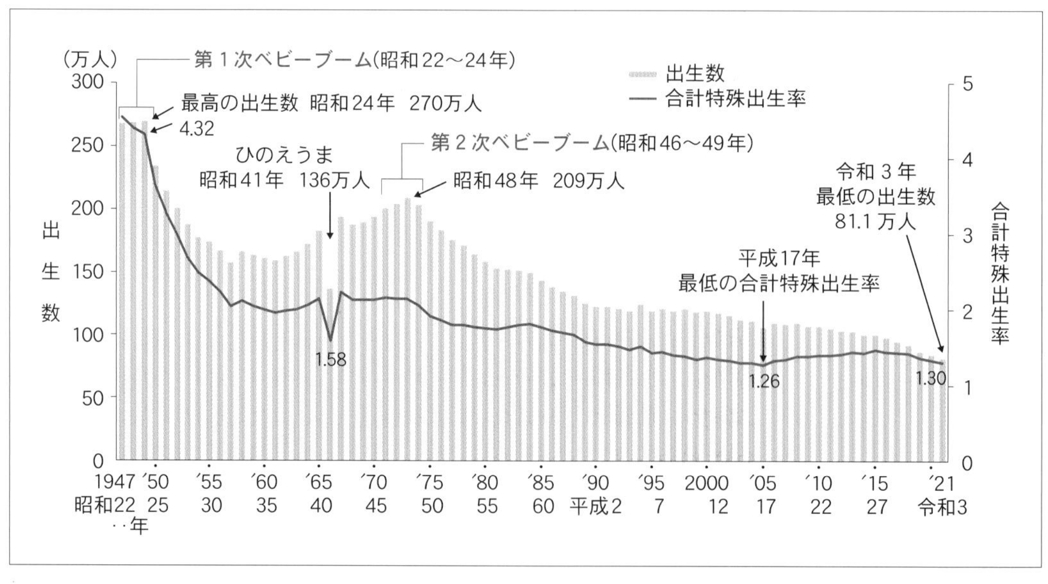

図 4-3 ● 出生数と合計特殊出生率の推移

（人口動態統計（令和 3 年は概数である），厚生労働省より）

b 都道府県別の出生の動向

都道府県別の出生の動向では，第 1 次ベビーブーム期の出生は都市部で低く，郡部で高い傾向がみられた．その後，経済の高度成長に伴う青年人口の大都市集中によって，大都市とその周辺地域で高く，人口流出地域で低い傾向を示したが，最近では出生率の地域差は縮小してきている．一方，合計特殊出生率を概観すると，大都市およびその周辺地域で低く，それ以外の地域で高い状況がうかがわれる．

2 死亡の動向

a 死亡率の年次推移

日本の死亡率(人口1,000人に対する粗死亡率)は，戦後の1947年には14.6であったが，1960年には7.6と，約10年のあいだに半減した．その後，1982年ころまでは低下傾向であったが，近年，高齢化の影響により緩やかな上昇傾向を示している(**表4-9**)．

死亡状況を年齢別にみると，新生児・乳児では身体機能の未熟や出生前後の環境の急変などのために死亡率が高い．幼児期，青少年期および40歳未満の成人期は死亡率は低いが，40歳以降は加齢とともに死亡率が上昇している．

年齢別死亡率の年次推移は，1945年には結核による20歳代の死亡率が高かったが，徐々に消失するなど，全年齢階級で年々低下している．

表4-9 粗死亡率・年齢調整死亡率(人口千対)の推移

	粗死亡率[1]			年齢調整死亡率[2]	
	総数	男性	女性	男性	女性
昭和25年('50)	10.9	11.4	10.3	18.6	14.6
35 ('60)	7.6	8.2	6.9	14.8	10.4
45 ('70)	6.9	7.7	6.2	12.3	8.2
55 ('80)	6.2	6.8	5.6	9.2	5.8
平成2 ('90)	6.7	7.4	6.0	7.5	4.2
12 ('00)	7.7	8.6	6.8	6.3	3.2
22 ('10)	9.5	10.3	8.7	5.4	2.7
27 ('15)	10.3	10.9	9.7	4.9	2.6
令和2 ('20)	11.1	11.8	10.5	…	…
3 ('21)	11.7	12.4	11.1	…	…

1) 年齢調整死亡率と併記したので粗死亡率と表したが，単に死亡率といっているものである．
2) 年齢調整死亡率の基準人口は「昭和60年モデル人口」であり，年齢5歳階級別死亡率により算出した．
(人口動態統計(令和3年は概数である)，厚生労働省より)

b 主要死因別にみた死亡の状況

日本の主要死因別にみた死亡率(人口10万対)の年次推移は，1950年ころ以降，結核による死亡が大幅に減少するなど，死因構造の主体が，感染症から生活習慣病へと大きく変化してきたことがわかる(**図4-4**)．

悪性新生物(腫瘍)，心疾患，脳血管疾患および肺炎の主要4死因の年次推移をみると，悪性新生物は依然として増加の傾向を示しているが，一時期死因のトップであった脳血管疾患は減少し，現在では，心疾患が死因の第2位になっている(**表4-10**)．

死因構造は，年齢によって異なる．乳幼児(5歳未満)は，先天奇形・変形および染色体異常，不慮の事故，周産期に特異的な呼吸障害などが多く，学童期(5～14歳)は悪性新生物，不慮の事故，自殺が多い．青少年期(15～29歳)は自殺，不慮の事故，悪性新生物が多く，30～40歳代は自殺，悪性新生物が，50歳代は悪性新生物，心疾患が多い．なお，55歳以上は悪性新生物，心疾患，

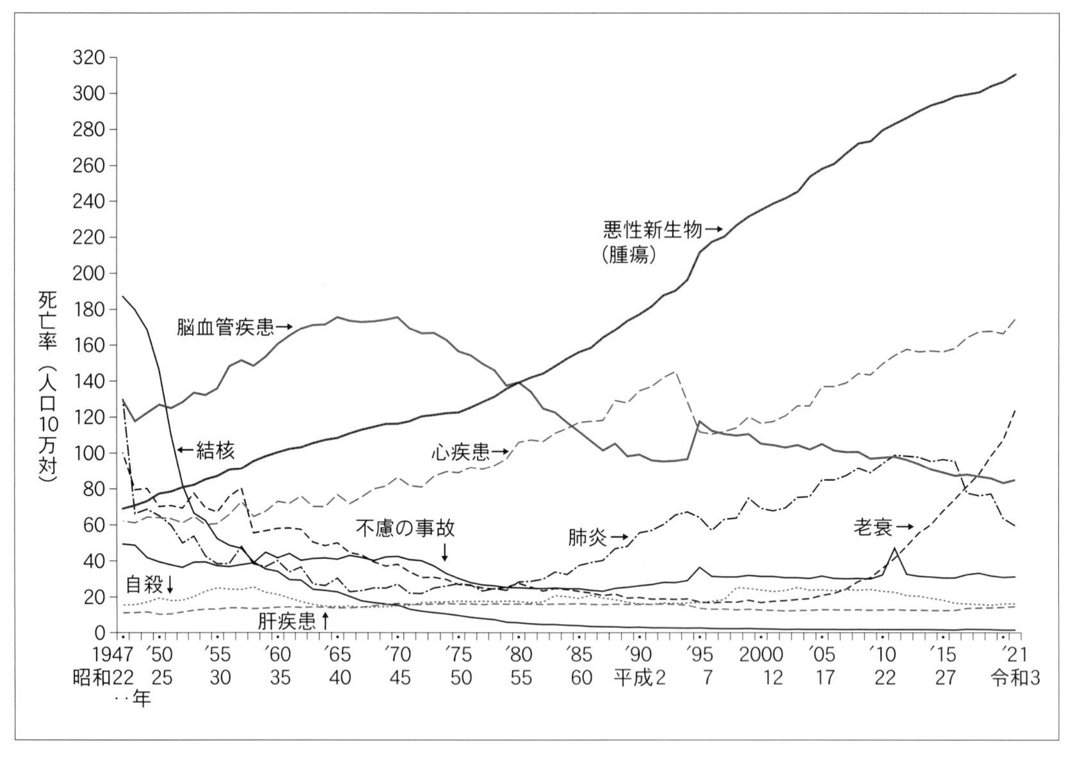

図 4-4 ● 主要死因別にみた死亡率（人口 10 万対）の推移

死因分類は ICD-10（2013 年版）準拠（平成 29 年適用）による．なお，平成 6 年までは ICD-9 による．
（人口動態統計（令和 3 年は概数），厚生労働省より）

脳血管疾患（いわゆる 3 大死因）と肺炎が大きな割合を占めている．

c 3 大死因の状況

(1) 悪性新生物（腫瘍，表 4-11）

死因の順位は，1981 年以降，悪性新生物が第 1 位をつづけている（**図 4-4**）．

■**男性**：部位別に増加したがん　→肺がん，大腸がん，膵臓がん．
　　　　部位別に減少したがん　→胃がん，肝臓がん．

■**女性**：部位別に増加したがん　→大腸がん，肺がん，膵臓がん，乳がん，子宮頸がん．
　　　　部位別に減少したがん　→胃がん，肝臓がん．

(2) 心 疾 患

心疾患による死因順位は，1985 年の第 2 位から 1995 年に第 3 位に下がったが，1997 年ふたたび第 2 位に上がり，この順位を維持している（**図 4-4**）．

全心疾患としての死因は，1990 年以降一時的に減少したが，ふたたび増加の傾向を示している．心不全が上昇傾向となっている一方で，摂取した栄養素の質や量との関係が指摘されている虚血性心疾患は，平成 7 年度（'95）以降ほぼ横ばいから近年はやや低下となっている（**図 4-5**）．

表 4-10 ● 主要 4 死因の死亡数・死亡率(人口 10 万対)の推移

	全死因	悪性新生物	心疾患	脳血管疾患	肺炎
			死　亡　数		
昭和 25 年('50)	904,876	64,428	53,377	105,728	54,169
35　('60)	706,599	93,773	68,400	150,109	37,534
45　('70)	712,962	119,977	89,411	181,315	27,929
55　('80)	722,801	161,764	123,505	162,317	33,051
平成 2　('90)	820,305	217,413	165,478	121,944	68,194
12　('00)	961,653	295,484	146,741	132,529	86,938
22　('10)	1,197,014	353,499	189,361	123,461	118,888
27　('15)	1,290,510	370,362	196,127	111,974	120,959
令和 2　('20)	1,372,755	378,385	205,596	102,978	78,450
＊ 3　('21)	1,439,809	381,497	214,623	104,588	73,190
			死　亡　率(人口 10 万対)		
昭和 25 年('50)	1,087.6	77.4	64.2	127.1	65.1
35　('60)	756.4	100.4	73.2	160.7	40.2
45　('70)	691.4	116.3	86.7	175.8	27.1
55　('80)	621.4	139.1	106.2	139.5	28.4
平成 2　('90)	668.4	177.2	134.8	99.4	55.6
12　('00)	765.6	235.2	116.8	105.5	69.2
22　('10)	947.1	279.7	149.8	97.7	94.1
27　('15)	1,029.8	295.5	156.5	89.4	96.5
令和 2　('20)	1,112.5	306.6	166.6	83.5	63.6
＊ 3　('21)	1,172.7	310.7	174.8	85.2	59.6
			死亡総数に対する割合(%)		
昭和 25 年('50)	100.0	7.1	5.9	11.7	6.0
35　('60)	100.0	13.3	9.7	21.2	5.3
45　('70)	100.0	16.8	12.5	25.4	3.9
55　('80)	100.0	22.4	17.1	22.5	4.6
平成 2　('90)	100.0	26.5	20.2	14.9	8.3
12　('00)	100.0	30.7	15.3	13.8	9.0
22　('10)	100.0	29.5	15.8	10.3	9.9
27　('15)	100.0	28.7	15.2	8.7	9.4
令和 2　('20)	100.0	27.6	15.0	7.5	5.7
＊ 3　('21)	100.0	26.5	14.9	7.3	5.1

＊は概数である．

(人口動態統計，厚生労働省より)

(3) 脳血管疾患

脳血管疾患による死因順位は，1950 年初頭，結核に代わって第 1 位となり，悪性新生物が第 1 位となる 1980 年まで維持した．その後，低下傾向を示し，近年では肺炎とともに第 3 位，第 4 位あたりで推移している(**図 4-4**)．

全脳血管疾患としての死因は，過去には著しい減少傾向を示したが，近年，ほぼ横ばいの状況になっている．内訳は，脳梗塞が増加傾向から横ばいにある一方，脳内出血は減少傾向から横ばいになっている(**図 4-6**)．

表 4-11 ● 性・部位別にみた悪性新生物〈腫瘍〉死亡数の推移

部位	昭和 55 年 (1980)	平成 2 年 ('90)	12 (2000)	22 ('10)	令和 2 ('20)	3* ('21)
男性						
悪性新生物〈腫瘍〉	93,501	130,395	179,140	211,435	220,965	222,465
胃	30,845	29,909	32,798	32,943	27,769	27,196
肝 1)	9,741	17,786	23,602	21,510	16,271	15,913
膵	4,483	7,317	10,380	14,569	18,878	19,333
肺 2)	15,438	26,872	39,053	50,395	53,244	53,279
大腸 3)	7,724	13,286	19,868	23,921	27,715	28,079
その他	25,270	35,225	53,439	68,097	77,088	78,665
女性						
悪性新生物〈腫瘍〉	68,623	87,018	116,344	142,064	157,391	159,032
胃	19,598	17,562	17,852	17,193	14,549	14,428
肝 1)	4,227	6,447	10,379	11,255	8,568	8,189
膵	3,352	6,001	8,714	13,448	18,796	19,245
肺 2)	5,856	9,614	14,671	19,418	22.337	22,933
大腸 3)	7,015	11,346	16,080	20,317	24,069	24,337
乳房	4,141	5,848	9,171	12,455	14,650	14,803
子宮	5,465	4,600	5,202	5,930	6,806	6,818
その他	18,609	25,600	34,275	42,048	47,616	48,279

1) 肝臓および肝内胆管を示す.
2) 気管，気管支および肺を示す.
3) 結腸と直腸 S 状結腸移行部および直腸とを示す. （人口動態統計（＊は概数である），厚生労働省より）

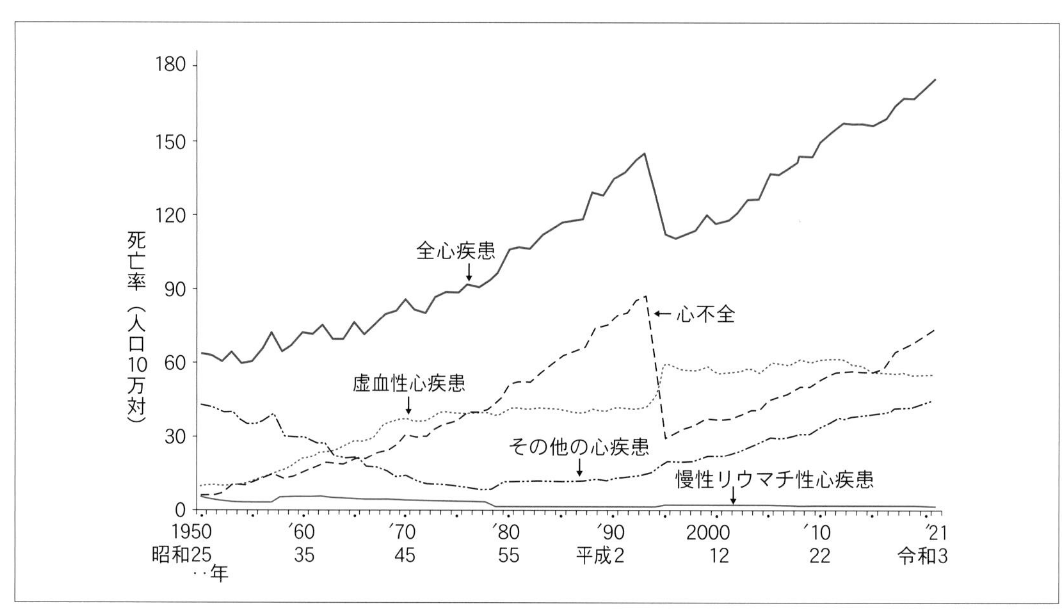

図 4-5 ● 心疾患の死亡率（人口 10 万対）の推移

「その他の心疾患」は，「全心疾患」から「虚血性心疾患」「心不全」「慢性リウマチ性心疾患」を除いたものである.
（人口動態統計（令和 3 年は概数である），厚生労働省より）

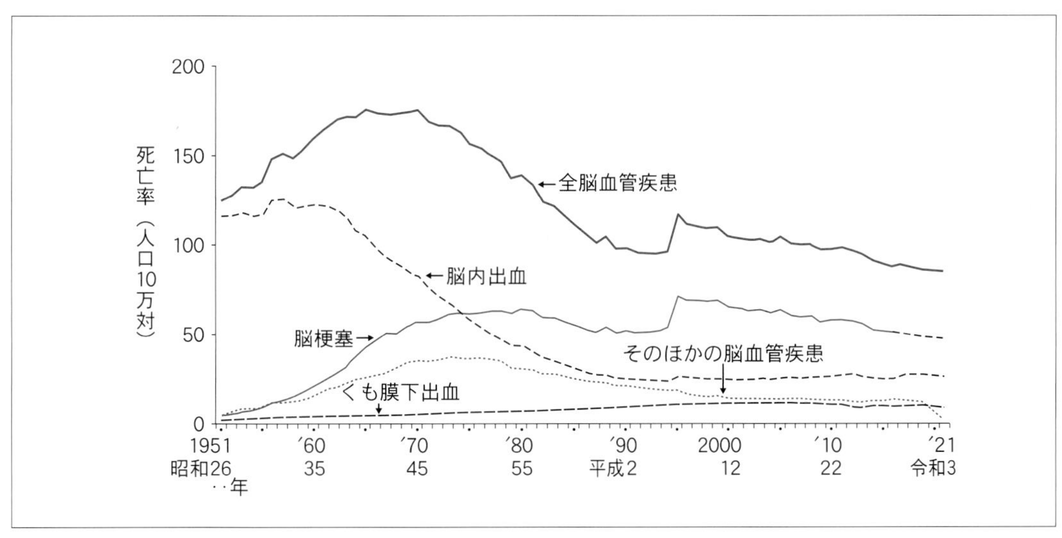

図 4-6 ● 脳血管疾患の死亡率（人口 10 万対）の推移

1）脳血管疾患は，脳内出血と脳梗塞とその他の脳血管疾患の合計である．
2）くも膜下出血は，その他の脳血管疾患の再掲である．
（人口動態統計（令和 3 年は概数である），厚生労働省より）

d 乳児死亡の動向

生後 1 年未満の死亡を乳児死亡という．通常，出生数 1,000 に対する割合（乳児死亡率）で観察している．ここで乳児死亡率を取り上げるのは，乳児の生存が母体の健康状態，養育条件などの影響を強く受けるため，乳児死亡率はその地域の衛生状態の良否，さらに，経済や教育を含めた社会状態を反映する指標の 1 つと考えられているからである．

⑴ 乳児死亡率の推移

日本の乳児死亡率は，1947 年に 76.7 であったものが，1960 年には 30.7 に低下し，1975 年には 10.0 と，急速な改善を示している．さらに，2020 年には 1.8 と，世界的にも最高水準の低死亡率を達成している（**表 4-12**）．

⑵ 乳児死亡の原因

2020 年の死因順位でみた乳児死亡の状況は，もっとも多いのは「先天奇形・変形および染色体異常」36.0%，以下「周産期に特異的な呼吸障害および心血管障害」，「乳幼児突然死症候群」，「胎児および新生児の出血性障害および血液障害」の順になっている（**表 4-13**）．

第 1 位の「先天奇形・変形および染色体異常」は，1985 年，「出産時外傷，低酸素症，分娩仮死およびその他の呼吸器病態」と入れ代わってから，第 1 位を占めつづけている．

e 死亡率の国際比較

日本における死亡率の推移を先進諸国と比較すると，1947 年にはもっとも高かったが，ほぼ 10 年間で急激に低下し，死亡率が低い国に仲間入りした．1960 年ころからは，もっとも低い状況を維持していたが，人口の高齢化の進展に伴い，次第に死亡率が上昇し，先進国のなかでは高いほうになってきて

表 4-12 ● 乳児死亡率(出生数千対)の国際比較

	昭和55年 (1980)	平成2 ('90)	12 (2000)	22 ('10)	令和2 ('20)
日本	7.5	4.6	3.2	2.3	1.8
カナダ	10.4	6.8	5.3	'08) 5.1	'19) 4.4
アメリカ合衆国	12.6	9.1	6.9	6.1	'19) 5.6
オーストリア	14.3	7.9	4.8	3.9	'19) 2.9
デンマーク	8.4	7.5	5.3	3.4	'19) 3.0
フランス	10.0	'91) 7.3	4.4	3.5	'19) 3.6
ドイツ	12.6	7.0	4.4	3.4	'19) 3.1
ハンガリー	23.2	14.8	9.2	5.3	'19) 3.5
イタリア	24.5	8.5	4.5	3.2	'19) 2.8
オランダ	8.6	7.1	5.1	3.8	'19) 3.8
ポーランド	21.3	16.0	8.1	5.0	'19) 3.8
スウェーデン	6.9	5.6	3.4	2.5	'19) 2.1
スイス	9.1	7.1	4.9	3.8	'19) 3.3
イギリス	12.1	'91) 7.4	5.6	4.3	'19) 3.9
オーストラリア	10.7	8.2	5.2	4.1	'19) 3.3
ニュージーランド	13.0	'91) 8.3	6.1	5.1	4.0

ドイツの 1990 年までは旧西ドイツの数値である.

(厚生労働省「人口動態統計」, UN「Demographic Yearbook」より)

表 4-13 ● 死因順位第 10 位までの死因別乳児死亡の状況

死因順位 令和2年 ('20)	死因	乳児 死亡数	乳児死亡率 (出生10万対)	乳児死亡総数に 対する割合(%)
	全死因	1,512	179.8	100.0
第1位	先天奇形, 変形及び染色体異常	544	64.7	36.0
2	周産期に特異的な呼吸障害及び心血管障害	232	27.6	15.3
3	乳幼児突然死症候群	92	10.9	6.1
4	胎児及び新生児の出血性障害及び血液障害	62	7.4	4.1
5	不慮の事故	58	6.9	3.8
6	妊娠期間及び胎児発育に関連する障害	50	5.9	3.3
7	心疾患(高血圧性除く)	38	4.5	2.5
8	{敗血症 周産期に特異的な感染症}	22	2.6	1.5
9	(同上)			
10	肺炎	12	1.4	0.8

1)乳児死因順位に用いる分類項目による.
2)「敗血症」には"新生児の細菌性敗血症"を含まない. "新生児の細菌性敗血症"は「周産期に特異的な感染症」に含まれる.

(人口動態統計, 厚生労働省より)

いる(**図 4-7**).

また, 65 歳以上死亡数の死亡総数に対する割合の国際比較においても日本は, 2020 年には 90.8%と若年齢での死亡が少なく, 死亡の国際比較では, ほかの先進諸国に遅れをとってはいない. このような状況から, 日本の保健水準は, 世界的にみても高いことが示されている(**表 4-14**).

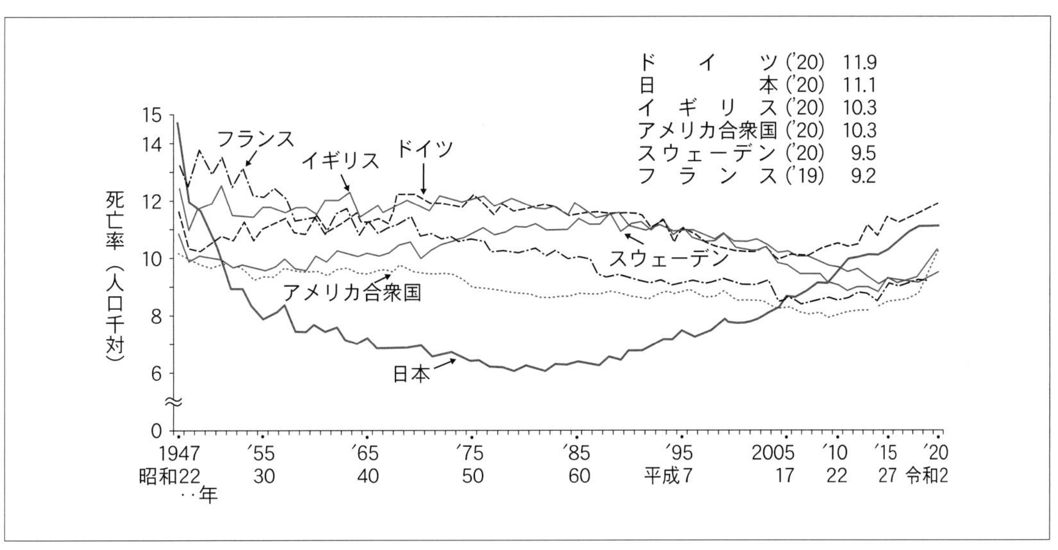

図 4-7 ● 死亡率(人口千対)の国際比較

ドイツの 1990 年までは旧西ドイツの数値である.

(厚生労働省「人口動態統計」, UN「Demographic Yearbook」, U.S. Department of Health and Human Services「National Vital Statistics Reports」, Eurostat「Population and Social Conditions」より)

表 4-14 ● 65 歳以上死亡数の死亡総数に対する割合の国際比較

	65 歳以上死亡数の死亡総数に対する割合(%)
日本('20)	90.8
カナダ('19)	80.8
アメリカ合衆国('19)	74.2
フランス('19)	84.2
ドイツ('19)	85.6
イタリア('19)	89.3
オランダ('19)	85.6
スウェーデン('19)	88.6
イギリス('19)	84.3
オーストラリア('19)	81.7
ニュージーランド('20)	80.5

(厚生労働省「人口動態統計」, UN「Demographic Yearbook」より)

出生率・死亡率 100 年の推移

☆100 年前ころは，出生率・死亡率ともに高かった．
○死亡率は，70 年前ころから低下傾向にあるが，近年，増加傾向に転換した．
（単に死亡率という場合は，粗死亡率をさす）
死亡率とは，実際にその人口が死亡において失われる程度を示すものである．

$$死亡率 = \frac{死亡件数}{人口} \times 1,000（人口 1,000 対）$$

○出生率は，60 年前ころから低下傾向（少子化）にある．
出生率とは，実際にその人口が出生において増加する程度を示すものである．

$$出生率 = \frac{出生件数}{人口} \times 1,000（人口 1,000 対）$$

○乳児死亡率および新生児死亡率の著しい改善
乳児死亡とは，生後 1 年未満の死亡をいう．

$$乳児死亡率 = \frac{乳児死亡件数}{出生数} \times 1,000（出生数 1,000 対）$$

新生児死亡とは，生後 4 週（28 日）未満の死亡をいう．

$$新生児死亡率 = \frac{新生児死亡件数}{出生数} \times 1,000（出生数 1,000 対）$$

○100 年間で「多産多死」から「少産少死」の社会になった．
○自然増加率の低下傾向から，人口減少社会への移行が定着しつつある．

死因別死亡率 100 年の推移

死因別死亡率とは，ある死因の死亡件数を人口 100,000 人当たりで表したもの．

$$死因別死亡率 = \frac{ある死因の死亡件数}{人口} \times 100,000（人口 10 万対）$$

○死因の主体が感染症から慢性疾患（生活習慣病）に変化した．
60 年以上前……結核，胃腸炎，肺炎，脳血管疾患が多かった．
近年 ……………悪性新生物，心疾患，脳血管疾患，肺炎が多くなっている．

C 生命表

生命表とは，作成基礎期間における死亡状況が一定かつ不変であると仮定したとき，同一時点で発生した出生児集団が死亡・減少していく過程で，各年齢の生存者が平均してあと何年生きられるか，定常状態の人口構造はどのような様相を示すかなどを，死亡率，生存数および平均余命などの生命関数によって表したものである．

生命表の諸関数値は，現実の人口集団の年齢構造には影響されず，その集団の死亡状況のみを表しているので，死亡状況の厳密な分析には不可欠な指標である．また，0 歳の平均余命として求められる「平均寿命」は，全年齢の死亡状況を集約したものであり，保健・福祉水準の総合的指標として広範に活用されている．

生命表には，完全生命表と簡易生命表の 2 種類がある．完全生命表は，1960 年以降 5 年ごとに行われる国勢調査年次の人口動態統計（確定数）と，国勢調査人口に基づいて作成されている．完全生命表は，5年に1度の作成であるが，生命表の確定版という性格をもっている．

一方，簡易生命表は，人口動態統計(概数)と推計人口を用いて，簡略化された計算方法で毎年作成され，完全生命表のあいだを埋める指標として，また，最新の平均余命(平均寿命)などの動向をみるうえで役立っている．なお，完全生命表と簡易生命表の数値のズレは，ほとんど認められない．

1 平均余命の推移

日本人の平均寿命(0歳の平均余命)は，1925年ころまではきわめて低い水準であったが，次第に

表4-15 戦後における平均寿命の推移

（＊は完全生命表，単位　年）

		男性	女性			男性	女性
昭和22年＊	('47)	50.06	53.96	昭和59	('84)	74.54	80.18
23	('48)	55.60	59.40	60＊	('85)	74.78	80.48
24	('49)	56.20	59.80	61	('86)	75.23	80.93
25	('50)	58.00	61.50	62	('87)	75.61	81.39
25〜27＊	('50〜'52)	59.57	62.97	63	('88)	75.54	81.30
26	('51)	60.80	64.90	平成元	('89)	75.91	81.77
27	('52)	61.90	65.50	2＊	('90)	75.92	81.90
28	('53)	61.90	65.70	3	('91)	76.11	82.11
29	('54)	63.41	67.69	4	('92)	76.09	82.22
30＊	('55)	63.60	67.75	5	('93)	76.25	82.51
31	('56)	63.59	67.54	6	('94)	76.57	82.98
32	('57)	63.24	67.60	7＊	('95)	76.38	82.85
33	('58)	64.98	69.61	8	('96)	77.01	83.59
34	('59)	65.21	69.88	9	('97)	77.19	83.82
35＊	('60)	65.32	70.19	10	('98)	77.16	84.01
36	('61)	66.03	70.79	11	('99)	77.10	83.99
37	('62)	66.23	71.16	12＊	('00)	77.72	84.60
38	('63)	67.21	72.34	13	('01)	78.07	84.93
39	('64)	67.67	72.87	14	('02)	78.32	85.23
40＊	('65)	67.74	72.92	15	('03)	78.36	85.33
41	('66)	68.35	73.61	16	('04)	78.64	85.59
42	('67)	68.91	74.15	17＊	('05)	78.56	85.52
43	('68)	69.05	74.30	18	('06)	79.00	85.81
44	('69)	69.18	74.67	19	('07)	79.19	85.99
45＊	('70)	69.31	74.66	20	('08)	79.29	86.05
46	('71)	70.17	75.58	21	('09)	79.59	86.44
47	('72)	70.50	75.94	22＊	('10)	79.55	86.30
48	('73)	70.70	76.02	23	('11)	79.44	85.90
49	('74)	71.16	76.31	24	('12)	79.94	86.41
50＊	('75)	71.73	76.89	25	('13)	80.21	86.61
51	('76)	72.15	77.35	26	('14)	80.50	86.83
52	('77)	72.69	77.95	27＊	('15)	80.75	86.99
53	('78)	72.97	78.33	28	('16)	80.98	87.14
54	('79)	73.46	78.89	29	('17)	81.09	87.26
55＊	('80)	73.35	78.76	30	('18)	81.25	87.32
56	('81)	73.79	79.13	令和元	('19)	81.41	87.45
57	('82)	74.22	79.66	2＊	('20)	81.56	87.71
58	('83)	74.20	79.78				

1)昭和20年，昭和21年は基礎資料が不備につき，本表から除いてある．
2)昭和46年以前は沖縄県を除く値である．　（「簡易生命表」，「完全生命表」，厚生労働省より）

延びはじめ，戦前の1935年には男性46.92年，女性49.63年に，戦後の1947年には男性50.06年，女性53.96年となり，男女ともに50年を超えている(**表4-15**).

その後も男女ともに平均寿命は大幅な延びを示し，1950年には女性が60年を超え，翌年には男性も60年を超えた．以降，多少ゆるやかになったが，平均寿命の延びはつづき，女性は，1960年に70年を，1971年には75年を，1984年には80年を超えた．男性の平均寿命の延びは女性に比べて遅れているが，1971年に70年を，1986年には75年を超え，2013年にははじめて80年を超えた．

2020年の完全生命表の平均寿命は，男性81.56年，女性87.71年となっている．1947年以降，男女ともに何度か前年の平均寿命を下回った年もあったが，いずれも一時的な現象で，長期的には依然として延伸傾向にあると考えられている．また近年，平均寿命の男女間の差は6.0年程度で推移している．

2 特定年齢の生存数

特定年齢の生存数を2020年の簡易生命表でみると，男女ともに10万人の出生に対する65歳までの生存数は，男性89,722人，女性94,569人となっている．これは，65歳まで生存する人の割合が，男性89.7%，女性94.6%であることを示している．同様に，75歳まで生存する人の割合は，男性76.1%，女性88.4%，90歳まで生存する人の割合は，男性28.4%，女性52.5%となっている(**図4-8**).

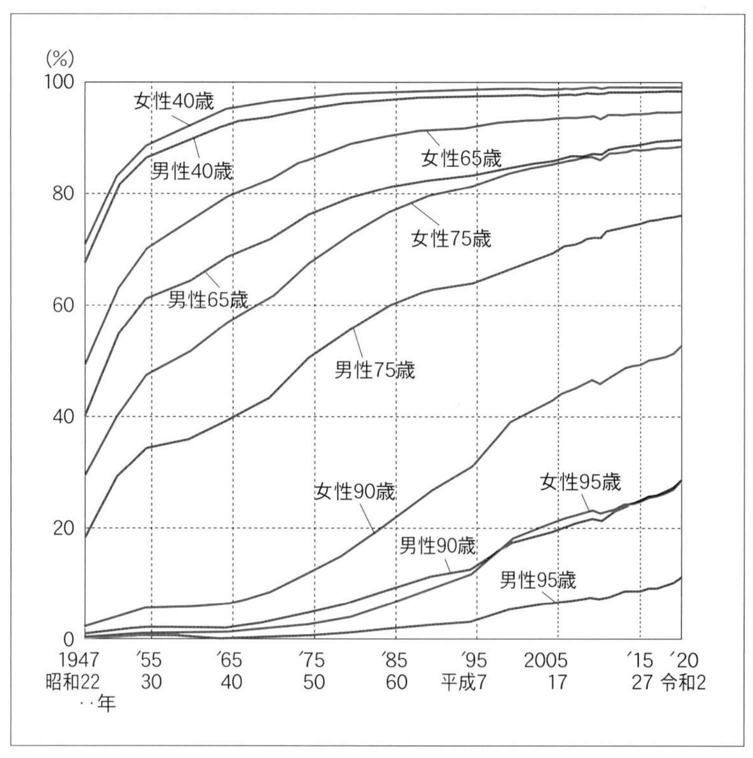

図4-8 生命表上の特定年齢まで生存する者の割合の年次推移

1）平成22年以前および平成27年は完全生命表による．
2）昭和45年以前は沖縄県を除く値である．
（「簡易生命表」，「完全生命表」，厚生労働省より）

特定年齢の生存数を時系列でみると，40歳まで生存する人の割合はすでに高原状態に達しているのに対して，65歳まで生存する人の割合と75歳まで生存する人の割合は，ひきつづき増加傾向にある．

3 平均寿命の国際比較

日本の平均寿命と諸外国の平均寿命との比較は，国により作成基礎期間などが異なるため厳密には行うことができない．このような条件のもとで，厚生労働省が現在入手している資料を用いて行った比較では，日本は，男女ともに世界有数の長寿国の1つになっている（**表4-16**）．

表4-16 平均寿命の国際比較

（単位　年）

	男性	女性	作成期間
日本	81.56	87.71	2020
カナダ	79.82	84.11	2018～2020
アメリカ合衆国	74.5	80.2	2020
フランス	79.10	85.12	2020
ドイツ	78.64	83.40	2018～2020
イタリア	79.672	84.395	2020
スイス	81.0	85.1	2020
イギリス	79.04	82.86	2018～2020

（当該政府からの資料より）

D 国民生活基礎調査と患者調査

日本では，人口の高齢化，生活習慣病の増加および医学・医療の進歩など，保健・医療を取り巻く環境が大きく変動している．これに伴って，保健や医療に対する国民のニーズはきわめて多様化している．このような国民のニーズに適切に対応するためには，傷病（疾病と外傷や事故などの傷害）の状況と，それが生活に与える影響とを的確に把握する必要がある．

傷病の状況の把握には，死亡の原因から間接的に推定する方法があるが，かぜや高血圧など直接の死因になりにくい傷病については，死因と罹患状況とが一致しないことが多い．そこで，厚生労働省は，国民の傷病の構造とその影響を，世帯（国民生活基礎調査）と病院など医療施設（患者調査）の両面からの把握に努めている．

1 健康の状況

現在，世帯を対象に，国民の健康状態を把握する方法として，国民生活基礎調査が実施されている．国民生活基礎調査は，国民の保健，医療，福祉，年金および所得など，国民生活の基礎的な事項を，世帯面から総合的に把握することを目的に，3年ごとの大規模調査と，その中間の2年間には小規模・簡易調査が行われている．

健康に関する調査は，大規模調査の一環として実施されている．その内容は，自覚症状，通院状況，健康状態および健康意識などである．

a 有訴者の状況

有訴者とは，病気やけがなどで自覚症状がある人のことをいい，医療施設や介護保険施設への入院・入所者を除いた人のことである．また，有訴者率は，人口1,000人に対する有訴者の割合である（**図4-9**）．

国民生活基礎調査（2019年）による有訴者率は，総数で男性270.8，女性332.1であった．これを年齢階級別にみると，加齢とともに上昇し，75歳以上では国民の約半数が有訴者である．自覚症状で多いのは，腰痛，肩こり，および手足の関節の痛みなどである．

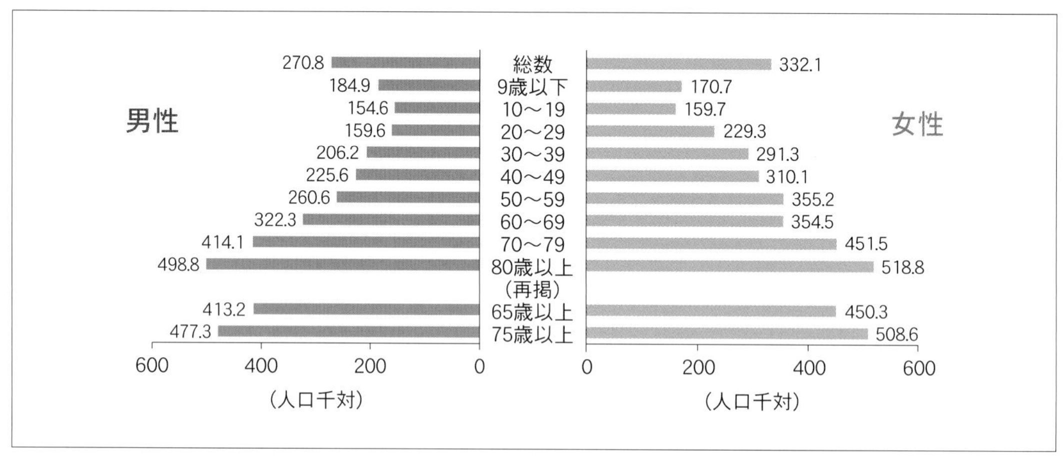

図4-9 ● 性・年齢階級別にみた有訴者率（人口千対）

1）総数には年齢不詳を含む

（令和元（'19）年国民生活基礎調査，厚生労働省より）

b 通院者の状況

通院者とは，医療施設および施術所（あんま，はり，きゅう，柔道整復師）に，通院または通所している人のことである．通院者率は，通院者の人口1,000人に対する割合である．

国民生活基礎調査（2019年）による通院者率は，総数で男性388.1，女性418.8であった．これを年齢階級別にみると，19歳以下では女性より男性のほうが，20歳以上では男性より女性のほうが高くなっており，加齢とともに上昇する傾向が示され，65歳以上では7割近くの人が通院者になっている（**図4-10**）．通院の対象になる傷病は，高血圧症，脂質異常症，糖尿病および歯の病気，眼の病気などが多い．

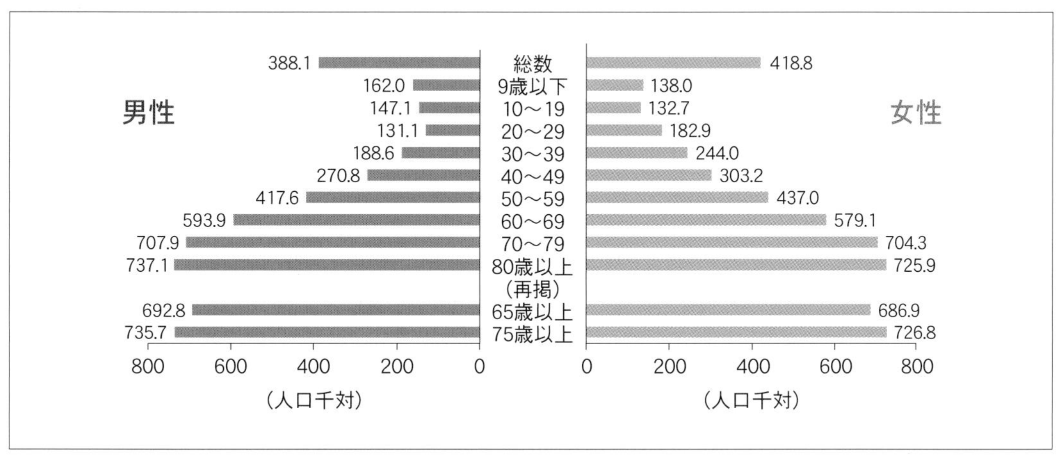

図 4-10 ● 性・年齢階級別にみた通院者率(人口千対)
1)総数には年齢不詳を含む.
(令和元('19)年国民生活基礎調査，厚生労働省より)

c 健康状態

国民生活基礎調査(2019 年)による国民の健康状態では，6 歳以上で「自覚症状・通院・生活影響ともになし」と回答した人が 45.5%でもっとも多く，ついで，「自覚症状・通院・生活影響いずれかあり」が 42.1%，「自覚症状・通院・生活影響ともにあり」が 9.2%になっていた(**図 4-11**).

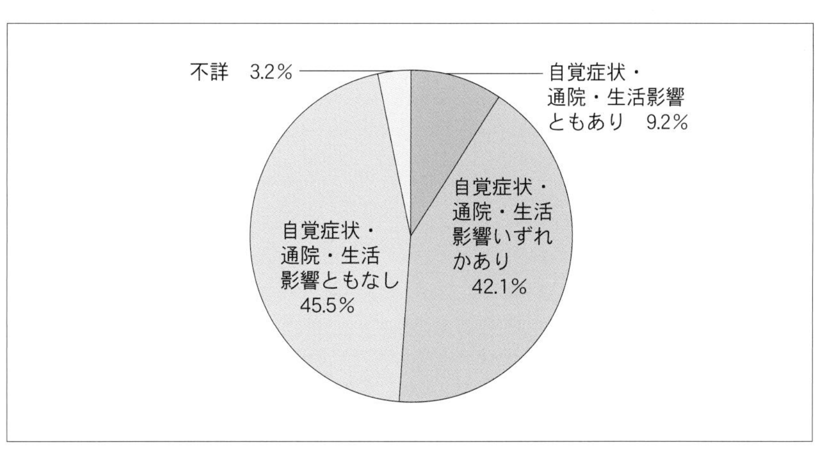

図 4-11 ● 健康状態(6 歳以上)
(令和元('19)年国民生活基礎調査，厚生労働省より)

また，健康上の問題で日常生活に影響がある人は，人口 1,000 人に対し総数で 130.8 になっている．影響する内容としては「仕事・家事・学業」および「日常生活動作(ADL)」が多くなっている(**表 4-17**).

表 4-17 ● 6歳以上の者の日常生活への影響(人口千対)

	日常生活への影響がある者					
		日常生活動作	外　出	仕事・家事・学業	運　動	その他
総　数	130.8	51.4	50.1	56.7	46.1	18.4
男　性	117.8	44.9	39.1	43.7	46.2	17.8
女　性	143.0	57.5	60.2	68.8	46.0	19.0
6～14歳	33.5	10.5	5.4	12.4	20.4	4.2
15～24	40.8	13.1	10.9	20.5	17.4	5.0
25～34	63.2	23.0	21.1	40.7	19.9	8.7
35～44	67.9	21.4	20.0	41.3	24.1	10.7
45～54	93.6	29.0	23.1	53.2	33.0	14.7
55～64	119.6	37.0	32.1	60.5	46.4	18.6
65～74	165.6	54.8	55.4	63.1	64.3	25.6
75～84	288.8	126.0	137.3	99.9	95.3	38.3
85歳以上	509.6	311.9	307.4	177.1	136.0	56.2
(再掲)						
65歳以上	251.2	111.4	115.2	90.0	84.1	33.8
70歳以上	288.4	135.6	140.9	101.0	93.3	37.3
75歳以上	345.9	174.0	181.3	119.8	105.9	42.9

注) 日常生活に影響を複数もっている場合は，それぞれに計上している.

(平成19('07)年国民生活基礎調査，厚生労働省より)

d 健康意識

国民生活基礎調査(2019年)による国民の健康意識(自己評価)では，6歳以上で「健康と思っている(よい＋まあよい)＋ふつう」と回答した人は86.1%で，「あまりよくない」10.9%，「よくない」が1.7%であった(**図 4-12**).

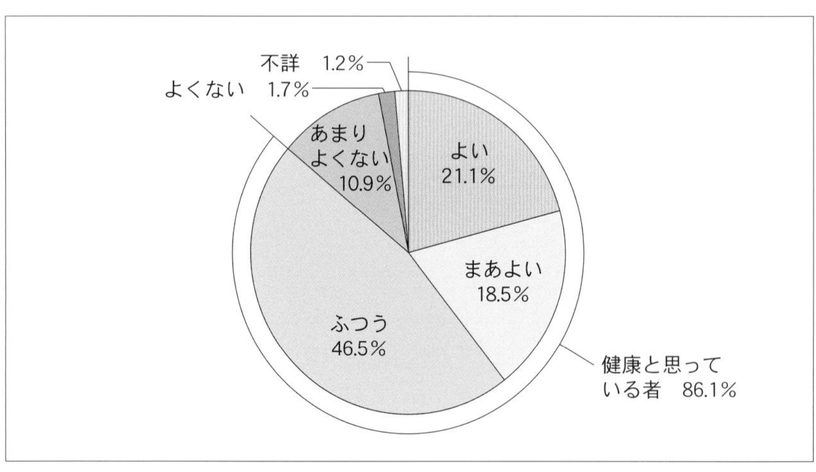

図 4-12 ● 健康意識(6歳以上)

1) 入院者は含まない.

(令和元('19)年国民生活基礎調査，厚生労働省より)

2 受療の状況

受療の状況を把握するための患者調査では，全国の医療施設(病院，一般診療所，歯科診療所)を利用する患者の傷病などについて，層化無作為抽出された対象施設を受診した，すべての患者について調査を行っている．現在は3年に1度，入院・外来患者は10月中旬の3日間のうちの1日，退院患者は9月中の1か月について，医療施設の管理者が記入する方式で行われている．

a 推計患者数

2020年10月の調査日に全国の医療施設で受療した患者数は，入院患者が約121万人, 外来患者が約714万人であった. 入院患者の入院先は, 病院97.2%，一般診療所2.8%である．一方，外来患者の通院先は，病院20.6%，一般診療所60.7%，および歯科診療所18.7%である(**表4-18**)．

表4-18 施設の種類別推計患者数

(単位 千人)

	入 院	外 来		
			初 診	再 来
総 数	1,211.3	7,137.5	1,440.7	5,696.7
病 院	1,177.7	1,472.5	231.5	1,241.1
一般診療所	33.6	4,332.8	985.4	3,347.4
歯科診療所	—	1,332.1	223.8	1,108.3

(令和2('20)年10月患者調査，厚生労働省より)

患者の年齢をみると，65歳以上の年齢階級が入院の74.7%，外来の50.7%を占めるなど，高齢患者の受療割合が高くなっている．

また，年次推移では，入院は増加傾向であったが，2008年からは減少している．一方外来は，2005年からほぼ横ばいとなっている．

b 受療率

受療率とは, 人口10万人に対する推計患者数の割合である. 2020年の患者調査による受療率は，入院受療率960および外来受療率5,658であった．これは，調査日1日に人口の約1.0%が入院し，約5.7%が外来を受診したことを示している．

受療率を性・年齢階級別にみると，入院では，男性5〜9歳の79がもっとも低く，90歳以上の6,706がもっとも高くなっている．女性も，5〜9歳の64がもっとも低く，90歳以上の6,673がもっとも高くなっている．

外来では，男性は20〜24歳の1,782がもっとも低く，80〜84歳の12,077がもっとも高くなっている．女性は，15〜19歳の2,372がもっとも低く，75〜79歳の11,843がもっとも高くなっている(**図4-13**)．

受療率を傷病の分類別にみると，入院では「精神および行動の障害」や「循環器系の疾患」，「新生物」などが高く，外来では「消化器系の疾患」や「健康状態に影響を及ぼす要因および保健サービスの利用」，「筋骨格系および結合組織の疾患」などが高くなっている．

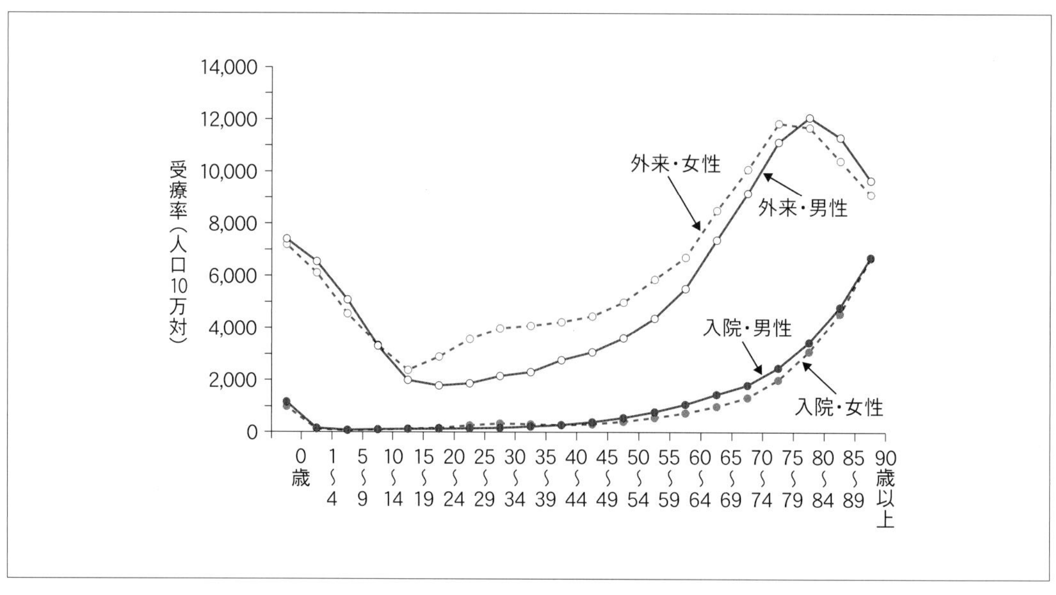

図 4-13 ● 性・年齢階級別受療率（人口 10 万対）－入院・外来－

（令和 2（'20）年 10 月患者調査，厚生労働省より）

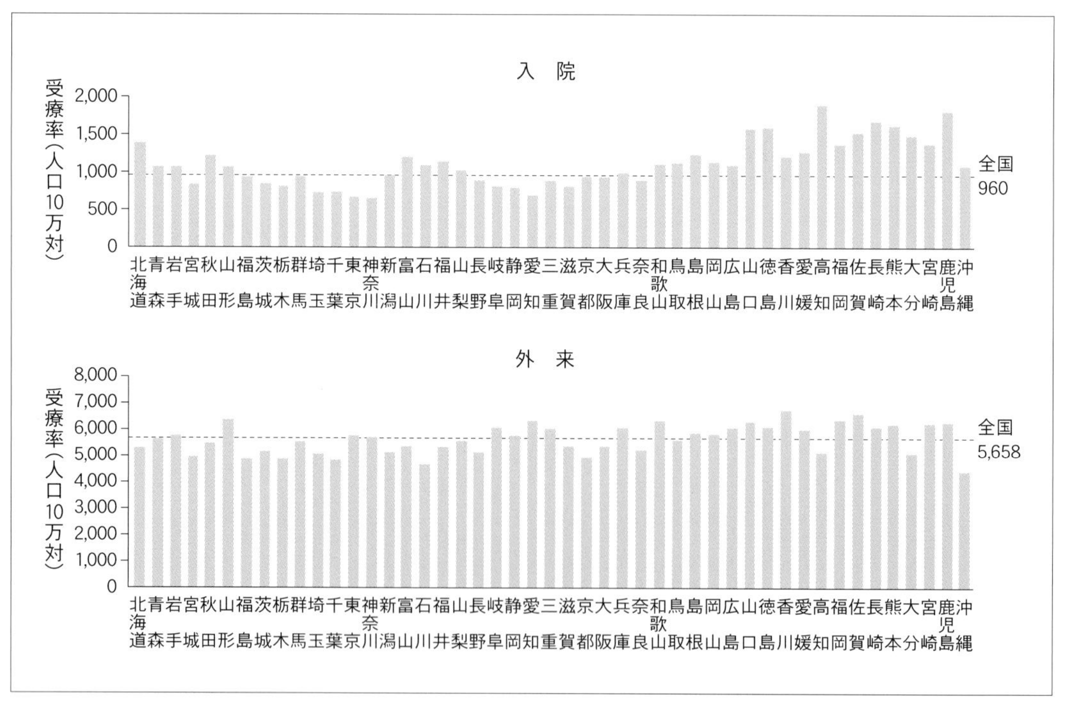

図 4-14 ● 都道府県（患者住所地）別にみた受療率（人口 10 万対）

（令和 2（'20）年 10 月患者調査，厚生労働省より）

■都道府県別の受療率（**図 4-14**）

入院：高知県，鹿児島県，長崎県　→高い
　　　神奈川県，東京都，愛知県　→低い

外来：香川県，佐賀県，山形県　→高い
　　　沖縄県，石川県，千葉県　→低い

c 退院患者の平均在院日数

2020 年 9 月中の全国の退院患者について，在院日数の平均である平均在院日数を医療施設の種類別にみると，病院は 33.3 日，一般診療所は 19.0 日となっている（**図 4-15**）．

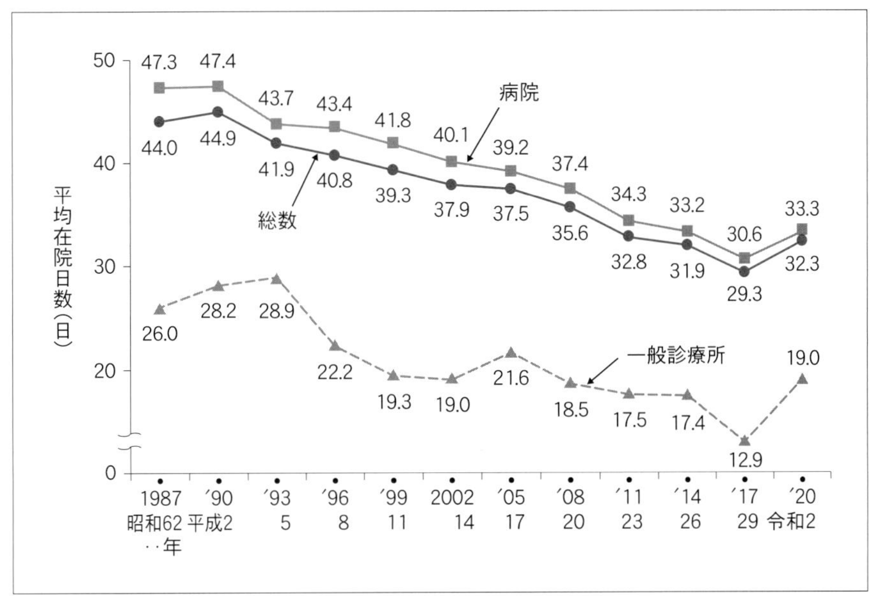

図 4-15 施設の種類別にみた退院患者の平均在院日数の年次推移

1）各年 9 月 1 日～30 日に退院した者を対象とした．
2）平成 23 年は，宮城県の石巻医療圏，気仙沼医療圏及び福島県を除いた数値である．
（令和 2（'20）年 9 月中患者調査，厚生労働省より）

d 入院患者の状況

入院患者の重症度を構成割合でみると，「生命の危険がある」が 5.6%，「生命の危険は少ないが入院治療を要する」が 76.7%，「受け入れ条件が整えば退院可能」が 11.6%，「検査入院」が 0.9%である．「受け入れ条件が整えば退院可能」な入院は，医療本来の目的である治療のためではなく，社会的理由による入院と推察される．社会的理由による入院は，加齢とともに上昇する傾向が示されている（**図 4-16**）．

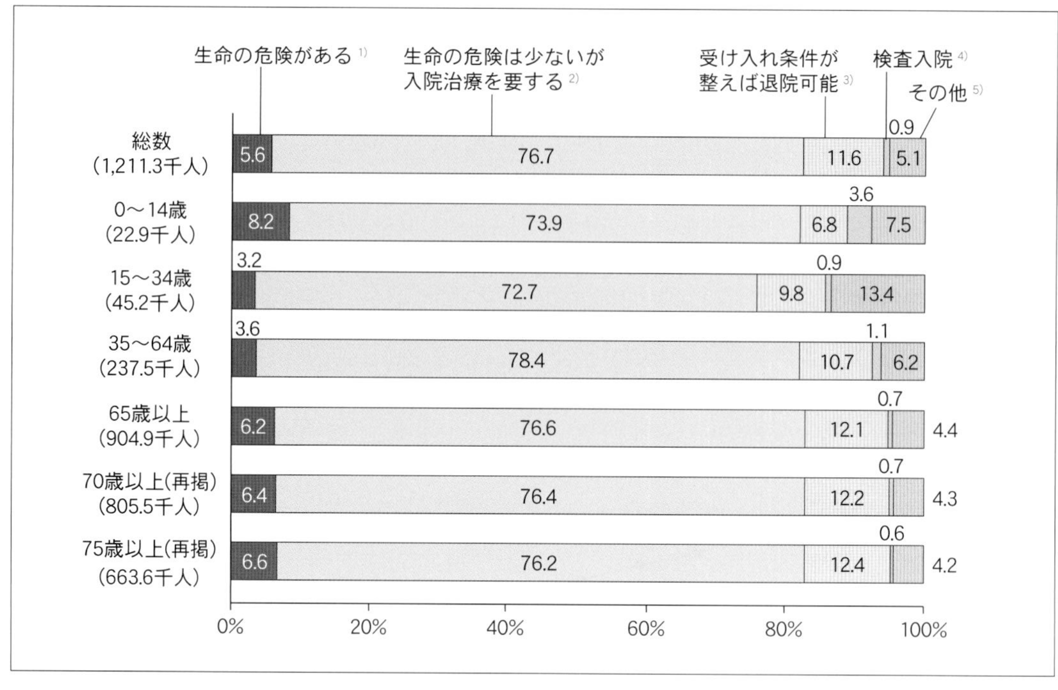

図 4-16 ● 年齢階級別にみた入院(重症度等)の状況別推計入院患者数の構成割合

1)「生命の危険がある」とは，生命の危険がある重篤な患者をいう．
2)「生命の危険は少ないが入院治療を要する」には，退院が決定している患者を含む．
3)「受け入れ条件が整えば退院可能」とは，退院は決まっていないが退院可能な状態にある患者をいう．
4)「検査入院」とは，検査のために入院した患者をいい，健康な者に対する一般的検査のための入院患者を含む．
5)「その他」とは，上記 1)～ 4) 以外の入院患者をいう．
6)( ) 内は，推計入院患者数である．

(令和 2('20) 年 10 月患者調査，厚生労働省より)

E 国民健康・栄養調査

国民の栄養素等摂取量など栄養状態の把握は，半世紀以上にわたって毎年実施されている国民健康・栄養調査(2002 年までは「国民栄養調査」)によって行われている．国民健康・栄養調査の概要は，第 5 章「栄養状態の評価と栄養調査」(p.117～120)で述べる．ここでは，調査結果の推移を中心にまとめた．なお，国民健康・栄養調査は，新型コロナウイルス感染症蔓延のため，令和 2(2020) 年および令和 3(2021) 年の調査が中止となっている．

1 栄養素等摂取量の推移と現状

a 栄養素等摂取量の年次推移

(1) 国民 1 人 1 日当たり栄養素等摂取量

国民 1 人 1 日当たり栄養素等摂取量の推移は，1950 年から今日までの約 70 年間における増減でみると，増加を示した栄養素として，動物性たんぱく質，脂質，カルシウムおよびビタミン B_2 があげられる．一方，減少した栄養素として，エネルギー，炭水化物，鉄およびビタミン B_1 があげられる(**表 4-19**)．

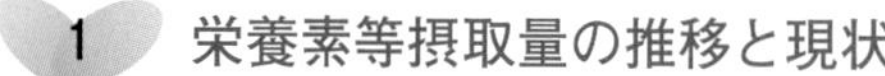

表 4-19 栄養素等摂取量の年次推移

栄養素等	1950 年	1960 年	1970 年 5 月	1980 年 11 月	1990 年 11 月	2000 年 11 月	2010 年 11 月	2015 年 11 月	2019 年 11 月
エネルギー(kcal)	2,093	2,096	2,210	2,084	2,026	1,948	1,849	1,889	1,903
たんぱく質 (g)	68	69.7	77.6	77.9	78.7	77.7	67.3	69.1	71.4
うち動物性 (g)	17	24.7	34.2	39.2	41.4	41.7	36.0	37.3	40.1
脂質 (g)	18	24.7	46.5	52.4	56.9	57.4	53.7	57.0	61.3
炭水化物 (g)	418	398.8	368.3	313	287	266	258	258	248.3
カルシウム (mg)	0.27(g)	389	536	535	531	547	503	517	505
鉄 (mg)	46	13	—	13.1	11.1	11.3	7.4	7.6	7.6
ビタミンA ※	2,459	1,180	1,536	1,576	2,567	2,654	529	534	534
ビタミンB_1 (mg)	1.52	1.05	1.13	1.16	1.23	1.17	0.83	0.86	0.95
ビタミンB_2 (mg)	0.72	0.72	1.00	1.01	1.33	1.40	1.13	1.17	1.18
ビタミンC (mg)	107	75	96	107	120	128	90	98	94

注）2000 年までは，I.U., 2010 年からは μgRE である.

（2000 年までは国民栄養調査，2010 年以降は国民健康・栄養調査，厚生労働省より）

⑵ PFC エネルギー比

たんぱく質(P)，脂質(F)および炭水化物(C)エネルギー比の推移では，たんぱく質エネルギー比は，1950 年に 13.0％であったものが，2019 年には 15.0％と 2％程度上昇している．脂質のエネルギー比率は，同様に 7.7％から 28.6％へと 3 倍以上増加している．一方，炭水化物は同様に 79.9％から 56.3％へと 20％程度減少している．

「日本人の食事摂取基準(2020 年版)」における満 1 歳以上の PFC％エネルギーの目標量は，たんぱく質が 13〜20％，脂質が 20〜30％および炭水化物が 50〜65％とされている．2018 年の PFC エネルギー比は，全体としてはいずれも目標量の範囲に納まっている．

⑶ 食塩摂取量

国民健康・栄養調査の前身である国民栄養調査で，食塩の摂取量が算出されるようになったのは 1970 年代以降である．1975 年の国民 1 人 1 日当たり食塩摂取量は 13.5 g である．1985 年に 12.1 g まで低下したあと上昇傾向になり，1995 年の 13.2 g をピークにふたたび減少傾向に転じているものの，2019 年では，「日本人の食事摂取基準(2020 年版)」における食塩相当量の食事摂取基準，18 歳以上男性の目標量 7.5 g/日未満および女性の 6.5 g/日未満に対しては，男女ともに 20 歳以上のすべての年齢階級で相当程度上回って摂取している．

b エネルギーおよび栄養素摂取の現状

⑴ 年齢階級別エネルギーの摂取状況

国民健康・栄養調査(2019 年)における年齢階級別エネルギー摂取量を，「日本人の食事摂取基準(2020 年版)」に設定されている推定エネルギー必要量の身体活動レベル(Ⅰ)「低い」と比較すると，男性では 20 歳代から 40 歳代で，また，女性では 15〜19 歳，20 歳代から 40 歳代で摂取量が必要量を下回

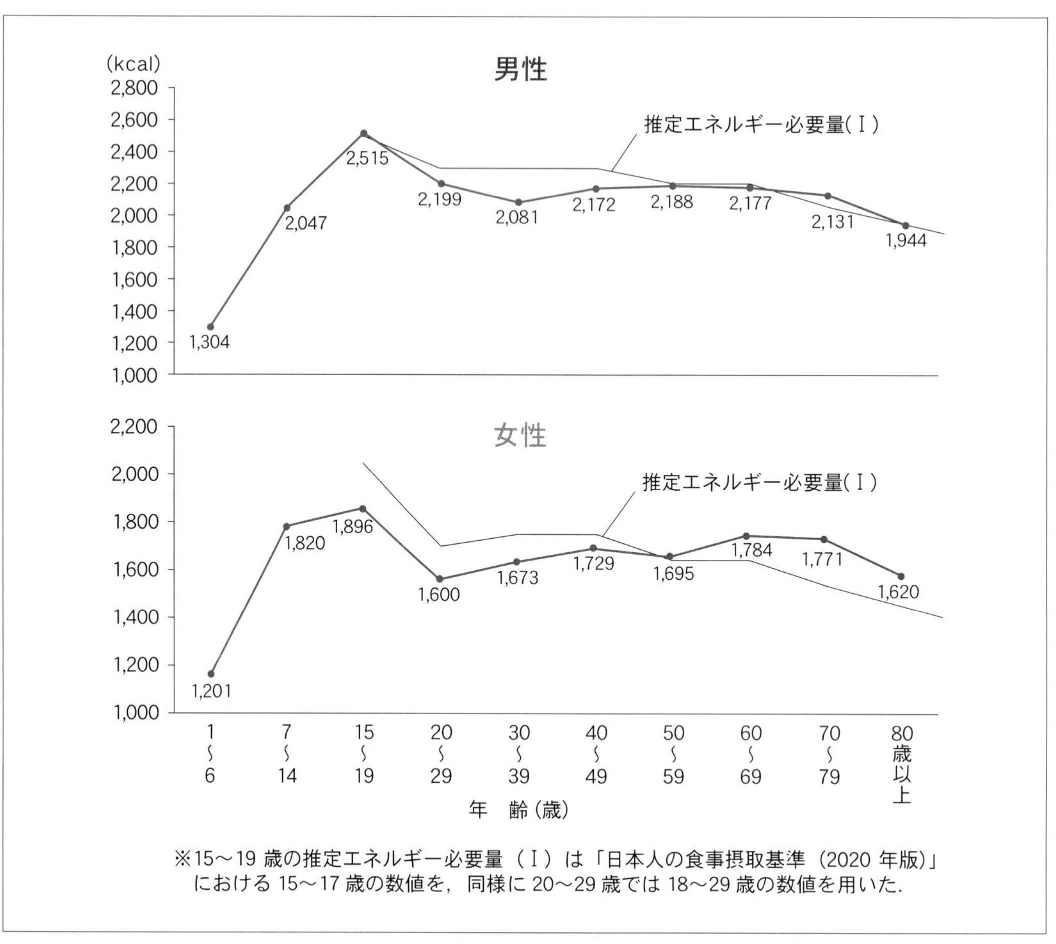

図 4-17 ● 年齢階級別エネルギー摂取量
（令和元('19)年国民健康・栄養調査，厚生労働省より）

るなど，エネルギー摂取量の不足傾向がうかがわれる．なお，エネルギー摂取基準(Ⅰ)「低い」には，比較的身体活動が少ない，通勤に自動車や交通機関を利用して事務系の仕事に従事する多くの人たちが含まれる(**図 4-17**).

⑵ 年齢階級別脂肪エネルギー比率の状況

国民健康・栄養調査(2019年)における年齢階級別脂肪エネルギー比率を，「日本人の食事摂取基準(2020年版)」の脂質の目標量(%エネルギー)と比較すると，男性ではすべての年齢階級において目標量の範囲に納まっていた．一方，女性では7〜49歳で若干上限を超過していたものの，ほぼ良好な状況になっていた(**図 4-18**).

⑶ 年齢階級別食塩の摂取状況

同様に，年齢階級別の食塩摂取量を「日本人の食事摂取基準(2020年版)」の目標量と比較すると，20歳以上のすべての年齢階級で，男女ともに目標量を超過している(**図 4-19**).

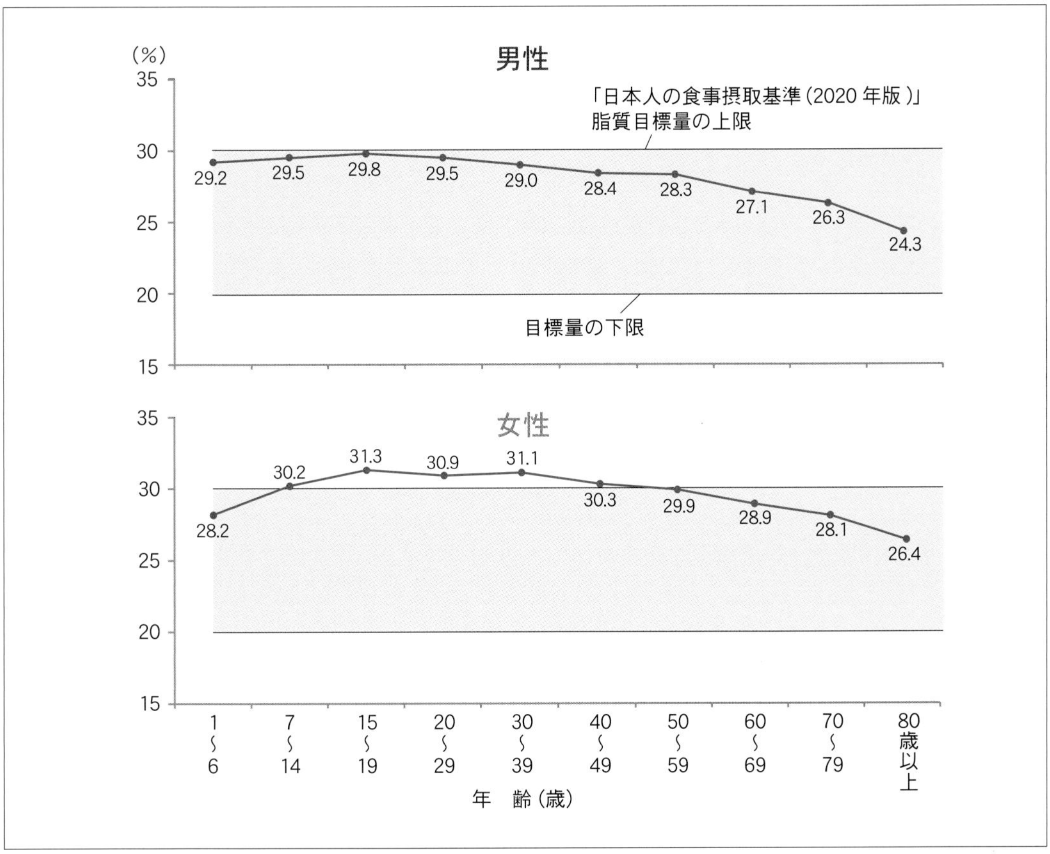

男性
(%)
35
30
25
20
15
「日本人の食事摂取基準(2020 年版)」
脂質目標量の上限
29.2
29.5
29.8
29.5
29.0
28.4
28.3
27.1
26.3
24.3
目標量の下限
女性
35
30
25
20
15
30.2
31.3
30.9
31.1
28.2
30.3
29.9
28.9
28.1
26.4
1〜6
7〜14
15〜19
20〜29
30〜39
40〜49
50〜59
60〜69
70〜79
80歳以上
年　齢(歳)

図 4-18 ● 年齢階級別脂肪エネルギー比率

(令和元('19)年国民健康・栄養調査，厚生労働省より)

(g)
総数
男性
女性
14
12
10
8
6
4
2
0
9.4
10.6
8.3
9.4
10.4
8.5
9.7
10.6
8.9
9.8
10.6
9.2
10.7
11.5
10.0
10.6
11.5
9.8
9.5
10.3
9.0
20〜29
30〜39
40〜49
50〜59
60〜69
70〜79
80〜
(歳)

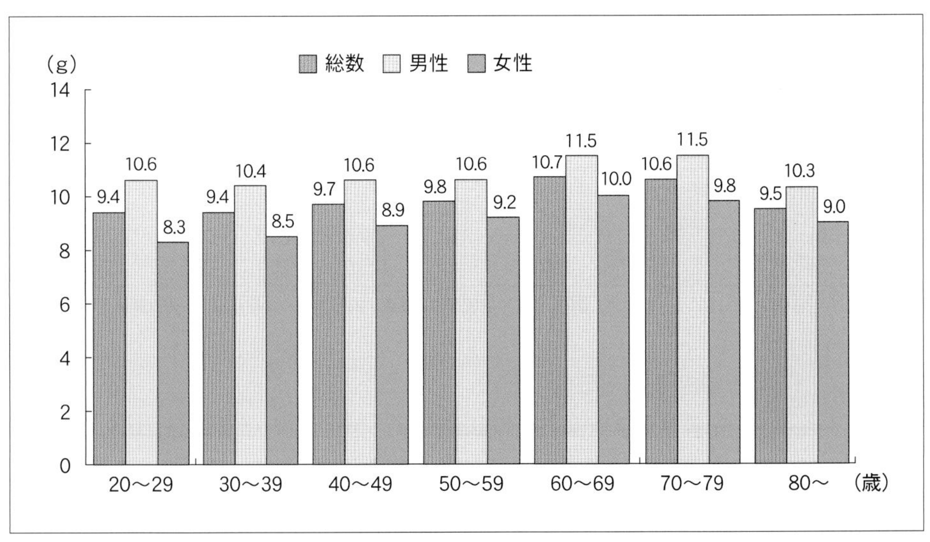

図 4-19 ● 食塩摂取量の平均値(20 歳以上)

(令和元('19)年国民健康・栄養調査，厚生労働省より)

(4) 年齢階級別カルシウムの摂取状況

同じく年齢階級別のカルシウム摂取量を「日本人の食事摂取基準(2020 年版)」の推奨量と比較すると，男女ともに 15 歳以上のすべての年齢階級において，いずれも推奨量を相当程度下回る傾向が認められた．

c 食品群別摂取量の推移と現状

国民の食品の摂取状況については，栄養素等摂取状況と同様，国民健康・栄養調査(国民栄養調査を含む)の結果とともに，食料需給表に基づく供給量も参考値として活用することができる．ここでは，国民健康・栄養調査および国民栄養調査の結果から概括する．

(1) 食品群別摂取量の推移

2019 年と約 40 年前の 1980 年の食品群別摂取量を比較すると，増加率の高い食品群として，嗜好飲料類，藻類，緑黄色野菜，肉類，穀類および乳類があげられる．一方，減少率が高い食品群として，砂糖・甘味料類，果実類，油脂類，魚介類およびいも類があげられる．また，変化の少ない食品群は，豆類，その他の野菜，菓子類および卵類である(**表 4-20**)．

ただし，穀類や嗜好飲料類などでは，分類区分の変更や算出方法が一部変わっており，数値の連続性に欠ける部分がある．

表 4-20 ● 食品群別摂取量の年次推移 (単位 g)

	1980 年	1985 年	1990 年	1995 年	2000 年	2005 年	2010 年	2015 年	2019 年
穀類	319.1	308.9	285.2	264.0	256.8	452.0	439.7	430.7	410.7
いも類	63.4	63.2	65.3	68.9	64.7	59.1	53.3	50.9	50.2
油脂類	16.9	17.7	17.6	17.3	16.4	10.4	10.1	10.8	11.2
豆類	65.4	66.6	68.5	70.0	70.2	59.3	55.3	60.3	60.6
緑黄色野菜	51.0	73.9	77.2	94.0	95.9	94.4	87.9	94.4	81.8
その他の野菜*	200.4	187.8	173.1	196.2	194.2	201.5	196.8	203.3	204.9
果実類	155.2	140.6	124.8	133.0	117.4	125.7	101.7	107.6	96.4
藻類	5.1	5.6	6.1	5.3	5.5	14.3	11.0	10.0	9.9
砂糖・甘味料類	12.0	11.2	10.6	9.9	9.3	7.0	6.7	6.6	6.3
嗜好飲料類	109.4	113.4	137.4	190.2	182.3	601.6	598.5	788.7	618.5
菓子類	25.0	22.8	20.3	26.8	22.2	25.3	25.1	26.7	25.7
魚介類	92.5	90.0	95.3	96.9	92.0	84.0	72.5	69.0	64.1
肉類	67.9	71.7	71.2	82.3	78.2	80.2	82.5	91.0	103.0
卵類	37.7	40.3	42.3	42.1	39.7	34.2	34.8	35.5	40.4
乳類	115.2	116.7	130.1	144.4	127.6	125.1	117.3	132.2	131.2

＊きのこを含む．

(2002 年までは国民栄養調査，2005 年からは国民健康・栄養調査，厚生労働省より)

(2) 食品群別摂取量の現状

年齢階級別野菜の摂取状況では，国民健康・栄養調査(2019 年)の結果による野菜類(緑黄色野菜＋その他の野菜＋きのこ類)の成人の年齢階級別摂取量と，「健康日本 21(第 2 次)」における野菜摂取量の目標値 350 g とを比較したところ，男女ともに，いずれの年齢階級においても目標値を下回っている．とくに，40 歳代以下の若い年齢階級では，摂取量と目標値との乖離が大きくなっていた．

年齢階級別カルシウムに富む食品の摂取状況では，従前の国民栄養調査において，唯一平均栄養所要量を充足できていなかった栄養素はカルシウムであった．国民健康・栄養調査(2015年)の結果による年齢階級別カルシウムに富む食品(牛乳・乳製品＋豆類＋緑黄色野菜)の摂取状況と，「健康日本21」におけるカルシウムに富む食品の目標値との比較では，60～69歳および70歳以上女性の乳類と，60～69歳女性の緑黄色野菜の摂取量を除くすべての年齢階級で，摂取量が不足している状況が示された(**図 4-20**).

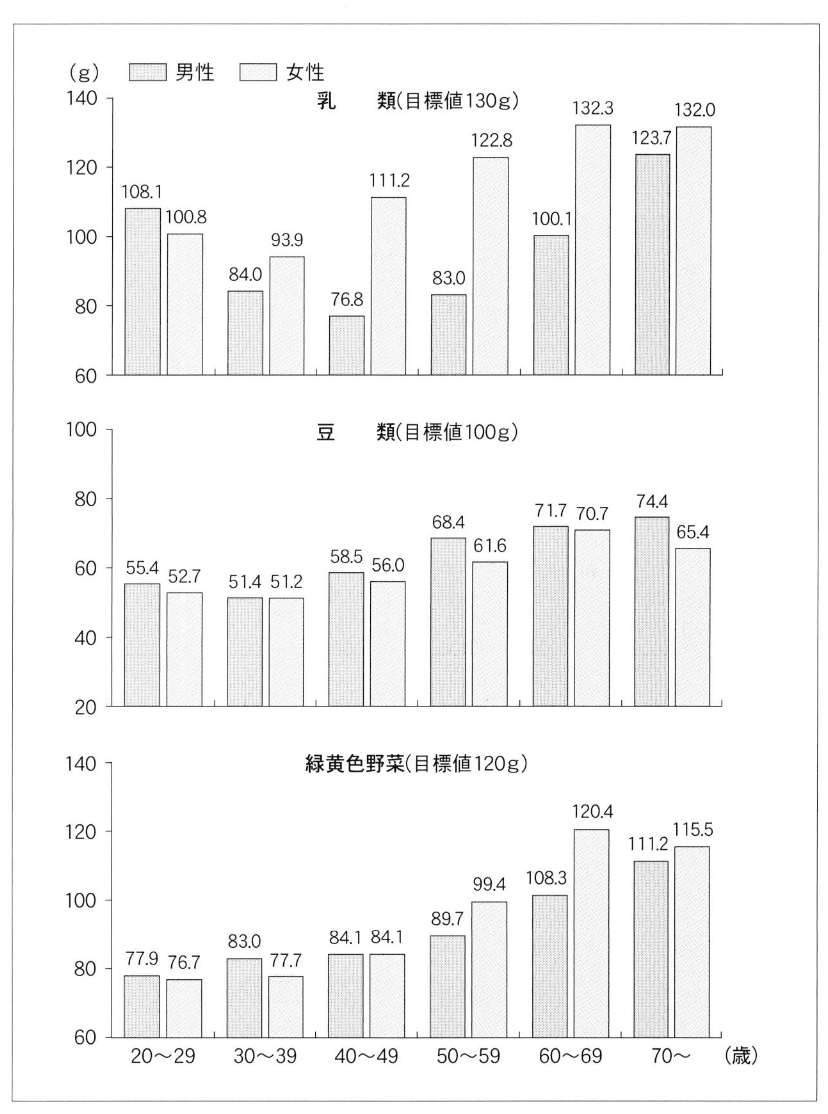

図 4-20 ● 年齢階級別カルシウムに富む食品の摂取状況

(平成27('15)年国民健康・栄養調査，厚生労働省より)

2 身体の状況

健康の保持・増進，身体の健全な発育・成長に，栄養素などの摂取の善し悪しが及ぼす影響はきわめて大きい．国民健康・栄養調査では，栄養摂取状況の調査や食生活状況の調査とともに，健康状態を明らかにするための身体状況の調査を実施している．

a 身長と体重

国民健康・栄養調査の結果で，60 余年間の成長期の 6 歳（小学校入学年齢），12 歳（中学校入学年齢）および 18 歳（高校卒業年齢）の体位の推移をみた．

(1) 身長の年次推移

ほぼ半世紀のあいだの身長の伸びは，男女ともに 12 歳ころの年齢階級で著しかった．2018 年の国民健康・栄養調査において，男性の 12 歳から 18 歳までの身長の増加は 17 cm 程度であった．一方，女性における増加は 7 cm 程度にとどまり，女性に体位の早熟化傾向がみられた（**図 4-21**）．

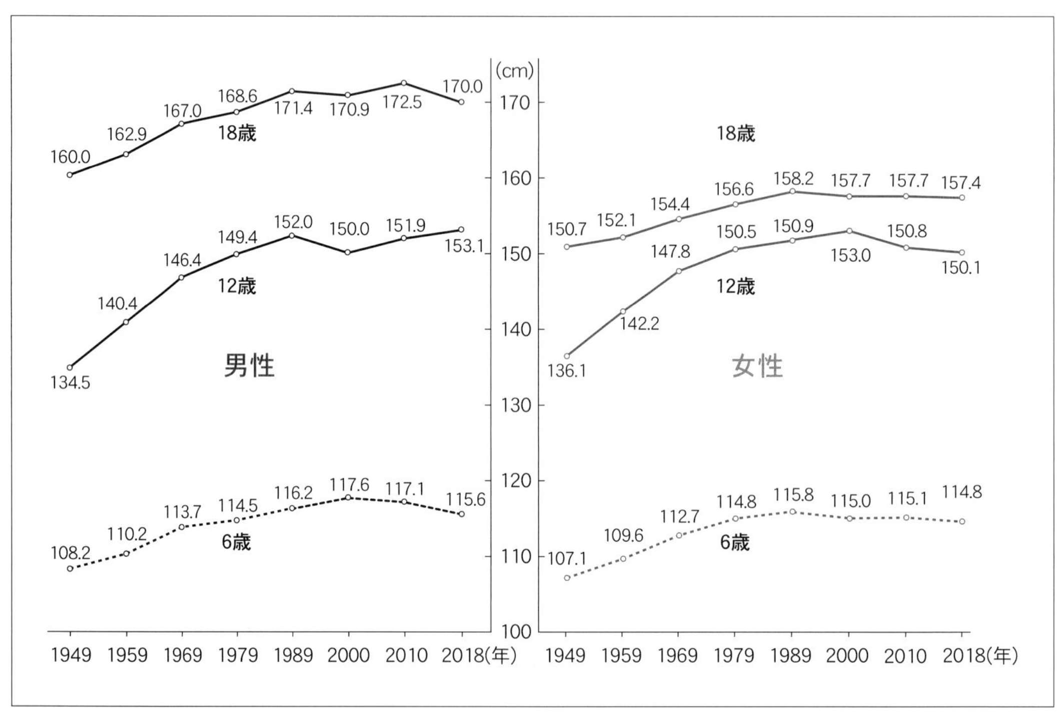

図 4-21 平均身長の年次推移
（平成 30（'18）年国民健康・栄養調査，厚生労働省より）

(2) 体重の年次推移

ほぼ半世紀のあいだの体重の増加は，身長と同様，男女ともに 12 歳ころの年齢階級で著しかった．男性では，12〜18 歳までの間隔が 18〜19 kg 前後で推移したが，6〜12 歳までの間隔は 1949 年の 13 kg から 2018 年の 23 kg へ拡大している．女性は，12〜18 歳までの間隔が 1949 年の 18 kg から 2018 年の

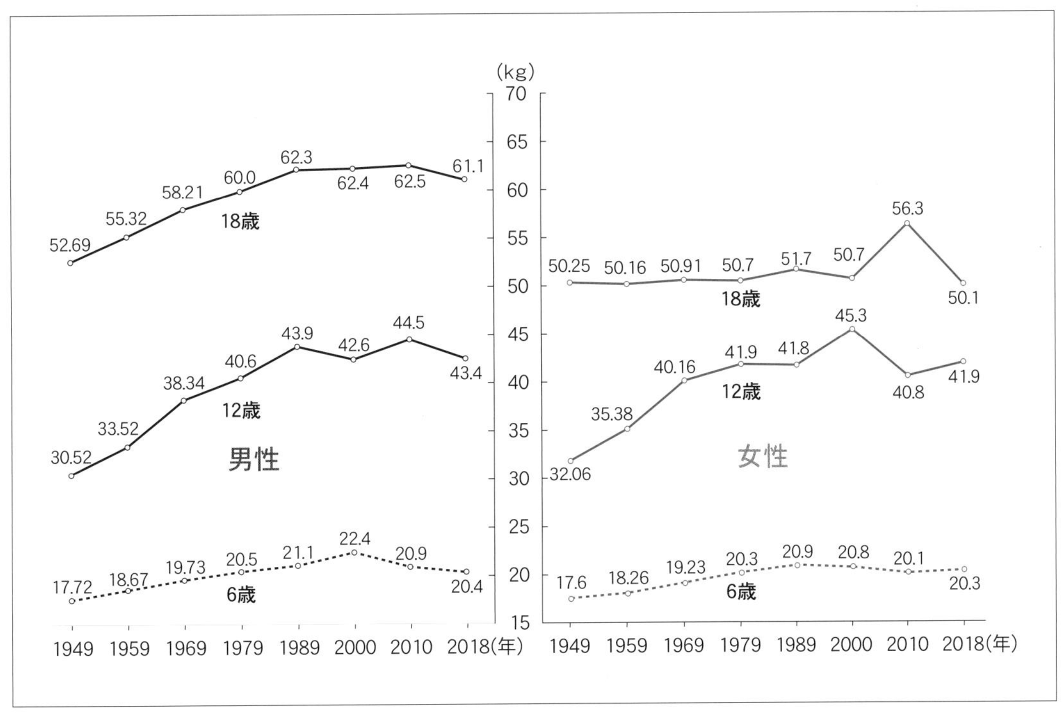

図 4-22 平均体重の年次推移

(平成 30('18)年国民健康・栄養調査，厚生労働省より)

約 8 kg に減少する一方で，6～12 歳では 14 kg から約 20 kg へと拡大するなど，女性の早熟化傾向がより顕著に認められた(**図 4-22**).

b　肥満とやせ

国民健康・栄養調査の身体状況調査では，身長と体重を測定している．成人の肥満とやせの判定には，身長と体重の測定結果を活用した BMI(Body Mass Iindex)が用いられている．

肥満の判定：BMI≧25 kg/m^2

やせの判定：BMI<18.5 kg/m^2

(1) 肥満の状況

国民健康・栄養調査(2018 年)での成人の肥満者の割合は，男性では 30～60 歳代の年齢階級において 30% を上回っていた．女性は，20 歳代では約 11% であったが 60 歳代以上では 27% を超えていた(**図 4-23**).

「健康日本 21(第 2 次)」では，適正体重を維持している人の増加を目指した目標値を設定している．男性は，20～60 歳代における肥満者の出現率 28% を目標値にしているが，30～60 歳代の年齢階級では現状を 5～9% 程度低減しなければ目標が達成できない．女性の目標値は，40～60 歳代における肥満者の出現率 19% である．60 歳代では 8～9% 程度低下させる必要がある．

(2) 女性のやせ者の状況

国民健康・栄養調査(2018 年)での成人女性のやせ者の割合は，20 歳代で約

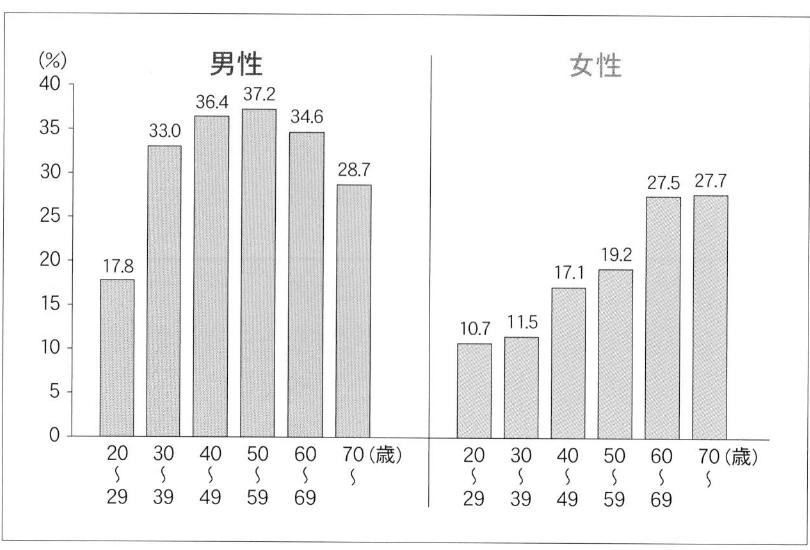

図 4-23 ● 肥満者(BMI≧25)の割合
(平成 30('18)年国民健康・栄養調査，厚生労働省より)

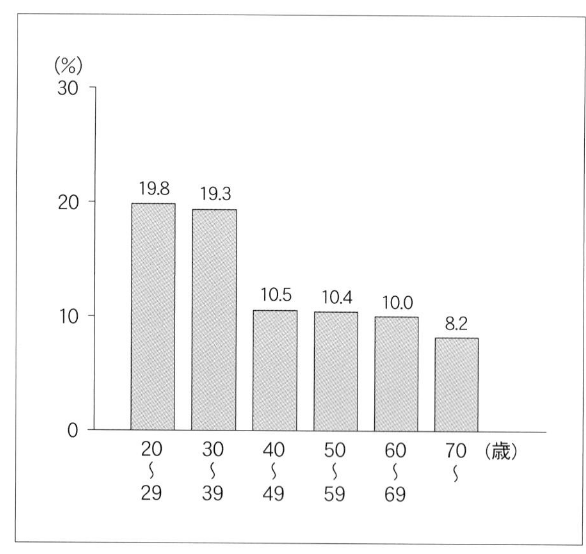

図 4-24 ● 女性のやせ者(BMI<18.5)の割合
(平成 30('18)年国民健康・栄養調査，厚生労働省より)

20%，30 歳代では約 19%であった(**図 4-24**).

「健康日本 21(第 2 次)」では，若い女性の異常なやせ志向を憂慮して，20 歳代女性のやせ者の出現率 20%を目標値にしている．2018 年の結果では目標が達成されている．

(3) 体重管理を心掛けている人の状況

国民健康・栄養調査(2009 年)での体重管理を心掛けている人(適正体重の認識＋体重管理の実践)の割合は，70 歳以上を除き加齢とともに上昇し，男女ともに60歳代でもっとも高率となっている.多くの年齢階級で男性より女性のほうが相当程度高率である.男性では,20歳代より60歳代のほうが20%程度上回っていた(**図4-25**).

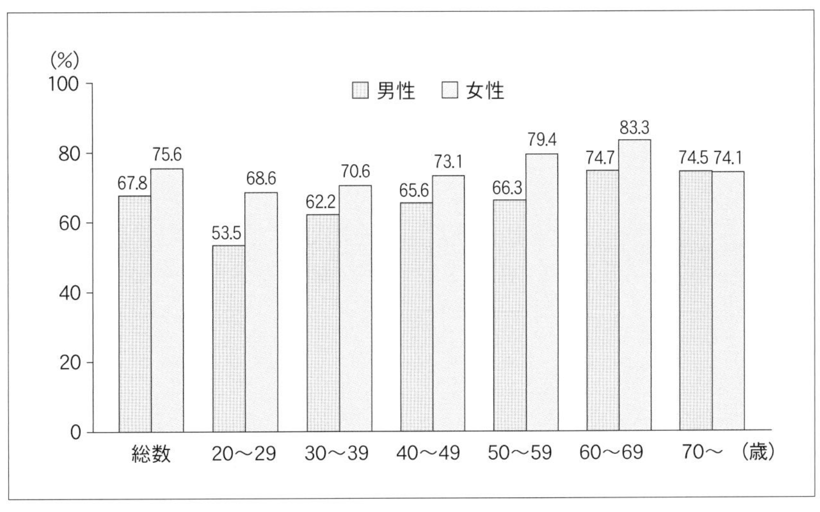

図4-25 体重管理を実践しようと心掛けていると回答した人の割合(20歳以上)

(平成21('09)年国民健康・栄養調査,厚生労働省より)

c メタボリックシンドロームの状況

2005年の国民健康・栄養調査からは,あらたな身体状況調査項目として,腹囲(ウエスト周囲径)が加えられた.腹囲の追加は,メタボリックシンドローム(内臓脂肪症候群)の状況を明らかにするために行われたものである.

メタボリックシンドロームの判定で「強く疑われる者」とは,腹囲が男性85 cm以上,女性90 cm以上で,血中脂質,血圧および血糖のうち2つ以上の項目に該当する者のことである.また,「予備群と考えられる者」とは,腹囲が男性85 cm以上,女性90 cm以上で,血中脂質,血圧および血糖のうち1つの項目に該当する者のことである(**表4-21**).

表4-21 メタボリックシンドロームの判定で「項目に該当する者」

項目	基準	服薬
腹囲	・ウエスト周囲径　男性85 cm以上 女性90 cm以上	
血中脂質	・HDLコレステロール値　40 mg/dL未満	・コレステロールおよび中性脂肪(トリグリセライド)を下げる薬服用
血圧	・収縮期血圧値　130 mmHg以上 ・拡張期血圧値　85 mmHg以上	・血圧を下げる薬服用
血糖	・ヘモグロビンA1c(NGSP)値　6.0%以上	・血糖を下げる薬服用 ・インスリン注射使用

(平成30('18)年国民健康・栄養調査,厚生労働省より)

2018年の国民健康・栄養調査において, 20歳以上の年齢階級でメタボリックシンドロームが強く疑われる者の割合は, 男性30.4%, 女性11.9%であった. また, 予備群と考えられる者の割合では, 男性24.2%, 女性7.7%であった. 強く疑われる者および予備群と考えられる者のいずれも男性のほうが高い割合を示した.

強く疑われる者の割合を年齢階級別にみると, 男性50歳代では約32%, 60歳代では約38%と高くなっていた. これに, 予備群と考えられる者を加えると, 30歳代で約28%, 40歳代で約45%, 50歳代で約54%, 60歳代で約63%, 70歳以上で約64%と, 加齢とともに増加の傾向がある. 一方女性は, 40歳代で約9%, 50歳代で約19%, 60歳代で約24%, 70歳以上では約29%と, 男性に比べ低率ではあるが, 加齢とともに増加の傾向にある(**図4-26**).

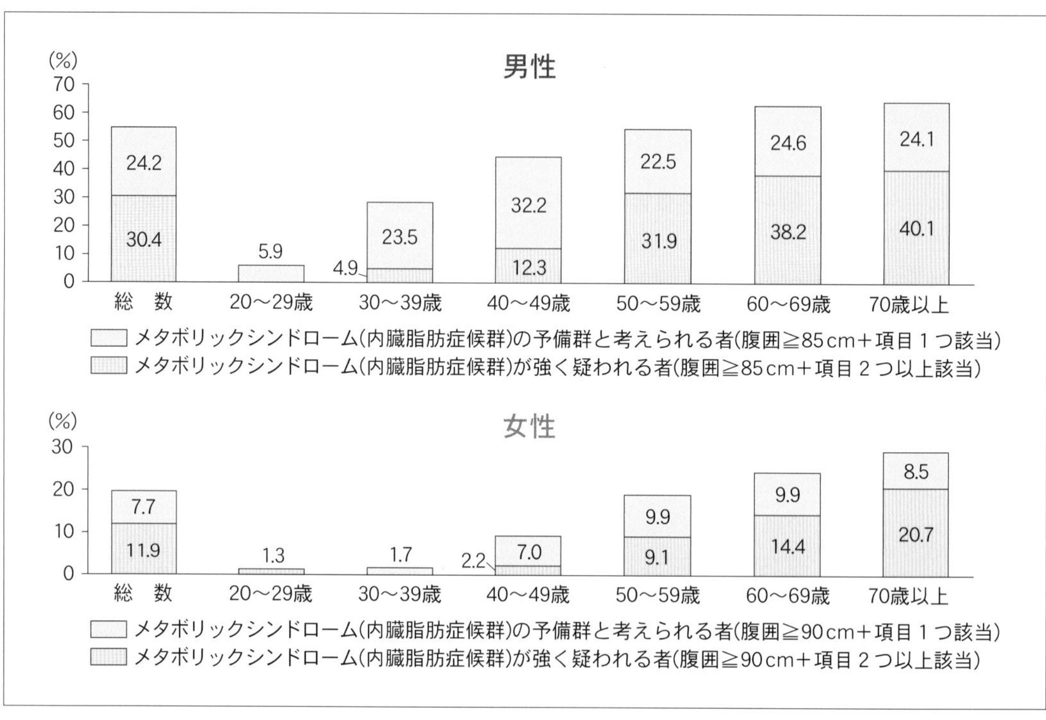

図4-26 20歳以上におけるメタボリックシンドローム(内臓脂肪症候群)の状況

(平成30('18)年国民健康・栄養調査, 厚生労働省より)

メタボリックシンドローム（metabolic syndrome；MS：内臓脂肪症候群）

1990 年代後半から 2000 年代はじめにかけて，新しく提唱された疾病概念である．欧米では，腹部肥満，インスリン抵抗性を基盤として，高血糖，脂質異常（高トリグリセライド血症，低 HDL コレステロール血症）および高血圧が個人に集積すると，動脈硬化性疾患の発症リスクが高くなるという事実から，「死の四重奏」あるいは「インスリン抵抗性症候群」などとよばれていたが，2005 年に国際糖尿病連合（IDF）が「メタボリックシンドローム」に呼称を統一し，ウエスト（腹囲）を指標にした腹部肥満を重視することが提唱された．

わが国では，1980 年代から CT スキャンを用いた体脂肪分析の結果により，腹腔内内臓脂肪の過剰蓄積が糖尿病，脂質異常および高血圧などの共通の原因であることが明らかにされ，1987 年に「内臓脂肪症候群」という概念が提唱されていたが，欧米の動きに合わせ日本動脈硬化学会，日本糖尿病学会，日本肥満学会，日本高血圧学会および日本循環器病学会などで構成されたメタボリックシンドローム診断基準策定合同委員会によって，「内臓脂肪症候群」を「メタボリックシンドローム」と称することが確認され，その診断基準は 2005 年に発表された．

わが国のメタボリックシンドロームの概念は，原則的には欧米と一致する．しかし，高血糖，脂質異常および高血圧の集積の要因として，内臓脂肪の蓄積を重視した症候群であり，治療は，薬物療法よりも内臓脂肪を減らすための生活習慣の改善（食事療法や運動療法など）を優先させる疾患概念であることが強調されている．

5 栄養状態の評価と栄養調査

栄養士・管理栄養士が行う栄養指導は，科学的根拠 evidence に基づいていることが大切である．指導の対象となる個人や集団，あるいは地域の身体状況や栄養摂取状況などから得られる健康状態の把握が不可欠である．身体計測や生化学的検査などによる身体内の栄養状態，また，食物摂取状況調査や食習慣調査などによる栄養摂取の状況などのデータを集め，把握したデータを活用した総合的な健康状態の評価と判定により，科学的根拠に基づく適切な栄養指導が可能になる．

A 栄養状態の評価

1 栄養状態の評価の意義

身体的な栄養状態を評価することは，栄養指導対象者の低栄養や過栄養の状態，栄養障害や栄養性疾患の有無，およびこれらの異常を引き起こす可能性などを明らかにし，科学的根拠に基づく適切な栄養指導の基本になる．ここに，栄養状態の評価を行う意義がある．

最近，臨床栄養分野，高齢者福祉および公衆栄養分野など，広範な栄養指導の場では，対象者の栄養管理や栄養ケア計画作成の基礎資料として，従来からの栄養素等摂取量にも増して身体的な栄養状態の評価に努めている．身体的栄養状態の評価を栄養アセスメントの柱に据えることで，医師，薬剤師，保健師・看護師，介護スタッフなどで構成する栄養支援チームに，栄養士・管理栄養士が参加する道を開いてきた．

一般に，低栄養は栄養素の欠乏(たとえば，鉄欠乏による貧血)，過栄養は生活習慣病の危険因子(たとえば，エネルギーのとりすぎによる肥満)などと区別されるが，最近の傾向として，低栄養状態と過栄養状態が重複(たとえば，「肥満」者の「貧血」など)している例も少なくない．

2 栄養状態の評価・判定の時期

栄養状態の評価は，栄養指導の流れ(「栄養マネジメント」と表記されることがある．)に沿って指導前に行う評価，指導実施中に行う評価(モニタリング)，および指導後に行う評価の，3 つの段階に分けて設定する必要がある．

a 指導前に行う評価・判定

栄養指導は，科学的根拠の確かな，栄養管理・指導計画に基づいて行われなければならない．栄養管理・指導計画を作成するためには，対象者の栄養状態を測定し，その結果を評価・判定することで改善すべき課題を明らかにする必要がある．採用される方法は，身体計測，生化学的検査および臨床診査などで，身体的な栄養状態を直接的，間接的に評価・判定する．評価・判定は，学会などが設定している基準値などの判定基準に基づいて行われ，これらの作業を一般的に「栄養アセスメント」とよんでいる．

栄養指導の対象者が多いときは，すべての対象者に精度の高い栄養アセスメントを行うことが困難になる．そこで，精度の高い栄養アセスメントが必要なハイリスクグループを，それ以外のグループと選別するために，質問紙などを用いてふるい分けを行うことがある．質問紙では，身長，体重，血圧，既往歴，現在の体調などを調査し，ハイリスクと判定された対象者に精度の高い栄養アセスメントを施行する．これらの作業を「栄養スクリーニング」とよんでいる．

b 指導の実施中に行う評価・判定

栄養管理・指導計画に基づいて行われている栄養指導が，計画作成時に設定した目標に向かって態度・行動の変容が進行しているか，また，指導に対する対象者の同意やコンプライアンス(遵守)は維持されているかなどを観察・評価する．これらの作業を「モニタリング」とよび，行動変容の進捗状況やコンプライアンスなどに問題が確認された場合には，計画の調整を行う必要がある．

c 指導後の評価・判定

指導後に行う評価・判定は，栄養管理・指導計画に基づいて行われた栄養指導が，設定目標をどれだけ達成したかが主体になる．栄養アセスメントと同様の測定などを行い，測定値についての評価とともに，行動変容の状況などを総合的に判定する．評価・判定によって確認された未解決の課題やあら

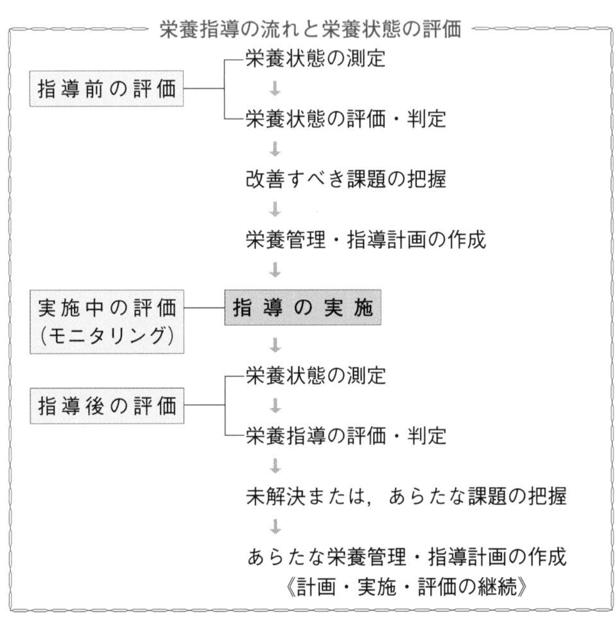

たに把握された問題を解決するための，あらたな栄養管理・指導計画を作成し，マネジメントサイクルにより計画，実施および評価を継続する．

3 栄養状態の評価の方法と判定

一般的な身体的栄養状態の評価方法には，身体計測，肥満度の測定，臨床症状および生化学的検査などがある．身体的な栄養状態の判定は，いずれの指標を用いても単独で正確を期すことは困難であり，多様な指標による総合評価が必要である．

a 身体計測による栄養状態の評価

発育や体位は，直接的に栄養状態の良否の影響を受ける．発育の観察や体位の計測により，身体的な栄養状態の評価が可能である．

(1) 身体計測の項目

身長，体重，胸囲，腹囲，下肢長，上腕囲，皮下脂肪厚など．

(2) 評価の方法

平均値，標準値，体位推計基準値（「日本人の食事摂取基準」で用いられている）などとの比較．

栄養状態評価の方法

- 身体計測
- 肥満度の測定
  - 体脂肪率
  - 栄養指数
  - 皮下脂肪厚
- 臨床診査
- 生化学的検査

b 肥満の測定と評価

肥満とは，体脂肪が異常に増加した状態（体脂肪率高値）である．

(1) 体脂肪量による評価

■体脂肪量の測定法

水中体重法……体重と水中体重から平均比重を求め，平均比重から体脂肪量を推測する．

ガス拡散法……一定容量のガスを充満した測定箱に人が入ることで，流出したガスの量から身体の容積を算出し，容積と体重から比重を求めて体脂肪量を算出する．

近赤外線法……赤外線を用いて上腕部の皮下脂肪の厚さを測定し，皮下脂肪の厚さから体脂肪量を推定する．

キャリパー法…上腕部と肩甲骨下部の皮下脂肪の厚さを測定し，合計した数値から体脂肪量を推定する．

インピーダンス法（BIA 法）…身体に微弱な電流を流して電気抵抗を測定し，その数値から水分量を求め，さらに体脂肪量を推定する．

二重エネルギーX線分析法（DEXA 法）…微量のX線を用いて減衰率を測定し，減衰率の差から体脂肪量を求める．
※骨塩量の測定で広範に用いられている．

CT 法…………CT スキャンの画像から体脂肪量を推定する（微量の放射線を当て，コンピュータを用いて，身体を輪切りにした画像を合成する）．

⑵ 体脂肪量による肥満の判定

体脂肪量による肥満の判定には，一般に，全体重に占める体脂肪の割合（体脂肪率：%）が用いられている．

	軽度肥満（%）	中度肥満（%）	高度肥満（%）
男性（全年齢）	20〜	25〜	30〜
女性（14 歳以下）	25〜	30〜	35〜
女性（15 歳以上）	30〜	35〜	40〜

c 栄養指数による栄養状態の評価

⑴ カウプ指数（生後 3 か月から満 2 歳の乳幼児に適応）

一般に，乳幼児期の栄養状態の評価に用いられている．

■算 定 式

$$カウプ指数 = \frac{体重(kg)}{身長(cm)^2} \times 10^4$$

■評価・判定

カウプ指数	評　価
20 以上	肥　満
18〜20 未満	やや肥満
15〜18 未満	標　準
15 未満	や　せ

⑵ BMI（Body Mass Index）

一般に，成人の栄養状態の評価に用いられている．

■算 定 式

$BMI(kg/m^2) = 体重(kg) \div 身長(m)^2$

$標準体重 = 身長(m)^2 \times 22$

■評価・判定

BMI 22 kg/m^2 を標準とするほか，日本肥満学会の判定基準が用いられている．

日本肥満学会による判定基準（2011 年）		WHO による判定基準（1997 年）	
BMI（kg/m^2）	評　価	BMI（kg/m^2）	評　価
18.5 未満	低体重	18.5 未満	や　せ
18.5〜25.0　未満	普通体重	18.5〜25.0　未満	正　常
25.0 以上	肥　満	25.0 以上	過体重（前肥満）
25〜30 未満	1　度		
30〜35 未満	2　度	30.0 以上	肥　満
35〜40 未満	3　度	30〜35 未満	Ⅰ　度
40 以上	4　度	35〜40 未満	Ⅱ　度
（35 以上	高度肥満）	40 以上	Ⅲ　度

(3) ローレル指数（身体充実指数）

一般に，学童期の栄養状態の評価に用いられている．

■算 定 式

$$ローレル指数 = \frac{体重(kg)}{身長(cm)^3} \times 10^7$$

■評価・判定

ローレル指数	評　価
160 以上	肥　満
140〜160 未満	やや肥満
100〜140 未満	標　準
100 未満	や　せ

(4) ブローカ指数

中等身長者にのみ適応されている．

■算 定 式

$$ブローカ指数 = \frac{体重(kg)}{身長(cm) - 100} \times 100$$

■評価・判定

ブローカ指数	評　価
120 以上	肥　満
110〜120 未満	やや肥満
90〜110	標　準
90 未満	や　せ

(5) ブローカ指数の桂氏変法

身長 155〜165 cm の人に適応されている．

■算 定 式

$$ブローカ指数の桂氏変法 = \frac{体重(kg)}{[身長(cm) - 100] \times 0.9} \times 100$$

■評価・判定

評価・判定の基準は，ブローカ指数に準拠する．

(6) 肥 満 度

実体重の標準体重からの乖離状況をみるのに適している．

■算 定 式

$$肥満度 = \frac{体重(kg) - 標準体重(kg)}{標準体重(kg)} \times 100$$

■評価・判定

肥満度	評　価
＋20 以上	過体重
＋11〜＋20 未満	やや過体重
±10	正　常
−11〜−20 未満	やややせ
−20 以上	や　せ

⑺ ウエスト・ヒップ比

肥満のタイプの判別に用いられている.

■算 定 式

ウエスト・ヒップ比 ＝ ウエスト(cm) ÷ ヒップ(cm)

■評価・判定

男性 1.0，女性 0.8 以上を，上半身肥満と判定している.

⑻ メタボリックシンドロームの判定に用いる腹囲

男性 85 cm 以上，女性 90 cm 以上を，判定基準にしている.

d 臨床症状による栄養状態の評価

臨床症状による栄養状態の評価は，医師の問診，視診および触診などの臨床症状の診断によって行われ，おもに栄養素の不足・欠乏の判定に用いられている(**表 5-1**). 視診・触診などによる臨床症状は，栄養素摂取の不足・欠乏状態が進行して生じた機能障害が，修復されずに身体症状として出現したものである.

■問診項目

主訴，既往歴，家族歴，生活歴，食歴，職業歴など.

■視診・触診項目

体格，眼球，口腔粘膜，舌，爪，上肢，下肢および皮膚の状況など.

表 5-1 ● 栄養素別の臨床症状

栄 養 素	臨 床 症 状
1. エネルギーの欠乏	低体重，低身長，皮脂厚の減少(やせ)，皮膚の弾力性減少，組織消耗
2. エネルギーの過剰	皮脂厚の増加(肥満)
3. たんぱく質欠乏症	浮腫，筋肉消耗，低体重，毛髪の色素沈着異常，満月顔
4. ビタミンA欠乏症	皮膚乾燥(とくに眼球)，明暗順応障害(夜盲症)，結膜乾燥症，ビトー氏斑，角膜軟化症
5. ビタミン B_1 欠乏症	腱反射消失，多発性神経炎，無感覚，排腸筋痛，心臓血管機能異常(心不全)，運動障害
6. ビタミン B_2 欠乏症	口内炎，口唇炎，口角炎，口角の亀裂，唇症，眼角部眼瞼症
7. ナイアシン欠乏症	ペラグラ様皮膚炎，舌炎(深紅色)
8. ビタミン B_6 欠乏症	皮膚炎，発疹，けいれん
9. ビタミンC欠乏症	出血性歯肉，点状出血，斑状出血(紫斑病)，毛嚢角化症
10. ビタミンD欠乏症	骨端腫大，クル病，骨化不全，骨軟化症
11. 鉄 欠 乏 症	貧血，心悸亢進，粘膜蒼白
12. ヨ ー ド 欠 乏 症	単純甲状腺腫
13. フ ッ 素 過 剰 症	斑状歯

(岸 恭一：新エスカ 21 栄養学総論 第 4 版，同文書院，1994 より作成)

e 生化学的検査による栄養状態の評価

生化学的検査による栄養状態の評価には，①血液や尿中成分の測定から，身体内の栄養状況を知ることができる，②酵素活性や代謝産物の測定から，身体内の機能障害を知ることができる，③臨床症状として現れない，潜在性栄養素欠乏を早期に発見できる，などの特徴がある.

検査項目，基準値および関連疾患などの例を**表 5-2** に収載した.

表 5-2 おもな臨床検査の基準値(都内公立病院における使用例)

	検査項目	基準値	関連疾患等
生化学的検査	総たんぱく質	6.2～8.0(g/dL)	栄養状態
	たんぱく質分画(成人)		
	アルブミン	60.2～71.4(%)	栄養状態
	α_1-グロブリン	1.9～3.3(%)	肝臓疾患
	α_2-グロブリン	5.7～9.7(%)	腎臓疾患
	β-グロブリン	6.9～10.7(%)	免疫異常
	γ-グロブリン	10.5～20.3(%)	膠原病
	A/G 比	1.5～2.3	骨髄腫
	尿素窒素	8～18(mg/dL)	腎臓疾患
	クレアチニン	0.6～1.3(mg/dL)	痛風
	尿酸	2.4～7.6(mg/dL)	筋肉疾患
	血糖	65～110(mg/dL)	糖尿病
	フルクトサミン	220～290(μmol/L)	
	HbA1	4.8～6.5(%)	
	HbA1c	4.7～6.2(%):NGSP 値	
	総脂質	360～960(mg/dL)	脂質異常症(高脂血症)
	総コレステロール	120～220(mg/dL)	
	エステル型コレステロール	100～180(mg/dL)	
	中性脂肪	150(mg/dL)以下	
	リン脂質	160～260(mg/dL)	
	遊離脂肪酸	0.14～0.85(meq/L)	
	HDL-コレステロール	40(mg/dL)以上	
	ナトリウム	134～146(meq/L)	腎臓疾患
	カリウム	3.4～5.0(meq/L)	血栓性疾患
	クロール	98～108(meq/L)	肥満
	カルシウム	8.5～10.0(meq/L)	副甲状腺疾患
	無機リン	2.5～4.4(mg/dL)	
	銅	70～130(μg/dL)	貧血 肝臓疾患
	鉄(血清鉄)	35～200(μg/dL)	
	総鉄結合能	250～400(μg/dL)	
血液学的検査	赤血球数(男)	425～570($10^4/mm^3$)	貧血，多血症
	〃 (女)	385～500($10^4/mm^3$)	
	白血球数	3,900～9,000($10^4/mm^3$)	白血病，感染症
	血色素量(男)	13.5～17.4(g/dL)	貧血
	〃 (女)	11.3～14.7(g/dL)	
	ヘマトクリット値(男)	40.0～52.0(%)	貧血，脱水
	〃 (女)	35.0～44.0(%)	
	網状赤血球	2～20(%)	出血
	血小板数	13～40($10^4/mm^3$)	出血傾向*
	赤血球沈降速度(男)	10(mm/hr)以下	貧血，腫瘍，感染症
	〃 (女)	15(mm/hr)以下	
	出血時間	1～3(min)	出血傾向
	全血凝固時間	5～10(min)	肝臓疾患，血栓性疾患 腫瘍
	部分トロンボプラスチン時間	60～110(sec)	
	血漿プロトロンビン時間	10.3～14.4(sec)	
	フィブリノーゲン	200～450(mg/dL)	腎臓疾患，感染症 出血性疾患*

＊播種性血管内凝固症候群

表 5-2 つ づ き

	検査項目	基準値	関連疾患等
腎機能検査	濃縮試験	尿比重 1.022 以上 （1.022～1.032）	腎機能
	希釈試験	尿比重 1.003 以下 （1.001～1.003）	
	PSP 試験	15 分値 25％以上	
	クレアチニンクリアランス	62～108（mL/min）	
	GFR	90～120（mL/min）	
	RPF	500～550（mL/min）	
	RBF	900～1,000（mL/min）	
	FF	0.20	
肝機能検査	黄疸指数	4～6（単位）	肝機能
	総ビリルビン	0.2～1.0（mg/dL）	
	直接ビリルビン	0.5（mg/dL）以下	
	間接ビリルビン	0.2～0.7（mg/dL）	
	TTT	1.0～9.0（単位）	
	ZTT	3.0～10.5（単位）	
	CCF	（－）陰性	
	BSP 試験	0（％）	
	ICG 試験	10（％）以下	
血清酵素検査	GOT（AST）	5～35（IU/L）	肝機能 心筋梗塞 筋肉疾患
	GPT（ALT）	5～35（IU/L）	
	LDH	122～216（IU/L）	
	HBD	116～275（IU/L）	
	アルカリホスファターゼ	2.6～10.0（IU/L）	
	酸性ホスファターゼ	0.13～0.63（IU/L）	
	ALP	40～100（IU/L）	
	γ-GTP	5～70（IU/L）	
	コリンエステラーゼ	107～230（IU/L）	
	CPK（男）	35（IU/L）以下	心筋梗塞
	〃（女）	25（IU/L）以下	
	アミラーゼ	26～106（IU/L）	膵臓疾患
ウイルス検査	HBs 抗原	（－）陰性	ウイルス性肝炎
	HBs 抗体	（－）陰性	
	HBe 抗原	（－）陰性	
	HBe 抗体	（－）陰性	
	HBc 抗原	（－）陰性	
	HA 抗原	（－）陰性	
内分泌検査	総サイロキシン（T_4）	5.0～11.0（μg/dL）	甲状腺疾患
	トリヨードサイロニン（T_3）	110～190（ng/dL）	
	T_3 摂取率	25～35（％）	
	基礎代謝率	－15～+15（％）	
	インスリン	4～24（μU/mL）	糖尿病
	血中コルチゾール	8～20（μg/dL）	副腎系ホルモン検査
	U-17-OHCS（尿）	4～12（mg/day）	
	U-17-KS（尿：男）	10～15（mg/dL）	
	〃（尿：女）	5～10（mg/dL）	
	ACTH	7～56（早朝）	視床下部・下垂体性疾患

（芦川修貮，服部富子，古畑　公 編：食事療養実務入門，学建書院，2006 より）

(1) 血液の生化学的検査

筋たんぱく質，臓器たんぱく質，栄養素の過不足とその程度，代謝異常の有無などの把握を目的に行われる．

■血清たんぱく質

総たんぱく質，アルブミン，プレアルブミン，トランスフェリン，レチノール結合たんぱく質，ヘモグロビン，アポリポたんぱく質およびアミノ酸パターンなど．

■脂　質

総コレステロール，LDL-コレステロール，HDL-コレステロール，トリグリセリド(中性脂肪)，リン脂質および脂肪酸パターンなど．

■炭水化物

空腹時血糖値，グリコヘモグロビン(Hb)A1c など．

■そ の 他

亜鉛，セレンなどの微量元素および甲状腺ホルモンなど．

(2) 尿の生化学的検査

筋たんぱく質，臓器たんぱく質，栄養素の過不足とその程度，代謝異常の有無などの把握を目的に行われる．

クレアチニン，尿素窒素，3-メチルヒスチジンなど．

(3) 免疫能検査

低栄養状態による感染症の合併を防止するため，さまざまな生態防御機能障害の程度などを把握することを目的に行われる．

■細胞性免疫能

リンパ球，免疫グロブリンおよび遅延型皮膚反応など．

■サイトカイン産生能

インターロイキンおよびインターフェロンなど．

B　栄養調査

個人や集団などを対象にした栄養調査には，栄養素等摂取量，摂取食品の種類や量および料理名や調理法などを把握するための食事記録調査(食事調査)と，食事や間食の喫食時間，食事の確保手段(内食，中食，外食の別)および嗜好傾向，食習慣などを把握するための食生活状況調査がある．

1　栄養調査による評価の目的と意義

栄養士・管理栄養士が，科学的根拠の確かな栄養指導を行うためには，身体的栄養状態の評価とともに，栄養素等摂取量や食習慣，および健康や栄養・食生活に関する意識など，外面的な状況評価が不可欠である．栄養調査は，栄養素等摂取量や食習慣などを評価することを目的に実施されている．

栄養調査によって把握できることには，栄養素などの摂取量，食品の種類や摂取量，料理の調理法(種類や頻度)，喫食時間(欠食を含む)，食事などの入手先，食品や料理に対する嗜好傾向，および食に関する意識などがあり，問題がある食事や食習慣を長年つづけることによってリスクが高まる生活習慣病などの発症の予知に役立っている．栄養・食生活に関連する生活習慣病などの発症の予知は，栄養士・管理栄養士などによる適切な栄養指導によって発症リスクの低減を可能にする．ここに，栄養調査による評価の意義がある．

2 食事記録調査と評価

食事記録調査は，栄養素などの摂取量，食品の種類や摂取量などを調査する方法である．現在の国民健康・栄養調査や医療機関などで栄養士・管理栄養士が行う栄養食事指導では，個人別の食事記録調査を採用している．一方，1994 年までの国民栄養調査や家計簿法では，世帯を単位とした食事記録調査法が用いられている．

a 食事記録調査の方法

(1) 食事内容記録法

■ 秤量調査

- 調理前の食品ごとの使用量や，調理後摂取した料理の重量(盛りつけ量から残食量の差し引きによる)を秤量(計量)して，食品や栄養素などの摂取量を算出する．
- 摂取量把握の精度は高いが，被調査者および調査者の負担が，ほかの調査より大きい．

■ 目安量調査

- 調理前の使用食品ごとの目安量や調理後摂取した料理の目安量から，食品や栄養素などの摂取量を算出する．
- 摂取量把握の精度はかなり高いが，被調査者および調査者の負担が大きい．

(2) 家計簿法

- 家計簿から，調査前に残っていた食品，調査期間中に入手した食品，および調査終了時に使い残した食品の金額を記録し，平均的な流通価格から重量を求め，調査期間中の世帯単位の食品別消費総重量を積算し，これを調査日数と世帯員数で除して，1 人 1 日当たりの食品や栄養素などの摂取量を算出する．
- 摂取量把握の精度は比較的高いが，世帯単位の評価が限界で，個人別摂取量の把握はできない．また，被調査者の負担がかなり大きい．

(3) 聞き取り法(聴取法・思い出し法)

- 調査者が被調査者から，調査前 24 時間を単位として聴取した食品や料理の摂取量から食品や栄養素などの摂取量を算出する．
- 調査方法は簡便であるが，摂取量把握の精度は劣る．また，調査者の負担がかなり大きい．

(4) 材料買い上げ法(陰膳方式)

- 被調査者が喫食した食品と同量を購入し，化学分析を行って，栄養素などの摂取量を算出する.

・摂取量把握の精度はきわめて高いが，経費と調査者の負担がきわめて大きい.

(5) 食物摂取頻度調査法

・調査の対象とする食品や料理のリストと摂取頻度を一覧にした調査票を被調査者に配布し，設定した調査期間内(たとえば1週間や1か月)に摂取した食品や料理の使用状況(基本的には回数，一部摂取量を調査する方法もある)を記入させる.

・一定期間における摂取頻度から，習慣的な摂取状況に近い情報を把握することはできるが，評価の対象がリストアップした食品や料理に限定され，また，食品の組み合わせや調理の方法などを知ることができない.

・研究領域で用いられている食物摂取頻度調査では，栄養素等摂取量を比較的容易に推定するため，調査票に「目安量」についての設問や「目安量」の記入欄を設けるなどの工夫が行われている.

(6) 特定食品摂取状況調査

・日常摂取する食品のなかから，特定の食品の摂取量を算出する.

・特定食品の摂取状況から，容易に被調査者の食生活上の問題点が把握できる．しかし，食品や栄養素などの全般的な状況をみることはできない.

　たとえば，塩味調味料(しょうゆ，みそ，食塩，マヨネーズ，ドレッシングなど)の摂取状況から，食塩相当量(ナトリウム)の摂取傾向が把握できる.

b 食事記録調査の評価

(1) 食事摂取基準量との比較

・対象者または対象集団の食事摂取基準量(給与栄養目標量)と，調査の結果から得られた栄養素等摂取量とを比較・検討する.

・過剰または不足の状態により評価を行う.

(2) 食品構成との比較

・対象者または対象集団の食事摂取基準量を充足するために設定された食品構成と，調査の結果から得られた食品群別摂取量とを比較・検討する.

・過剰または不足の状態により評価を行う.

(3) 栄養比率による比較

・厚生労働省，文部科学省および都道府県や「日本人の食事摂取基準」などで提唱されている栄養比率などと，調査の結果から得られた数値とを比較・検討する.

・過剰または不足の状態により評価を行う.

■穀類エネルギー比 $= \dfrac{\text{穀物エネルギー}}{\text{総エネルギー}} \times 100$

成人で50～60%，幼児で35～40%程度が望ましい.

■動物性たんぱく質比 $= \dfrac{\text{動物性たんぱく質(g)}}{\text{総たんぱく質(g)}} \times 100$

成人で50%程度，幼児で60%程度が望ましい．

また成人では，40%以下を不足と評価する．

(4) PFC エネルギー比による比較

■たんぱく質エネルギー比 $= \dfrac{\text{たんぱく質量(g)} \times 4\ \text{kcal}}{\text{総エネルギー(kcal)}} \times 100$

「日本人の食事摂取基準(2020年版)」では，たんぱく質の目標量%エネルギーを，1歳から49歳までの年齢階級で男女ともに13～20%としている．50～64歳の年齢階級では14～20%，65～74歳および75歳以上では15～20%と，男女ともに同じ比率とされている．

■脂肪エネルギー比 $= \dfrac{\text{脂肪量(g)} \times 9\ \text{kcal}}{\text{総エネルギー(kcal)}} \times 100$

「日本人の食事摂取基準(2020年版)」では，1歳以上の全年齢階級で男女ともに20～30%を脂肪エネルギー比目標量の適正範囲とされている．

■炭水化物エネルギー比

= 総エネルギー% −（たんぱく質エネルギー% + 脂肪エネルギー%）

または，

$= \dfrac{\text{炭水化物量(g)} \times 4\ \text{kcal}}{\text{総エネルギー(kcal)}} \times 100$

「日本人の食事摂取基準(2020年版)」では，炭水化物の目標量%エネルギーを，1歳以上の全年齢階級で男女ともに50～65%としている．

(5) 食物繊維摂取量による比較

「日本人の食事摂取基準(2020年版)」などで提唱されている性別・年齢階級別食事摂取基準値(目標量g/日)と，調査の結果から得られた数値とを比較・検討する．

「日本人の食事摂取基準(2020年版)」における目標値(g/日)は，年齢階級3～5歳では男女とも8g以上，6～7歳では男女とも10g以上，8～9歳では男女とも11g以上，10～11歳では男女とも13g以上，12～14歳では男女とも17g以上，15～17歳では男性19g以上・女性18g以上，18～64歳では男性21g以上・女性18g以上，65～74歳および75歳以上では男性20g以上・女性17g以上とされている．

(6) 飽和脂肪酸(%エネルギー)，n-6系脂肪酸・n-3系脂肪酸摂取量による比較

「日本人の食事摂取基準(2020年版)」で提唱されている数値などと，調査の結果から得られた数値とを比較・検討する．

■飽和脂肪酸(%エネルギー)

「日本人の食事摂取基準(2020年版)」における目標値は，3～14歳の年齢階級で男女とも10%以下，15歳～17歳で男女とも8%以下，18歳以上の年齢階級では男女とも7%以下とされている．

■ n-6 系脂肪酸(g/日)

「日本人の食事摂取基準(2020 年版)」における目安量は，0〜2 歳の年(月)齢階級では男女とも 4 g，3〜5 歳で男女とも 6 g，6〜9 歳で男性 8 g・女性 7 g，10〜11 歳で男性 10 g・女性 8 g，12〜14 歳で男性 11 g・女性 9 g，15〜17 歳で男性 13 g・女性 9 g，18〜29 歳で男性 11 g・女性 8 g，30〜64 歳で男性 10 g・女性 8 g，65〜74 歳で男性 9 g・女性 8 g，75 歳以上で男性 8 g・女性 7 g とされている.

■ n-3 系脂肪酸(g/日)

「日本人の食事摂取基準(2020 年版)」における目安量は，0〜5 か月で男女とも 0.9 g，6〜11 か月で男女とも 0.8 g，1〜2 歳で男性 0.7 g・女性 0.8 g，3〜5 歳で男性 1.1 g・女性 1.0 g，6〜9 歳で男性 1.5 g・女性 1.3 g，10〜11 歳で男女とも 1.6 g，12〜14 歳で男性 1.9 g・女性 1.6 g，15〜17 歳で男性 2.1 g・女性 1.6 g，18〜49 歳で男性 2.0 g・女性 1.6 g，50〜64 歳で男性 2.2 g・女性 1.9 g，65〜74 歳で男性 2.2 g・女性 2.0 g，75 歳以上で男性 2.1 g・女性 1.8 g とされている.

3 食生活状況調査と評価

食習慣や栄養・食生活に関する意識などを把握するために行われる食生活状況調査は，対象者や対象集団がかかえる食生活上の問題点を明らかにし，問題が発生している背景などの理解を容易にするとともに，栄養指導の課題を得る手段として活用されている．食生活状況調査は，調査の方法が簡易であり，被調査者の負担が少なく，結果が迅速に得られることも特徴の 1 つである．また，調査項目設定の段階で，「調査項目 = 栄養指導項目」になるように配慮しておくと，効率的・効果的な栄養指導の実施を可能にする.

a 食生活状況調査の方法

一般的に，食生活状況調査は，調査票(アンケート用紙)を用いて実施されている．実施方法には，つぎの 2 つがある.

(1) **面接調査(聴取法)**

- 調査者が被調査者と面会し，調査票の設定項目を読み上げて問い，被調査者からの回答を記録する方法である.
- 読み書きが困難な年少者，高齢者および障害者など広範な対象者に活用可能であるが，1 人の調査者が受け持つことができる人数に限りがある.

(2) **留置記入法(自記式)**

- 調査者が被調査者に調査票を配付し，被調査者にみずから回答を記入させ，記入後の調査票を回収する方法である.
- 調査者の調査の実施に要する労力が，調査票の配付と回収に限られるので，客体数の多い調査に対応できる．ただし，対象者に一定レベルの読解力が求められる.

b 食生活状況調査が備えるべき要件

■簡易に行われる食生活状況調査が備えるべき要件

簡便性……被調査者および調査者に与える負担が少ないこと.

迅速性……評価・判定がすみやかに行え，直近の指導に役立つこと.

個別性……対象個々の栄養状態などが的確に把握できること.

標準化……調査者による結果の偏りが生じないこと.

数量化……評価が点数などで行われ，客観的な判定が可能なこと.

指導性……調査項目が，そのまま指導項目として活用可能なこと.

c 食生活状況調査の質問項目

食生活状況調査のおもな質問項目としては，食事摂取の傾向，食事パターン，摂取した食品や料理の数，食事の量，嗜好傾向および栄養・食生活に関する意識などがあげられる.

食生活状況調査項目の具体例

① 食事の回数と喫食時刻
② 食事摂取のバランス
③ 食品摂取のバランス
④ 欠食の頻度と理由
⑤ 外食や中食の頻度と内容
⑥ 間食・夜食の頻度，内容と量
⑦ 特定食品の摂取頻度と量
- インスタント食品
- 冷凍食品
- 調理済み食品
- 栄養補助食品(サプリメント)

⑧ 嗜好傾向
- 味つけ
- 食品
- 料理など

⑨ 栄養・食生活に関する意識など

4 摂取食品・料理数調査と評価

摂取食品・料理数調査は，3日間あるいは1週間などの期間内に摂取した食品や料理の数を調査し，1日当たりの平均的な数を把握することによって，食品や料理のバランスチェックを行うことを目的にしたものである.

a 摂取食品数調査による比較

厚生省(現厚生労働省)が1985年に策定した「健康づくりのための食生活指針」では，「多様な食品で栄養バランスを」上手に整えるための具体的な目標として，「1日30食品を目標に」を提唱した. 1日に摂取する食品の数値目標を30食品としたが，これは1日当たり30食品を目標にすると，自然に必要な栄養素が，バランスよく摂取できることを根拠にしたものである.

・「健康づくりのための食生活指針」で提唱していた「1日30食品」と，摂取食品数調査で得られた数値とを比較・検討する.

ただし，30食品は，つぎのように数える.

① 同じ食品は，1日に何回食べても「1品目」と数える.

② 外食，調理食品は，素材となっている食品数を数える.

③ 素材となっている食品がわからないときは「1品目」と数える.

④ マヨネーズ，ドレッシング，みそを除き，使用量が少ない調味料や薬味は数えない.

・1日当たりの摂取食品数を，30食品に対する充足状況で評価する.

b 摂取料理数調査による比較

厚生労働省と農林水産省は，2005年6月に料理ベースで「何を」，「どれだけ」食べたらよいかを教育するための媒体として「食事バランスガイド」を策定した.「食事バランスガイド」は，1日に摂取する料理別(主食，副菜，主菜，牛乳・乳製品および果物)の目標を数値(SV：サービング：食事提供量の単位)で示したものである.

・「食事バランスガイド」で提唱する料理別の目標数値と，摂取料理数調査で得られた数値とを比較・検討する.

ただし，一般成人の「食事バランスガイド」は，つぎのとおりである.

主食……………5〜7 SV(中盛りごはんだったら4杯程度)

副菜……………5〜6 SV(野菜料理5皿程度)

主菜……………3〜5 SV(肉・魚・卵・大豆料理から3皿程度)

牛乳・乳製品…2 SV(牛乳だったら200 mL1本程度)

果物……………2 SV(みかんだったら2個程度)

・1日当たりの料理別摂取SV数を,「食事バランスガイド」に設定されている目標SV数の充足状況で評価する.

5 国民健康・栄養調査の概要

a 調査の目的

国民健康・栄養調査は，健康増進法に基づき，国民の身体の状況，栄養素等摂取量および生活習慣の状況を明らかにし，国民の健康の増進の総合的な推進を図るための基礎資料を得ることを目的として実施されている.

2019年の調査は，毎年実施している基本項目に加え，重点項目として社会環境の整備の状況について実施された.

b 調査の対象および客体

調査の対象は，全国の世帯および世帯員である.

2019年調査の対象は，2019年国民生活基礎調査において設定された単位区より層化無作為抽出された300単位区内のうち，令和元年東日本台風の影響により4単位区を除いたすべての世帯および世帯員で，2019年11月1日現在で満1歳以上の者である.

ただし，つぎの世帯および世帯員は，調査の対象から除外した.

【世　帯】

・世帯主が外国人である世帯.

・3食とも集団的な給食を受けている世帯.

・住み込み，賄いつきの寮・寄宿舎などに居住する単独世帯.

【世帯員】

・1歳未満(乳児).
・在宅患者で疾病などの理由により，流動状の食品や薬剤のみを摂取または投与されている場合など，通常の食事をしない者.
・食生活をともにしていない者.
・つぎに掲げる世帯に不在の者.

単身赴任者，出稼ぎ者，長期出張者(おおむね3か月以上)，遊学中の者，社会福祉施設(介護老人保険施設を含む)の入所者，長期入院者，預けた里子，収監中の者，その他別居中の者.

c 調査項目および実施時期

(1) 調査項目

2019年の国民健康・栄養調査は，身体状況調査票，栄養摂取状況調査票および生活習慣調査票からなり，調査項目および対象年齢はつぎのとおりである.

■ 身体状況調査票

・身長(1歳以上)
・体重(1歳以上)
・腹囲(20歳以上)
・血圧：収縮期(最高)血圧，拡張期(最低)血圧(20歳以上)〔2回測定〕
・血液検査(20歳以上)
・問診(20歳以上)

① 血圧を下げる薬の使用の有無
② 脈の乱れを治す薬の使用の有無
③ コレステロールを下げる薬の使用の有無
④ 中性脂肪(トリグリセライド)を下げる薬の使用の有無
⑤ 貧血治療のための薬(鉄剤)の使用の有無
⑥ 糖尿病指摘の有無
⑦ 糖尿病治療の有無
⑧ 治療の状況：インスリン注射または血糖を下げる薬の使用の有無，通院による定期的な血糖の検査や生活習慣の実践の有無
⑨ 医師からの運動禁止の有無
⑩ 運動習慣：1週間の運動日数，運動を行う日の平均運動時間，運動の継続年数

■ 栄養摂取状況調査票(1歳以上)

・世帯状況：氏名，生年月日，性別，妊婦(週数)・授乳婦別，仕事の種類
・食事状況：家庭食・調理済み食・外食・給食・その他の区分
・食物摂取状況：料理名，食品名，使用量，廃棄量，世帯員ごとの案分比率
・1日の身体活動量〈歩数〉(20歳以上)

■生活習慣調査票(20歳以上)〔自記式調査〕

食生活，身体活動，休養(睡眠)，飲酒，喫煙，歯の健康などに関する生活習慣全般の把握．また，2019年は重点項目として，社会環境の整備について調査．

(2) 調査時期

11月中．

■身体状況調査

調査地区の実情を考慮して，もっとも高い参加率を上げ得る日時(複数日設定しても構わない)．

■栄養摂取状況調査

日曜日および祝祭日を除く任意の1日．

■生活習慣調査

調査期間中(11月中)．

d 調査系統

調査系統は，つぎのとおりである．

厚生労働省－都道府県・保健所設置市・特別区－保健所－国民健康・栄養調査班－対象者．

e 調査員

国民健康・栄養調査の調査班は，各調査区を管轄する保健所に設置され，医師，管理栄養士，保健師，臨床(衛生)検査技師および事務担当者などの調査員によって構成される．身体状況調査は，医師，保健師，臨床(衛生)検査技師などが担当し，栄養摂取状況調査は，おもに管理栄養士・栄養士が担当している．

f 調査方法

(1) 身体状況調査

身体状況調査は，被調査者が集合するのに便利な場所に受診会場を設置して実施する．

(2) 栄養摂取状況調査

栄養士・管理栄養士などの調査員は，被調査者の積極的な協力を得るため，調査世帯を事前に訪問・面会して，調査の目的などについて説明を行う．

調査員は，調査の前日に栄養摂取状況調査票を各世帯に配布し，記入要領をよく説明したうえで，秤を用いて秤量記入を指導する．使用量が少なく秤量が困難な食品などについては，目安量での記入を指導する．調査日に栄養士・管理栄養士などの調査員は，被調査世帯を訪問し，記載状況の点検と不備記載の是正および記入の支援を行う．

1日の身体活動量は，歩数計を用いて測定する．

(3) 生活習慣調査

令和元年より，生活習慣調査票のオンライン調査が導入された．調査対象者はインターネットを経由して，自宅や会社などのパソコン，スマートフォンから電子調査票に回答することができる．

g　結果の集計

国民健康・栄養調査の結果として公表される「結果の概要」における集計結果の評価にかかわるコメントは，「有意に高かった(低かった，増加した，減少した)」および「有意な増減はみられなかった」など，統計学的な検定(有意水準 5%とした)に基づいて記述されている．

6 栄養指導に必要な基礎知識

A　栄養指導の基礎知識としての理論・モデル

栄養指導に関連する理論・モデルは多様である．主要な理論・モデルを栄養指導の対象別に整理すると，つぎのようになる．

個人 individual 対象の理論・モデル

- 刺激—反応モデル（S-R モデル）
  - レスポンデント条件づけ
  - オペラント条件づけ
- KAP/KAB モデル
- ヘルスビリーフモデル（HBM）
- 行動変容段階モデル（TTM）

個人間 interpersonal 対象の理論・モデル

- 社会的学習理論・社会的認知理論
- ソーシャルサポート・ソーシャルネットワーク

地域・グループ対象の理論・モデル

- イノベーション普及理論
- コミュニティ・オーガニゼーション
- エンパワメント理論

1　理論・モデルの定義と活用

a　理論・モデルの定義

理論・モデルを説明するためには，専門的に用いられる定義の理解が不可欠である．

(1) 理　　論　theory

理論とは，「事の成り行き・状況の説明や予測を行うために，相互の関係を特定することで，事の成り行きや状況について，系統的な視点を確立するような相互に関連のある構成概念や定義の集合」のことである．

(2) 概　　念　concepts

概念とは，「理論のおもな構成要素」のことである．

(3) **構成概念** constructs

構成概念とは，「特定の理論に用いられるおもな構成要素」のことである．

(4) **モデル** model

モデルとは，「ある特定の状況や文脈のなかにある課題を理解するために，複数の理論を組み合わせて示したもの」のことである．

b 理論やモデルの活用

栄養指導に活用可能な理論やモデルは，前述したようにきわめて多様である．理論やモデルの意味や特徴を十分に理解し，実施しようとしている栄養指導の課題や目的，また，対象者の特性に適応した理論やモデルであるかどうかを検討し，用いる理論やモデルを選択することが，効果的な栄養指導の出発点になる．

2 健康教育の変遷

栄養士養成課程で学ぶ栄養指導論や，管理栄養士養成カリキュラムで学ぶ栄養教育論は，健康教育の一部ととらえることができる．栄養士・管理栄養士が行う栄養指導を理解するために，これまでの健康教育の流れを整理してみた．

概括すると，健康教育は，初期には知識の普及を主体にした指導型にはじまり，効果があった部分を残しながら改良をつづけて現在の学習援助型・参加型へと発展してきた．吉田亨氏がアメリカの動向を中心にまとめた健康教育の発展過程を参考に，これまでの流れを整理すると，つぎのようになる．なお，日本における健康教育は，アメリカより10年程度遅れて進展をつづけているように見受けられる．

1940年代

■知識普及の時代

どんなに丁寧に知識の普及を行っても，それだけでは態度・行動の変容を対象者に期待することはむずかしい．

1950〜60年代

■知識・態度・行動の時代

対象者に取り組む意欲が醸成されないと，行動変容にはつながらない．

1970年代

■個人心理重視の時代

行動の変容に導くためには，外部から視覚的にはとらえられない対象者の内面の動きが重視される．

1980年代

■実現・強化要因を考慮する時代

対象者の行動変容への取り組みを可能にしている要因が大切にされる．

《指導型》

↑

↓

《学習援助型・参加型》

1990 年代以降

■学習援助の時代

行動の変容を目指した学習にかかわる選択権は，指導者ではなく対象者が有する．

栄養指導では，不適切な食生活習慣を変えるのは対象者であって，栄養士・管理栄養士はその支援を行う立場にある．

学習援助型・参加型教育の考え方

・教育は，対象者と教育者が対等な立場で行われること．
（栄養士・管理栄養士は，対象者と同じレベルの目線で向き合う．）
・教育は，対象者主体で計画されること．
（栄養士・管理栄養士は，対象者に対して積極的傾聴の態度で接する．）
・教育は，対象者の意思決定に基づいて展開されること．
（栄養士・管理栄養士は，対象者の取り組みを支援する立場を堅持する．）
・教育は，コミュニケーションを大切にすること．
（栄養士・管理栄養士は，対象者との双方向のコミュニケーションに努める．また，グループ，集団および地域対象の栄養指導では，対象者間のコミュニケーションにも十分配慮する．）

3 主要な理論とモデル

a 刺激/反応モデル(S－R モデル)

⑴ パブロフのレスポンデント条件づけ

■パブロフが犬を用いて行った実験

まず，犬に肉を見せると唾液の分泌が増加する．つぎに，肉を見せながらベルを鳴らすと唾液の分泌は増加する．そして，肉を見せながらベルを鳴らすことを繰り返す．すると，犬は，ベルの音を聞くだけで唾液の分泌が増加するようにな

パブロフのレスポンデント条件づけでは，効果が認められたときは「正の強化」，効果が認められなかったときは「負の強化」と評価する．

⑵ スキナーのオペラント条件づけ

スキナーは，レスポンデント条件づけをベースに，「正の強化刺激」として褒美や快感を，「負の強化刺激」として罰や不快感を与えることにより，つぎの行動が支配されることを突き止め，『行動後の強化刺激によって，つぎの行動の頻度が決定される．』と説明した．

これを，栄養指導の場面で説明すると，つぎのようになる．

幼児を連れた若い母親が，「野菜嫌い，とくに，ほうれん草を食べてくれない．どうしたら食べるようになるか？」と栄養士に相談にきた．

ほうれん草が嫌いになったきっかけは，「はじめてお浸しを食べさせたとき，いつまでも口のなかでモグモグさせているので無理にのみ込ませようとしたら吐き出してしまった．それ以降，ほうれん草を食べなくなり，ほかの野菜も嫌いになったようだ．」と言う．

幼児が「ハンバーグが大好き.」というので，栄養士は，ゆでたほうれん草をみじん切りにしてハンバーグに混ぜることを提案した．ほうれん草入りハンバーグを食べるようだったら，ほうれん草を見せながら「ほうれん草が入っているから美味しいのよ.」と説明し，ご褒美に，また「ハンバーグをつくってあげる.」ことを約束する．同様に，ほかの野菜や料理にも活用し，野菜嫌いを解消していく方法などを指導する．

母親は，子どもが野菜を食べるようになったことで喜び，嬉しくなって，ハンバーグ以外の食べられる調理法を検討するようになる．

b　刺激/人/反応モデル

刺激/反応モデルにおける「先行刺激」と「行動」のあいだに，「本人の認知」という段階が組み込まれたモデルである．本人が行動を起こす前に，みずから先行刺激を認知することで，より大きな影響を受ける．本人の認知(態度)は，実際に外部から確認される行動ではなく，行動を起こす背後にあるもの，あるいは準備状態ととらえることができる．

c　KAP/KAB モデル

健康教育の目的の１つに，問題を抱えた対象者が望ましい方向に行動を変容し，それを習慣化させることがある．個人の行動を変容させるためには，必要な知識の習得と理解，さらに望ましい態度の実行が必要である．

知識 Knowledge の習得が態度 Attitudes の変容をもたらし，その結果，習慣 Practice とともに行動 Behavior が変容すると考える理論である．前述の健康教育の変遷で示したように，1950 年代以降健康教育の場で広く用いられてきた．

d　ヘルスビリーフ(保健信念)モデル

ヘルスビリーフモデル Health Belief Model は，ベッカー(M.H.Becker)らによってまとめられた，態度と行動の関係を扱った理論の１つである．日本では保健事業や健診事業に活用され，おもに疾病の予防や罹患した人を対象に用いられている．

人はある疾病に対して，社会・心理的要因など知覚に影響を及ぼす諸要因により，知覚(発症などの罹患性および発症後の障害の重大性など)が芽生える．自分に似た生活スタイルなどの知見，家族や友人の病気，主治医などからの説明およびマスコミ情報などにより，疾病に対する脅威の知覚が形成される．脅威となった疾病発症の危険から遠ざかるためには，予防行動の重要さを理解することによって，その実行性が高まる．

e　行動変容段階モデル(TTM)

行動変容段階モデル Transtheoretical Model(Prochaska,JO, et al.)は，アメリカの行動科学者プロチャスカによって提唱された，「行動には，よりよい方向に向かって段階がある.」というモデルである．現在では，禁煙教育を中心に，栄養・運動教育にも活用されている．

行動変容にいたる段階

無関心期…現在は行動しておらず，今後6か月以内に実行しようとは思っていない段階
関心期……現在は行動していないが，今後6か月以内にははじめようと思っている段階
準備期……行動を1か月以内にははじめようと思っている段階
実行期……行動をはじめてから上手く継続できている．ただし，継続期間は6か月以内の段階
維持期……行動を実践しており，6か月以上継続できている段階

対象者が置かれた状況がどの段階(期)に相当するかを見極め，その段階に適応する方法(働きかけ)を選択して実施することが大切である．

「食習慣が変容していく段階」は，行動変容段階モデルを用いて，つぎのように説明できる．

食習慣変容の段階

無関心期…食欲と嗜好のおもむくままに飲食をつづけており，これからも気をつけようとは思っていない段階
関心期……食欲と嗜好のおもむくままに飲食をつづけているが，これからは気をつけようと思っている段階
準備期……食事の内容やとり方に気をつけることはあるが，持続することができない段階
実行期……食事の内容やとり方に気をつけるようになったが，持続している期間が6か月以下という段階
維持期……食事の内容やとり方に気をつけるようになり，6か月以上継続できている段階

f 行動意思理論(合理的行動理論)

行動意思理論 Theory of Reasoned Action(Ajzen, I. and Fishbein, M. 1980)は，態度と行動の関係を扱った理論モデルの1つで，「行動は，行動的意思(やる気)によって起こされる．行動的意思は，行動に前向きな気持ちをもつことである『行動の結果への信念と期待』から，その結果に高い価値を置く『行動に対する態度』につながるAラインと，周囲からの期待に応えようとする『規範的信念』から，自分自身が期待に応えようと思う『主観的規範』につながるBラインとがあり，ABラインのバランスがよい状態のときに高まり，行動につながる可能性も高い．」とする理論である．

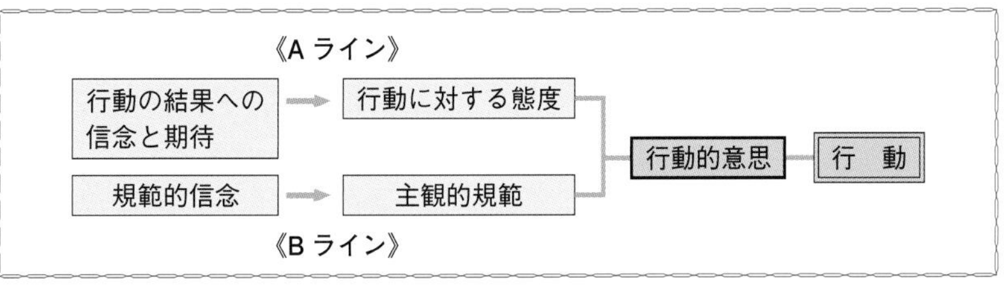

g　計画的行動理論(計画行動的理論)

計画的行動理論 Theory of Reasoned Behavior(Ajzen, I. 1985)は,「行動意思理論でいう『行動的意思』に対し,『行動の制御感(行動のむずかしさに対する感覚)』が作用することによって,行動的意思が高まる.」という理論である.直面する行動が『容易』と感じられるような場合には,強い「やる気」につながるとされている.

h　社会的認知理論

社会心理学者バンデューラ(Bandura,A.)の社会的心理・学習理論による態度と行動の関係を扱った理論モデルで,行動要因,個人的要因および環境要因は互いに影響し合う(相互決定主義)ことを提唱し,「態度・行動変容の効果を高めるためには,とくに,事がらに対する人の認識の仕方と価値観のもち方が重要な役割を担う.」としている.

社会的認知理論を構成する主要な概念

相互決定主義……個人的要因,環境要因および行動要因の相互作用(相互の影響)をとおして,行動を理解しようとする考え方
行動の能力………行動を遂行するための知識やスキル
結果期待…………行動を遂行することによって生じる状況,得ることができる結果に対する期待
自己効力感(セルフ・エフィカシー)……行動を達成しようとする信念(行動のプロセスが必ず実現できると信じること)
セルフコントロール……みずから設定した行動目標を,みずから達成するために行動をコントロールし調整すること
観察学習(モデリング)……他人の行動やその結果を観察する学習
強化(外的強化,自己強化)……報酬(心地よい経験など)や罰を用いて,行動を繰り返し実行する反応を増強すること

行動の先行要因の１つとしてとりあげられたセルフ・エフィカシー(SE：自己効力感)は,独立した自己効力理論として取り扱われるようになっている.セルフ・エフィカシーとは,希望を実現するための行動を,「うまくできる」という自己期待である.

人は,高い自己効力感を伴う(強い自信がもてる)行動には積極的に取り組み,その行動は維持・継続される.しかし,自己効力感に乏しい(強い自信がもてない)行動は回避する.バンデューラは,人の行動が大きく変容する前には「自分にはできる」という感覚が強まっていることを,実験をとおして確立し,「その感覚が行動への取り組みの動機づけとなり,その結果として,あらたな行動変容をもたらす.」と理論づけた.

i プリシード/プロシード・モデル(PPモデル)

プリシード/プロシード・モデルは，第1に，行動的要因の働きかけを，つぎの3つにまとめた．

・行動を起こすために必要な準備要因(知識・態度)．
・行動を実現するための実現要因(スキル)．
・行動の実現を左右する強化要因(周囲のサポート)．

第2に，QOL(生活の質)の向上を目標とした．

第3に，環境要因を取り入れた．

第4に，診断と評価を対応させた「ヘルスプロモーション・モデル」がある．

(1) プリシード・モデル

プリシード・モデルは，ローレンス・グリーンらによって提唱された栄養・食教育にも展開可能な健康教育に関するモデルである．プリシード・モデルの特徴は，単に各人の健康状態の改善を目的とするにとどまらず，QOLの向上を最終目標に取り上げていることである．また，プリシード・モデルは，前述した知識Knowledgeの習得を図り，知識を活用して望ましい態度Attitudesを形成させ，望ましい方向へ行動Behaviorの変容に導くとする，KABモデルをふまえたモデルである．

(2) プリシード/プロシード・モデル

プリシード/プロシード・モデルは，ローレンス・グリーンらによってプリシードモデルをさらに進めて，健康教育の最終目標とするQOLの向上を実現するため，健康・栄養に関する行動に働きかけを行うとともに，健康・栄養問題に影響を及ぼしている環境要因に対しても問題の所在を診断し，診断の結果を活用して健康教育を実施し，その結果を評価する一連の過程が組み込まれている．

最近，全国の保健所において管内の市町村を対象に，地域診断から課題の把握，改善計画の策定，事業の実施さらに効果の評価に，プリシード/プロシード・モデルを活用した新しい健康・栄養教育の試みが施行され，地域社会から認められ実績をあげているところがある．

j エンパワメント理論

エンパワメント理論は，ブラジルの教育学者パウロ(Paulo Freire)の考え方を基礎にする理論である．

エンパワメントとは，「地域やより広範囲な社会において，生活をコントロールする能力を獲得するために，住民，地区組織および地域社会の参加を促進していく社会活動の過程」のことである．

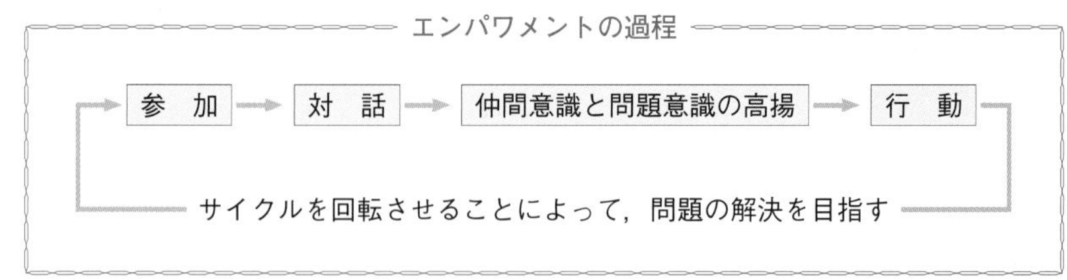

エンパワメント・エデュケーションとは，「人々が，自分たちがかかえる問題に気づき，その問題の社会的・歴史的な根本を批判的に診断することによって，より健康的な社会を創造し，目標を達成する過程で生じる障害を克服する方策を見つけ出すために，集団としての行動に人々を結集させること(Wallerstein, 1988)」である．

コミュニティレベルで問題になっていることを，組織ならびに個々人が認識することによって，その問題を解決するための個人的な行動を，組織，さらにはコミュニティレベルでの行動に拡大させることができる．

4 行動変容のとらえ方

栄養教育領域において取り扱われる行動変容にかかわる取り組みは，1950 年代に体系づけられた心理療法領域の「行動療法」が基盤になったといわれている．「行動療法」を学問的に支えているのが行動科学である．

a 行動科学とは

行動科学とは，おもに「人々の行動に焦点を当て，さまざまな人間行動に伴って生じる諸問題を総合的に把握し，心理学，社会学および文化人類学などを主体とする多様な学問分野が共働し，行動によって発生する問題を予知・コントロールすることによって解決を目指す研究領域」のことである．

行動科学の研究対象は，人間の行動そのものである．対象とする人間の行動は，外部から観察可能な行動にとどまらず，感情や思考など内的な状況も含まれている．内的な状況には，信念や態度および関連する知識ならびに周囲との関係などが含まれ，これらが行動科学研究の対象とされている．

行動科学は，人間の行動メカニズムの解明だけを目的にするのではなく，現実の社会で発生している問題の解決をも目的にしている．このような特徴が，行動科学の栄養指導領域での活用につながりをもっている．

b 行動療法とは

行動療法とは，「行動科学を，人間の不適切な習慣や行動の修正に応用するための理論と方法」である．行動療法は，心理療法を施行する臨床の場が出発点とされるが，今日ではアルコール依存症など精神科領域での活用にとどまらず，健康増進や生活習慣病予防のための健康教育にも広く取り入れられている．行動療法は，日常生活で人々が習慣的に繰り返している健康の保持・増進の観点から，好ましくない生活習慣の改善指導などに適した手法である．

c 行動療法の段階

行動療法を効果的・効率的に施行するためには，取り組みに手順(段階)があることを理解する必要がある．そのうえで，手順(段階)に従って療法を進め，行動分析から計画の提案，実施と支援および評価・見直しにいたる各段階を，継続的に反復・推進していくことが大切である．

(1) 第1段階………行動分析

問題となっている行動を具体的に記述し，日常生活で生じている障害などを分析する．

(2) 第2段階………技法の選択と提案

問題になっている行動の改善につながる行動変容を，効果的に推進するための技法を選択し，対象者が理解しやすいかたちにして提案する．

(3) 提案の実施と支援

問題になっている行動の改善を目指した提案が，日常の生活のなかで，実践・継続から，生活習慣として定着するように支援する．

(4) モニタリング・評価

提案した技法や支援のあり方などが適切であったかどうか，実施の状況や達成状況などを定期的に評価する．十分な効果があがっていないときは提案の見直しを行い，再度提案し，支援を継続する．

d 行動変容の支援と技法

問題になっている行動の改善に取り組む対象者が行動を変容させるまでには，取り組みを阻害する多くの困難に直面する．これらの困難な状況を克服して行動の変容を実現するためには，適時・適切な支援が不可欠である．

(1) 問題になっている行動を明確にするための支援

■改善目標の自己設定

行動分析などにより問題になっている行動を明確にし，改善するための目標を対象者が自分で設定できるように側面から支援する．

(2) 行動変容の動機づけと実践への支援

■認知再構成法

否定的あるいは非現実的な自己認識を改め，問題になっている行動から乖離した日常生活が実践できるようにする．そのためには，対象者に行動変容によって生じる利益と負担とを比較検討させ，利益が増大し，負担が軽減できるように支援する．

〈適応する対象〉過食行動など，ストレスを感じやすい人など．

■セルフモニタリング

対象者に自分の行動を自己観察させ，記録として書きとめさせる行為をとおして，問題行動の自己管理ができるようにする．

〈適応する対象〉体重や血圧のコントロールが必要な人など．

■行動契約

設定した目標を実現するための行動を，対象者が宣言または契約することで実践を図るようにするものである．自分の決意を発言や契約することによって公にし，自分自身でけじめをつけるとともに，周囲からの協力が得やすくなる．

〈適応する対象〉ダイエットを行う人など．

■刺激統制法

生活環境を整備することによって，問題となっている行動から乖離した日常生活が維持できるようにする．望ましくない行動への刺激を与えないことで，問題行動の発生頻度を低減させる．

〈適応する対象〉間食を過食する傾向の人など．菓子などを対象者の「身のまわりに置かない，また，見えないようにする．」ことで効果が期待できる人など．

■反応妨害法・習慣拮抗法

問題になっている行動につながる強い刺激に直面しても，行動の発生を我慢できるようにするものである．問題行動につながる強い刺激から，対象者が意識して遠ざかる（その場所に行かないなど）ようにする．

〈適応する対象〉重度の過食，喫煙および多量飲酒などが健康上問題になっている人など．

■社会技術訓練

社会生活における対人関係を活用し，問題になっている行動を改善するため，目標の実現に向けた実践・継続に必要なコミュニケーションスキルを習得しようとするものである．

〈適応する対象〉「自分の考えが伝えられない．」，「上手な断り方ができない．」「いつも相手に嫌な思いをさせてしまう．」など，コミュニケーションスキルが脆弱な人など．

■モデリング

問題になっている行動を改善するために，マニュアルを参考にした訓練，また，成功した人の経験をビデオで見たり，一緒に体験したりする．

〈適応する対象〉「モデルと自分に共通点が多い．」，「よい成果をあげたモデルがいる．」，「モデルと一緒に体験できる人」など．

⑶ 行動変容継続の支援と方法

■社会的サポート

家族や友人，職場の上司や同僚など，周囲にいる人たちからの協力や支援を活用する．

前述した「行動契約」などが有効である．

■再発防止訓練

目標を達成した対象者が，実践行動終了後の適切な支援により後戻りすることを防ぐ取り組みである．再発を未然に予測したり，必要な支援を定期的に行う．

過去の失敗例などのデータを収集・分析し，再発の早期発見に役立てる．また，健康診査結果の活用などが有効である．

■セルフモニタリング

目標を達成するための実践行動の状況を自己観察し，記録として書きとめること．

実践行動の動機づけや継続の意欲づけにも効果があり，栄養素等摂取量のコントロールが必要な対象者の食事記録などが有効である．

■強化(オペラント強化)

目標を達成した実践行動は「正の強化」，達成できなかった実践行動は「負の強化」と判定する．「正の強化」には，ほめたり褒美を与える．一方，「負の強化」には，罰や注意を与える．

オペラント強化は，人格を否定するものではなく，行動を問題視するものである．長所を伸ばしながら，欠点を目立たないようにする効果がある．

■ストレス対処

ストレスを感じる状況を分析し，状況に対処していく方法を考え，これを実践できるスキルを習得させようとするものである．

ストレスを，いつ，どこで，どのように感じやすいかを分析する．前述の「認知再構成法」を活用した取り組みなどが有効である．

B 栄養指導とカウンセリング

カウンセリングとは，「カウンセラーが心理的，社会的な問題をかかえたクライアントに，面接をとおして，みずから問題を解決するために必要な相談および助言・援助を与えること」である．

現在，カウンセリングの技法は，栄養士・管理栄養士による個人を対象にした栄養指導の場で広く活用されている．ただし，「栄養指導＝カウンセリング」ととらえるのではなく，栄養指導技法の1つと考えることが必要である．

たとえば，栄養指導の対象者が栄養・食生活に関する問題に，みずから気づき，その改善に取り組むことができるケースでは，カウンセリングによる対応で解決が可能である．しかし，糖尿病や腎臓病の食事療養指導など臨床栄養のケースでは，カウンセリングの技法を取り入れながら，その範囲を超えて，積極的に対象者の食事や生活に介入して改善の方策を提示し，その実践を指導・支援することで大きな効果をあげている．

カウンセラー……カウンセリングの担当者(栄養指導では栄養士・管理栄養士)
クライアント……カウンセリングの対象者(栄養指導では問題をかかえた人)
ラポール…………カウンセラーとクライアントとの，心と心が通じ合っている状態

1 カウンセリングの理解

a カウンセラーに求められる資質

カウンセリングは，カウンセラーが面接をとおして，クライアントがみずから問題を解決するために必要な相談および助言・援助を与えることである．効果的なカウンセリングを行うためには，カウンセラーの高い資質が不可欠である．カウンセラーに求められる資質は，つぎのように整理することができる．

・人間尊重，人間信頼の精神に徹し，自己の行動のなかでそれが実現できる．
・愛情をもってクライアントを受容し，いつも暖かい心で接することができる．
・クライアントが示す感情に対して，豊かな感受性が持続できる．
・言語活動による人格の変容を実現するため，言葉に対して敏感である．
・わだかまりやとらわれのない心をもち，精神的な成熟のレベルが高い．
・いつまでも心を開かないクライアントに対し，忍耐強く待つことができる．
・自分に都合の悪いクライアントの話でも，静かに聞ける心のゆとりがある．

b カウンセリングのもち方

効果的なカウンセリングは，カウンセラーとクライアントとのあいだに良好なラポールが醸成されることによって成り立つものである．良好なラポールを醸成するために，カウンセラーは，クライアントとの関係のもち方などについて，つぎのような事がらについて基本的に理解しておく必要がある．

・カウンセラーとクライアントは，援助的な関係にある．
・カウンセリングは，言語を媒介とする援助である．
・カウンセリングは，カウンセラーとクライアントの相互関係である．
・カウンセリングは，許容的，受容的関係である．
・カウンセリングは，技術ではなく関係のあり方である．
・カウンセラーは，相談内容の秘密を保持しなければならない．

c カウンセリングの段階

カウンセリングでは，進行に従って，導入から終結までを4つの段階に整理されている．

⑴ **第1段階**(導入：初期)

カウンセラーとクライアントとの相互関係の基礎づくりの段階である．クライアントが感情や態度を表現しやすいように，カウンセラーは雰囲気づくりなどをとおして援助を心掛ける．クライアントが心を開くことによって，相談の内容に関連する現在および過去の情報を得る．

⑵ **第2段階**(中心期)

カウンセラーが，クライアントの話す現在および過去の内容を，整理や復唱することなどにより，意思決定にいたる過程を側面から援助する段階である．

(3) **第 3 段階**(後期)

クライアントが意思決定し，決心を表現する段階である．

(4) **第 4 段階**(終結)

クライアントに態度の変容が認められる段階である．クライアントに態度の変容が認められたとき，カウンセリングは終結する．

d　カウンセリングの進め方

カウンセリングの進め方の要旨は，つぎのように整理することができる．

(1) **よい雰囲気をつくる**

- カウンセラーのほうからクライアントを出迎える．
- カウンセラーから先に挨拶をする．
- 椅子をすすめるなど，クライアントをくつろがせる．
- 座る位置は，真正面を避ける．
- 部屋の明るさ，テーブルの配置などを考慮する．

(2) **ラポールの形成**

(3) **「みせかけの問題」から「真の問題」へ**

- 受容的態度を堅持する．
- 話し方に十分に配慮する．

(4) **感情の明確化**

- 沈黙の時間を適切に処理する．

(5) **打ち切りのタイミング**

- 適切な打ち切りのタイミングをみつけ，クライアントの同意が得られるように実行する．

e　カウンセラーの基本的な態度

(1) **観察を大切にする**

■ 言語的表現の観察

観察の対象は，話し方，語気の強さ，ことばづかい，言い回しなどである．

■ 非言語的表現の外部観察

観察の対象は，顔色，顔の表情，目の動き，動作などである．

■ 内部観察

観察の対象は，感情の動きである．

(2) **傾聴を大切にする**

■ ブロッキング

排除の対象は，意見すること，評価すること，誘導することなどである．

■ 積極的傾聴法の尊重

積極的傾聴の具体的な行動には，心を開いて聞くこと，相手の感情を受け止めることなどがある．

⑶ 確認を大切にする

確認を大切にするための具体的な行動には，ことばの繰り返しや要約による整理，確認の励行(クライアントにことばで確認させる.)などがある.

⑷ 共感を大切にする

共感を大切にするための具体的な行動には，感情の明確化を図る，相手の心を開く，心の癒しなどがある.

2 カウンセリングの基本技法

a 特定の情報を得るための質問

カウンセリングでは，「閉じた質問」ということがある.

☆例：「**お元気ですか？**」
〈長所〉① 簡単で答えやすい
② 考えなくてもよい
③ 知らない人にも話しやすい
〈短所〉① 感情がこもらない
② 話したくても話せない
③ 深く入り込まない
④ 深く考えさせない

b 全般的な情報を得るための質問

カウンセリングでは，「開いた質問」ということがある.

☆例：「**どうなさいましたか？**」
〈長所〉① 何でも話せる
② 答えやすい
③ 話が展開しやすい
④ 話に連続性がもてる
⑤ 話が発展しやすい
⑥ 気持ちを理解しやすい
⑦ 考えが明確になる
〈短所〉① 漠然としている
② 知らない人には話しづらい

c 効果的な沈黙を活用する

効果的な沈黙とは，安心して話せ，話す意欲が出て，気づくことができるような沈黙のことである.

〈効果的な沈黙の仕方〉① 顔を見て，少し微笑む
② 静かにうなづく
③ 身を乗り出して聞く姿勢
〈相手の心への影響〉① 聞いてくれるという安心感
② 話す意欲がわいてくる
〈好ましくないもの〉① 目を合わせず下を向いている
② 疑い深く見つめる
③ あくびをする

d　効果的な促しを大切にする

効果的な促しには，ことばの意味をさらに明確化するための語尾の繰り返しや，質問などがある．

e　基本姿勢としてのフォローを堅持する

基本姿勢としてのフォローには，相手の言動に焦点を合わせる，傾聴のための基本的な姿勢を持続することなどがある．

f　効果的な繰り返しを活用する

効果的な繰り返しとは，クライアントの話のポイントを，カウンセラーが自分のことばに直して確認することなどである．

g　ブロッキングを自覚し，避ける

ブロッキング現象とは，「クライアントの話を聞くことを妨げる心と行動」のことである．

カウンセラーは，自分にブロッキング現象があることを自覚し，クライアントの考え方や感じ方に焦点を合わせ，フォローに専念する傾聴姿勢を保持することが求められる．

ブロッキング現象の例

① 話を聞きながら別のことを考えている
② 過去の体験と同一視する，または比較する
③ 自分の考え方，感じ方で理解しようとする
④ 相手の心を読もうとする
⑤ 相手の心の動きを無視する
⑥ 自分に都合の悪い話から逃れようとする
⑦ 自分の意図した方向に誘導する
⑧ 強い思い込みが捨てられない(自分の心を真っ白にできない)

h　事がらを明確にする

事がらを明確にするとは，クライアントの話の「核心部分」を明確にするとともに，話の背後にある「感情」を明確化することである．

明確化には，クライアントが言っていることで理解できない点を質問したり，説明を促したり，話の要点をカウンセラーのことばで言い換えて確認をとることなどがある．

i　話のポイントを探す

話のポイントは，クライアントの「感情の強いところ」にある．

話のポイントをとらえるためのメッセージ

〈キーワード〉　① 感情用語(つらい，悲しい)
② 気持ち用語(生きていく気がしない)
③ セリフ用語(それを言ったらおしまいだ)
④ 独特な言い回し(自立心が感じられない)
〈キージェスチャー〉① 眼，顔，声の表情の変化
② 身体や姿勢の変化

j　効果的な要約に努める

強い感情に基づく話のポイントをとらえ，整理(まとめ)してクライアントに提案することで，確認を引き出していく．

クライアントに共感的な表情が確認できるまで，要約の修正を行いながら，繰り返し提案をつづける．

C　栄養指導で用いる教材・媒体

1　栄養指導教材・媒体

a　栄養指導教材・媒体活用の意義

栄養指導で用いる教材や媒体は，栄養士・管理栄養士が行う指導の内容が対象者に，効果的，効率的に伝達できるようにする手段として重要な役割を担っている．一般的な栄養指導は，ことば(言語)を主体に行われている．栄養指導教材・媒体は，ことばによる情報の伝達を補完する目的で用いられるが，適切な教材・媒体を選択して上手に活用すると，ことばによる情報の伝達以上の効果をあげることができる．

b　教材・媒体の選択

【教材・媒体の選択を適切に行うために配慮すべきこと】

・栄養指導の目的．
・栄養指導の内容．
・栄養指導の形式(集団か個別かなど)．
・対象者の特性(理解力など)．
・１回の栄養指導で対象とする人数．
・会場の施設・設備の状況(施設・設備が整っていないと使用できない媒体などがある．)．
・教材・媒体のために使用できる予算(金額)．
・指導を担当する栄養士・管理栄養士の能力など．

【栄養指導教材や媒体を用いることによって期待できる効果】

・意欲を喚起し，動機づけを支援する．

・印象を深め，記憶として残る．
・理解を容易にし，早める．
・記憶を高め，修得を確実にする．
・指導に注意を集中させる．
・視聴覚教材や媒体は，気分を和らげる．

c 栄養指導教材・媒体の種類

栄養指導教材・媒体を形態別に整理すると，掲示，展示および映像媒体など見ることを主にした教材・媒体，パンフレットやリーフレットなど読むことを主にした教材・媒体，カセットテープや放送など聞くことを主にした教材・媒体，寸劇やエプロンシアターなど演じてみせる演示教材・媒体，そのほかに黒板やホワイトボードなど書く教材・媒体がある．

(1) 見る教材・媒体

■掲示・展示

料理や食品の実物
フードモデル
パネル，ポスター，写真
新聞，統計図表

■映像媒体

スライド，OHP
テレビ，ビデオ，映画
インターネット，CD-ROM
コンピュータディスプレイ(パワーポイント)

(2) 読む教材・媒体

パンフレット，リーフレット
食品成分表
食品交換表
栄養メモ・カード(ポップ)
そのほかの印刷物

(3) 聞く教材・媒体

放送
カセットテープ，CD

(4) 演じる教材・媒体

調理実演
エプロンシアター
フランネルグラフ(フランネルボード)
ペープサート
寸劇
紙芝居
人形劇

2 栄養指導教材・媒体の特徴

a 教材・媒体の特徴

(1) 実　演

調理を伴う講習会のデモンストレーションなど，実際に調理しながら栄養指導を行うことは，見ることや聞くことでは得られない効果が期待できる．実演は，記憶を確かなものにする作用が強く，対象者が指導の内容を実施する確率が高い．

(2) パネル，ポスター

壁や仕切板などに貼付して，栄養指導関連情報の周知に用いる．また，個人や小グループ指導のときに活用して効果をあげている．

伝えようとする内容を精査して，キーワードに取りまとめるなど明確化を図り，イラストやデザインに配慮するとともに文字数を抑えて，大文字ではっきり書くようにする．また，カラー仕上げにするなど，色彩にも気配りをする．

(3) フランネルグラフ(フランネルボード)

絵や写真・イラストなどを貼りつけて型取りした厚紙の裏面にフランネル(両面に起毛したやわらかな織物)を貼ったものを，大型のプレートにフランネルを貼った画面に押しつけて，説明の進行に合わせて脱着させて用いる．

幼児や小学校低学年の児童を対象とした食育や栄養指導の教材・媒体としての適性が高い．

(4) スライド，OHP(オーバーヘッドプロジェクター)

スライドは，スライド用フィルムを用いて撮影し，現像したネガをカットして専用の枠にはめ込んで作成する．栄養指導の場では，室内を暗くして映像を映し出すので，スライドに対象者の意識を集中させることができる．

OHP は，写真を OHP 用シートにカラーコピーするときれいに仕上がる．また，デジタルカメラの映像をコンピュータに取り込み，ディスプレイ上で編集して OHP 用シートにプリントアウトすることも可能である．OHP は，明るい部屋で映写して使用することができる．

近年では，パソコンのパワーポイントを活用することが多くなっている．

(5) インターネット

インターネットのホームページは，掲示媒体，映像媒体および印刷媒体それぞれの特性を有し，再現性やビジュアル性に優れ，伝えたい情報を対象者の都合のよい時間に提供できる．また，双方向の情報交換ができる利点を活用して，送信されてきた食事記録を評価し，その結果に関するアドバイスを伝達するときなどに利用されている．

(6) パンフレット，リーフレット

広く一般的に使われている教材・媒体である．パンフレットは簡単にとじた小冊子，リーフレットは1枚の用紙を折りたたむ程度のものである．どちらも，短文で理解が得やすい文章や語句を用いて表現し，絵，イラスト，写

真および図表などを取り入れて印象深いものに仕上げる．不特定で多数の対象に，栄養知識の普及や望ましい食生活を啓発するときなどに適している．

(7) 栄養メモ・カード(ポップ)

リーフレットの縮少版としての要素をもつもので，卓上に設置することで栄養指導の効果が期待できる．作成のポイントは，カードが小さいことを考慮してテーマを絞り，記載する内容を簡潔にまとめるなど印象深くすることである．

(8) 聴覚媒体

聴覚媒体には，放送，テープ，CD およびラジオなどがある．放送やラジオは，一般住民の栄養・食生活に関する知識の啓発に有効である．テープは「テープフォーラム(集団指導の討議法の１つ)」に活用される．「テープフォーラム」は，テープを聞いたあとでその内容を話題にした討議を行うものである．

(9) エプロンシアター

胸当て式のエプロンをシアター(劇場)に見立て，エプロンのポケットから人形，食品や料理の模型などを取り出して，エプロンに貼り付けたり取り外したりしながら説明を展開する．幼児を対象とした指導に用いられることが多かったが，最近では高齢者の指導にも活用されている．

(10) 紙芝居，人形劇

紙芝居や人形劇は，ストーリーの起承転結がわかりやすくなるように工夫し，対象者の興味を引くような展開，登場人物などを設定すると指導の効果があがる．幼児や小学校低学年の児童の栄養指導によく用いられている．

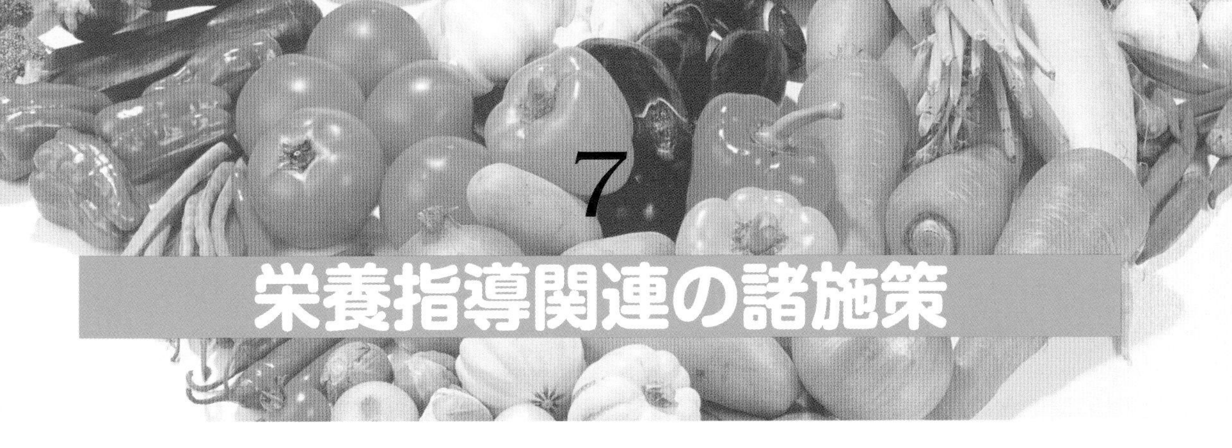

7 栄養指導関連の諸施策

A　日本人の食事摂取基準

現在わが国で用いられている食事摂取基準(DRI：Dietary Reference intakes)は，2020〜2024年までの5年間使用する「日本人の食事摂取基準(2020年版)」である．

「日本人の食事摂取基準(2020年版)」は，健康増進法第16条の2「食事摂取基準」に基づいて，厚生労働大臣によって定められたものである．

従来，2000年から5年間用いた「日本人の食事摂取基準」の前身である「日本人の栄養所要量」までは，厚生省に設置された審議会の答申を根拠としていた．また，2005年から5年間用いた「日本人の食事摂取基準(2005年版)」は，厚生労働省に設置された策定検討会報告をよりどころとするなど，法律的な裏づけがあるものではなかった．しかし，「日本人の食事摂取基準(2010年版)」以降は，健康増進法によって明確に裏づけをもつものとして現在にいたっている．

健康増進法第16条の2(食事摂取基準)

1　厚生労働大臣は，生涯にわたる国民の栄養摂取の改善に向けた自主的な努力を促進するため，国民健康・栄養調査その他の健康の保持増進に関する調査及び研究の成果を分析し，その分析の結果を踏まえ，食事による栄養摂取量の基準(食事摂取基準)を定めるものとする．

2　食事摂取基準においては，次に掲げる事項を定めるものとする．

一　国民がその健康の保持増進を図る上で摂取することが望ましい熱量に関する事項

二　国民がその健康の保持増進を図る上で摂取することが望ましい次に掲げる栄養素の量に関する事項

イ　国民の栄養摂取の状況から見てその欠乏が国民の健康の保持増進を妨げているものとして厚生労働省令で定める栄養素

※　厚生労働省令で定める栄養素

ⅰ　たんぱく質

ⅱ　n-6系脂肪酸及びn-3系脂肪酸

ⅲ　炭水化物及び食物繊維

ⅳ　ビタミンA，ビタミンD，ビタミンE，ビタミンK，ビタミンB_1，ビタミンB_2，ナイアシン，ビタミンB_6，ビタミンB_{12}，葉酸，パントテン酸，ビオチン及びビタミンC

ⅴ　カリウム，カルシウム，マグネシウム，リン，鉄，亜鉛，銅，マンガン，ヨウ素，セレン，クロム及びモリブデン

ロ　国民の栄養摂取の状況から見てその過剰な摂取が国民の健康の保持増進を妨げているものとして厚生労働省令で定める栄養素

※　厚生労働省令で定める栄養素

ⅰ　脂質，飽和脂肪酸及びコレステロール

ⅱ　糖類(単糖類又は二糖類であって，糖アルコールでないものに限る)

ⅲ　ナトリウム

1 「日本人の食事摂取基準」策定の基本的な考え方

「日本人の栄養所要量」を抜本的に見直して策定された「日本人の食事摂取基準(2005年版)」では，つぎのような基本的な考え方が採用され，「日本人の食事摂取基準(2020年版)」においてもこの考え方が踏襲されている.

1)「摂取量の範囲を示す」考え方の導入

「日本人の食事摂取基準(2005年版)」では，あらたに「摂取量の範囲」を設定し，その範囲内に摂取量がある場合に「望ましい」とする考え方が導入された.

従来の「日本人の栄養所要量」は，「欠乏症を予防するための最低摂取量に関する基準を示す」という考え方に立って策定されていた．しかし，現代社会においては，欠乏症のみならず生活習慣病の予防や栄養素の過剰摂取による健康障害にも特別な配慮が必要である．そのためには，最低摂取量に関する基準を示す従来の考え方では十分な対応が困難なため，「日本人の食事摂取基準(2005年版)」から考え方が改められた.

2)「確率論的な考え方」の導入

エネルギーや栄養素摂取量の「真」の望ましい値は，一人ひとり異なっている．また，個人内においても変動していて，個々人の「真」の望ましい栄養素摂取量は，測定することも算定することも不可能である．そのため，「食事による摂取量の基準」の算定においても，活用においても「確率論的な考え方」を必要とし，「日本人の食事摂取基準(2005年版)」からこの考え方が導入された.

従来の「日本人の栄養所要量」と比較して，「日本人の食事摂取基準(2005年版)」の策定におけるこの2つの基本的な考え方の導入は，もっとも特徴的なものといえる.

2 「日本人の食事摂取基準(2020年版)」とは

「日本人の食事摂取基準(2020年版)」は，健康増進法第16条の2に規定される「食事摂取基準」である.「日本人の食事摂取基準(2020年版)」は，健康な個人ならびに集団を対象にして，国民の健康の保持・増進，生活習慣病の予防のために参照するエネルギーおよび栄養素の摂取量の基準を示すものである.

a 策定の方針

「日本人の食事摂取基準(2020年版)」の策定にあたっては，国民の高齢化の進展や糖尿病など有病者数の増加をふまえ，2013年に開始した「健康日本21(第2次)」には，主要な生活習慣病の発症予防と重症化予防の徹底を図るとともに，社会生活を営むために必要な機能の維持および向上を図ることが基本的方向として掲げられている．そこで，健康の保持・増進，生活習慣病の発症予防および重症化予防に加え，高齢者の低栄養予防やフレイル予防も視野に入れて策定された．このため，関連する各種疾患のガイドラインとの調和を図ることとされた.

また，科学的根拠に基づく策定を行うことを基本としたが，現時点では根拠が十分ではない重要な課題については，今後実践や研究を推進していくこ

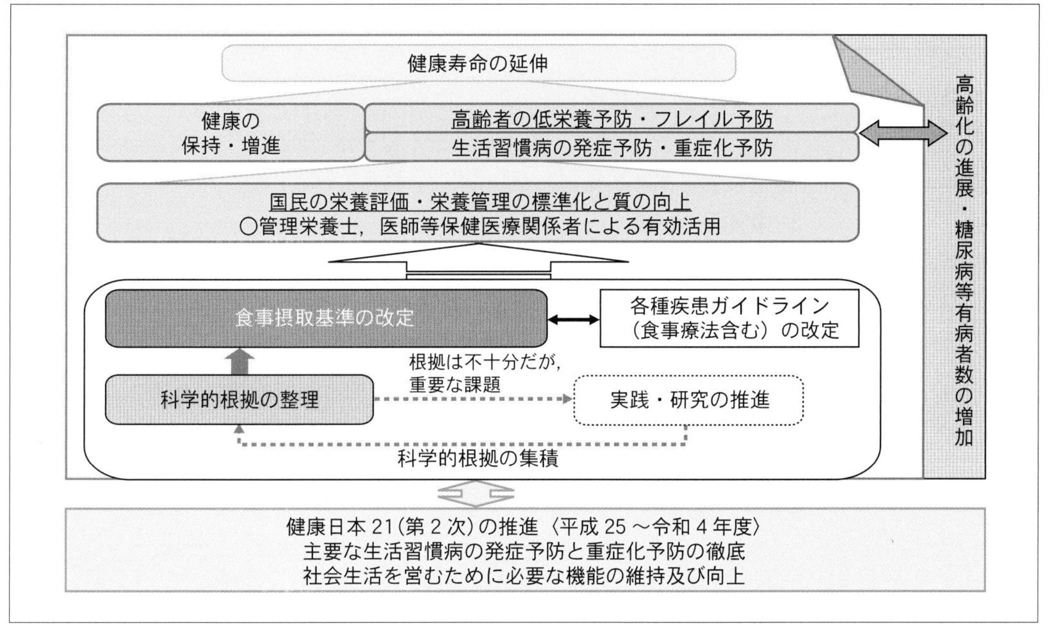

図 7-1 日本人の食事摂取基準（2020 年版）策定の方向性
（「日本人の食事摂取基準（2020 年版）」，厚生労働省より）

とで根拠の集積を図る必要があることから，研究課題の整理も行うこととされた（**図 7-1**）．

b 対象とする個人ならびに集団の範囲など

「日本人の食事摂取基準（2020 年版）」の対象は，健康な個人および健康な人を中心として構成されている集団とし，生活習慣病などに関する危険因子を有していたり，高齢者においてはフレイルに関する危険因子を有していたりしても，おおむね自立した生活を営んでいる人は対象に含まれる．具体的には，歩行や家事などの身体活動を行っている人であり，体格（BMI：Body Mass Index）が標準より著しく外れていない人とされた．なお，フレイルについては，現在のところ世界的に統一された概念は存在していないが，食事摂取基準においては，その対象範囲をふまえ，フレイルを健常状態と要介護状態の中間的な段階に位置づける考え方が採用されている．

また，疾患を有していたり，疾患に関する高いリスクを有する個人および集団に対して治療を目的とする場合には，食事摂取基準におけるエネルギーおよび栄養素の摂取に関する基本的な考え方を必ず理解したうえで，各疾患に関連する治療ガイドラインなどの栄養管理指針を用いることが提言されている．

c 策定対象のエネルギーおよび栄養素

策定の対象としたエネルギーおよび栄養素等は，健康増進法に基づいて厚生労働大臣が定めるものとされている．「日本人の食事摂取基準（2020 年度版）」の対象は，健康増進法第 16 条の 2（食事摂取基準，p. 141 参照）に示されたエネルギーおよび栄養素等と一致している.

d 指標の目的と種類

(1) エネルギーの指標

エネルギーの指標は，エネルギーの過不足の回避を目的とする指標として「推定エネルギー必要量」が設定されている.

(2) 栄養素の指標

栄養素の指標は，3つの目的からなる5つの指標で構成されている.

① 摂取不足の回避を目的とした指標：「推定平均必要量」，「推奨量」，これらが推定できない場合の代替指標として「目安量」

② 過剰摂取による健康障害の回避を目的とした指標：「耐容上限量」

③ 生活習慣病の予防を目的とした指標：「目標量」

e 年齢区分

■乳　児

一般的には月齢別に2階級.

・0～5か月：出生後6か月未満

・6～11か月：6か月以上1年未満

とくに詳細な年齢区分が必要な場合には3階級.

・0～5か月：出生後6か月未満

・6～8か月：6か月以上9か月未満

・9～11か月：9か月以上1年未満

■小　児

1～17歳まで年齢別に7階級.

・1～2歳　・10～11歳

・3～5歳　・12～14歳

・6～7歳　・15～17歳

・8～9歳

■成　人

18歳以上を成人とし，年齢別に3階級.

・18～29歳

・30～49歳

・50～64歳

■高齢者

65歳以上として，年齢別に2階級.

・65～74歳

・75歳以上

f 策定した栄養素と設定した指標

「日本人の食事摂取基準(2020年版)」において食事摂取基準が策定された栄養素と，設定された指標(1歳以上)は，**表7-1**に示すとおりである.

表 7-1 ● 食事摂取基準を策定した栄養素と設定した指標（1 歳以上）[*1]

栄養素			推定平均必要量（EAR）	推奨量（RDA）	目安量（AI）	耐容上限量（UL）	目標量（DG）
たんぱく質			○[b]	○[b]	—	—	○[*3]
脂　質		脂　質	—	—	—	—	○[*3]
		飽和脂肪酸[*4]	—	—	—	—	○[*3]
		n-6 系脂肪酸	—	—	○	—	—
		n-3 系脂肪酸	—	—	○	—	—
		コレステロール[*5]	—	—	—	—	—
炭水化物		炭水化物	—	—	—	—	○[*3]
		食物繊維	—	—	—	—	○
		糖　類	—	—	—	—	—
主要栄養素バランス[*2]			—	—	—	—	○[*3]
ビタミン	脂溶性	ビタミンA	○[a]	○[a]	—	○	—
		ビタミンD[*2]	—	—	○	○	—
		ビタミンE	—	—	○	○	—
		ビタミンK	—	—	○	—	—
	水溶性	ビタミンB_1	○[c]	○[c]	—	—	—
		ビタミンB_2	○[c]	○[c]	—	—	—
		ナイアシン	○[a]	○[a]	—	○	—
		ビタミンB_6	○[b]	○[b]	—	○	—
		ビタミンB_{12}	○[a]	○[a]	—	—	—
		葉　酸	○[a]	○[a]	—	○[*7]	—
		パントテン酸	—	—	○	—	—
		ビオチン	—	—	○	—	—
		ビタミンC	○[x]	○[x]	—	—	—
ミネラル	多量	ナトリウム[*6]	○[a]	—	—	—	○
		カリウム	—	—	○	—	○
		カルシウム	○[b]	○[b]	—	○	—
		マグネシウム	○[b]	○[b]	—	○[*7]	—
		リ　ン	—	—	○	○	—
	微量	鉄	○[a]	○[x]	—	○	—
		亜　鉛	○[b]	○[b]	—	○	—
		銅	○[b]	○[b]	—	○	—
		マンガン	—	—	○	○	—
		ヨウ素	○[a]	○[a]	—	○	—
		セレン	○[a]	○[a]	—	○	—
		クロム	—	—	○	○	—
		モリブデン	○[b]	○[b]	—	○	—

＊1 一部の年齢区分についてだけ設定した場合も含む．
＊2 フレイル予防を図る上での留意事項を表の脚注として記載．
＊3 総エネルギー摂取量に占めるべき割合（%エネルギー）．
＊4 脂質異常症の重症化予防を目的としたコレステロールの量と，トランス脂肪酸の摂取に関する参考情報を表の脚注として記載．
＊5 脂質異常症の重症化予防を目的とした量を飽和脂肪酸の表の脚注に記載．
＊6 高血圧及び慢性腎臓病（CKD）の重症化予防を目的とした量を表の脚注として記載．
＊7 通常の食品以外の食品からの摂取について定めた．
a 集団内の半数の者に不足又は欠乏の症状が現れ得る摂取量をもって推定平均必要量とした栄養素．
b 集団内の半数の者で体内量が維持される摂取量をもって推定平均必要量とした栄養素．
c 集団内の半数の者で体内量が飽和している摂取量をもって推定平均必要量とした栄養素．
x 上記以外の方法で推定平均必要量が定められた栄養素．

（「日本人の食事摂取基準（2020 年版）」，厚生労働省より）

3 エネルギー食事摂取基準

エネルギー必要量は，無視できない個人間差が要因として多数存在するため，栄養素とは異なり性・年齢階級・身体活動レベル別に単一の数値として示すことが困難である．しかし，エネルギー必要量の概念が重要であることや，エネルギー必要量に依存することが知られている栄養素の推定平均必要量の算出にあたってエネルギー必要量の概数が必要となることなどから，参考資料として推定エネルギー必要量が参考表として示された．

a 推定エネルギー必要量(EER)

エネルギー食事摂取基準には，ほかの栄養素で用いられている食事摂取基準の概念を適用することができない．そのため，「推定エネルギー必要量」という概念が採用されている．

推定エネルギー必要量とは，特定の集団に属する人々のエネルギー出納(成人の場合，エネルギー摂取量－エネルギー消費量)が0(ゼロ)になる確率が，もっとも高くなると推定される1日当たりのエネルギー摂取量のことである．

成人では，身体活動と体重を維持するために一定量のエネルギーの摂取が必要である．エネルギーの摂取量と消費量が均衡し，体重変動のない状態がもっとも望ましいエネルギー摂取の状況と考えられる．エネルギーの摂取不足が持続した状態では，体重の減少，やせ，たんぱく質・エネルギー栄養失調症(クワシオルコル kwashiorkor)のリスクが高まる．一方，過剰摂取では，体重の増加から肥満に伴う糖尿病，脂質異常症(高脂血症など)など生活習慣病の発症リスクが高まる．

b 推定エネルギー必要量算定式

■成人(18歳以上)の推定エネルギー必要量算定式

・推定エネルギー必要量(kcal/日)
　＝基礎代謝量(kcal/日)×身体活動レベル

■乳児の推定エネルギー必要量算定式

・乳児の推定エネルギー必要量(kcal/日)
　＝総エネルギー消費量(kcal/日)＋エネルギー蓄積量(kcal/日)

■小児(成長期：1〜17歳)の推定エネルギー必要量算定式

・推定エネルギー必要量(kcal/日)
　＝基礎代謝量(kcal/日)×身体活動レベル＋エネルギー蓄積量(kcal/日)

■妊婦の推定エネルギー必要量算定式

・推定エネルギー必要量(kcal/日)
　＝妊娠前の推定エネルギー必要量(kcal/日)＋妊婦のエネルギー付加量(kcal/日)

■授乳婦の推定エネルギー必要量算定式

・推定エネルギー必要量(kcal/日)

=妊娠前の推定エネルギー必要量(kcal/日)+授乳婦のエネルギー付加量(kcal/日)

4 栄養素の食事摂取基準

a 各指標を理解するための概念

各栄養素ごとに設定された推定平均必要量や耐容上限量などの指標を理解するための概念を表した図は，**図 7-2** に示すとおりである．

この概念図は，個々人の習慣的な摂取量と摂取不足または過剰摂取に由来する健康障害発生のリスク，すなわち，健康障害が生じる確率との関係を概念的に示したものである．

この図に示す概念を集団に当てはめると，摂取不足を生じる人の割合，または過剰摂取によって健康障害を生じる人の割合を示すものと理解することができる．

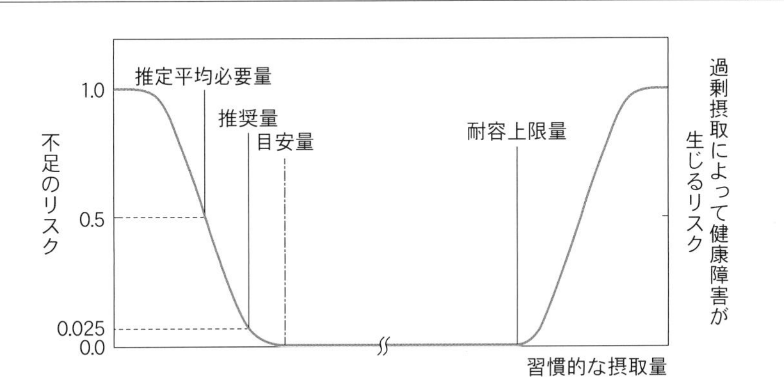

縦軸は，個人の場合は不足または過剰によって健康障害が生じる確率を，集団の場合は不足状態にある者または過剰によって健康障害を生じる者の割合を示す．

不足の確率が推定平均必要量では 0.5(50%)あり，推奨量では 0.02～0.03(中間値として 0.025)(2～3%または 2.5%)あることを示す．耐容上限量以上を摂取した場合には，過剰摂取による健康障害が生じる潜在的なリスクが存在することを示す．そして，推奨量と耐容上限量とのあいだの摂取量では，不足のリスク，過剰摂取による健康障害が生じるリスクがともに 0(ゼロ)に近いことを示す．

目安量については，推定平均必要量および推奨量と一定の関係をもたない．しかし，推奨量と目安量を同時に算定することが可能であれば，目安量は推奨量よりも大きい(図では右方)と考えられるため，参考として付記した．

目標量は，ここに示す概念や方法とは異なる性質のものであることから，ここには図示できない．

図 7-2 食事摂取基準の各指標を理解するための概念図

(「日本人の食事摂取基準(2020 年版)」，厚生労働省より)

b　各指標の定義

⑴ **推定平均必要量**(EAR)

推定平均必要量とは,「ある対象集団において測定された必要量の分布に基づき，母集団における必要量の平均値の推定値を示すもの」である.

つまり,「ある対象集団に属する50%の人が，必要量を満たす(同時に，50%の人が必要量を満たさない)と推定される摂取量のこと」である.

⑵ **推奨量**(RDA)

推奨量とは,「ある対象集団において測定された必要量の分布に基づき，母集団に属するほとんどの人(97〜98%)が必要量を充足できている摂取量のこと」である.

推奨量は，推定平均必要量が与えられる栄養素に対して設定され，推定平均必要量を用いて算出される.

⑶ **目安量**(AI)

目安量とは,「特定の集団におけるある一定の栄養状態を維持するのに十分な摂取量のこと」である．十分な科学的根拠が得られず「推定平均必要量」が設定できない場合に算定される.

実際には,「特定の集団において，不足状態を示す人がほとんど観察されない摂取量」として与えられる.

⑷ **耐容上限量**(UL)

耐容上限量とは,「健康障害をもたらすリスクがないとみなされる習慣的な摂取量の上限のこと」である．耐容上限量を超えて摂取すると，過剰摂取によって生じる潜在的な健康障害のリスクが高まると考えられている.

⑸ **目標量**(DG)

目標量とは,「生活習慣病の予防を目的として，特定の集団における当該疾患のリスクや，その代理指標となる生体指標の値が低くなると考えられる栄養状態が達成できるとして算定される，現在の日本人が当面の目標とすべき摂取量のこと」である．目標量は，疫学研究によって得られた知見を中心とし，実験栄養学的な研究による知見を加味して策定されている.

5　食事摂取基準の活用

a　個人の食事改善を目的とした活用

個々人の食事改善を目的として食事摂取基準を活用する場合に栄養士・管理栄養士は，対象者の食事摂取状況についてのアセスメントを行い，各個人の摂取量から摂取不足や過剰摂取の可能性などの推定を行う．その結果に基づいて，食事摂取基準を活用して個々人の摂取不足や過剰摂取を防ぎ，生活習慣病の発症を予防するための適切なエネルギーや栄養素の目標とすべき摂取量を提案し，対象者の食事改善計画の立案や円滑な実施につなげる役割を担っている.

また，目標とするBMIや栄養素摂取量に近づけるためには，料理や食品の摂取量やバランス，身体活動量の増加に関する具体的な情報の提供，効果的なツールの開発など，個人の食事改善を実現するための栄養教育の企画や実

表 7-2 ● 個人の食事改善を目的として食事摂取基準を活用する場合の基本的事項

目　的	用いる指標	食事摂取状況のアセスメント	食事改善の計画と実施
エネルギー摂取の過不足の評価	体重変化量 BMI	・体重変化量を測定 ・測定された BMI が，目標とする BMI の範囲を下回っていれば「不足」，上回っていれば「過剰」の恐れがないか，他の要因も含め，総合的に判断	・BMI が目標とする範囲内に留まること，またはその方向に体重が改善することを目的として立案 (留意点)おおむね 4 週間ごとに体重を計測記録し，16 週間以上フォローを行う
栄養素の摂取不足の評価	推定平均必要量 推奨量 目安量	・測定された摂取量と推定平均必要量および推奨量から不足の可能性とその確率を推定 ・目安量を用いる場合は，測定された摂取量と目安量を比較し，不足していないことを確認	・推奨量よりも摂取量が少ない場合は，推奨量を目指す計画を立案 ・摂取量が目安量付近かそれ以上であれば，その量を維持する計画を立案 (留意点)測定された摂取量が目安量を下回っている場合は，不足の有無やその程度を判断できない
栄養素の過剰摂取の評価	耐容上限量	・測定された摂取量と耐容上限量から，過剰摂取の可能性の有無を推定	・耐容上限量を超えて摂取している場合は耐容上限量未満になるための計画を立案 (留意点)耐容上限量を超えた摂取は避けるべきであり，それを超えて摂取していることが明らかになった場合は，問題を解決するためにすみやかに計画を修正，実施
生活習慣病の予防を目的とした評価	目標量	・測定された摂取量と目標量を比較．ただし，発症予防を目的としている生活習慣病が関連する他の栄養関連因子および非栄養性の関連因子の存在とその程度も測定し，これらを総合的に考慮したうえで評価	・摂取量が目標量の範囲に入ることを目的とした計画を立案 (留意点)発症予防を目的としている生活習慣病が関連する他の栄養関連因子および非栄養性の関連因子の存在と程度を明らかにし，これらを総合的に考慮したうえで，対象とする栄養素の摂取量の改善の程度を判断．また，生活習慣病の特徴から考えて，長い年月にわたって実施可能な改善計画の立案と実施が望ましい

(「日本人の食事摂取基準(2020 年版)」，厚生労働省より)

施，検証を併せて行うことが大切である．

個人の食事改善を目的として，食事摂取基準を活用する場合の基本的事項は表 7-2 に示すとおりである．

(1) エネルギー摂取量の評価

成人のエネルギー摂取量の過不足の評価には，BMI または体重変化量を用いる．BMI については，「日本人の食事摂取基準(2020 年版)」に提示されている目標とする BMI の範囲を目安とする．ただし，評価の結果がこの範囲にあっても，体重が増加傾向または減少傾向にある場合には，エネルギー出納バランスが正または負に傾いていることを示しているので，留意して適切に対応する必要がある．

乳児および小児のエネルギー摂取量の過不足のアセスメントには，成長曲線(身体発育曲線)を用いる．体重と身長を計測し，成長曲線のカーブに沿っているか，体重増加がみられず成長曲線から下方に大きく外れていないか，また，上方に大きく外れるような体重増加はないかなど，成長過程の縦断的な観察が重要である．

(2) 栄養素摂取量の評価

栄養素摂取量の評価には，基本的には食事調査の結果(測定された摂取量)を用いる．ただし，食事調査法に起因する測定誤差(とくに過小申告・過大申告と日間変動)が，結果に及ぼす影響の意味とその程度を，十分に理解して評価を行う必要がある．とくに個人においては，日間変動が評価に与える影響の大きい点に留意する．

栄養素の摂取不足の回避を目的とした評価を行う場合には，推定平均必要量と推奨量を用いる．推定平均必要量が算定されていない場合には目安量を用いる．測定された摂取量と推定平均必要量および推奨量から不足の確率を推定する．推奨量付近か推奨量以上であれば，不足のリスクはほとんどないと判断される．推定平均必要量以上であるが推奨量に満たない場合には，推奨量を目指す摂取量がすすめられる．ただし，ほかの栄養素の摂取状態なども考慮し，総合的に判断する．摂取量が推定平均必要量未満の場合には，不足の確率が50%以上あるために摂取量を増やす対応が求められる．目安量を用いる場合には，摂取量の測定値と目安量とを比較して目安量以上を摂取していれば，不足のリスクはほとんどないものと判断される．一方，摂取量が目安量未満であっても目安量の定義から理解されるように，不足のリスクを推定することはできない．

栄養素の過剰摂取の回避を目的とした評価を行う場合には，耐容上限量を用いる．測定された摂取量が耐容上限量を超えている場合には，過剰摂取と判断する．

生活習慣病の発症予防を目的とした評価を行う場合には，目標量を用いる．目標量は，範囲で示されているものがあるために目標量の特徴を考慮し，測定された摂取量との比較を行う．なお，生活習慣病には多様な原因があり，その複合的な結果として疾患が発症するために，ある種類の栄養素の結果だけを過大に重要視することは避けなければならない．対象とする生活習慣病のなかで対象とする栄養素がどの程度，相対的な重要度を有しているのかを理解したうえで，総合的な評価を行うことがすすめられる．

(3) 食事改善の計画と実施

個人対象の食事改善の計画と実施は，食事摂取状況の評価を行い，その結果に基づいて計画を立案し，計画に従って実施することが基本となる．具体的には，**表7-2**の「食事改善の計画と実施」欄を参考にして遂行する．

b 集団の食事改善を目的とした活用

集団の食事改善を目的として食事摂取基準を活用する場合には，食事摂取基準を適用して食事摂取状況のアセスメントを行い，集団の摂取量の分布から摂取不足や過剰摂取の可能性がある人の割合を推定する．集団栄養指導を担当する栄養士・管理栄養士は，アセスメントの結果に基づき食事摂取基準を適用して，摂取不足や過剰摂取を防ぎ，また，生活習慣病の発症予防のた

表 7-3 集団の食事改善を目的として食事摂取基準を活用する場合の基本的事項

目　的	用いる指標	食事摂取状況のアセスメント	食事改善の計画と実施
エネルギー摂取の過不足の評価	体重変化量 BMI	・体重変化量を測定 ・測定されたBMIの分布から，BMIが目標とするBMIの範囲を下回っている，あるいは上回っている者の割合を算出	・BMIが目標とする範囲内に留まっている者の割合を増やすことを目的として計画を立案 （留意点）一定期間をおいて2回以上の評価を行い，その結果に基づいて計画を変更し，実施
栄養素の摂取不足の評価	推定平均必要量 目安量	・測定された摂取量の分布と推定平均必要量から，推定平均必要量を下回る者の割合を算出 ・目安量を用いる場合は，摂取量の中央値と目安量を比較し，不足していないことを確認	・推定平均必要量では，推定平均必要量を下回って摂取している者の集団内における割合をできるだけ少なくするための計画を立案 ・目安量では，摂取量の中央値が目安量付近かそれ以上であれば，その量を維持するための計画を立案 （留意点）摂取量の中央値が目安量を下回っている場合，不足状態にあるかどうかは判断できない
栄養素の過剰摂取の評価	耐容上限量	・測定された摂取量の分布と耐容上限量から，過剰摂取の可能性を有する者の割合を算出	・集団全員の摂取量が耐容上限量未満になるための計画を立案 （留意点）耐容上限量を超えた摂取は避けるべきであり，超えて摂取している者がいることが明らかになった場合は，問題を解決するためにすみやかに計画を修正，実施
生活習慣病の発症予防を目的とした評価	目標量	・測定された摂取量の分布と目標量から，目標量の範囲を逸脱する者の割合を算出する．ただし，発症予防を目的としている生活習慣病が関連する他の栄養関連因子および非栄養性の関連因子の存在と程度も測定し，これらを総合的に考慮したうえで評価	・摂取量が目標量の範囲に入る者または近づく者の割合を増やすことを目的とした計画を立案 （留意点）発症予防を目的としている生活習慣病が関連する他の栄養関連因子および非栄養性の関連因子の存在とその程度を明らかにし，これらを総合的に考慮したうえで，対象とする栄養素の摂取量の改善の程度を判断．また，生活習慣病の特徴から考え，長い年月にわたって実施可能な改善計画の立案と実施が望ましい

（「日本人の食事摂取基準（2020 年版）」，厚生労働省より）

めの適切なエネルギーや栄養素の摂取量など，到達目標を提案するなど対象集団の食事改善の計画・実施につなげる役割を担っている．

また，目標とするBMIや栄養素摂取量に近づけるためには，具体的な食行動・食生活や身体活動に関する改善目標の設定や，モニタリング，改善目標を実現するための効果的な各種事業の企画・実施など，公衆栄養計画の企画や実施，検証も併せて行うことが必要となる．

集団の食事改善を目的として食事摂取基準を活用する場合の基本的事項は**表 7-3** に示すとおりである．ただし，**表 7-3** は，公衆栄養領域の集団を対象としたもので，特定給食施設での活用には適応していない．

(1) エネルギー摂取量の評価

エネルギー摂取量の過不足を評価する場合には，BMIの分布を用いる．BMIが目標とする範囲内にある人（または目標の範囲外にある人）の割合を算出する．BMI については，「日本人の食事摂取基準(2020 年版)」に提示されている目標とする BMI の範囲を目安とする．

(2) 栄養素摂取量の評価

栄養素摂取量の評価には，食事調査法によって得られる摂取量の分布を用いる．この場合，食事調査法に起因する測定誤差(とくに，過小申告・過大申告と日間変動)が結果に及ぼす影響の意味と程度を十分に理解して評価を行う必要がある．集団においては，とくに過小申告・過大申告が評価に与える影響の大きい点に留意する．

推定平均必要量が算定されている栄養素については，推定平均必要量を下回る人の割合を算出する．適切な割合を求めるためには，確率法を用いるべきであるが，現実的に確率法の利用可能な条件が整うことはまれである．そこで，簡便法としてカットポイント法が用いられることが多い．しかし，推定平均必要量の分布形が正規分布から大きくいびつにゆがんでいる場合には，カットポイント法で求めた値は真の割合から遠くなることが理論的に知られている．また，摂取法の平均値およびその分布が推定平均必要量から大きく離れている場合にも，カットポイント法で求めた値は真の割合からかけ離れてしまう．

目安量を用いる場合には，摂取量の中央値が目安量以上かどうかを確認する．摂取量の中央値が目安量未満の場合は，不足状態にあるかどうかの判断を行うことはできない．

耐容上限量を用いる場合には，測定値の分布と耐容上限量から過剰摂取の可能性を有する人の割合を算出する．

目標量を用いる場合には，測定値の分布と目標量から目標量の範囲を逸脱している人の割合を算出する．

(3) 食事改善の計画と実施

集団対象の食事改善の計画と実施は，集団の食事改善を目的とした食事摂取状況のアセスメントの結果に基づき，食事摂取基準を活用した食事改善の計画を立案し，計画に従って実施することが基本となる．具体的には，**表 7-3** の「食事改善の計画と実施」欄を参考にして遂行する．

B　健康日本21(第2次)

「健康日本21(第2次)」は，健康増進法第7条第1項の規定に基づく，『国民の健康の増進の総合的な推進を図るための基本的な方針』として厚生労働大臣が公表したものである．この方針を「21世紀における第2次国民健康づくり運動〔健康日本21(第2次)〕」とよんでいる．

「健康日本21(第2次)」は，2000年度から2012年度まで展開されてきた「健康日本21」の評価に基づき，2013年4月1日からの10年計画で展開される国民健康づくり運動である．ただし，厚生労働省は，「健康日本21(第2次)」の終期を1年延長し，2023年度とすることを公表している（以下同じ）．

1 「健康日本21(第2次)」の基本的方針

21世紀のわが国において，少子高齢化や疾病構造の変化が進むなかで，生活習慣および社会環境の改善を通じて，子どもから高齢者まですべての国民がともに支え合いながら希望や生きがいをもち，ライフステージ(乳幼児期，青壮年期，高齢期など人の生涯における各段階)に応じて，健やかで心豊かに生活できる活力ある社会を実現し，その結果社会保障制度が持続可能なものとなるよう，国民の健康の増進の総合的な推進を図るための基本的な事項を示し，2013年度から2022年度まで「21世紀における第2次国民健康づくり運動」を推進するものである．

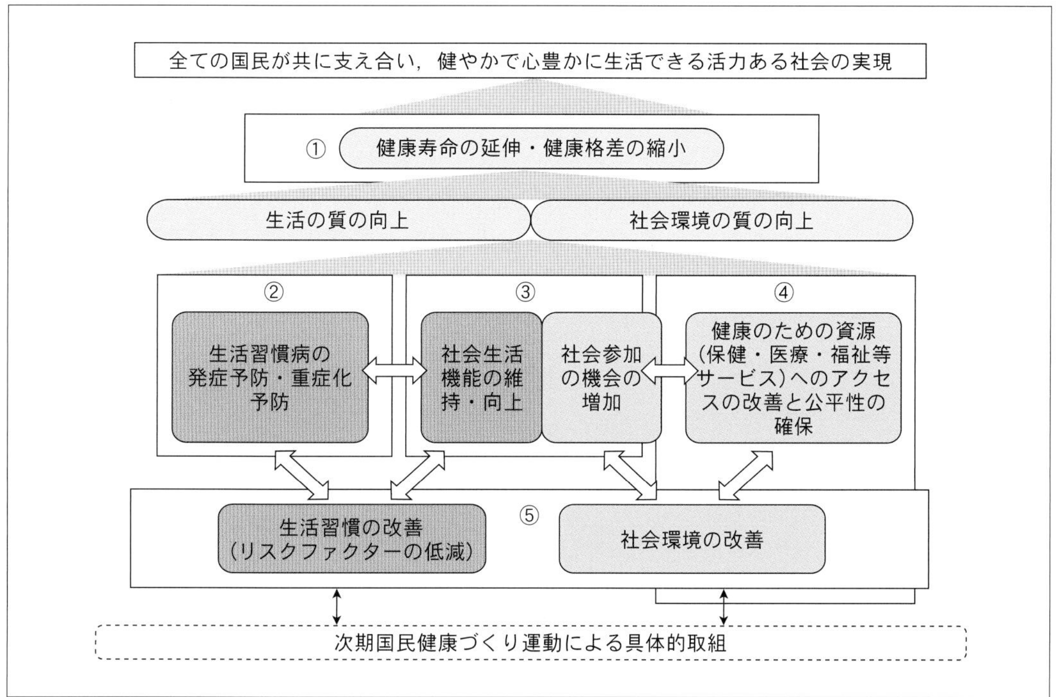

図7-3　健康日本21(第2次)の概念図

〔厚生科学審議会地域保健健康増進栄養部会 次期国民健康づくり運動プラン策定専門委員会：健康日本21(第2次)の推進に関する参考資料，2012〕

健康増進法第7条第1項には,「厚生労働大臣は,国民の健康の増進の総合的な推進を図るための基本的な方針(基本方針)を定める.」と規定されている.「健康日本21(第2次)」は,これまでの「健康日本21」を引き継ぐものである.

基本方針と「健康日本21(第2次)」との関係は,基本方針の理念に基づく,目標期間と数値目標を有する具体的な長期計画と位置づけられる.「健康日本21(第2次)」には,5つの目標と55項目の目標値が設定されている.

2 国民健康づくり運動の経緯

a 第1次国民健康づくり運動

1978年度から1987年度までの10年計画で,日本で最初に設定された国民健康づくり運動である.運動の柱はつぎの3点である.おもに栄養・食生活の視点が重視された.

① ライフサイクルに応じたきめ細やかな保健サービスの提供.
② 健康づくりの基盤整備(健康増進センター,保健師などマンパワー).
③ 健康づくりの啓発・普及(栄養,運動,休養).

b 第2次国民健康づくり運動

「アクティブ80ヘルスプラン」ともよばれた,1988年度から1997年度までの10年計画である.人生80年時代の生活スタイルを,栄養,運動,休養のバランスがとれたものにするための総合対策で,おもに運動の視点が重視された.また,第2次国民健康づくり運動では,健康づくりマンパワーとしての栄養士・管理栄養士の役割が明確に位置づけられた.

c 第3次国民健康づくり運動

2000年度から2012年度まで13年間展開された「21世紀の国民健康づくり運動(健康日本21)」である.壮年期死亡の減少,健康寿命の延伸および生活の質の向上を実現することを目標として,生活習慣病とその原因となる生活習慣など保健医療政策上重要な課題に対応する長期計画として,9つの分野にわたる70項目について目標値が設定された.

d 第4次国民健康づくり運動

2013年度から2022年度までの10年計画で展開される「21世紀における国民健康づくり運動〔健康日本21(第2次)〕」が,これに相当する国民健康づくり運動である.

3 「健康日本21(第2次)」の基本的な方向

a 健康寿命の延伸と健康格差の縮小

わが国における高齢化の進展および疾病構造の変化をふまえて,生活習慣病の予防,社会生活を営むために必要な機能の維持および向上などにより,健康寿命(健康上の問題で日常生活が制限されることなく生活できる期間)の延伸を実現する.

また,あらゆる世代の健やかな暮らしを支える良好な社会環境を構築することにより,健康格差(地域や社会経済状況の違いによる集団間の健康状態の差)の縮小を実現する.

b　生活習慣病の発症予防と重症化予防の徹底(NCDの予防)	がん，循環器疾患，糖尿病およびCOPD(慢性閉塞性肺疾患)に対処するため，食生活の改善や運動習慣の定着などによる一次予防(生活習慣を改善して健康を増進し，生活習慣病の発症を予防すること)に重点を置いた対策を推進するとともに，合併症の発症や症状の進展などの重症化予防に重点を置いた対策を推進する． なお，がん，循環器疾患，糖尿病およびCOPDは，わが国においてはそれぞれ生活習慣病の1つと位置づけられている．一方，国際的には，これら4つの疾患を重要なNCD(非感染性疾患)ととらえ，予防および管理のための包括的な対策が重要視されている．
c　社会生活を営むために必要な機能の維持および向上	国民の自立した日常生活の実現を目指し，乳幼児期から高齢期までそれぞれのライフステージにおいて，心身機能の維持および向上につながる対策に取り組む． また，生活習慣病の予防またはその発症時期を遅らせることができるよう，子どものころから健康な生活習慣づくりに取り組む． さらに，働く世代のメンタルヘルス対策などにより，ライフステージに応じた「こころの健康づくり」に取り組む．
d　健康を支え，守るための社会環境の整備	個人の健康は，家庭，学校，地域，職場などの社会環境の影響を受けることから，社会全体で個人の健康を支え，守る環境づくりに努めていくことが重要であり，行政機関のみならず，広く国民の健康づくりを支援する企業，民間団体などの積極的な参加協力を得るなど，国民が主体的に行う健康づくりの取り組みを総合的に支援する環境を整備する． また，地域や世代間の相互扶助など地域や社会の絆，職場の支援などが機能することにより，時間的または精神的にゆとりのある生活の確保が困難な人や，健康づくりに関心のない人なども含めて，社会全体が相互に支え合いながら国民の健康を守る環境を整備する．
e　栄養・食生活，身体活動・運動，休養，飲酒，喫煙および歯・口腔の健康に関する生活習慣および社会環境の改善	上記aからdまでの基本的な方向を実現するためには，国民の健康増進を形成する基本要素となる栄養・食生活，身体活動・運動，休養，飲酒，喫煙および歯・口腔の健康に関する生活習慣の改善が重要である．生活習慣の改善を含めた健康づくりを効果的に推進するため，乳幼児期から高齢期までのライフステージや性差，社会経済的状況などの違いに着目し，違いに基づいて区分された対象集団ごとの特性やニーズ，健康課題などの把握を十分に行う． そのうえで，把握された内容に応じて，生活習慣病を発症する危険度の高い集団，また，総人口に占める高齢者の割合がもっとも高くなる時期に高齢期を迎える，現在の青壮年期世代の生活習慣の改善に向けた働きかけを重点的に行うとともに，社会環境の改善が国民の健康に及ぼす影響もふまえ，地

域や職場などを通じて国民に対する健康増進への働きかけを進める.

4 「健康日本21(第2次)」における国民の健康増進目標

a 目標の設定と評価

国は, 国民の健康増進について全国的な目標を設定し, 広く国民や健康づくりにかかわる多くの関係者に対してその目標を周知するとともに, 継続的に健康指標の推移などの調査および分析を行い, その結果に関する情報を国民や関係者に還元することにより, 関係者をはじめ広く国民一般の意識の向上および自主的な取り組みを支援する.

また, 国民の健康増進の取り組みを効果的に推進するため, 国が具体的に目標を設定するにあたっては, 健康づくりにかかわる多くの関係者が情報を共有しながら, 現状および課題について共通の認識をもったうえで取り組む課題を選択し, 科学的根拠に基づくものであり, かつ, 実態把握が可能な具体的目標を設定する.

なお, 具体的目標は, おおむね10年間をめどとして設定することとし, 国は, 当該目標を達成するための取り組みを計画的に進める. また, 設定した目標のうち主要なものについては, 継続的に数値の推移などの調査および分析を行うとともに, 都道府県における健康状態や生活習慣の状況の差の把握に努める. さらに, 目標設定後5年をめどにすべての目標について中間評価を行うとともに, 目標設定後10年をめどに最終評価を行うことにより, 目標を達成するための諸活動の成果を適切に評価し, その後の健康増進の取り組みに反映する.

厚生労働省厚生科学審議会地域保健健康増進栄養部会「健康日本21(第2次)」推進専門委員会は, 2018年8月に中間評価報告書を取りまとめた. 同報告書では, 2013年の運動開始時に設定した「国民の健康増進目標」の一部について, 中間評価の結果に基づく見直しを行っている. 本書では, 見直し後の目標値などを収載した.

b 目標設定の考え方

健康寿命の延伸および健康格差の縮小の実現に向けて, 生活習慣病の発症予防や重症化予防を図るとともに, 社会生活を営むために必要な機能の維持および向上を目指し, これら目標達成のために生活習慣の改善および社会環境の整備に取り組むことを目標としている.

(1) 健康寿命の延伸と健康格差の縮小

健康寿命の延伸および健康格差の縮小は, 生活習慣の改善や社会環境の整備によってわが国において実現されるべき最終的な目標である. 具体的な目標は, 日常生活に制限のない期間の平均の指標に基づき, **表7-4**のとおり設定する. また, 当該目標の達成に向けて国は, 生活習慣病対策の総合的な推進を図るほか, 医療や介護などさまざまな分野における支援などの取り組みを進める.

表 7-4 ● 健康寿命の延伸と健康格差の縮小の実現に関する目標

項　目	現状(2016 年)	目標(2023 年度)
① 健康寿命の延伸(日常生活に制限のない期間の平均の延伸)	男性 72.14 年 女性 74.79 年	平均寿命の増加分を上回る健康寿命の増加
② 健康格差の縮小(日常生活に制限のない期間の平均の都道府県格差の縮小)	男性 2.00 年 女性 2.70 年	都道府県格差の縮小

注)上記①の目標を実現するにあたっては,「日常生活に制限のない期間の平均」のみならず,「自分が健康であると自覚している期間の平均」についても留意することとする.

また,上記②の目標を実現するにあたっては,健康寿命の最も長い都道府県の数値を目標として,各都道府県において健康寿命の延伸を図るよう取り組むものである.

(2) 主要な生活習慣病の発症予防と重症化予防の徹底

わが国の主要な死亡原因であるがんおよび循環器疾患への対応に加え,患者数が増加傾向にあり,かつ,重大な合併症を引き起こす恐れのある糖尿病や,死亡原因として急速に増加すると予測される COPD への対策は,国民の健康寿命の延伸を図るうえで重要な課題である.

■ が　ん

予防,診断,治療などを総合的に推進する観点から,年齢調整死亡率の減少とともに,とくに早期発見を促すためにがん検診の受診率の向上を目標とする.

■ 循環器疾患

脳血管疾患および虚血性心疾患の発症の危険因子となる高血圧の改善ならびに脂質異常症の減少と,これらの疾患による死亡率の減少などを目標とする.

■ 糖 尿 病

その発症予防により有病者の増加の抑制を図るとともに,重症化を予防するために,血糖値の適正な管理,治療中断者の減少および合併症の減少などを目標とする.

■ COPD

喫煙が最大の発症要因であるため,禁煙により予防可能であるとともに,早期発見が重要であることから,これらについての認知度の向上を目標とする.

これらの疾患に係る具体的な目標は**表 7-5** のとおりとする.目標の達成に向けて国は,これらの疾患の発症予防や重症化予防のための方策として,適切な食事,適度な運動,禁煙など健康に有益な行動変容の促進や社会環境の整備のほか,医療連携体制の推進,特定健康診査・特定保健指導の実施などに取り組む.

(3) 社会生活を営むために必要な機能の維持および向上

少子高齢化が進むなかで,健康寿命の延伸を実現するためには,生活習慣病の予防とともに社会生活を営むための機能を高齢になっても可能なかぎり維持することが重要である.

表 7-5 主要な生活習慣病の発症予防と重症化予防の徹底に関する目標

	項 目	現 状	目 標
1 がん	① 75 歳未満のがんの年齢調整死亡率の減少(10 万人当たり)	76.1(2016 年)	減少傾向へ(2023 年)
	② がん検診の受診率の向上*	・胃がん 男性 46.4% 女性 35.6% ・肺がん 男性 51.0% 女性 41.7% ・大腸がん 男性 44.5% 女性 38.5% ・子宮頸がん 女性 42.4% ・乳がん 女性 44.9% (2016 年)	50% (2023 年)
2 循環器疾患	① 脳血管疾患・虚血性心疾患の年齢調整死亡率の減少(10 万人当たり)	・脳血管疾患 男性 36.2 女性 20.0 ・虚血性心疾患 男性 30.2 女性 11.3 (2016 年)	・脳血管疾患 男性 41.6 女性 24.7 ・虚血性心疾患 男性 31.8 女性 13.7 (2023 年)
	② 高血圧の改善(収縮期血圧の平均値の低下)	男性 136 mmHg 女性 130 mmHg (2016 年)	男性 134 mmHg 女性 129 mmHg (2023 年度)
	③ 脂質異常症の減少	・総コレステロール 240 mg/dL 以上の者の割合 男性 10.8% 女性 20.1% ・LDL コレステロール 160 mg/dL 以上の者の割合 男性 7.5% 女性 11.3% (2016 年)	・総コレステロール 240 mg/dL 以上の者の割合 男性 10% 女性 17% ・LDL コレステロール 160 mg/dL 以上の者の割合 男性 6.2% 女性 8.8% (2023 年度)
	④ メタボリックシンドロームの該当者および予備群の減少	1,412 万人 (2015 年度)	2008 年度と比べて 25%減少 (2023 年度)
	⑤ 特定健康診査・特定保健指導の実施率の向上	・特定健康診査の実施率 50.1% ・特定保健指導の実施率 17.5% (2015 年度)	・特定健康診査の実施率 75%以上 ・特定保健指導の実施率 45%以上 (2024 年度)
3 糖尿病	① 合併症(糖尿病腎症による年間新規透析導入患者数)の減少	16,103 人 (2016 年)	15,000 人 (2023 年度)
	② 治療継続者の割合の増加	64.3% (2016 年)	75% (2023 年度)
	③ 血糖コントロール指標におけるコントロール不良者の割合の減少〔HbA1c が JDS 値 8.0%(NGSP 値 8.4%)以上の者の割合の減少〕	0.96% (2014 年度)	1.0% (2023 年度)
	④ 糖尿病有病者の増加の抑制	1,000 万人(2016 年)	1,000 万人(2023 年度)
	⑤ メタボリックシンドロームの該当者および予備群の減少(再掲)	1,412 万人 (2015 年度)	平成 20 年度と比べて 25%減少 (2023 年度)
	⑥ 特定健康診査・特定保健指導の実施率の向上(再掲)	・特定健康診査の実施率 50.1% ・特定保健指導の実施率 17.5% (2015 年度)	・特定健康診査の実施率 70%以上 ・特定保健指導の実施率 45%以上 (2024 年度)
4 COPD	① COPD の認知度の向上	25.5% (2017 年)	80% (2023 年度)

*がん検診の受診率の算定にあたっては，40 歳から 69 歳まで(子宮頸がんは 20 歳から 69 歳まで)を対象とする.

表 7-6 社会生活を営むために必要な機能の維持・向上に関する目標

	項　目	現　状	目　標
1 こころの健康	① 自殺者の減少(人口10万人当たり)	16.8 (2016年)	13.0以下 (2026年)
	② 気分障害・不安障害に相当する心理的苦痛を感じている者の割合の減少	10.5% (2016年)	9.4% (2023年)
	③ メンタルヘルスに関する措置を受けられる職場の割合の増加	56.6% (2016年)	100% (2020年)
	④ 小児人口10万人当たりの小児科医・児童精神科医師の割合の増加	小児科医　108.5 (2016年) 児童精神科医　12.9 (2016年)	増加傾向へ (2023年)
2 次世代の健康	① 健康な生活習慣(栄養・食生活,運動)を有する子どもの割合の増加		
	ア　朝・昼・夕の3食を必ず食べることに気をつけて食事をしている子どもの割合の増加	小学5年生　89.5% (2017年度)	100%に近づける (2023年度)
	イ　運動やスポーツを習慣的にしている子どもの割合の増加	1週間の総運動時間が60分未満の子どもの割合 小学5年生　男子 6.4% 女子 11.6% (2017年度)	減少傾向へ (2023年度)
	② 適正体重の子どもの増加		
	ア　全出生数中の低出生体重児の割合の減少	9.4% (2016年)	減少傾向へ (2023年)
	イ　肥満傾向にある子どもの割合の減少	小学5年生の中等度・高度肥満傾向児の割合 男子　4.55% 女子　3.75% (2016年)	10歳(小学5年生)の肥満傾向児の割合 7.0% (2024年)
3 高齢者の健康*	① 介護保険サービス利用者の増加の抑制	521万人 (2015年度)	657万人 (2025年度)
	② 認知症サポーター数の増加	545万人 (2014年)	1,200万人 (2020年度)
	③ ロコモティブシンドローム(運動器症候群)を認知している国民の割合の増加	46.8% (2017年)	80% (2023年度)
	④ 低栄養傾向(BMI20以下)の高齢者の割合の増加の抑制	17.9% (2016年)	22% (2023年度)
	⑤ 足腰に痛みのある高齢者の割合の減少(1,000人当たり)	男性　210人 女性　267人 (2016年)	男性　200人 女性　260人 (2023年度)
	⑥ 高齢者の社会参加の促進(就業または何らかの地域活動をしている高齢者の割合の増加)	高齢者の社会参加の状況 男性　62.4% 女性　55.0% (2016年)	80% (2023年度)

＊高齢者の健康の①の目標については,社会保障・税一体改革大綱(平成24年2月17日閣議決定)の策定にあたって試算した結果に基づき設定したものである.

社会生活を営むために必要な機能の維持には，身体の健康とともにこころの健康が重要である．その健全な維持は，個人の生活の質を大きく左右するものであり，自殺などの社会的損失を防止するためにすべての世代の健やかな心を支える社会づくりを目指し，自殺者の減少，重い抑うつや不安の低減，職場の支援環境の充実および子どもの心身の問題への対応の充実を目標とする．

また，将来を担う次世代の健康を支えるためには，妊婦や子どもの健康増進が重要であり，子どものころからの健全な生活習慣の獲得および適正体重の子どもの増加を目標とする．

さらに，高齢化に伴う機能の低下を遅らせるために，高齢者の健康に焦点を当てた取り組みを強化する必要があり，介護保険サービス利用者の増加の抑制，認知機能低下およびロコモティブシンドローム（運動器症候群）の予防とともに，良好な栄養状態の維持，身体活動量の増加および就業などの社会参加の促進を目標とする．

これらに係る具体的な目標は**表 7-6** のとおりとし，当該目標の達成に向けて国は，メンタルヘルス対策の充実，妊婦や子どもの健やかな健康増進に向けた取り組み，介護予防・支援などの取り組みを進める．

ロコモティブシンドローム（locomotive syndrome）

運動器の障害により，日常の生活活動に介助や介護が必要になっていたり，そうなるリスクの高くなっている状態のことをいう．2007 年に日本整形外科学会から「ロコモティブシンドローム」の概念が具体的な対策とともに提案された．対策には，日常生活から自分の運動機能の状態を判断するための自己チェック 7 項目（ロコモーションチェック：ロコチェック），自宅でも実行可能なロコモーショントレーニング（ロコトレ）がある．中高年齢者では，膝や腰への負担が少ない足腰のトレーニングが大切で，代表的なトレーニングとして「開眼片脚起立訓練」や「スクワット」がすすめられている．

高齢社会となっているわが国では，運動器疾患として骨粗鬆症関連骨折，変形性膝関節症，変形性股関節症，変形性脊椎症，脊柱管狭窄症，サルコペニア（筋減弱）などの変性疾患が増加している．高齢者では，これらの疾患が複合していることが多く，運動機能の低下や痛みを介して歩行の障害となり，進行すると日常生活活動や社会参加の制限，生活の質（QOL）の低下，さらには要介護の原因となる．

⑷ 健康を支え，守るための社会環境の整備

健康を支え，守るための社会環境の整備には，国民，企業，民間団体などの多様な主体が自発的に健康づくりに取り組むことが重要である．具体的な目標は，**表 7-7** のとおりとし，居住地域での助け合いといった地域のつながりの強化とともに，健康づくりを目的とした活動に主体的にかかわる国民の割合の増加，健康づくりに関する活動に取り組み，自発的に情報発進を行う企業数の増加ならびに身近で専門的な支援および相談が受けられる民間団体

表 7-7 健康を支え，守るための社会環境の整備に関する目標

項　目	現　状	目　標
① 地域のつながりの強化(居住地域でお互いに助け合っていると思う国民の割合の増加)	居住地域でお互いに助け合っていると思う国民の割合 55.9%(2015 年)	65% (2023 年度)
② 健康づくりを目的とした活動に主体的にかかわっている国民の割合の増加	健康づくりに関係したボランティア活動への参加割合 27.8%(2016 年)	35% (2023 年度)
③ 健康づくりに関する活動に取り組み，自発的に情報発信を行う企業登録数の増加	スマート・ライフ・プロジェクト(SLP)参画企業数 2,890 社(2016 年)	7,000 社 (2023 年度)
④ 健康づくりに関して身近で専門的な支援・相談が受けられる民間団体の活動拠点数の増加	(参考値)民間団体から報告のあった活動拠点数 13,404(2015 年)	15,000 (2023 年度)
⑤ 健康格差対策に取り組む自治体の増加(課題となる健康格差の実態を把握し，健康づくりが不利な集団への対策を実施している都道府県の数)	40 都道府県(2016 年)	47 都道府県 (2023 年度)

の活動拠点の増加について設定するとともに，健康格差の縮小に向け，地域で課題となる健康格差の実態を把握し，対策に取り組む地方公共団体の増加について設定する．

当該目標の達成に向けて国は，健康づくりに自発的に取り組む企業，民間団体などの動機づけを促すため，当該企業，団体などの活動に関する情報提供やそれらの活動の評価などに取り組む．

(5) 栄養・食生活，身体活動・運動，休養，飲酒，喫煙および歯・口腔の健康に関する生活習慣および社会環境の改善

栄養・食生活，身体活動・運動，休養，飲酒，喫煙および歯・口腔の健康に関する目標は，それぞれつぎの考え方に基づき，**表 7-8** のとおりとする．

■栄養・食生活

栄養・食生活は，生活習慣病の予防のほか，社会生活機能の維持および向上ならびに生活の質の向上の観点から重要である．目標は，次世代の健康や高齢者の健康に関する目標を含め，ライフステージの重要課題となる適正体重の維持や適切な食事などに関するものに加え，社会環境の整備を促すため，食品中の食塩含有量などの低減，特定給食施設(特定かつ多数の者に対して継続的に食事を提供する施設)での栄養・食事管理について設定する．

当該目標の達成に向けて国は，健康な食生活や栄養に関する基準および指針の策定，関係行政機関の連携による食生活に関する国民運動の推進，食育の推進，専門的技能を有する人材の養成，企業や民間団体との協働による体制の整備などに取り組む．

■身体活動・運動

身体活動・運動は，生活習慣病の予防のほか，社会生活機能の維持および

表 7-8 栄養・食生活，身体活動・運動，休養，飲酒，喫煙および歯・口腔の健康に関する生活習慣および社会環境の改善に関する目標

	項　目	現　状	目　標
1 栄養・食生活	① 適正体重を維持している者の増加〔肥満（BMI25 以上），やせ（BMI 18.5 未満）の減少〕	・20 歳～60 歳代男性の肥満者の割合　32.4% ・40 歳～60 歳代女性の肥満者の割合　21.6% ・20 歳代女性のやせの者の割合　20.7% （2016 年）	・20 歳～60 歳代男性の肥満者の割合　28% ・40 歳～60 歳代女性の肥満者の割合　19% ・20 歳代女性のやせの者の割合　20% （2023 年度）
	② 適切な量と質の食事をとる者の増加		
	ア　主食・主菜・副菜を組み合わせた食事が 1 日 2 回以上の日がほぼ毎日の者の割合の増加	59.7% （2016 年）	80% （2023 年度）
	イ　食塩摂取量の減少	9.9 g （2016 年）	8 g （2023 年度）
	ウ　野菜と果物の摂取量の増加	・野菜摂取量の平均値 276.5 g ・果物摂取量 100 g 未満の者の割合 60.5% （2016 年）	・野菜摂取量の平均値 350 g ・果物摂取量 100 g 未満の者の割合 30% （2023 年度）
	③ 共食の増加（食事を 1 人で食べる子どもの割合の減少）	・朝食　小学生　11.3% 中学生　31.9% ・夕食　小学生　1.9% 中学生　7.1% （2014 年）	減少傾向へ （2023 年度）
	④ 食品中の食塩や脂肪の低減に取り組む食品企業および飲食店の登録数の増加	・食品企業登録数　103 社 ・飲食店登録数　26,225 店舗 （2017 年）	・食品企業登録数　100 社 ・飲食店登録数　30,000 店舗 （2023 年度）
	⑤ 利用者に応じた食事の計画，調理および栄養の評価，改善を実施している特定給食施設の割合の増加	管理栄養士・栄養士を配置している特定給食施設の割合 72.7% （2015 年）	80% （2023 年度）
2 身体活動・運動	① 日常生活における歩数の増加	・20 歳～64 歳　男性 7,769 歩 女性 6,770 歩 ・65 歳以上　男性 5,744 歩 女性 4,856 歩 （2016 年）	・20 歳～64 歳　男性 9,000 歩 女性 8,500 歩 ・65 歳以上　男性 7,000 歩 女性 6,000 歩 （2023 年度）
	② 運動習慣者の割合の増加	・20 歳～64 歳　男性 23.9% 女性 19.0% ・65 歳以上　男性 46.5% 女性 38.0% （2016 年）	・20 歳～64 歳　男性 36% 女性 33% ・65 歳以上　男性 58% 女性 48% （2023 年度）
	③ 住民が運動しやすいまちづくり・環境整備に取り組む自治体数の増加	29 都道府県 （2016 年）	47 都道府県 （2023 年度）

表 7-8 つづき

	項目	現状	目標
3 休養	① 睡眠による休養を十分とれていない者の割合の減少	19.7% (2016 年)	15% (2023 年度)
	② 週労働時間 60 時間以上の雇用者の割合の減少	7.7% (2017 年)	5.0% (2020 年)
4 飲酒	① 生活習慣病のリスクを高める量を飲酒している者(1 日当たりの純アルコール摂取量が男性 40 g 以上, 女性 20 g 以上の者)の割合の減少	男性 14.6% 女性 9.1% (2016 年)	男性 13% 女性 6.4% (2023 年度)
	② 未成年者の飲酒をなくす	・中学 3 年生 男子 7.2% 女子 5.2% ・高校 3 年生 男子 13.7% 女子 10.9% (2014 年)	0% (2023 年度)
	③ 妊娠中の飲酒をなくす	4.3% (2013 年)	0% (2014 年)
5 喫煙	① 成人の喫煙率の減少(喫煙をやめたい者がやめる)	18.3% (2016 年)	12% (2023 年度)
	② 未成年者の喫煙をなくす	・中学 1 年生 男子 1.0% 女子 0.3% ・高校 3 年生 男子 4.6% 女子 1.4% (2014 年)	0% (2023 年度)
	③ 妊娠中の喫煙をなくす	3.8% (2013 年)	0% (2014 年)
	④ 受動喫煙(家庭・職場・飲食店・行政機関・医療機関)の機会を有する者の割合の減少	・行政機関 8.0% ・医療機関 6.2% ・職場(全面禁煙または空間分煙を講じている職場の割合) 65.4% ・家庭 7.7% ・飲食店 42.2% (2016 年)	・行政機関 0% ・医療機関 0% (2023 年度) ・職場 受動喫煙のない職場の実現(2022 年) ・家庭 3% ・飲食店 15% (2023 年度)
6 歯・口腔の健康	① 口腔機能の維持・向上(60 歳代における咀嚼良好者の割合の増加)	72.6% (2015 年)	80% (2023 年度)
	② 歯の喪失防止		
	ア 80 歳で 20 歯以上の自分の歯を有する者の割合の増加	51.2% (2016 年)	60% (2023 年度)
	イ 60 歳で 24 歯以上の自分の歯を有する者の割合の増加	74.4% (2016 年)	80% (2023 年度)
	ウ 40 歳で喪失歯のない者の割合の増加	73.4% (2016 年)	75% (2023 年度)

表7-8 つづき

	項目	現状	目標
6 歯・口腔の健康	③ 歯周病を有する者の割合の減少		
	ア 20歳代における歯肉に炎症所見を有する者の割合の減少	27.1% (2014年)	25% (2023年度)
	イ 40歳代における進行した歯周炎を有する者の割合の減少	44.7% (2016年)	25% (2023年度)
	ウ 60歳代における進行した歯周炎を有する者の割合の減少	62.0% (2016年)	45% (2023年度)
	④ 乳幼児・学齢期のう蝕のない者の増加		
	ア 3歳児でう蝕がない者の割合が80%以上である都道府県の増加	26都道府県 (2015年)	47都道府県 (2023年度)
	イ 12歳児の1人平均う歯数が1.0歯未満である都道府県の増加	28都道府県 (2016年)	47都道府県 (2023年度)
	⑤ 過去1年間に歯科検診を受診した者の割合の増加	52.9% (2016年)	65% (2023年度)

向上ならびに生活の質の向上の観点から重要である．目標は，次世代の健康や高齢者の健康に関する目標を含め，運動習慣や身体活動量の増加に関する目標とともに，身体活動や運動に取り組みやすい環境整備について設定する．

当該目標の達成に向けて国は，健康増進のための運動基準・指針の見直し，企業や民間団体との協働による体制整備などに取り組む．

■休　養

休養は，生活の質に係る重要な要素であり，日常的に質量ともに十分な睡眠をとり，余暇などでからだやこころを養うことは心身の健康の観点から重要である．目標は，十分な睡眠による休養の確保および週労働時間60時間以上の雇用者の割合の減少について設定する．

■飲　酒

飲酒は，生活習慣病をはじめとするさまざまな身体疾患やうつ病などの健康障害のリスク要因となり得るのみならず，未成年者の飲酒や飲酒運転事故などの社会的な問題の要因となり得る．目標は，生活習慣病の発症リスクを高める量を飲酒している者の減少，未成年者および妊娠中の者の飲酒の防止について設定する．

当該目標の達成に向けて国は，飲酒に関する正しい知識の普及啓発や未成年者の飲酒防止対策などに取り組む．

■喫　煙

喫煙は，がん，循環器疾患，糖尿病，COPDといったNCD(非感染症疾患)の予防可能な最大の危険因子であるほか，低出生体重児の増加の1つの要因であり，受動喫煙もさまざまな疾病の原因となるため，喫煙による健康被害を回避することが重要である．目標は，成人の喫煙，未成年者の喫煙，妊娠中の喫煙および受動喫煙の割合の低下について設定する．

当該目標の達成に向けて国は，受動喫煙防止対策，禁煙希望者に対する禁煙支援，未成年者の喫煙防止対策，たばこの健康影響や禁煙についての教育，普及啓発などに取り組む．

■歯・口腔の健康

歯・口腔の健康は，摂食と構音を良好に保つために重要であり，生活の質の向上にも大きく寄与する．目標は，健全な口腔機能を生涯にわたり維持することができるよう疾病予防の観点から，歯周病予防，う蝕予防および歯の喪失予防に加え，口腔機能の維持および向上などについて設定する．

当該目標の達成に向けて国は，歯科口腔保健に関する知識などの普及啓発や「8020(ハチマルニイマル)運動」のさらなる推進などに取り組む．

c　目標の評価

「健康日本21(第2次)」では，目標の改善効果を確認できるよう，目標設定の5年後に中間評価，10年後に最終評価を行い，目標を達成するための諸活動の成果を適切に評価し，その後の健康増進の取り組みに反映することとしている．

2018年に出された中間報告書では，全53項目についてその状況を評価・分析した結果，目標ごとの進捗状況がa～dの4段階で示され，a(改善している)は32項目(60.4%)であり，そのうちすでに5項目(9.4%)が目標に到達していること，次に，b(変わらない)は19項目(35.8%)，c(悪化している)とd(評価困難)がそれぞれ1項目(1.9%)であったことが報告されている(**表7-9**左，**10**)．

2022年10月に公表された最終評価では，進捗状況がA～Eの5段階で示され，「A　目標値に達した」と「B　現時点で目標値に達していないが，改善傾向にある」が合わせて28項目(約5割)である一方，「C　変わらない」と「D　悪化している」が18項目(約3割)であったとされている(**表7-9**右，**10**)．

表7-9 ● **指標の評価状況**

中間評価	策定時のベースライン値と直近の実績値を比較	全　体(再掲除く)
	a 改善している	32(60.4%)
	b 変わらない	19(35.8%)
	c 悪化している	1(1.9%)
	d 評価困難	1(1.9%)
	合　計	53(100%)

最終評価	策定時のベースライン値と直近の実績値を比較	全　体(再掲除く)
	A 目標値に達した	8(15.1%)
	B 現時点で目標値に達していないが，改善傾向にある[1)]	20(37.7%)
	C 変わらない	14(26.4%)
	D 悪化している	4(7.5%)
	E 評価困難[2)]	7(13.2%)
	合　計	53(100%)

1) Bのうち，設定した目標年度までに目標に達しそうなものを「B」，目標達成が危ぶまれるものを「B*」として評価する．

2) Eのうち，6項目は新型コロナウイルス感染症の影響でデータソースとなる調査が中止となった項目（**表7-10**では「E※」として評価する）．

表 7-10 「健康日本 21(第 2 次)」中間評価・最終評価 結果一覧

項　目	中間	最終
1. 健康寿命の延伸と健康格差の縮小の実現に関する目標		
① 健康寿命の延伸(日常生活に制限のない期間の平均の延伸)	a	A
② 健康格差の縮小(日常生活に制限のない期間の平均の都道府県格差の縮小)	a	C
2. 主要な生活習慣病の発症予防と重症化予防の徹底に関する目標		
(1) が　ん		
① 75 歳未満のがんの年齢調整死亡率の減少(10 万人当たり)	a	A
② がん検診の受診率の向上	a	B
(2) 循環器疾患		
① 脳血管疾患・虚血性心疾患の年齢調整死亡率の減少(10 万人当たり)	a	A
② 高血圧の改善(収縮期血圧の平均値の低下)	a	B*
③ 脂質異常症の減少	b	C
④ メタボリックシンドロームの該当者および予備群の減少	b	D
⑤ 特定健康診査・特定保健指導の実施率の向上	a	B*
(3) 糖尿病		
① 合併症(糖尿病腎症による年間新規透析導入患者数)の減少	b	C
② 治療継続者の割合の増加	b	C
③ 血糖コントロール指標におけるコントロール不良者の割合の減少(HbA1c が JDS 値 8.0%(NGSP 値 8.4%)以上の者の割合の減少)	a	A
④ 糖尿病有病者の増加の抑制	b	E※(参考B*)
⑤ メタボリックシンドロームの該当者および予備群の減少(再掲)	b	D
⑥ 特定健康診査・特定保健指導の実施率の向上(再掲)	a	B*
(4) COPD		
① COPD の認知度の向上	b	C
3. 社会生活を営むために必要な機能の維持・向上に関する目標		
(1) こころの健康		
① 自殺者の減少(人口 10 万人当たり)	a	B
② 気分障害・不安障害に相当する心理的苦痛を感じている者の割合の減少	b	C
③ メンタルヘルスに関する措置を受けられる職場の割合の増加	a	B*
④ 小児人口 10 万人当たりの小児科医・児童精神科医師の割合の増加	a	A
(2) 次世代の健康		
① 健康な生活習慣(栄養・食生活，運動)を有する子どもの割合の増加		
ア 朝・昼・夕の 3 食を必ず食べることに気をつけて食事をしている子どもの割合の増加 イ 運動やスポーツを習慣的に行っていない子どもの割合の減少	a	C
② 適正体重の子どもの増加		
ア 全出生数中の低出生体重児の割合の減少 イ 肥満傾向にある子どもの割合の減少	b	D
(3) 高齢者の健康		
① 介護保険サービス利用者の増加の抑制	b	B*
② 認知症サポーター数の増加	d	A
③ ロコモティブシンドローム(運動器症候群)を認知している国民の割合の増加	a	C
④ 低栄養傾向(BMI 20 kg/m^2 以下)の高齢者の割合の増加の抑制	a	A
⑤ 足腰に痛みのある高齢者の割合の減少(1,000 人当たり)	a	B*
⑥ 高齢者の社会参加の促進(就業または何らかの地域活動をしている高齢者の割合の増加)	b	E※(参考B)

表7-10 つづき

項目	中間	最終
4. 健康を支え，守るための社会環境の整備に関する目標		
① 地域のつながりの強化(居住地域でお互いに助け合っていると思う国民の割合の増加)	a	C
② 健康づくりを目的とした活動に主体的に関わっている国民の割合の増加	b	E※
③ 健康づくりに関する活動に取り組み，自発的に情報発信を行う企業登録数の増加	a	B
④ 健康づくりに関して身近で専門的な支援・相談が受けられる民間団体の活動拠点数の増加	a	E(参考B)
⑤ 健康格差対策に取り組む自治体の増加(課題となる健康格差の実態を把握し，健康づくりが不利な集団への対策を実施している都道府県の数)	a	B
5. 栄養・食生活，身体活動・運動，休養，飲酒，喫煙および歯・口腔の健康に関する生活習慣および社会環境の改善に関する目標		
(1) 栄養・食生活		
① 適正体重を維持している者の増加〔肥満(BMI 25 kg/m^2 以上)，やせ(BMI 18.5 kg/m^2 未満)の減少〕 ② 適切な量と質の食事をとる者の増加	b	C
ア 主食・主菜・副菜を組み合わせた食事が1日2回以上の日がほぼ毎日の者の割合の増加 イ 食塩摂取量の減少 ウ 野菜と果物の摂取量の増加	b	C
③ 共食の増加(食事を1人で食べる子どもの割合の減少)	b	A
④ 食品中の食塩や脂肪の低減に取り組む食品企業および飲食店の登録数の増加	a	B*
⑤ 利用者に応じた食事の計画，調理および栄養の評価，改善を実施している特定給食施設の割合の増加	a	B*
(2) 身体活動・運動		
① 日常生活における歩数の増加	b	C
② 運動習慣者の割合の増加	b	C
③ 住民が運動しやすいまちづくり・環境整備に取り組む自治体数の増加	a	B*
(3) 休 養		
① 睡眠による休養を十分とれていない者の割合の減少	b	D
② 週労働時間60時間以上の雇用者の割合の減少	a	B*
(4) 飲 酒		
① 生活習慣病のリスクを高める量を飲酒している者(1日当たりの純アルコール摂取量が男性40g以上，女性20g以上の者)の割合の減少	b	D
② 未成年者の飲酒をなくす	a	B
③ 妊娠中の飲酒をなくす	a	B
(5) 喫 煙		
① 成人の喫煙率の減少(喫煙をやめたい者がやめる)	a	B*
② 未成年者の喫煙をなくす	a	B
③ 妊娠中の喫煙をなくす	a	B*
④ 受動喫煙(家庭・職場・飲食店・行政機関・医療機関)の機会を有する者の割合の減少	a	B*
(6) 歯・口腔の健康		
① 口腔機能の維持・向上(60歳代における咀嚼良好者の割合の増加)	b	C
② 歯の喪失防止		
ア 80歳で20歯以上の自分の歯を有する者の割合の増加 イ 60歳で24歯以上の自分の歯を有する者の割合の増加 ウ 40歳で喪失歯のない者の割合の増加	a	E※(参考B)

表 7-10 つづき

項目	中間	最終
③ 歯周病を有する者の割合の減少		
ア 20 歳代における歯肉に炎症所見を有する者の割合の減少 イ 40 歳代における進行した歯周炎を有する者の割合の減少 ウ 60 歳代における進行した歯周炎を有する者の割合の減少	c	E※
④ 乳幼児・学齢期のう蝕のない者の増加		
ア 3 歳児でう蝕がない者の割合が 80%以上である都道府県の増加 イ 12 歳児の一人平均う歯数が 1.0 歯未満である都道府県の増加	a	B
⑤ 過去 1 年間に歯科検診を受診した者の割合の増加	a	E※

5 都道府県および市町村健康増進計画

a 健康増進計画の策定

都道府県健康増進計画および市町村健康増進計画の策定にあたって，地方公共団体は，人口動態，医療・介護に関する統計，特定健康診査データなど地域住民の健康に関する各種指標を活用しつつ，地域の社会資源などの実情をふまえ，独自に重要な課題を選択するとともにその到達すべき目標を設定し，定期的に評価および改定を行う必要がある．

都道府県においては，国が設定した全国的な健康増進の目標を勘案しつつ，その代表的なものについて，地域の実情をふまえて地域住民にわかりやすい目標を設定するとともに，都道府県の区域内の市町村ごとの健康状態や生活習慣の状況の差の把握に努める．

市町村は，国や都道府県が設定した目標を勘案しつつ，具体的な各種の施策，事業，基盤整備などに関する目標に重点を置いて設定するように努める．

6 健康増進に関する調査および研究

「健康日本 21(第 2 次)」では，国民健康・栄養調査その他の健康増進に関連する調査および研究に関する基本的事項を示している．

a 健康増進に関する施策を実施する際の調査の活用

国および地方公共団体は，健康増進を推進するための目標などを評価するために，国民健康・栄養調査ならびに都道府県健康・栄養調査などの企画を行い，効率的に実施する．併せて，生活習慣の改善のほか，社会環境の改善に関する調査研究を推進する．

b 健康増進に関する研究の推進

国，地方公共団体および独立行政法人などは，国民の社会環境や生活習慣と生活習慣病との関連などに関する研究を推進し，国民や関係者に対して研究の結果を的確かつ十分な情報として提供する．また，あらたな研究の成果は，健康増進に関する基準や指針に反映させるなど，効果的な健康増進の実施につながるように支援を行っていく必要がある．

7 健康増進事業実施者間の連携・協力

「健康日本21(第2次)」では，健康増進事業実施者間における連携および協力に関する基本的な事項を示している．

a 健康増進事業実施者間の連携および協力

各保健事業実施者(健康増進事業実施者等)は，質の高い保健サービスを効果的かつ継続的に提供するために，特定健康診査・特定保健指導，がん検診，労働者を対象とした健康診断などの徹底を図るとともに，転居，転職，退職などに適切に対応し得るよう，保健事業の実施にあたって，既存の組織の有効活用を図るほか，地域・職域連絡協議会などが中心となり，共同事業の実施など保健事業者相互の連携の促進を図る必要がある．

8 生活習慣に関する正しい知識の普及

「健康日本21(第2次)」では，食生活，運動，休養，飲酒，喫煙，歯の健康その他の生活習慣と正しい知識の普及に関する事項を示している．

a 基本的な考え方

健康増進は，国民の行動の変容が必要であることから，国民の主体的な健康増進を支援するため，国民に対する十分かつ的確な情報提供が必要である．このため情報の提供は，生活習慣に関して科学的知見に基づき，わかりやすく，国民の健康増進の取り組みに結びつきやすい魅力的，効果的かつ効率的なものとなるよう工夫する．また，情報の提供において，家庭，保育所，学校，職場，地域などの社会環境が生活習慣に及ぼす影響の重要性についても認識を高めるよう工夫する．

b 健康増進普及月間など

国民運動の一層の推進を図るために，9月を健康増進普及月間とし，国，地方公共団体，企業，民間団体などが行うさまざまなイベントや広報活動などの普及啓発活動を通じて，国民の自覚を高めるほか，社会全体で健康づくりを支え合う環境を醸成するための健康増進の取り組みを一層促進する．

また，健康増進普及月間などの取り組みが一層効果的となるよう，併せて食生活改善普及運動を9月に実施する．

9 その他の重要事項

「健康日本21(第2次)」では，その他国民の健康の増進の推進に関する重要事項として，つぎの3項目が示されている．

a その他の事項

- 地域の健康課題を解決するための効果的な推進体制の整備
- 多様な主体による自発的取り組みや連携の推進
- 医師，管理栄養士・栄養士，保健師など健康増進を担う人材の確保および資質の向上

C 食育(食に関する指導)

日本における食育(食に関する指導)に関する根拠法令は食育基本法である．従来，栄養指導の一部として取り扱われることが多かった食育は，現在では食育の一部に栄養指導があるかのように見受けられるほど，食育という視点をもって食生活や食習慣などの改善への取り組みが盛んになっている．

食育(食に関する指導)は，栄養士・管理栄養士にとっては栄養指導の一部であると考えてよいだろう．しかし，栄養士・管理栄養士以外の関連職種などが行う食育(食に関する指導)を栄養指導とよぶのは，栄養士法の建前からは認めることはできない．そこで，栄養士・管理栄養士が行う食育(食に関する指導)は栄養指導と同義語ととらえ，ほかの関連職種などが行う食に関する指導を食育と整理すると理解しやすい．食育に対する栄養士・管理栄養士の責務は重いものがあるが，食に関する指導には多様な関連職種がかかわりをもっている．

最近の流行ことばのような感がある「食育」は，今から100年以上も前に，石塚左玄がその著書のなかで，「食育は，体育，智育，才育の基本となるもの」と記述し，食育の重要性を述べるなど，歴史のあることばである．現代風に表現すると，子どもの教育には「知育，体育，徳育も重要ですが，もっとも大切なのは食育ですよ．」ということになるだろう．

食育基本法は，2005年に制定された歴史の浅い法律である．食育基本法の前文では，つぎのように述べている(一部省略)．

① 21世紀における日本の発展のためには，子どもたちが健全な心と身体を培い，未来や国際社会に向かって羽ばたくことができるようにするとともに，すべての国民が心身の健康を確保し，生涯にわたって生き生きと暮らすことができるようにすることが大切である．

② 子どもたちが豊かな人間性を育み，生きる力を身につけるためには，何よりも「食」が重要である．今改めて食育を，生きるうえでの基本にし，知育，徳育および体育の基礎になるべきものと位置づけるとともに，さまざまな経験をとおして「食」に関する知識と「食」を選択する力を習得し，健全な食生活を実践することができる人間を育てる食育の推進が求められている．

　食育はあらゆる世代の国民に必要なものであるが，子どもたちへの食育は，心身の成長および人格の形成に大きな影響を及ぼし，生涯にわたって健全な心と身体を培い，豊かな人間性を育んでいく基礎になるものである．

③ 国民一人ひとりが「食」について改めて意識を高め，自然の恩恵や「食」にかかわる人々の，さまざまな活動への感謝の念や理解を深めながら，「食」に関して信頼できる情報に基づく適切な判断を行う能力を身につけることによって，心身の健康を増進する健全な食生活を実践するために，今こそ家庭，学校，保育所，地域などを中心に，国民運動として食育の推進に取り組んでいくことが，われわれに課せられた課題である．

　さらに，食育の推進に関する日本の取り組みが，海外との交流をとおして，食育に関して国際的に貢献することにつながることが期待される(**図7-4**)．

食に関する問題点

- 不規則，不健全な食生活による人間活力の減退と混乱
- 食を大切にする心の欠如
- 生活習慣病の増加，平均寿命と健康寿命の乖離
- 食品の安全性に対する信頼の低下
- 自然・伝統的食文化の喪失
- 生産者と消費者の乖離
- 食の海外への依存

食育の必要性

食育基本法

基本的施策
■は具体的な施策

【全国的な食育推進運動の展開】
・食育推進の普及啓発のための行事の開催
・食育推進強化月間等
・全国的な国民運動の展開

【家庭，学校，保育所等における食育の推進】
■農場における実習，親子料理教室等
・栄養教諭の設置

【地域における食生活改善活動】
■食生活指針等の策定等
・食生活改善推進員等のボランティアの活用
・管理栄養士の養成・活用

【都市と農山漁村の共生・対流の促進】
■農業生産の体験
・学校給食に利用等，生産された農林水産物の地域内消費の促進
・食べ残しの削減・再利用等

【食文化継承活動】
■伝統的な行事，作法等食文化の普及啓発

【食に関する調査研究，情報提供】
■安全性，栄養等の食生活関連の調査研究
・データベースの整備・国際交流の推進

施策の効果
・健全な食生活の習得，実践食に対する感謝の心
・心身の健康を守る賢い消費者
・安全性，栄養等に関する知識と適切な判断力
・食品の安全性等に対する信頼の確保
・環境と調和のとれた農林漁業の活性化
・農山漁村の活性化
・伝統食文化の継承
・食料自給率の向上
・食育に関する国際貢献

食育推進会議

会長　農林水産大臣
委員　関係閣僚
　　　食育に知識・経験を有する人

食育推進基本計画の策定・実施

関係府省庁等

目　的

- 健全な心とからだを培う
- 豊かな人間性を育む
- 健康で文化的な国民の生活
- 豊かで活力のある社会

図 7-4 食育基本法の概念
（平成 15('03)年，自由民主党食育調査会資料より一部改変）

1　食育基本法の目的

食育基本法の目的は，近年における国民の食生活をめぐる環境の変化に伴い，国民が生涯にわたって健全な心身を培い，豊かな人間性を育むための食育を推進することが緊要な課題になっていることにかんがみ，食育に関する基本理念を定め，国，地方公共団体などの責務を明らかにするとともに，食育に関する施策の基本となる事項を定めることにより，食育に関する施策を総合的かつ計画的に推進し，現在および将来にわたる健康で文化的な国民の生活と，豊かで活力ある社会の実現に寄与することを目的にしている．

2 食育基本法の理念

食育基本法では，つぎの7つを基本理念にあげている(**表7-11**)．

① 国民の心身の健康の増進と豊かな人間形成．

② 食に関する感謝の念と理解．

③ 食育推進運動の展開．

④ 子どもの「食育」における保護者，教育関係者などの役割．

⑤ 食に関する体験活動と食育推進活動の実践．

⑥ 伝統的な食文化，環境と調和した生産などへの配意，および農山漁村の活性化と食料自給率向上への貢献．

⑦ 食品の安全性の確保などにおける「食育」の役割．

3 食育基本法に規定する国や地方公共団体などの責務

(1) 国の責務

国は，食育基本法に定める食育に関する基本理念にのっとり，「食育」の推進に関する施策を総合的かつ計画的に策定し，実施する責務をもつ．

① 食育推進会議の設置．

② 食育推進基本計画の作成．

・食育の推進に関する施策についての基本的な方針．

・食育の推進の目標に関する事項．

・国民などの行う自発的な食育推進活動などの総合的な促進に関する事項．

・施策を総合的かつ計画的に推進するために必要な事項など．

③ 報告書の提出．

政府は，毎年食育関連施策について国会に報告書を提出する．

(2) 地方公共団体の責務

地方公共団体は，基本理念にのっとり，「食育」の推進について国との連携を図りながら，その地方公共団体の区域の特性を生かした自主的な施策を策定し，実施する責務をもつ．

①「都道府県食育推進会議」，また「市町村食育推進会議」を置くことができる．

② 都道府県は「都道府県食育推進計画」を作成し，市町村は「市町村食育推進計画」を，作成するように努める．

(3) 教育関係者などおよび農林漁業者などの責務

教育関係者などおよび関係団体は，食に関する関心および理解の増進にはたす重要な役割を有し，基本理念にのっとり，あらゆる機会とあらゆる場所を利用して，積極的に「食育」を推進するよう努めるとともに，ほかの者の行う「食育」の推進に関する活動に協力するように努めなければならない(以下略)．

(4) 食品関連事業者などの責務(略)

(5) 国民の責務

国民は，家庭，学校，保育所，地域そのほかの社会のあらゆる分野において，基本理念にのっとり生涯にわたる健全な食生活の実現に，みずから努めるとともに，「食育」の推進に寄与するように

表 7-11 食育の理念・分野など

理念		分野		望まれる日常の行為・態様	涵養(例)	是正対象	おもな関連施策など
食にかかる人間形成	豊かな人間形成(知育・徳育・体育の基礎)	食に関する基礎の習得	食をとおしたコミュニケーション	・食卓を囲む家族の団らん ・食の楽しさの実感 ・地域での共食	・精神的豊かさ	・孤食 ・個食	(共食の場つくり)
			食に関する基本所作	・正しいマナー・作法による食事 食事のマナー (姿勢，順序など) 配膳，箸など	・規範遵守意識		・親子で参加する料理教室 ・食事についての望ましい食習慣を学ぶ機会の提供
				・食前食後の挨拶習慣 「いただきます」 「ごちそうさま」	・自然の恩恵(動植物の命を含む)，生産者などへの感謝の念		
		食に関する基礎の理解	自然の恩恵などへの感謝，環境との調和	・地場産の食材などを利用した食事の摂取・提供(地産地消) ・環境に配慮した食料の生産消費(食材の適量の購入など) ・調理の実践，体験	・「もったいない」精神 ・豊かな味覚	・食べ残し ・安易な食材の廃棄 ・偏食	・消費者と生産者の交流 ・食に関するさまざまな体験活動(教育ファームなど) ・農林水産物の地域内消費の促進
			食文化	・郷土料理，行事食による食事	・食文化，伝統に関する歴史観など		・普及啓発ほか
			食料事情ほか	・世界の食料事情や日本の食料問題への関心	・食に関する国際感覚 ・食料問題に関する意識		
	心身の健康の増進	食に関する知識と選択力の習得・健全な食生活の実践	食品の安全性	・科学に基づく食品の安全性に関する理解	・食品の安全性に関する意識		・食に関する幅広い情報提供 ・意見交換(リスクコミュニケーション)
			食生活・栄養のバランス	・食材，調理法の適切な選択による調理 ・中食の適切な選択 ・外食での適切な選択 ・日本型食生活の実践	・栄養のバランスに関する食の判断力，選択力	・肥満，メタボリックシンドローム ・過度の痩身志向 ・偏食 ・フードファディズム	・健全な食生活に関する指針の活用 ・栄養成分表示など
			食生活リズム	・規則正しい食生活リズム(毎朝食の摂取，間食・夜食の抑制) ・口腔衛生	・健全な生活リズム	朝食の欠食	・食事についての望ましい習慣を学ぶ機会の提供(「早寝早起き朝ごはん」運動の推進) (8020 運動の実践)

(食育推進国民運動の重点項目，内閣府・食育推進有識者懇談会より作成)

努める.

(6) 法制上の措置など

政府は,「食育」の推進に関する施策を実施するため必要な,法制上または財政上の措置などを講じなければならない.

4 食育基本法の基本的施策

食育基本法では,基本的施策として,つぎの7項目をあげている(図7-5).

① 家庭における「食育」の推進.
② 学校,保育所などにおける「食育」の推進.
③ 地域における食生活改善のための取り組みの推進.
④ 食育推進運動の展開.
⑤ 生産者と消費者との交流の促進,環境と調和のとれた農林漁業の活性化など.
⑥ 食文化の継承のための活動への支援など.
⑦ 食品の安全性,栄養そのほかの食生活に関する調査,研究,情報の提供および国際交流の推進.

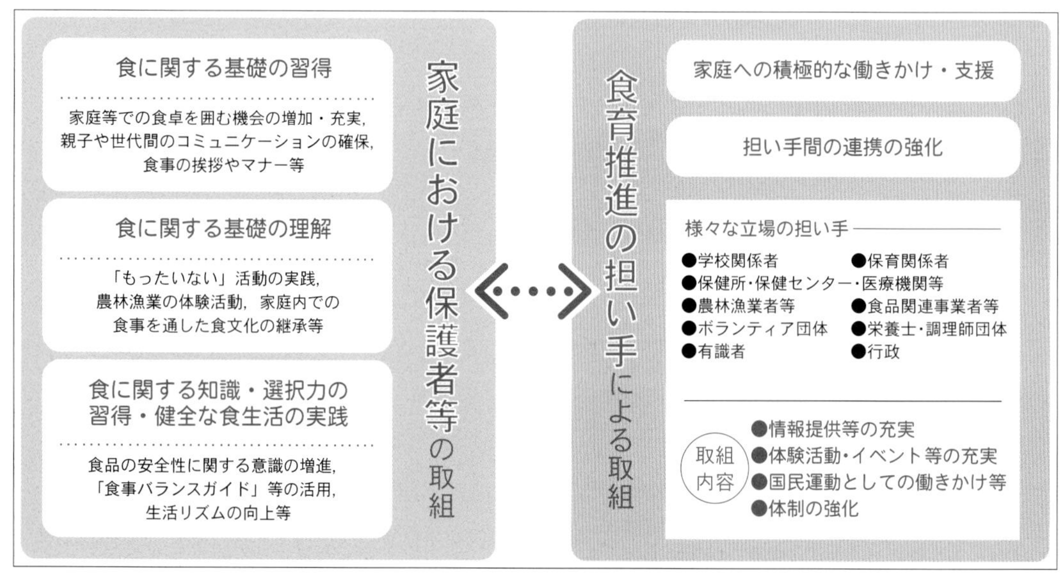

図7-5 食育を推進するための取り組み
(食育推進有識者懇談会取りまとめ,内閣府より)

5 「第4次食育推進基本計画」の概要

食育基本法に基づく「食育推進基本計画」には，食育の推進にかかわる基本的な方針や目標が定められている．「第4次食育推進基本計画」は，2016～2020年度の5年間に推進された「第3次食育推進基本計画」の成果の分析・評価の結果，また，この間の社会環境の変化などをふまえ，2021(令和3)～2025(令和7)年度からの5年間の取り組みと施策の推進を目指している．ここでは，2021(令和3)年3月に農林水産省が公表した「第4次食育推進基本計画」の一部を抜粋し，一部を改変して収載した．

1）食育の推進に関する施策についての基本的な方針

食育を推進することは，国民が生涯にわたって健全な心身を培い，豊かな人間性を育むことに資するとともに，国民の食生活が自然の恩恵のうえに成り立ち，食にかかわる人々のさまざまな行動に支えられていることへの感謝の念や理解を深めることにつながるものであり，持続可能な社会の実現に向けた重要な取り組みである．

食育により，国民の健全な食生活の実現やその実現を支える地域社会の活性化，豊かな食文化の継承および発展，環境と調和のとれた食料の生産および消費の推進ならびに食料自給率の向上を図り，それらを通じて，国民の心身の健康の増進と豊かな人間形成を目指すとともに，社会全体で連携・協働して持続可能な食料システム(フードシステム)を構築することが期待されている．

「第4次食育推進基本計画」では，国民の健康や食を取り巻く環境の変化，社会のデジタル化など食育をめぐる状況をふまえ，①生涯を通じた心身の健康を支える食育の推進，②持続可能な食を支える食育の推進，③「新たな日常」やデジタル化に対応した食育の推進に重点を置いた取り組みが求められる．

また，持続可能な世界の実現を目指すため，SDGsへの関心が世界的に高まり，ESG投資〔環境(Environment)，社会(Social)，ガバナンス(Governance)を重視した投資〕も世界的に拡大するなか，持続可能性の観点から食育も重視されており，SDGsの視点で食育に取り組む企業も出てきている．

SDGsが経済，社会，環境の三側面を含み，これらの相互関連性・相乗効果を重視しつつ，統合的解決の視点をもって取り組むことが求められていることにも留意し，SDGsと深くかかわりがある食育の取り組みにおいても，SDGsの考え方をふまえ，相互に連携する視点をもって推進する必要がある．

国民の健全な食生活の実現と，環境や食文化を意識した持続可能な社会の実現のために，行政，教育関係者，農林漁業者，食品関連事業者，ボランティアなど関係する各主体が相互の理解を深め，連携・協働し，国民運動として食育を推進する．

a 重点事項

今後5年間に，とくに取り組むべき重点事項を以下のとおり定め，総合的に推進する．

(1) 生涯を通じた心身の健康を支える食育の推進

社会における高齢化が進行するなかで，健康寿命の延伸は国民的課題であり，国民が生涯にわたって健全な心身を培い，豊かな人間性を育むためには，妊産婦や乳幼児から高齢者に至るまで，ライフステージやライフスタイル，多様な暮らしに対応し，切れ目のない生涯を通じた食育を推進することが重要である．

「人生 100 年時代」に向けて，生活習慣病の予防や健康寿命の延伸を実現し，すべての国民が健全で充実した食生活を実現することを目指し，家庭，学校・保育所，職場，地域などの各場面において，地域や関係団体の連携・協働を図りつつ生涯を通じた食育を推進する．

(2) 持続可能な食を支える食育の推進

国民が健全な食生活を送るためには，その基盤として持続可能な環境が不可欠であり，食育関係者を含む国民が一体となって，食を支える環境の持続に資する食育を推進する．

■ 食と環境の調和：環境の環(わ)

農林水産業・食品産業の活動が自然資本や環境に立脚していることから，国民の食生活が自然の恩恵のうえに成り立つことを認識し，食料の生産から消費などに至る食の循環が環境へ与える影響に配慮して，食における SDGs の目標 12「つくる責任・つかう責任」を果たすことができるよう国民の行動変容を促すことが求められている．食に関する人間の活動による環境負荷が自然の回復力の範囲内に納まり，食と環境が調和し持続可能なものとなる必要がある．

このため，生物多様性の保全に効果の高い食料の生産方法や資源管理などに関して，国民の理解と関心の増進のための普及啓発，持続可能な食料システム(フードシステム)につながるエシカル消費(人や社会，環境に配慮した消費行動)の推進，多様化する消費者の価値観に対応したフードテク(食に関する最先端技術)への理解醸成など，環境と調和のとれた食料生産とその消費に配慮した食育を推進する．

■ 農林水産業や農山漁村を支える多様な主体とのつながりの進化：人の環(わ)

食料の生産から消費などに至るまでの食の循環は，多くの人々のさまざまな活動に支えられており，そのことへの感謝の念や理解を深めることが大切である．一方で，ライフスタイルなどの変化により，国民が普段の食生活を通じて農林水産業などや農山漁村を意識する機会が減少しつつある．

このため，農林漁業体験の推進，生産者などや消費者との交流の促進，地産地消の推進など，食の循環を担う多様な主体のつながりを広げ深める食育を推進する．

■ 日本の伝統的な和食文化の保護・継承：和食文化の和(わ)

南北に長く海に囲まれ，豊かな自然に恵まれたわが国では，四季折々の食材が豊富であり，地域の農林水産業とも密接にかかわった豊かで多様な和食文化を築き，「和食：日本人の伝統的な食文化」がユネスコの無形文化遺産に登録された．和食文化は，ごはんを主食に一汁三菜を基本とした地域の風土を活かしたものである．その保護・継承は，国民の食生活の文化的な豊かさを将来にわたって支えるうえで重要であるとともに，地域の活性化，食料自給率の向上および環境への負荷低減に寄与し，持続可能な食に貢献することが期待される．

このため，食育活動を通じて郷土料理，伝統料理，食事の作法など，伝統的な地域の多様な和食文化を次世代へ継承するための食育を推進する．

(3)「新たな日常」やデジタル化に対応した食育の推進

新型コロナウイルス感染症の拡大前から，生活を支える多くの分野でICTやAI(人工知能)の活用などデジタル技術の進展・普及が加速していた．新型コロナウイルス感染症の拡大防止対策として，身体距離の確保や3密(密接，密閉，密集)の回避とともに，デジタル技術の活用が喫緊の課題となっている．また，在宅時間の延長に伴う「新たな日常」では，家族で食を考える機会が増えて食を見つめ直す契機ともなっており，家庭での食育の重要性が高まるといった側面も有している．

新型コロナウイルス感染症は，収束後の生活に影響し以前の形に戻ることを困難にすると考えられる．上記(1)および(2)に示した重点項目に横断的に取り組むため「新しい日常生活」に対応し，「新たな日常」においても食育を着実に実施するとともに，より多くの国民による主体的な運動となるよう，ICTなどのデジタル技術を有効活用した効果的な情報発信を行うなど，新しい広がりを創出するデジタル化に対応した食育を推進する．一方，デジタル化に対応することが困難な高齢者なども存在することから，このような人々に十分配慮した情報の提供などが必要である．

また，「新たな日常」では，テレワークによる通勤時間の短縮などを活用して自宅で料理や食事をすることが増えている．これを食生活見直しの機会として乳幼児から高齢者まですべての世代において，栄養のバランス，食文化，食品ロスなど食に関する意識を高める食育を推進する．

b　基本的な取り組み方針

(1) 国民の心身の健康の増進と豊かな人間形成

「国民の心身の健康の増進と豊かな人間形成に資すること」は，食育を推進する際の目的の要である．食育に関するあらゆる施策は，これをふまえて講じられるべきである．

このため，健全な食生活の実現に向けて，栄養の偏りや食習慣の乱れを改善する取り組みの推進が引き続き必要である．

また，わが国では，さまざまな種類の食材が多様な形で加工・提供されるようになってきている．健全な食生活を自ら実践していくためには，食に関する知識や食品の選び方なども含めた判断力を，国民一人ひとりが備えることの必要性が従来以上に高まっている．

このため，健全な食生活に必要な知識や判断力は，年齢や健康状態，生活環境により異なる部分があることに配慮しつつ，国民の生涯にわたる健全な食生活の実現を目指して施策を講じる．

⑵ 食に関する感謝の念と理解

世界の食料事情は，現在約 6.9 億人が飢餓や栄養不足で苦しんでいるなど楽観できない状況にある．国内では，大量の食料が食べられずに廃棄され，食料資源の浪費や環境への負荷の増加に目を向ける必要がある．「もったいない」という精神で，食べ物を無駄にせず，食品ロスの削減に取り組むことは，食育の観点からもきわめて大切である．

日々の食生活は，自然の恩恵のうえに成り立ち，食べる行為自体が貴重な動植物の命を受け継ぐことである．また，食料の生産から消費などに至る食の循環においては，生産者をはじめ多くの人々の苦労や努力に支えられていることが実感でき，動植物の命を尊ぶ機会となるようなさまざまな体験活動や適切な情報発信などを通じて，自然に感謝の念や理解が深まっていくよう配慮した施策を講じる．

⑶ 食育推進運動の展開

食育推進運動の展開に当たっては，国民一人ひとりが食育の意義や必要性などを理解するとともに，これに共感し，自らが主体的に食育を実践できるよう取り組む必要がある．このため，国民や民間団体などの自発的意思を尊重しながら産官学による連携など，多様な主体の参加と連携・協働に立脚し，デジタル技術も活用しつつ効果的に国民運動の推進を目指した施策を講じる．

⑷ 子どもの食育における保護者，教育関係者などの役割

わが国の未来を担う子どもに対する食育の推進は，健全な心身と豊かな人間性を育んでいく基礎をなすものであり，子どもの成長・発達に合わせた切れ目のない推進が重要である．父母その他の保護者や教育，保育に携わる関係者などの意識の向上を図るとともに，相互の密接な連携のもとで家庭，学校，保育所，地域社会などの場で，子どもが楽しく食について学ぶことができる取り組みを積極的に実施できるよう施策を講じる．

子どもの食育を推進する際には，健全な食習慣や食の安全についての理解を確立していくなかで，食に関する感謝の念と理解，食品の安全および健康な食生活に必要な栄養に関する知識，社会人として身につけるべき食事の際の作法など，食に関する基礎の習得について配意する．また，社会環境の動向やさまざまな生活様式の出現など食をめぐる状況の変化に伴い，健全な食生活を送ることが難しい子どもの存在にも配慮し，多様な関係機関・団体が連携・協働する施策を講じる．

⑸ 食に関する体験活動と食育推進活動の実践

食は，日々の調理や食事などと深く結びついているきわめて体験的なものである．このため，食との関係が消費のみにとどまることが多い国民が，意欲的に食育の推進のための活動を実践できるよう，食料の生産から消費などに至るまでの食の循環を理解する機会や，食に関する体験活動に参加する機会を提供するなどの施策を講じる．

その際には，体験活動を推進する農林漁業者，食品関連事業者，教育関係

者など多様な主体により，できるだけ多くの国民が体験活動に参加できるよう，オンラインでの活動も活用しつつ関係機関・団体などとの連携・協働を図るとともに，上記(2)の「食に関する感謝の念と理解」にも配慮した施策を講じる．

(6) わが国の伝統的な食文化，環境と調和した生産などへの配慮および農山漁村の活性化と食料自給率向上への貢献

食は，伝統的な食文化や食生活にみられるように，人々の精神的な豊かさと密接な関係を有している．先人によって培われてきた多様な食文化を後世に伝えつつ，時代に応じた優れた食文化や豊かな味覚を育んでいくことが重要である．また，国民の食生活は，自然の恩恵のうえに成り立っており，食料の生産から消費などに至る食の循環が環境に与える影響に配慮する必要がある．

このため，わが国の伝統ある優れた食文化や地域の特性を活かした食生活の継承・発展，環境と調和がとれた食料の生産と消費などが図られるよう十分に配慮しつつ施策を講じる．その際，わが国の食料需給の状況を十分理解するとともに，都市と農山漁村の共生・対流や生産者と消費者との交流を進め，生産者と消費者の信頼関係を構築していくことが必要であり，「食料・農業・農村基本計画」(2020(令和2)年3月31日閣議決定)もふまえ，農山漁村の活性化と食料自給率・食料自給力の維持向上に資するよう施策を講じる．

(7) 食品の安全性の確保などにおける食育の役割

食品の安全性の確保は，国民の健康と健全な食生活の実現に当たって基本的な問題であり，国民の関心は非常に高い．また，食品の提供者が食品の安全性の確保に万全を期すだけでなく，食品を消費する立場にある国民においても，食品の安全性をはじめとする食に関する知識と理解を深めるよう努めるとともに，自分の食生活について自ら適切に判断し，選択していくことが必要である．

このため，国際的な連携を図りつつ，国民の食に関する知識と食を選択する力の習得のため，食に関する幅広い情報を多様な手段で，国民が理解し十分に活用できるよう提供するとともに，教育の機会を充実させるなど行政や関係団体，国民などとの間の情報・意見交換が積極的に行われるよう施策を講じる．

2）食育の推進の目標に関する事項

a 目標の考え方

食育基本法に基づく取り組みは，国民の心身の健康の増進と豊かな人間形成，食に関する感謝の念と理解などの基本理念のもとに推進されるものである．

食育推進基本計画においては，国民運動として食育を推進するにふさわしい定量的な目標値を設定することとし，その達成が図られるよう基本計画

に基づく取り組みを推進する．

「第4次食育推進基本計画」は，SDGsの考え方をふまえた食育の推進や重点事項に対応する観点から，第3次食育推進基本計画の結果をふまえ，①設定した目標を達成しておらず，引き続き目指すべき目標，②設定した目標は達成したが，一層の推進を目指すべき目標，③今日新たに設定が必要となった目標について設定する．ただし，食育は，食育基本法の目的や基本理念をふまえ，個人，家庭，地域などの実態や特性などに配慮して推進されるべきものであり，安易に目標値の達成のみを追い求めることがないよう留意する必要がある．

b 目 標

食育推進に向けての目標と具体的な目標値を**表7-12**に示した．

表7-12 食育の推進に当たっての目標と目標値

目 標	具体案
1 食育に関心を持っている国民を増やす	2020（令和2）年度の83.2％から，引き続き2025（令和7）年度までに90％以上とすることを目指す．
2 朝食または夕食を家族と一緒に食べる「共食」の回数を増やす	2020（令和2）年度の週9.6回から，引き続き2025（令和7）年度までに週11回以上とすることを目指す．
3 地域などで共食したいと思う人が共食する割合を増やす	2020（令和2）年度の70.7％から，2025（令和7）年度までに75％以上とすることを目指す．
4 朝食を欠食する国民を減らす	① 2019（令和元）年度の子どもの朝食欠食割合（「まったく食べていない」＋あまり食べていない）4.6％から，2025（令和7）年度までに0％とすることを目指す． ② 2020（令和2）年度の若い世代（20～30歳代）の欠食割合21.5％から，引き続き2025（令和7）年度までに15％以下とすることを目指す．
5 学校給食における地場産物を活用した取り組みなどを増やす	① 栄養教諭による地場産物に係る食に関する指導の平均取り組み回数を，2020（令和2）年度の月9.1回から2025（令和7）年度までに月12回とすることを目指す． ② 都道府県単位で学校給食に地場産物を使用し，金額ベースで維持向上させた割合を2019（令和元）年度の26％から，2025（令和7）年度までに90％以上とすることを目指す． ③ 都道府県単位で学校給食に国産食材を使用し，金額ベースで維持向上させた割合を2019（令和元）年度の77.1％から，2025（令和7）年度までに90％以上とすることを目指す．
6 栄養バランスに配慮した食生活を実践する国民を増やす	① 主食・主菜・副菜を組み合わせた食事を1日2回以上ほぼ毎日食べている国民の割合を2020（令和2）年度の36.4％から，2025（令和7）年度までに50％以上とすることを目指す． ② 同じく若い世代（20～30歳代）の割合を2020（令和2）年度の27.4％から，2025（令和7）年度までに40％以上とすることを目指す． ③ 2019（令和元）年度の1日当たりの食塩摂取量の平均値10.1gから，2025（令和7）年度までに8g以下とすることを目指す． ④ 2019（令和元）年度の野菜摂取量の平均値280.5gから，2025（令和7）年度までに350g以上とすることを目指す． ⑤ 2019（令和元）年度の果物摂取量の平均値100g未満の者の割合61.6％から，2025（令和7）年度までに30％以下とすることを目指す．

表 7-12 つ づ き

目　標	具体案
7 生活習慣病の予防や改善のために，ふだんから適正体重の維持や減塩などに気を付けた食生活を実践する国民を増やす	2020(令和 2)年度の 64.3%から，引き続き 2025(令和 7)年度までに 75%以上とすることを目指す.
8 ゆっくりよく噛んで食べる国民を増やす	2020(令和 2)年度の 47.3%から，引き続き 2025(令和 7)年度までに 55%以上とすることを目指す.
9 食育の推進にかかわるボランティアの数を増やす	2019(令和元)年度の 36.2 万人から，引き続き 2025(令和 7)年度までに 37 万人以上とすることを目指す.
10 農林漁業体験を経験した国民を増やす	2020(令和 2)年度の 65.7%から，2025(令和 7)年度までに 70%以上とすることを目指す.
11 産地や生産地を意識して農林水産物・食品を選ぶ国民を増やす	2020(令和 2)年度の 73.5%から，2025(令和 7)年度までに 80%以上とすることを目指す.
12 環境に配慮した農林水産物・食品を選ぶ国民を増やす	2020(令和 2)年度の 67.1%から，2025(令和 7)年度までに 75%以上とすることを目指す.
13 食品ロス削減のために何らかの行動をしている国民を増やす	2019(令和元)年度の 76.5%から，引き続き 2025(令和 7)年度までに 80%以上とすることを目指す.
14 地域や家庭で受け継がれてきた伝統的な料理や作法などを継承し，伝えている国民を増やす	① 2020(令和 2)年度の 50.4%から，2025(令和 7)年度までに 55%以上とすることを目指す. ② 郷土料理や伝統料理を月 1 回以上食べている国民の割合を 2020(令和 2)年度の 44.6%から，2025(令和 7)年度までに 50%以上とすることを目指す.
15 食品の安全性について基礎的な知識を持ち，自ら判断する国民を増やす	2020(令和 2)年度の 75.2%から，引き続き 2025(令和 7)年度までに 80%以上とすることを目指す.
16 推進計画を作成・実施している市町村を増やす	食育推進計画を作成・実施している市町村の割合を 2019(令和元)年度の 87.5%から，引き続き 2025(令和 7)年度までに 100%とすることを目指す.

(第 4 次食育推進基本計画，啓発リーフレットより)

3) 食育の総合的な促進に関する事項

「第 4 次食育推進基本計画」において取り組むべき施策として掲げられた項目は，**表 7-13** のとおりである.

4) 食育の推進に関する施策を総合的かつ計画的に推進するために必要な事項

「第 4 次食育推進基本計画」において掲げられた項目は，以下のとおりである.

① 多様な関係者の連携・協働の強化

② 地方公共団体による推進計画に基づく施策の促進とフォローアップ

③ 積極的な情報提供と国民の意見などの把握

④ 推進状況の把握と効果などの評価および財政措置の効率的・重点的運用

⑤ 食育推進基本計画の見直し

表7-13 「第4次食育推進基本計画」において取り組むべき施策

	《取り組むべき施策》
1 家庭における食育の推進	・子どもの基本的な生活習慣の形成 ・望ましい食習慣や知識の習得 ・妊産婦や乳幼児に対する食育の推進 ・子ども・若者の育成支援における共食などの食育推進 ・在宅時間を活用した食育の推進
2 学校，保育所などにおける食育の推進	・食に関する指導の充実 ・学校給食の充実 ・食育を通じた健康状態の改善などの推進 ・就学前の子どもに対する食育の推進
3 地域における食育の推進	・「食育ガイド」などの活用促進 ・健康寿命の延伸につながる食育の推進 ・歯科保健活動における食育の推進 ・栄養バランスに優れた日本型食生活の実践の推進 ・貧困などの状況にある子どもに対する食育の推進 ・若い世代にかかわる食育の推進 ・高齢者にかかわる食育の推進 ・食品関連事業者などによる食育の推進 ・専門的知識を有する人材の養成・活用 ・職場における従業員などの健康に配慮した食育の推進 ・地域における共食の推進 ・災害時に備えた食育の推進
4 食育推進運動の展開	・食育に関する国民の理解の増進 ・ボランティア活動など民間の取り組みへの支援・表彰など ・食育推進運動の展開における連携・協働体制の確立 ・「食育月間」および「食育の日」の取り組みの充実 ・食育推進運動に資する情報の提供 ・全国食育推進ネットワークの活用 ・「新たな日常」やデジタル化に対応する食育の推進
5 生産者と消費者との交流の促進，環境と調和のとれた農林漁業の活性化など	・農林漁業者などによる食育の推進 ・子どもを中心とした農林漁業体験活動の促進と消費者への情報提供 ・都市と農山漁村の共生・対流の促進 ・農山漁村の維持・活性化 ・地産地消の推進 ・環境と調和のとれた持続可能な食料生産とその消費にも配慮した食育の推進 ・食品ロス削減に向けた国民運動の展開 ・バイオマス利用と食品リサイクルの推進
6 食文化の継承のための活動への支援など	・地域の多様な食文化の継承につながる食育の推進 ・ボランティア活動などにおける取り組み ・学校給食などでの郷土料理などの積極的な導入や行事の活用 ・専門調理師などの活用における取り組み
7 食品の安全性，栄養その他の食生活に関する調査，研究，情報の提供および国際交流の推進	・生涯を通じた国民の取り組みの提示 ・基礎的な調査・研究などの実施および情報の提供 ・リスクコミュニケーションの充実 ・食品の安全性や栄養などに関する情報提供 ・食品表示の理解促進 ・地方公共団体などにおける取り組みの推進 ・食育や日本食・食文化の海外展開と海外調査の推進 ・国際的な情報交換など

（第4次食育推進基本計画，啓発リーフレットより）

D　食生活指針

わが国では，1978 年に 1987 年までの 10 年計画事業として『第 1 次国民健康づくり対策』が施行されている．その後，国民健康づくり対策は，第 2 次および第 3 次の国民健康づくり運動として継続され，現在では健康増進法第 7 条第 1 項の規定に基づく『国民の健康の増進の総合的な推進を図るための基本的な方針』に基づき，第 4 次国民健康づくり対策としての「21 世紀における第 2 次国民健康づくり運動〔健康日本 21（第 2 次）〕」が，2013 年 4 月 1 日から 10 年計画で推進されているところである．その後，2021 年 8 月に，期間を 1 年延長して終期を 2023 年度までとされた．

『第 1 次国民健康づくり対策』では，健康づくりの 3 要素を「栄養」,「運動」および「休養」とし，とくに対策の重点が「栄養」に置かれていた．「栄養」を中心とした健康づくり対策を広く国民運動として展開していくためには，具体的な取り組みの活動目標を必要とした．そこで厚生省（現厚生労働省）は，「疾病予防と栄養に関する検討委員会」を設置し，国内外の数千点に及ぶ健康・栄養に関する文献のレビューを行い，科学的根拠が確かな国民の健康づくりに役立つ検討の成果を報告書に取りまとめた．取りまとめの結果を受けて厚生省は，1985 年 5 月に国民健康づくり運動の活動目標となり得るものとして，5 つの大項目と，各大項目それぞれ 2 つの小項目により構成される「健康づくりのための食生活指針」を策定した．

わが国における食生活は，健康や栄養に関する適切な情報の不足，食習慣の乱れ，食料の海外依存の増大，食べ残しや食品廃棄の増加などを背景として，生活習慣病の増加，食料自給率の低下および食料資源の浪費が問題になってきた．このような事態への対処を目指して，国は国民の健康の増進，QOL の向上および食料の安定供給の確保を図るため，文部省（現文部科学省），厚生省（現厚生労働省）および農林水産省の 3 省連携により，2000 年 3 月に「食生活指針」を策定した．

その策定から 16 年が経過し，この間の健康・栄養関連施策などとして 2005 年の食育基本法の制定，2013 年度からは「健康日本 21（第 2 次）」が開始されるとともに，同年 12 月には「和食；日本人の伝統的な食文化」がユネスコの無形文化遺産に登録されるなど，食生活に関する幅広い分野の施策に進展がみられたことを受け，文部科学省，厚生労働省および農林水産省の連携により，2016 年 6 月「食生活指針」の改定が行われたところである．

1　健康づくりのための食生活指針

1）「健康づくりのための食生活指針」の構成と内容

指針 1：多様な食品で栄養バランスを
- 1 日 30 食品を目標に
- 主食，主菜，副菜をそろえて

指針 2：日常の生活活動に見合ったエネルギーを
- 食べすぎに気をつけて，肥満を予防
- よくからだを動かし，食事内容にゆとりを

指針 3：脂肪は量と質を考えて
- 脂肪はとりすぎないように

・動物性の脂肪より植物性の油を多めに

指針 4：食塩をとりすぎないように

・食塩は 1 日 10 g 以下を目標に

・調理の工夫で，無理なく減塩

指針 5：こころのふれあう楽しい食生活を

・食卓を家族ふれあいの場に

・家庭の味，手づくりのこころを大切に

2）健康づくりのための食生活指針（対象特性別）

厚生省は，1990 年に「健康づくりのための食生活指針」を補完するものとして，「健康づくりのための食生活指針（対象特性別）」を策定した．

a 「成人病予防のための食生活指針」の構成と内容

指針 1：いろいろ食べて成人病予防

・主食，主菜，副菜をそろえ，目標は 1 日 30 食品

・いろいろ食べても，食べすぎないように

指針 2：日常生活は，食事と運動のバランスで

・食事はいつも腹八分目

・運動十分で食事を楽しもう

指針 3：減塩で高血圧と胃がん予防

・塩辛い食品を避け，食塩摂取量は 1 日 10 g 以下

・調理の工夫で，無理なく減塩

指針 4：脂肪を減らして心臓病予防

・脂肪とコレステロール摂取を控えめに

・動物性脂肪，植物油，魚油をバランスよく

指針 5：生野菜，緑黄色野菜でがん予防

・生野菜，緑黄色野菜を毎食の食卓に

指針 6：食物繊維で便秘・大腸がんを予防

・野菜，海藻をたっぷりと

指針 7：カルシウムを十分にとって丈夫な骨づくり

・骨粗鬆症の予防は青壮年期から

・カルシウムに富む牛乳，小魚，海藻を

指針 8：甘い物は程々に

・糖分を控えて肥満予防

指針 9：禁煙，節酒で健康長寿

・禁煙は，百益あっても一害なし

・百薬の長，アルコールも飲み方次第

b 「成長期の食生活指針」の構成と内容

⑴ 子どもと親を結ぶ絆としての食事—乳児期—

指針 1：食事を通してのスキンシップを大切に

指針 2：母乳で育つ赤ちゃん，元気

指針 3：離乳の完了，満 1 歳

指針 4：いつでも活用，母子健康手帳

⑵ 食習慣の基礎づくりとしての食事—幼児期—

指針 1：食事はリズムが大切，規則的に

指針 2：何でも食べられる元気な子

指針 3：うす味と和風料理に慣れさせよう

指針 4：与えよう，牛乳・乳製品を十分に

指針 5：一家そろって食べる食事の楽しさを

指針 6：心掛けよう，手づくりおやつの素晴らしさ

指針 7：保育所や幼稚園での食事にも関心を

指針 8：外遊び，親子そろって習慣に

⑶ 食習慣の完成期としての食事—学童期—

指針 1：1 日 3 食規則的，バランスとれたよい食事

指針 2：飲もう，食べよう，牛乳・乳製品

指針 3：十分に食べる習慣，野菜と果物

指針 4：食べすぎや偏食なしの習慣を

指針 5：おやつには，いろいろな食品や量に気配りを

指針 6：加工食品，インスタント食品の正しい利用

指針 7：楽しもう，一家団らんおいしい食事

指針 8：考えよう，学校給食のねらいと内容

指針 9：つけさせよう，外に出て体を動かす習慣を

⑷ 食習慣の自立期としての食事—思春期—

指針 1：朝，昼，晩，いつもバランスよい食事

指針 2：進んでとろう，牛乳・乳製品を

指針 3：十分食べて健康，野菜と果物

指針 4：食べすぎ，偏食，ダイエットにはご用心

指針 5：偏らない，加工食品，インスタント食品に

指針 6：気をつけて，夜食の内容，病気のもと

指針 7：楽しく食べよう，みんなで食事

指針 8：気を配ろう，過度な運動，健康づくり

c 「女性(母性を含む)のための食生活指針」の構成と内容

指針 1：食生活は健康と美のみなもと

・上手に食べて体の内から美しく

・無茶な減量，貧血のもと

・豊富な野菜で便秘を予防

指針 2：新しい生命と母によい栄養
・しっかり食べて，１人２役
・日常の仕事，買い物，よい運動
・酒とたばこの害から胎児を守ろう
指針 3：次の世代に賢い食習慣を
・うす味のおいしさを，愛児の舌にすり込もう
・自然な生活リズムを幼いときから
・よく噛んで，よーく味わう習慣を
指針 4：食事に愛とふれ合いを
・買ってきた加工食品にも手のぬくもりを
・朝食は，みんなの努力で勢ぞろい
・食卓は「いただきます」ではじまる今日のできごと報告会
指針 5：家族の食事，主婦はドライバー
・食卓で，家族の顔見て健康管理
・栄養バランスは，主婦のメニューで安全運転
・調理自慢，味と見栄えに安全チェック
指針 6：働く女性は，正しい食事で元気はつらつ
・体が資本，食で健康投資
・外食は，新しい料理を知るよい機会
・食事づくりに興味をみつけてストレス解消
指針 7：「伝統」と「創造」で新しい食文化を
・「伝統」に「創造」を和えて，わが家の食文化
・新しい生活の知恵で，環境の変化に適応
・食文化，あなたとわたしの積み重ね

d 「高齢者のための食生活指針」の構成と内容

指針 1：低栄養に気をつけよう
・体重低下は黄信号
指針 2：調理の工夫で多様な食生活を
・何でも食べよう，だが食べすぎに気をつけて
指針 3：副食から食べよう
・年をとったら“おかず”が大切
指針 4：食生活をリズムに乗せよう
・食事はゆっくり，欠かさずに
指針 5：よく体を動かそう
・空腹感は最高の味つけ
指針 6：食生活の知恵を身につけよう
・食生活の知恵は，若さと健康づくりの羅針盤
指針 7：おいしく，楽しく，食事をとろう
・豊かな心が育む健やかな高齢期

2 「食生活指針(2000 年策定)」

1985 年，厚生省により「健康づくりのための食生活指針」が策定されてからほぼ 15 年が経過した 2000 年に，国民の健康の増進，QOL の向上および食料の安定供給の確保を図るための施策として，文部省(現文部科学省)，厚生省(現厚生労働省)および農林水産省の 3 省連携による「食生活指針(2000 年策定)」が策定された(ここでは，2016 年 6 月改定の「食生活指針」と区別するため，「食生活指針(2000 年策定)」と表記する.)．「食生活指針(2000 年策定)」は，2000 年 3 月食料・農業・農村基本法に基づいて閣議決定され，広範な国民の理解と実践を促進する取り組みが政府によって推進されることになった.

なお，「食生活指針(2000 年策定)」は，これを礎として『妊産婦のための食生活指針』等対象特性別，また，『○○県食生活指針』等地域特性別などが作成され，さらには「食事バランスガイド」の策定につながっている.

1)「食生活指針(2000 年策定)」の構成と内容

「食生活指針(2000 年策定)」は，10 項目の指針と 31 項目の実践目標とによって構成されている.「食生活指針(2000 年策定)」の特徴は，食料の生産・流通から食卓，さらには国民の健康まで幅広く，食生活全体を視野に入れて取りまとめられていることである.

指針 1：食事を楽しみましょう

○食生活指針の実践のために

- 心とからだにおいしい食事を，味わって食べましょう.
- 毎日の食事で，健康寿命をのばしましょう.
- 家族の団らんや人との交流を大切に，また，食事づくりに参加しましょう.

指針 2：1 日の食事のリズムから，健やかな生活リズムを

○食生活指針の実践のために

- 朝食で，いきいきした 1 日をはじめましょう.
- 夜食や間食はとりすぎないようにしましょう.
- 飲酒はほどほどにしましょう.

指針 3：主食，主菜，副菜を基本に，食事のバランスを

○食生活指針の実践のために

- 多様な食品を組み合わせましょう.
- 調理方法が偏らないようにしましょう.
- 手づくりと外食や加工食品・調理食品を上手に組み合わせましょう.

指針 4：ごはんなどの穀類をしっかりと

○食生活指針の実践のために

- 穀類を毎食とって，糖質からのエネルギー摂取を適正に保ちましょう.
- 日本の気候・風土に適している米などの穀類を利用しましょう.

指針 5：野菜・果物，牛乳・乳製品，豆類，魚なども組み合わせて

○食生活指針の実践のために

- たっぷり野菜と毎日の果物で，ビタミン，ミネラル，食物繊維をとりましょう.

・牛乳・乳製品，緑黄色野菜，豆類，小魚などで，カルシウムを十分にとりましょう．

指針 6：食塩や脂肪は控えめに

○食生活指針の実践のために

・塩辛い食品を控えめに，食塩は 1 日 10 g 未満にしましょう．

・脂肪のとりすぎをやめ，動物，植物，魚由来の脂肪をバランスよくとりましょう．

・栄養成分表示を見て，食品や外食を選ぶ習慣を身につけましょう．

指針 7：適正体重を知り，日々の活動に見合った食事量を

○食生活指針の実践のために

・太ってきたかなと感じたら，体重を量りましょう．

・普段から意識して身体を動かすようにしましょう．

・美しさは健康から．無理な減量はやめましょう．

・しっかり噛んで，ゆっくり食べましょう．

指針 8：食文化や地域の産物を活かし，ときには新しい料理も

○食生活指針の実践のために

・地域の産物や旬の素材を使うとともに，行事食を取り入れながら，自然の恵みや四季の変化を楽しみましょう．

・食文化を大切にして，日々の食生活に活かしましょう．

・食材に関する知識や料理技術を身につけましょう．

・ときには新しい料理をつくってみましょう．

指針 9：調理や保存を上手にして無駄や廃棄を少なく

○食生活指針の実践のために

・買いすぎ，つくりすぎに注意して，食べ残しのない適量を心掛けましょう．

・賞味期限や消費期限を考えて利用しましょう．

・定期的に冷蔵庫の中身や家庭内の食材を点検し，献立を工夫して食べましょう．

指針 10：自分の食生活を見直してみましょう

○食生活指針の実践のために

・自分の健康目標をつくり，食生活を点検する習慣をもちましょう．

・家族や仲間と，食生活を考えたり，話し合ったりしてみましょう．

・学校や家庭で，食生活の正しい理解や望ましい習慣を身につけましょう．

・子どものころから，食生活を大切にしましょう．

2）妊産婦のための食生活指針

「妊産婦のための食生活指針」は 2006 年に策定され，2021 年に「妊娠前からはじめる妊産婦のための食生活指針」として改訂されているので,「妊産婦のための食生活指針(2006 策定)」および「妊娠前からはじめる妊産婦のための食生活指針」と表記することにした．

a 「妊産婦のための食生活指針（2006 策定）」

妊娠期および授乳期は，母親の健康と児の健やかな発育にとって大切な時期である．そこで，厚生労働省は，2006 年 2 月「健やか親子 21 推進検討会」で策定された，「妊産婦のための食生活指針(2006 策定)」を公表している．

「妊産婦のための食生活指針(2006 策定)」には，妊娠期および授乳期における望ましい食生活の実現に向けて，指針とともに何をどれだけ食べたらよいかを，わかりやすくイラストで示した『妊産婦のための食事バランスガイド』や，『妊娠期における望ましい体重増加量』などが示されていている．

「妊産婦のための食生活指針(2006)」は，9 つの指針によって構成されている．

指針 1：妊娠前から，健康なからだづくりを
指針 2：「主食」を中心に，エネルギーをしっかりと
指針 3：不足しがちなビタミン，ミネラルを「副菜」でたっぷりと
指針 4：からだづくりの基礎となる「主菜」は適量を
指針 5：牛乳・乳製品などの多様な食品を組み合わせて，カルシウムを十分に
指針 6：妊娠中の体重増加は，お母さんと赤ちゃんにとって望ましい量に
指針 7：母乳育児も，バランスのよい食生活の中で
指針 8：たばことお酒の害から赤ちゃんを守りましょう
指針 9：お母さんと赤ちゃんの健やかな毎日は，からだと心にゆとりのある生活から生まれます

b 「妊娠前からはじめる妊産婦のための食生活指針」

「妊産婦のための食生活指針(2006)」の策定から約 15 年が経過し，健康や栄養・食生活に関する課題を含む，妊産婦を取り巻く社会状況などが変化していることから，2019(令和元)年度の「妊産婦のための食生活指針の改定案策定および普及啓発に関する調査研究」の報告などをふまえ，2021(令和 3)年 3 月に厚生労働省において指針の改定が行われた．

妊娠，出産，授乳などに当たっては，妊娠前からの健康なからだづくりや適切な食習慣の形成が重要である．このため，改定後の指針の対象には妊娠前の女性も含むこととし，名称を「妊娠前からはじめる妊産婦のための食生活指針」とされた．

「妊娠前からはじめる妊産婦のための食生活指針」は，妊娠前からの健康づくりや妊産婦に必要とされる食事内容とともに，妊産婦の生活全般，からだや心の健康にも配慮した 10 項目によって構成されている(**表 7-14**)．

また，妊娠期における望ましい体重増加量については，日本産科婦人科学会の「妊娠中の体重増加の目安」(令和 3 年 3 月 8 日)が参考として提示されている(**表 7-15**)．

表 7-14 ● 妊娠前からはじめる妊産婦のための食生活指針

■ **妊娠前から，バランスのよい食事をしっかりとりましょう**
若い女性では「やせ」の割合が高く，エネルギーや栄養素の摂取不足が心配されます．主食・主菜・副菜を組み合わせた食事がバランスのよい食事の目安となります．1日2回以上，主食・主菜・副菜の3つをそろえてしっかり食べられるよう，妊娠前から自分の食生活を見直し，健康なからだづくりを意識してみましょう．

■ **「主食」を中心に，エネルギーをしっかりと**
炭水化物の供給源であるごはんやパン，めん類などを主材料とする料理を主食といいます．妊娠中，授乳中には必要なエネルギーも増加するため，炭水化物の豊富な主食をしっかり摂りましょう．

■ **不足しがちなビタミン・ミネラルを，「副菜」でたっぷりと**
各種ビタミン，ミネラルおよび食物繊維の供給源となる野菜，いも，豆類(大豆を除く)，きのこ，海藻などを主材料とする料理を副菜といいます．妊娠前から，野菜をたっぷり使った副菜でビタミン・ミネラルを摂る習慣を身につけましょう．

■ **「主菜」を組み合わせてたんぱく質を十分に**
たんぱく質は，からだの構成に必要な栄養素です．主要なたんぱく質の供給源の肉，魚，卵，大豆および大豆製品などを主材料とする料理を主菜といいます．多様な主菜を組み合わせて，たんぱく質を十分に摂取するようにしましょう．

■ **乳製品，緑黄色野菜，豆類，小魚などでカルシウムを十分に**
日本人女性のカルシウム摂取量は不足しがちであるため，妊娠前から乳製品，緑黄色野菜，豆類，小魚などでカルシウムを摂るよう心がけましょう．

■ **妊娠中の体重増加はお母さんと赤ちゃんにとって望ましい量に**
妊娠中の適切な体重増加は，健康な赤ちゃんの出産のために必要です．不足すると，早産やSGA(妊娠週数に対して赤ちゃんの体重が少ない状態)のリスクが高まります．不安な場合は医師に相談してください．日本産科婦人科学会が提示する「妊娠中の体重増加指導の目安」を参考に適切な体重増加量をチェックしてみましょう．

■ **母乳育児もバランスのよい食生活のなかで**
授乳中に，特にたくさん食べなければならない食品はありません．逆に，お酒以外は，食べてはいけない食品もありません．必要な栄養素を摂取できるように，バランスよく，しっかり食事をとりましょう．

■ **無理なくからだを動かしましょう**
妊娠中に，ウォーキング，妊娠水泳，マタニティビクスなどの軽い運動をおこなっても赤ちゃんの発育に問題はありません．新しく運動を始める場合や体調に不安がある場合は，必ず医師に相談してください．

■ **たばことお酒の害から赤ちゃんを守りましょう**
妊娠・授乳中の喫煙，受動喫煙，飲酒は，胎児や乳児の発育，母乳分泌に影響を与えます．お母さん自身が禁煙，禁酒に努めるだけでなく，周囲の人にも協力を求めましょう．

■ **お母さんと赤ちゃんのからだと心のゆとりは，周囲のあたたかいサポートから**
お母さんと赤ちゃんのからだと心のゆとりは，家族や地域の方など周りの人々の支えから生まれます．不安や負担感を感じたときは一人で悩まず，家族や友人，地域の保健師など専門職に相談しましょう．

(厚生労働省，2021)

表 7-15 ● 妊娠中の体重増加指導の目安*

妊娠前体格**	BMI kg/m^2	体重増加量指導の目安
低体重	＜18.5	12～15 kg
普通体重	18.5≦～＜25	10～13 kg
肥満(1度)	25≦～＜30	7～10 kg
肥満(2度以上)	30≦	個別対応(上限5 kgまでが目安)

*「増加量を厳格に指導する根拠は必ずしも十分ではないと認識し，個人差を考慮したゆるやかな指導を心がける」産婦人科診療ガイドライン産科編2020 CQ010より
**体格分類は日本肥満学会の肥満度分類に準じた．

3 「食生活指針」(2016年改定)

1)「食生活指針」改定の趣旨

わが国は世界有数の長寿国である．国民の平均寿命は男女ともに80年を超え，引き続き今後も延びることが予測されている．平均寿命の延伸には，「日本人の食事」が深くかかわり，寄与してきたことが考えられる．「日本人の食事」の特徴は，気候と地域の多様性に恵まれ，旬の食べ物や地域産物を組み合わせ，調理しておいしく食べることで，バランスのよい食事をとることにつながっていたことである．

一方，がん，心臓病，脳卒中および糖尿病などの生活習慣病の増加は，国民の大きな健康問題となっている．生活習慣病は，食事や運動などの生活習慣と密接な関係にある．このため，食生活の改善など生活習慣を見直すことで，生活習慣病の発症を予防する「一次予防」を推進するとともに，合併症の発症や症状の進展を防ぐための「重症化予防」が重要になっている．また，高齢化に伴う身体機能の低下を遅らせる観点からは，低栄養の予防など，高齢期においても良好な栄養状態の維持を図ることが重要である．さらに，国民の食生活のあり方は，食料自給率に大きな影響を与えるとともに，食べ残しや利用可能な食品の廃棄が，地球規模での資源の有効活用や環境問題にも関係している．

こうした食生活をめぐる諸問題を解決するためには，国民一人ひとりが健全な食生活を実践することができるよう，関係機関がその方向を共有しつつ食生活の改善活動を支援するための環境づくりを進める必要があった．

このため，2000年3月に，当時の文部省，厚生省および農林水産省が連携して「食生活指針(2000年策定)」を策定した．その策定から16年が経過し，この間に健康・栄養関連施策などとして，2005年には「食育基本法」が制定され，2013年度からは10年計画の『国民健康づくり運動「健康日本21(第2次)」が開始されるとともに，同年12月には「和食；日本人の伝統的な食文化」がユネスコの無形文化遺産に登録されるなど，食生活に関する幅広い分野の施策に進展がみられ，2016年3月には食育基本法に基づく「第3次食育推進基本計画」が作成されたところである．

このような動きをふまえ，今般，「食生活指針(2000年策定)」に引き続き，文部科学省，厚生労働省，農林水産省の3省連携により，「食生活指針」の改定が行われたところである．

なお，本書においては，「食生活指針(2000年策定)」との混乱を避けるため，2016年6月改定の「食生活指針」を単に「食生活指針」と表記することにした．

2)「食生活指針」の構成および各項目と内容

改定された「食生活指針」は，食料の生産・流通から食卓，国民の健康へと幅広く食生活全体を視野に入れ，作成されているところに大きな特徴がある．内容については，生活の質(QOL)の向上を重視し，バランスのとれた食事内容を中心に，食料の安定供給や食文化，環境にまで配慮したものとなっている．

今回の改定では，肥満の予防とともに高齢者の低栄養の予防が重要な健康課題となっている現状をふまえ，適度な身体活動量と食事量の確保の観点から，「適度な運動とバランスのよい食事で，適正体重の維持を」という指針の順番を，7番目から3番目に変更した．また，健康寿命の延伸とともに，食料の生産から消費にいたる食品ロスの削減など環境に配慮した食生活の実現を目指し，項

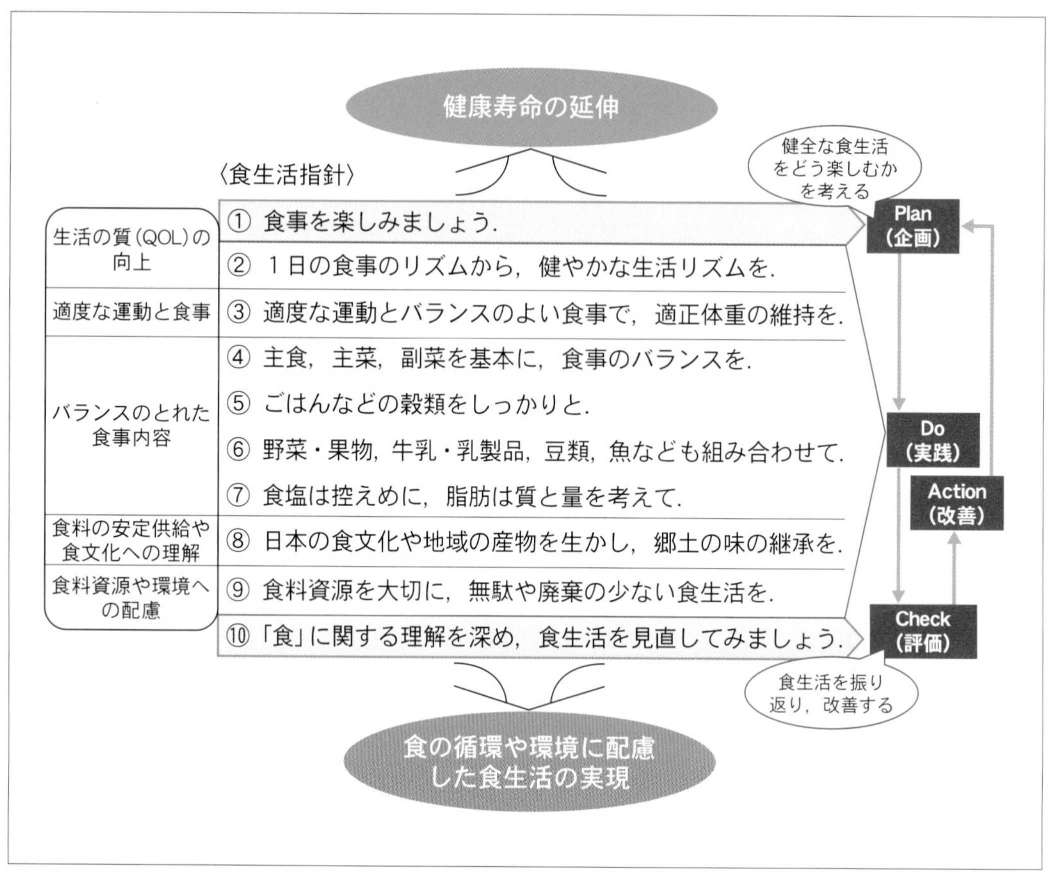

図 7-6 ● 食生活指針全体の構成
(食生活指針の解説要領(平成 28('16)年 6 月)，文部科学省・厚生労働省・農林水産省より)

目中の具体的な表現について一部見直しを行った(**図 7-6**).

a　食生活指針 1　食事を楽しみましょう

○食生活指針の実践のために
- 毎日の食事で，健康寿命をのばしましょう.
- おいしい食事を，味わいながらゆっくりよく噛んで食べましょう.
- 家族の団らんや人との交流を大切に，また，食事づくりに参加しましょう.

わが国は平均寿命の延伸がつづき，2020 年の男性の平均寿命は 81.56 年，女性は 87.71 年と，世界有数の長寿国となっている．一方，健康寿命は，男性が 72.68 年，女性は 75.38 年であり，その差は男性で 9 年，女性で 12 年である．この差を縮めることは，個人の QOL の低下を防止するとともに，国民の社会保障費負担の軽減にもつながる.

健康寿命を伸ばすためには毎日の食事が基本となる．このため，健康の保持・増進に必要なバランスのとれた食事を，無理なくつづけていくことが重要であり，そのためには，日々の食事においしさや楽しさが伴っていることが大切である．

また，毎日の食事をおいしく食べるには，口腔機能が十分に発達し，維持されていることが重要で，会話を楽しみながら，ゆっくりよく噛んで食べるように努める必要がある．

食事を通して，家族や仲間など人とのコミュニケーションを図ること，また，食事づくりに参加して，食生活に関する知識や技術を身につけながら，おいしい食事を整えて食べることなどにより，食事の楽しみをいっそう深めることができる．

b　食生活指針 2

1日の食事のリズムから，健やかな生活リズムを

○食生活指針の実践のために

・朝食で，いきいきした1日をはじめましょう．

・夜食や間食は，とりすぎないようにしましょう．

・飲酒は，ほどほどにしましょう．

ライフスタイルの多様化などに伴い，朝食の欠食の増加がみられ，とくに20～30歳代ではその割合が高い状況にある．また，朝食を欠食する人では，夕食の時刻が不規則で，夕食後の間食も多くみられるなど，1日を通して食生活リズムの乱れがみられる．

朝食の欠食は，肥満や高血圧などのリスクを高めるとともに，1週間当たりの朝食摂取回数が少ないと，脳出血のリスクが高くなるといった報告もみられる．まずは，朝食から活力のある1日をはじめる．

また，夜食や間食を頻繁にとることにより，朝・昼・夕食といった3回の食事との区別がつかず，食事そのものがおろそかになることがあり，過度の飲酒も食事のリズムを乱す一因となる．1日の食事を自分なりのリズムで規則的にとることにより，生活のリズムをつくっていくことが健康的な生活習慣の実現につながる．

c　食生活指針 3

適度な運動とバランスのよい食事で，適正体重の維持を

○食生活指針の実践のために

・普段から体重を量り，食事量に気をつけましょう．

・普段から意識して身体を動かすようにしましょう．

・無理な減量はやめましょう．

・とくに若い女性の“やせ”，高齢者の低栄養にも気をつけましょう．

体重は，ライフステージを通して，日本人の主要な生活習慣病や健康状態に大きくかかわっている．肥満は，がん，循環器疾患，糖尿病などの生活習慣病との関連があり，また，若年女性の“やせ”は，骨量減少や低出生体重児出産のリスクなどとの関連がある．

肥満者(BMI 25 kg/m^2 以上)の割合は，男性で約32%，女性で約22%である．この10年間でみると，男女ともにその割合に有意な変化はみられず，肥満の増加に歯止めがかかっている状況がうかがわれる．しかしながら，男性の30～60歳代では，肥満者の割合が3割程度みられることから，引き続き肥満予防に取り組む必要がある．一方，“やせ”の人（BMI 18.5 kg/m^2 未満）の割合は，若年女性で約20％認められる．

「日本人の食事摂取基準（2015年版）」から，エネルギー摂取量と消費量のバランスの維持を示す指標として，新たに「体格（BMI）」が採用され，成人期を3区分（18～49歳，50～69歳，70歳以上）して，それぞれ目標とするBMIの範囲を示している．とくに高齢者では低栄養の予防が重要である．適度な身体活動（運動）と適量の食事によって，メタボリックシンドロームの予防と虚弱（フレイル）の予防につなげる必要がある．適正体重の維持を図るうえでは，体重をこまめに量り，体重の変化に早めに気づくことが大切である．体重だけでなく健康状態にも留意して，無理な減量はやめるようにする．

また，日常の生活で身体を動かすことが十分に習慣化できている割合は，高齢世代より若年世代で低い状況がある．健康の保持・増進のためには，身体的活動量が低い状態のままにするのではなく，普段から意識して身体を動かすことにより，適正にエネルギーを消費するとともに，身体機能や筋力の低下を防ぎつつ，必要な食事量を維持することが大切である．

フレイル（虚弱）

人の老化に伴う身体的な機能の低下を基盤として，さまざまな健康障害に対する脆弱性が増加している状態をさしている．

フレイルの定義は確立されていない．ただし，代表的なものとしてFriedらによるフレイルの定義は，①体重減少，②主観的疲労感，③日常生活活動量の低下，④身体能力（歩行速度）の減弱，⑤筋力の低下のうち，3項目以上に該当した場合にフレイル（虚弱）と判定されている．

d　食生活指針4　主食，主菜，副菜を基本に，食事のバランスを

○食生活指針の実践のために

・多様な食品を組み合わせましょう．

・調理方法が偏らないようにしましょう．

・手づくりと外食や加工食品・調理食品を上手に組み合わせましょう．

食事の内容については，主食，主菜，副菜という料理の分類を基本とすることにより，多様な食品を組み合わせ，必要な栄養素をバランスよくとることができる．1日に主食・主菜・副菜をそろえた食事が2度以上の場合は，それ以下との比較で栄養素摂取量が適正となっていることが報告されている．

現在，1日に主食・主菜・副菜がそろう食事をほとんど毎日，2度以上とっている人の割合は，全体では47.3％であったが，20歳代では38.7％，30

歳代では37.9%と低くなっており，若い世代を中心にバランスのとれた食事がとりにくくなっている状況がみられる．

食品に含まれる栄養素の種類と量は，個々の食品ごとに異なる．どのような食品であっても，単独の食品ですべての栄養素を必要なだけ含んでいるものはない．特定の食品や特定の成分を強化した食品に依存することなく，主食，主菜，副菜といった栄養面の特徴を異にする料理の組み合わせを基本とした食事が望まれる．

また，食事の楽しさを演出するためにも，エネルギーや脂肪，食塩の過剰摂取を避けるためにも，調理方法の偏りには注意が必要である．炒め物や揚げ物などでは，油脂の使用量が多くなる．一方，煮物や汁物などでは，塩分の摂取量が多くなりがちである．

さらに，近年，外食や加工食品・調理食品を利用する機会が増加しているが，主食，主菜，副菜を基本として，多様な食品の組み合わせを考えるとともに，手づくり料理との上手な組み合わせを工夫することも，望ましい食事バランスの実現に役立つことである．

e 食生活指針 5 ごはんなどの穀類をしっかりと

○食生活指針の実践のために

- 穀類を毎食とって，糖質からのエネルギー摂取を適正に保ちましょう．
- 日本の気候・風土に適している米などの穀類を利用しましょう．

エネルギーを産生する栄養素は，炭水化物，脂質およびたんぱく質である．健康の保持・増進のためには，それぞれの適正な割合を維持することが重要である．「日本人の食事摂取基準(2020年版)」における炭水化物エネルギー比率の目標は，50～65%に設定されている．現状は，いずれの年代においてもその摂取割合は目標の範囲内となっている．炭水化物の栄養面での重要な役割は，エネルギー源としての機能であり，脳，神経組織，赤血球など通常はエネルギー源としてぶどう糖しか利用できない組織に，ぶどう糖を供給することである．

穀類は，炭水化物の主要な供給源であり，エネルギー源としての重要な役割をはたしている．穀類由来の炭水化物を，毎食しっかりとっている人と1日1食以下の人とでは，1日当たりのエネルギー摂取量が大きく異なっている．よく身体を動かし，1日の活動量に見合うエネルギー量を確保することが重要である．

穀類のなかでも米は，その栽培が日本の気候・風土に適しており，必要量が自給可能な作物である．わが国で生産される米を食べることは，食料の安定供給の観点からも重要である．

f　食生活指針 6　野菜・果物，牛乳・乳製品，豆類，魚なども組み合わせて

○食生活指針の実践のために

- たっぷり野菜と毎日の果物で，ビタミン，ミネラル，食物繊維をとりましょう．
- 牛乳・乳製品，緑黄色野菜，豆類，小魚などで，カルシウムを十分にとりましょう．

カリウム，食物繊維，抗酸化ビタミンなどの摂取は，循環器疾患やがんなどの予防に効果的に働くと考えられている．これらの栄養素を適量摂取するためには，野菜を十分にとることが必要になるが，男女ともに20歳代における野菜の摂取量は，低い状況にある．また，果物の摂取量が少ない場合には，がんのリスクが上がるとされているので，がん予防の観点からも毎日果物をとるよう心掛ける必要がある．

カルシウムは，学校給食のある小・中学校を除いて低い摂取状況にある．カルシウムを適量摂取するためには，牛乳・乳製品，緑黄色野菜を含む野菜，豆類，小魚など，カルシウム含有量の多い，さまざまな食品を摂取することが大切である．

g　食生活指針 7　食塩は控えめに，脂肪は質と量を考えて

○食生活指針の実践のために

- 食塩の多い食品や料理を控え目にしましょう．
  食塩摂取量の目標値は，男性で1日8g未満，女性で7g未満とされています．
- 動物，植物，魚由来の脂肪をバランスよくとりましょう．
- 栄養成分表示を見て，食品や外食を選ぶ習慣を身につけましょう．

食塩のとりすぎは，高血圧，ひいては脳卒中や心臓病を起こしやすくする．また，塩辛い食品のとりすぎは，胃がんを起こしやすくする．「2018年国民健康・栄養調査」による1人1日当たり食塩摂取量は，20歳以上の平均で10.1gと依然過剰摂取の状況にある．「日本人の食事摂取基準(2020年版)」における食塩相当量の目標値は，高血圧予防の観点から1日当たり男性で7.5g未満，女性で6.5g未満とされているので，食塩を多く含む食品や料理を控えるなど，食塩の摂取量を減らすように努める必要がある．

一方，脂肪の摂取状況は，20～40歳代の女性を除いた年代で，「日本人の食事摂取基準(2020年版)」における脂肪エネルギー比率の目標値の範囲内にあり，n-6系脂肪酸およびn-3系脂肪酸の摂取量は，すべての年代で，目安量を上回っている．脂肪は，とりすぎに気をつけるとともに，食品に含まれる脂肪酸が動物，植物，魚類で異なっているので，脂肪の質についても配慮が必要である．

また，食塩や脂肪は食品や料理のなかに含まれているため，食品や料理を見ただけでは含有量を把握することが困難であるから，加工食品や外食料理

の栄養成分表示を積極的に活用し，適切な食品や外食の選択習慣を身につけることが大切である.

h　食生活指針 8　日本の食文化や地域の産物を活かし，郷土の味の継承を

○食生活指針の実践のために

- ・「和食」をはじめとした日本の食文化を大切にし，自身の食生活に活かしましょう.
- ・地域の産物や旬の素材を使うとともに，行事食を取り入れながら，自然の恵みや四季の変化を楽しみましょう.
- ・素材に関する知識や調理技術を身につけましょう.
- ・地域や家庭で受け継がれてきた料理や作法を伝えていきましょう.

日本には，ごはんを中心とし，各地域の気候・風土に根ざした食料の生産と結びついた，多様な料理を組み合わせた特色ある食文化が育まれている．また，伝統的行事に供される料理や食べ物がある．さらに，日々の食事においては，四季の変化に応じた旬の味が大切にされているなど，私たちを取り巻く自然や社会環境とのかかわりのなかで食文化は育まれてきているので，地域の食材を活かす工夫や知恵を次の世代に伝えていくことが重要である.

とくに,「和食；日本人の伝統的な食文化」が，ユネスコの無形文化遺産に登録(2013 年 12 月)されたこともふまえ，①多様で新鮮な食材とその持ち味の尊重，②健康的な食生活を支える栄養バランス，③自然の美しさや季節の移ろいの表現，④正月などの年中行事との密接なかかわり，という 4 つの特徴をもつ和食文化について，理解を深めていくことが大切である.

また，伝統的な食材を用いて郷土料理をつくり，家庭の味に加えることは，食卓のバリエーションに広がりをもたせ，食事を楽しむといった観点からも好ましいことである．そのためには，日本の食文化を学び・経験することで，食材に関する知識や調理技術，食事の作法などを身につけて，日々の食生活において積極的に活かしていくことが望まれる.

i　食生活指針 9　食料資源を大切に，無駄や廃棄の少ない食生活を

○食生活指針の実践のために

- ・まだ食べられるのに廃棄されている食品ロスを減らしましょう.
- ・調理や保存を上手にして，食べ残しのない適量を心掛けましょう.
- ・賞味期限や消費期限を考えて利用しましょう.

世界では食料不足などによる栄養失調のために，健康状態が著しく損なわれている人が約 8 億人も存在するとされている．一方，わが国で家庭から排出される食品ロス量は，推計で 312 万 t である．食べ残しや食品の廃棄が環境に与える負荷の観点から，一人ひとりが買いすぎ・つくりすぎに注意して，適量を心掛けることが重要である.

とくに，食品の購入や調理にあたっては，賞味期限や消費期限などの表示

をよく見て，必要とする適量を心掛け，計画的に使って無駄を出さないようにすることである．

また，食材を有効に利用するため，冷蔵庫などに使い残した食品がそのまま放置されていないかを点検し，計画的な消費を目指した献立づくりや，調理や保存方法を工夫して上手に取り組み，無駄や廃棄を少なくする必要がある．

j　食生活指針 10　**「食」に関する理解を深め，食生活を見直してみましょう**

○食生活指針の実践のために

・子どものころから，食生活を大切にしましょう．

・家庭や学校，地域で，食生活や，食品の安全性を含めた「食」に関する知識や理解を深め，望ましい習慣を身につけましょう．

・家族や仲間と，食生活を考えたり，話し合ったりしてみましょう．

・自分たちの健康目標をつくり，よりよい食生活を目指しましょう．

子どものころから，生涯を通じて健康的な食生活を実践する力や，食生活を楽しむ態度を育むことが重要である．そのためには，家庭や学校，地域社会などで子どものころから，食品の安全性を含めた「食」に関する正しい理解や望ましい習慣を，身につけるための学習の機会を提供する環境づくりが必要となる．

また，食生活は，家族や仲間とのかかわりのなかで営まれるものであるから，家族や仲間と一緒に食生活を考えたり，話し合ったりする機会をもつことが大切である．

健康の保持・増進のためには，一人ひとりが食生活を見直し，健康的な食生活を実践することが重要である．そのために，自分の健康目標をつくり，食生活をチェックする，あるいは食生活のチェックをもとに，つぎの目標をつくるといったように，望ましい食生活の目標を立て，それに向かって実践していく習慣を身につけることが重要である．まずは，この食生活指針の各項目が実践できているか，または実践しようとしているかなどをチェックすることからはじめる必要がある．

E　食事バランスガイド

前項で取り上げた「食生活指針(2000 年策定)」は，健康で豊かな食生活の実現を目指して策定され，国民に望ましい食生活のあり方についてのメッセージを伝える役割を担っていた．そのため，国民一人ひとりが「何を」，「どれだけ」食べたらよいかを示すものではなく，具体的な行動に結びつく情報の提供が求められていた．

そこで，厚生労働省と農林水産省は，「食生活指針(2000 年策定)」を具体的な行動に結びつけるために，食事の望ましい組み合わせやおおよその量を，親しみやすくわかりやすいイラストで示し

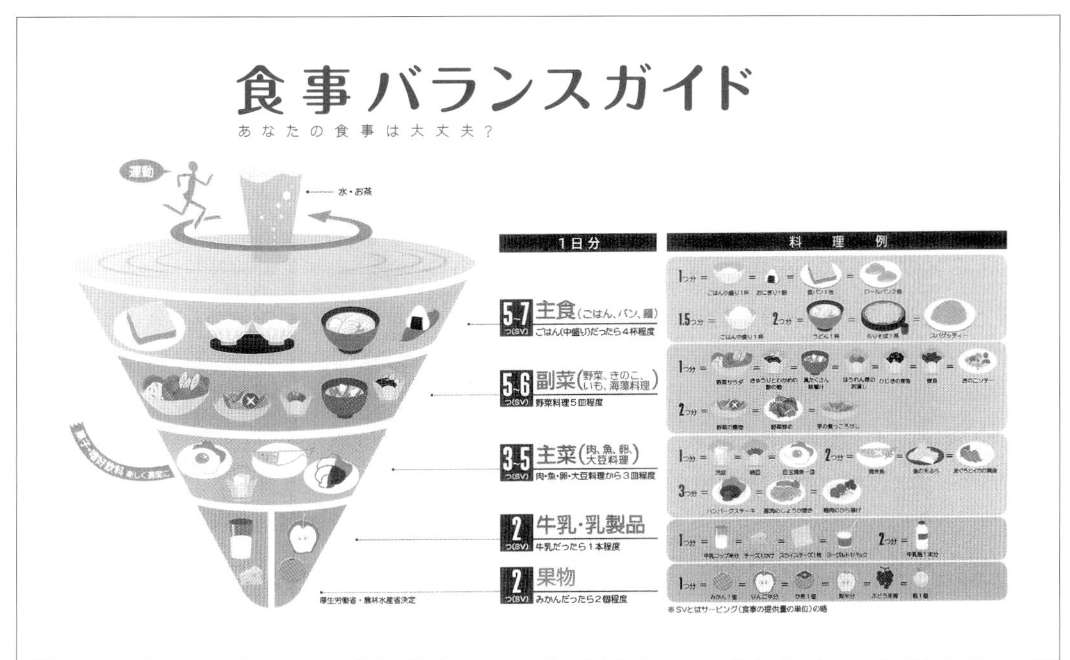

図 7-7 ● 食事バランスガイド
（厚生労働省・農林水産省より）

た「食事バランスガイド」を策定した．「食事バランスガイド」は，国民一人ひとりが自分自身や家族などの食事を見直すきっかけにするとともに，具体的な行動によって「バランスが整った食生活の実現」を目指すものである（**図 7-7**）．

諸外国では，「どのような」食べ物を「どれだけ」食べたらよいかをイラストで示した栄養指導媒体を「フードガイド」とよび，ピラミッド型や五重の塔など，さまざまな型を用いて作成されている．日本の「食事バランスガイド」は，諸外国の「フードガイド」に相当するものである．基本的には「フードガイド」の考え方を採用し，回転（運動）によってバランスを保っている“コマ”の特性に着目して，イラストの型には“コマ”が採用されている．また，バランスを保つための“コマ”の回転から，名称に「バランス」という文言が取り入れられた．

“コマ”は，バランスが悪いいびつな形では回転がつづかずに倒れてしまう．この点に着目して，人もバランスが悪い食事をつづけていると，健康を損なって倒れてしまうということを表現している．また，“コマ”が安定して立っているためには，絶えず回転をつづけなければならない．それは，人の運動（身体活動）の重要性を連想させることから，いつも運動していないと健康の保持・増進はできないという考え方も加味されている．

今回策定された「食事バランスガイド」は，従来栄養士などがよく活用してきた食品単位の組み合わせ（「食品構成」に相当する．）ではなく，料理の組み合わせを中心に表現することを原則にした．このため，名称を「フードバランス」にすると，料理の組み合わせを表す適切な表現とはいえないこと，また，日本では人が食べる行為を「食事」という言葉で表現していることに着目して，結果，「食事バランスガイド」に決定された．

1 食事バランスガイドの料理区分

「食事バランスガイド」で採用した料理区分は，主食，副菜，主菜，果物および牛乳・乳製品の5区分を基本にしている．

「食事バランスガイド」のイラストでは，見る人の目にもっともよく映る上部から順に，十分な量の摂取が望まれる主食，摂取量が量的に主食につぐ副菜，主菜が配置されている．また，下部には，果物と牛乳・乳製品を同程度に取り扱うことが必要と考え，並列に配置された．

菓子と嗜好飲料は，摂取の量的バランスを考慮し，適量の摂取にとどめる必要があること，また，菓子や嗜好飲料は，生活に楽しみや潤いを演出している実態に着目して，“コマ”に回転を加えるための“紐”として表現され，“紐”には「楽しく適度に」というメッセージがつけられた．

油脂と調味料は，基本的にはでき上がった料理に含まれていることに着目して，今回策定された「食事バランスガイド」のイラストには表現されていない．しかし，油脂と調味料は，エネルギーやナトリウム(食塩)の摂取量に大きな影響を与える食品である．「食事バランスガイド」を特定給食施設などで栄養指導媒体として用いるときには，イラストとともにエネルギーや食塩の量を掲示するなど，適切な情報の提供が行われるような配慮が望まれる．

水とお茶は，食事に欠くことができないものである．しかし，水分は汁物などの料理やお茶などとして食事時に摂取されるほか，随時水分補給の目的で多くの量が飲用されていることから，「食事バランスガイド」のイラストでは具体的な量として示すことはせず，象徴的なイメージを演出するコマの“軸”として表現されている．

なお，今回の「食事バランスガイド」のイラストは，必ずしも推奨される1日の料理の組み合わせの典型例を示したものではない．それぞれの料理がどの料理区分に該当するかを，理解しやすく表現することに主眼が置かれた点に留意して活用する必要がある．

2 各料理区分の量的な基準

「食事バランスガイド」のイラストには，各料理区分ごと1日に食べることが望ましい料理の組み合わせと，おおよその量が示されている．

イラストに示される基本形は，「成人向け」に考案されたものである．想定エネルギー量をおおよそ2,200±200 kcalにし，料理区分ごと1日に食べられる目安の量が示されている．

a 食事バランスガイドで量を表す単位

「食事バランスガイド」で量を表す単位は，「1つ(SV)」と表記することになっている．なお，SVとはサービングの略であり，各料理について1回当たりの標準的な量を大まかに示したものである．また，実際の表記にあたっては，使用の場面に応じて「1つ」あるいは「1 SV(サービング)」のみでもよいとされている．

b 主食(ごはん，パン，めん)の基準

炭水化物の供給源としての位置づけを考慮して，ごはん，パン，めんなどに由来する炭水化物がおおよそ40 gとなる量を，主食の量的な基準(=「1つ(SV)」)と設定した．コンビニエンスストアなどで市販されているおにぎり1個が，この1つ(SV)に相当する量である．

イラストに示されている基本形では，1日に食べられる量として5~7つ(SV)が設定されている．これは，ごはんの中盛り1杯が150 g程度であれば1.5つ(SV)であり，1日では4杯程度に相当する．

c 副菜(野菜，きのこ，いも，海藻料理)の基準

各種ビタミン，ミネラルおよび食物繊維の供給源となる野菜などについては，主材料の重量がおおよそ70 gとなる量を副菜の量的な基準(=「1つ(SV)」)と設定した．野菜サラダの1皿，お浸しや和え物などの小鉢1人前，具の多い汁物1椀などが1つ(SV)に相当する．

イラストに示されている基本形では，1日に食べられる量として5~6つ(SV)が設定されている．

d 主菜(肉，魚，卵，大豆料理)の基準

たんぱく質の供給源としての位置づけを考慮して，肉，魚，卵および大豆など主材料由来のたんぱく質がおおよそ6 gになる量を主菜の量的な基準(=「1つ(SV)」)と設定した．

イラストに示されている基本形では，1日に食べられる量として3~5つ(SV)が設定されている．

脂質を多く含む料理を主菜として選択する場合には，脂質やエネルギーの過剰摂取を避ける観点から，1日に食べられる目安よりも少なめに選択する必要がある．

e 牛乳・乳製品

カルシウムの供給源としての位置づけを考慮して，主材料由来のカルシウムがおおよそ100 mgになる量を，牛乳・乳製品の量的な基準(=「1つ(SV)」)と設定した．コップ半分(100 cc)の牛乳が1つ(SV)に相当する．

イラストに示されている基本形では，1日に食べられる量として牛乳1本(200 cc)に相当する2つ(SV)が設定されている．

f 果　物

主材料の重量がおおよそ100 gとなる量を果物の量的な基準(=「1つ(SV)」)と設定した．みかん1個が，果物の1つ(SV)に相当する．

イラストに示されている基本形では，1日に食べられる量として2つ(SV)が設定されている．

3 数量の数え方の整理

「食事バランスガイド」に示す基準になる数量(「1つ(SV)」)は，日常生活で利用者(消費者)に理解されやすく，また，食事を提供する飲食店など表示あるいは掲示を行う側にとって簡便であることが求められる．このような観点から，「食事バランスガイド」の活用にあたっての数量の数え方などは，つぎのように取り扱うこととされている．

a 基本的なルール

各料理区分における主材料の量的な基準(「1つ(SV)」に相当する重量)に対して，67%以上150%未満の範囲に相当する場合に，1つ(SV)と数えることを原則とする．

これを，日常的に把握しやすい単位(ごはんなら茶碗1杯，食パンなら1枚など)で表されている．

b　複合的な料理の取り扱い

カレーライス，カツ丼など主食と主菜の複合的な料理については，双方の料理区分における量的な基準(「1つ(SV)」に相当する重量)に従い，それぞれの料理区分で数量を数える．

c　整理によって期待できる効果

基本的なルールや複合的な料理の取り扱いは，おもに飲食店など料理を提供する側が行うものである．一般の利用者(消費者)にとっては，栄養素などの量や食品の重量といった数値を意識しなくても，1つ(SV)，2つ(SV)と指折り数えることができる数量によって，個人が摂取した1日の食事のバランスを自己評価することができる．

4　使用上の留意事項

a　使用できる対象の範囲

(1) 原則として，栄養素などの摂取に特別な制限(条件)を必要としない健常者

生活習慣病(糖尿病，腎臓病，脂質異常症(高脂血症)など)で食事をコントロールしている人およびそのハイリスクグループには，栄養士・管理栄養士による専門的な病態栄養食事指導が必要で，「食事バランスガイド」を教育・指導媒体として用いることは，対象者の栄養管理を適切に行うという観点から問題がある．

エネルギーコントロールが必要な対象者の例

炭水化物の1つ(SV)に相当する40 gは，アトウォーターのエネルギー換算係数を用いて計算すると，160 kcal(「糖尿病の食品交換表」の2単位に相当)になる．

1つ(SV)の数え方は，160 kcalの67%から149%の範囲であり，107 kcalから238 kcalまでを1つ(SV)と数えることになる．これは，最大106 kcal(交換表の1.3単位に相当)を切り捨てる一方で，78 kcal(交換表の1.0単位に相当)の超過が認められることになる．

この誤差は，適切な栄養素などのコントロールを必要とする対象者の栄養管理を施行する観点から許容範囲を超えている．栄養士・管理栄養士が行う病態栄養食事指導では，「食品標準成分表」あるいは「糖尿病の食品交換表」などを指導媒体にする必要がある．

(2) 推定エネルギー必要量が1,600 kcal以上になる性別・年齢階級に該当する人

推定エネルギー必要量が1,600 kcal未満になる割合が高い幼児，小学校低学年および高齢者を対象にした栄養指導では，1つ(SV)が占めるウエイトが大きくなるため,「食事バランスガイド」を定量的に用いるには問題がある．

用いる場合は，定性的に限定する必要がある．

基本形と 3～5 歳児の比較

「日本人の食事摂取基準」における 3～5 歳児の推定エネルギー必要量は，男児 1,300 kcal，女児 1,250 kcal である．

主食の 1 つ(SV)に相当する 160 kcal が占める割合は，基本形の 2,200 kcal では 7%，3～5 歳男児 12%および女児 13%の割合になる．特定給食施設における日々のエネルギー給与量を評価するときには，通常栄養基準量(荷重平均食事摂取基準量)の±10%以内を適量とされることが多い．1 つ(SV)160 kcal が 10%以内になる推定エネルギー必要量は 1,600 kcal 以上である．そこで，不足となる危険性を回避するためには，1,600 kcal 未満になる性別・年齢階級，身体活動レベルに該当する人たちへの配慮が必要である．

b 油脂類と砂糖類の取り扱い

前述のとおり油脂は，「料理に使われているのでイラストには表さない．」こととされている．また,「食事全体のエネルギー量を，栄養情報として提供することが望ましい．」とされ，「食事バランスガイド」では料理区分および数量のカウントから除外されている．専門知識を有する栄養士・管理栄養士などの専門技術者が，食事を提供する側として「食事バランスガイド」を活用するときは，食事全体または各料理のエネルギー量を情報として提供することは可能と考えるが，同様に喫食者がエネルギー量を算出することは困難と思われる．菓子類や嗜好飲料などとして相当量の摂取が見込まれる砂糖類についても同じことがいえる．

特定給食施設利用者を対象にした栄養指導の場では，この点を十分に理解したうえで「食事バランスガイド」を活用する必要がある．

油脂類と砂糖類の影響

食パン(6 枚切り)1 枚は，主食の 1 つ(SV)160 kcal に相当する．これをトーストにしてバターかマーガリンを 20 g 塗ると+1 つ(SV)160 kcal になり，合計では 320 kcal になるが，この場合も 1 つ(SV)と数える．

同様に，イチゴジャムかマーマレードを 20 g つけると，+0.5 つ(SV)80 kcal になって，合計 240 kcal になるが，この場合も 1 つ(SV)と数える．

c 調味料の取り扱い

おもに調味料で問題になるのは，エネルギーと食塩相当量である．しかし，油脂と同様に料理区分および数量のカウントから除外されている．栄養士・管理栄養士などが，食事を提供する側として「食事バランスガイド」を活用するときは，油脂類と同様のことがいえる．

特定給食施設利用者を対象とした栄養指導の場では，調味料についても，この点を十分に理解したうえで「食事バランスガイド」の活用を考える必要がある．

調味料のエネルギーと食塩相当量

70 g の生野菜（約 25 kcal）が副菜の 1 つ（SV）である．これにレモン果汁をふりかけて食べた場合には 25 kcal＋数 kcal 程度である．マヨネーズ 10 g をつけて食べると 105 kcal になるが，この場合も 1 つ（SV）と数えることになっている．

同様に，食塩相当量は，レモン果汁をふりかけて食べた場合には＋0 g であるが，しょうゆ（濃口）5 g を使うと，食塩相当量は＋0.8 g になる．

5 基本形以外の「食事バランスガイド」

基本形での対応が困難なライフステージなどを対象とした「食事バランスガイド」が作成されている．ここでは，「妊産婦のための食事バランスガイド」を紹介する（**図 7-8**）．

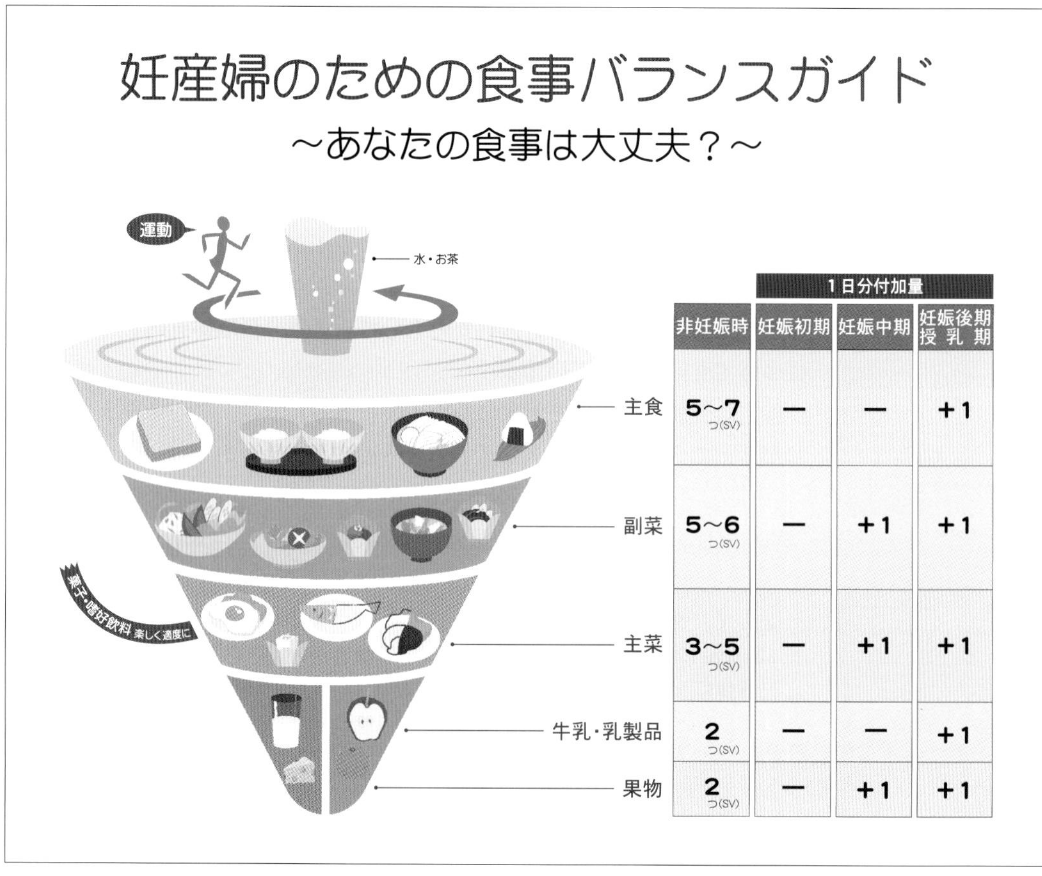

	非妊娠時	1日分付加量 妊娠初期	妊娠中期	妊娠後期 授乳期
主食	5～7 つ(SV)	−	−	+1
副菜	5～6 つ(SV)	−	+1	+1
主菜	3～5 つ(SV)	−	+1	+1
牛乳・乳製品	2 つ(SV)	−	−	+1
果物	2 つ(SV)	−	+1	+1

図 7-8 ● 妊産婦のための食事バランスガイド
（「妊産婦のための食事バランスガイド」の活用の基本的考え方，厚生労働省より）

F　日本人の長寿を支える「健康な食事」

2015(平成 27)年 9 月 9 日，厚生労働省健康局長から「『健康な食事』の普及について」が発出された．同局長通知の前文は，つぎのとおりである．

> 日本人の平均寿命が延伸し，世界でも高い水準を示していることには，日本人の食事が一助になっていると考えられる．また，日本の食事の特徴は，気候と地形の多様性に恵まれ，旬の食べ物や地域産物といった多様な食べ物を組み合わせて，調理して，おいしく食べることで，バランスのとれた食事をとってきたことにある．
> 　こうした特徴を生かし，日本人の長寿を支える「健康な食事」について，国民や社会の理解を深め，取り組みやすい環境の整備が重要であることから，平成 25 年 6 月から「健康な食事」のあり方に関する検討を重ね，平成 26 年 10 月に検討会報告書としてとりまとめられたところである．「健康な食事」は，健康や栄養バランス，おいしさや楽しみから，食料生産・流通，食文化まで，様々な要因から構成されている．こうしたことを踏まえ，今般，「健康な食事」に関する考え方を整理したリーフレットを作成したので，今後，食生活改善に関する施策の推進の参考にされたい．
> 　また，「健康な食事」とは，健康な心身の維持・増進に必要とされる栄養バランスを基本とする食生活が，無理なく持続している状態を意味しており，その実現においては，主食・主菜・副菜を組み合わせて食べることが重要である．しかしながら，若い世代を中心にこれらのそろう食事がとられていない状況が見受けられる．
> 　このため，厚生労働省では，「健康な食事」のとらえ方を踏まえ，健康な心身の維持・増進に必要とされる栄養バランスを確保する観点から，主食・主菜・副菜を組み合わせた食事の更なる推奨を図るよう，シンボルマーク(以下「マーク」という.)を作成し，マークの使用規約を定めたので，通知する．マークを活用し，ポスター，リーフレット，ホームページ等各種媒体を通して，主食・主菜・副菜を組み合わせた食事の実践が促進されるよう，効果的な啓発普及をお願いしたい．なお，本マークは，個別の商品に貼付すること等は認められていないので，ご留意願いたい．
> 　また，生活習慣病予防その他の健康増進を目的として提供する食事の目安について，別途通知する旨，申し添える．

厚生労働省が進める「健康な食事」は，第 4 次国民健康づくり運動である「健康日本 21(第 2 次)」の基本的方向に掲げられている健康寿命を延伸するために，個々人が取り組む食生活の改善を支える食環境整備の一翼を担うものとして期待されている．厚生労働省は，日本人の長寿を支える「健康な食事」が広く普及し，多様で特色ある効果的な取り組みが地域において，活発に展開されるようその推進に努めることにしている．

1　「健康な食事」に関連する施策

「健康な食事」に関連する主要な施策には，「健康日本 21(第 2 次)」と「日本再興戦略」がある．「健康日本 21(第 2 次)」は，2013 年度から 10 年計画(後に終期が 1 年間延長されている)で展開されている．「健康日本 21(第 2 次)」では，生活習慣病の発症および重症化予防，社会生活を営むために必要な身体機能の維持・向上などにより，健康寿命の延伸を目指している．

「日本再興戦略」は 2013 年 6 月に閣議決定されている．「日本再興戦略」では，『戦略市場創造プラン』を想起し，同プランのなかで国民の健康寿命を延伸するための方策を掲げ，健康寿命延命産業の育成を目指す主要な施策として，疾病予防効果のエビデンスに基づく「健康な食事」の基準の策定を位置づけている．

2 「健康な食事」のあり方に関する検討の方向性(図 7-9)

「日本人の長寿を支える『健康な食事』のあり方に関する検討会」においては，「健康な食事」とは何かをその概念，意義および構成要素について整理を行っている．そして「健康な食事」の目安の示し方として，①食品の種類・量・組み合わせ，食事構成・食事形態など，②１食単位，１日単位，③今回は基本型(コンビニ，スーパー，宅配などで提供される食事)が検討され，今後の展開例として在宅療養中の糖尿病患者などを支援する宅配食，介護食などが示されている．

目安に関する情報は，わかりやすさとともに容易に料理を選択し，適切に組み合わせ，食べることができる点に配慮が払われている．

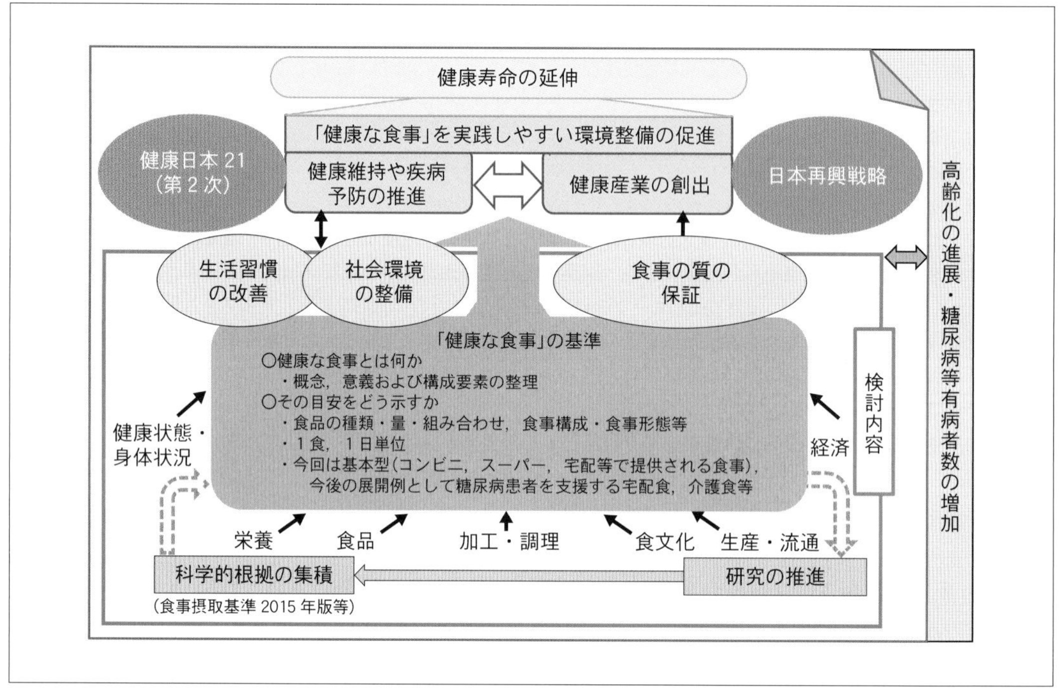

図 7-9 日本人の長寿を支える「健康な食事」のあり方に関する検討の方向性
(日本人の長寿を支える「健康な食事」のあり方に関する検討会報告書(平成 26('14)年 10 月)，厚生労働省より)

3 「健康な食事」食事パターンの基準

1）食事パターンの必要性と策定の目指すところ

国民一人ひとりが「健康な食事」を継続的に実践できるようにしていくためには，健康の維持・増進に必要な栄養のバランスを確保する観点から，“どのような食品を，どれだけ食べたらよいか，それらが含まれる料理の組み合わせはどういうものか”を示す「健康な食事」の食事パターンが明らかにされなければならない(図 7-10)．

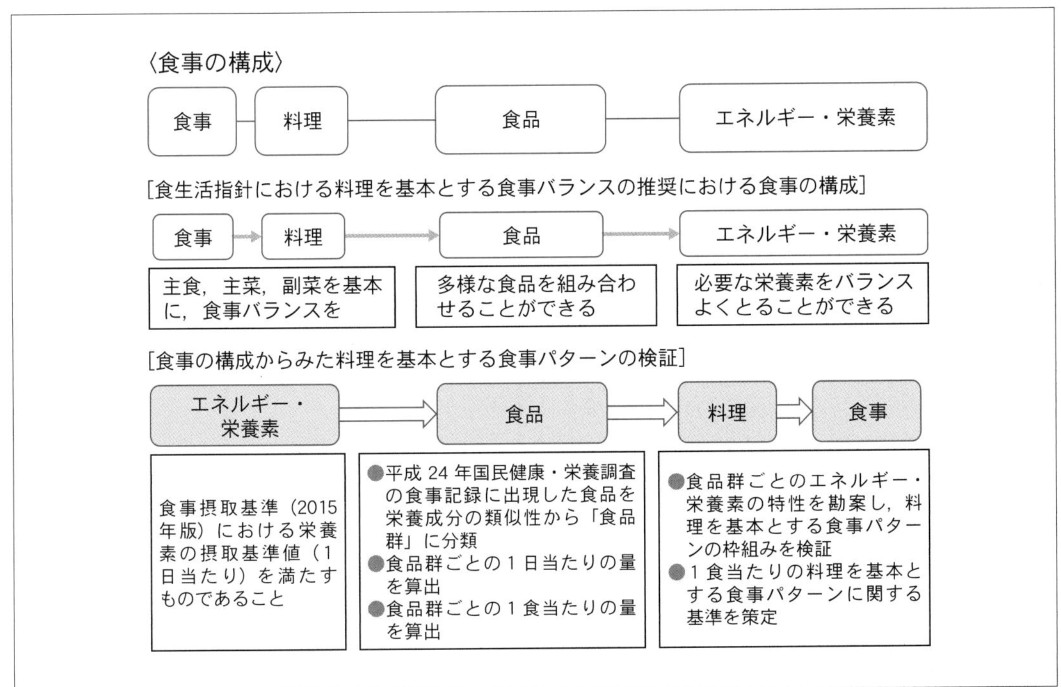

図 7-10 ● 食事の構成からみた料理を基本とする食事パターンの検証

（日本人の長寿を支える「健康な食事」のあり方に関する検討会報告書（平成 26('14)年 10 月），厚生労働省より）

食事パターンが示されることによって，実際に料理を目で見て組み合わせたり，食べたりすることが容易にできるようになれば，一人ひとりが自分に適応する適切な料理の組み合わせを理解し，実践の契機とすることにつながり，無理なく継続することを支援するなどを通じ，食環境の整備をも目指すところである．

2）食事パターン(1 食当たり)の基準

「健康な食事」の基準は，生活習慣病の発症予防に資することを目指して，1 食当たりの料理の食事パターンとして策定されている．

a 食品群

各食品群には，1 食当たりの量から摂取できるエネルギーや栄養素に特性が認められる．この特性に着目して食品群は，「穀類」「魚，肉，卵，大豆・大豆製品」および「野菜，いも，きのこ，海藻類」の 3 群に分類されている．

料理レベルでこの特性を勘案すると，「料理Ⅰ」「料理Ⅱ」「料理Ⅲ」の 3 つの料理区分となり，「主食」「主菜」「副菜」という従来の料理の枠組みと一致する(**図 7-11**)．

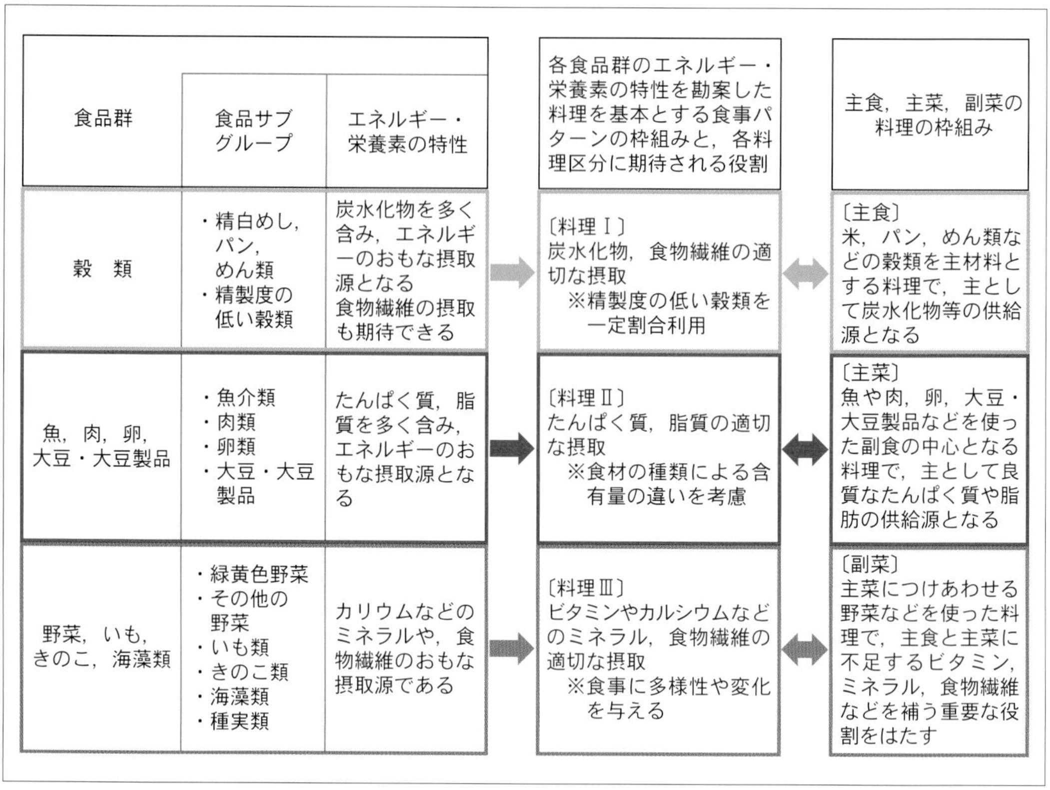

食品群	食品サブグループ	エネルギー・栄養素の特性		各食品群のエネルギー・栄養素の特性を勘案した料理を基本とする食事パターンの枠組みと，各料理区分に期待される役割		主食，主菜，副菜の料理の枠組み
穀　類	・精白めし，パン，めん類 ・精製度の低い穀類	炭水化物を多く含み，エネルギーのおもな摂取源となる 食物繊維の摂取も期待できる	→	〔料理Ⅰ〕 炭水化物，食物繊維の適切な摂取 ※精製度の低い穀類を一定割合利用	⇔	〔主食〕 米，パン，めん類などの穀類を主材料とする料理で，主として炭水化物等の供給源となる
魚，肉，卵，大豆・大豆製品	・魚介類 ・肉類 ・卵類 ・大豆・大豆製品	たんぱく質，脂質を多く含み，エネルギーのおもな摂取源となる	→	〔料理Ⅱ〕 たんぱく質，脂質の適切な摂取 ※食材の種類による含有量の違いを考慮	⇔	〔主菜〕 魚や肉，卵，大豆・大豆製品などを使った副食の中心となる料理で，主として良質なたんぱく質や脂肪の供給源となる
野菜，いも，きのこ，海藻類	・緑黄色野菜 ・その他の野菜 ・いも類 ・きのこ類 ・海藻類 ・種実類	カリウムなどのミネラルや，食物繊維のおもな摂取源である	→	〔料理Ⅲ〕 ビタミンやカルシウムなどのミネラル，食物繊維の適切な摂取 ※食事に多様性や変化を与える	⇔	〔副菜〕 主菜につけあわせる野菜などを使った料理で，主食と主菜に不足するビタミン，ミネラル，食物繊維などを補う重要な役割をはたす

図 7-11 食品群のエネルギー・栄養素の特性を勘案した料理区分と主食，主菜，副菜の料理の枠組み

（日本人の長寿を支える「健康な食事」のあり方に関する検討会報告書（平成 26（'14）年 10 月），厚生労働省より）

b　1食当たり食事パターンの基準

1食当たり食事パターンの基準は，可能なかぎり栄養素ではなく食品の重量で設定され，どの料理区分においても性・年齢区分ごとに，適応する値が異なることを考慮して，基準の値に幅をもたせている（**表 7-16**）．

⑴「料理Ⅰ」の基準値

「料理Ⅰ」の区分からは，主として利用可能炭水化物（単糖当量）と食物繊維の摂取が期待される．

基準値： 主食由来の炭水化物を 40～70 g/食とし，精製度の低い穀類を 20 %程度使用することとされている．

精製度の低い穀類

玄米を精米するときの精白米の歩留りは 90～91％である．これより歩留りが高い七分つき米（92～94％）や半つき米（95～96％）が精製度の低い穀類に該当する．

一方，小麦粉は，皮部混入率（歩留り）によって等級分けが行われている．歩留りの低い 1 等粉より，歩留りの高い 2 等粉が精製度の低い穀類に該当する．

(2)「料理Ⅱ」の基準値

「料理Ⅱ」の区分からは，主としてたんぱく質と脂質の摂取が期待され，適切な量と質に配慮が必要である．

基準値：主菜由来のたんぱく質を10～17 g/食とし，特定の食材に偏らないように留意することとされている．

(3)「料理Ⅲ」の基準値

「料理Ⅲ」の区分からは，主として食物繊維，ビタミンやカリウムなどミネラルの適切な摂取が期待される．

基準値：野菜として100～200 g/食とし，緑黄色野菜を含む2種類以上の野菜(いも類，きのこ類，大豆・大豆製品を除く豆類，海藻類を含む)を使用することとされている．

(4) エネルギーおよび食塩の基準値

エネルギーと食塩は，過剰摂取を予防する観点から基準値が設定されている．

エネルギーの基準値：3つの料理区分を組み合わせる場合は650 kcal/食未満，料理区分ごとでは，「料理Ⅰ」は300 kcal/食未満，「料理Ⅱ」は250 kcal/食未満，「料理Ⅲ」は150 kcal/食未満とされている．ただし，この基準値には，調理で使われる油脂や調味料が含まれている．

食塩の基準値：3つの料理区分を組み合わせる場合は3 g/食未満，料理区分ごとでは，それぞれ各1 g未満とされている．ただし，ここでいう食塩の値は食塩相当量である．

(5) その他の留意事項

- 牛乳・乳製品および果物は，食事パターンの料理区分に取り入れられていない．「健康な食事」の活用にあたっては「食事バランスガイド」などを参考にし，「料理Ⅰ～Ⅲ」に加えて1日に必要な量を摂取する．
- 菓子・嗜好飲料(アルコールを含む)は，今回の食事パターンの基準には含められていない．「食事バランスガイド」においては，食事全体のなかで量的なバランスを考え，「楽しく適度に」摂取するものと位置づけられていることを考慮する．

表 7-16 「健康な食事」の食事パターンに関する基準の内容と留意事項

食事パターンの基準の内容		
料理Ⅰ(主食)	料理Ⅱ(主菜)	料理Ⅲ(副菜)
精製度の低い米や麦等の穀類を利用した主食 なお，炭水化物は 40～70 g であること．精製度の低い穀類は 2 割程度であること ただし，精製度の低い穀類の割合が多い場合は，1 日 1 食程度の摂取にとどめることに留意する	**魚介類，肉類，卵類，大豆・大豆製品を主材料とした副食(主菜)** なお，たんぱく質は 10～17 g であること	**緑黄色野菜を含む 2 種類以上の野菜(いも類，きのこ類，海藻類も含む)を使用した副食(副菜)** なお，野菜は 100～200 g であること
※1 エネルギー ○単品の場合は，1 食当たり， 料理Ⅰは 300 kcal 未満，料理Ⅱは 250 kcal 未満，料理Ⅲは 150 kcal 未満であること ○料理Ⅰ，Ⅱ，Ⅲを組み合わせる場合は，1 食当たりのエネルギー量は 650 kcal 未満であること ※2 食塩 ○単品の場合は，料理区分ごとの 1 食当たりの食塩含有量(食塩相当量)は 1 g 未満であること ○料理Ⅰ，Ⅱ，Ⅲを組み合わせる場合は，1 食当たりの食塩含有量(食塩相当量)は 3 g 未満であること		
提供上の留意点		
・「健康な食事」の実現のためには，日本の食文化のよさを引き継ぐとともに，おいしさや楽しみを伴っていることが大切であることから，旬の食材や地域産物の利用などに配慮すること		
摂取上の留意点		
・1 日の食事においては，料理Ⅰ～Ⅲの組み合わせにあわせて牛乳・乳製品，果物を摂取すること ・必要なエネルギー量は個人によって異なることから，体重や体格の変化をみながら適した料理の組み合わせを選択すること ・摂取する食品や栄養素が偏らないよう，特定の食材を用いた料理を繰り返し選択するのではなく，多様な食材や調理法による異なる種類の料理を選択すること		

(日本人の長寿を支える「健康な食事」のあり方に関する検討会報告書(平成 26('14)年 10 月)，厚生労働省より)

c 「健康な食事」を普及するためのシンボルマーク

(1) シンボルマークの選定

シンボルマークのデザインは，公募に応募してきたなかから選定された．採用されたデザインは，円を 3 分割し，シンプルな線や面により 3 つの料理区分が表現されている(**図 7-12**)．

・「料理Ⅰ」の主食は，代表する米が稲穂で表されている．基本表示色はイエロー．

・「料理Ⅱ」の主菜は，絵柄は魚のうろこをモチーフにし，肉をイメージする赤色を用いることで，たんぱく質源となる食品を主材料とした料理であることが表されている．基本表示色はレッド．

・「料理Ⅲ」の副菜は，野菜の葉が絵柄と色で表されている．基本表示色はグリーン．

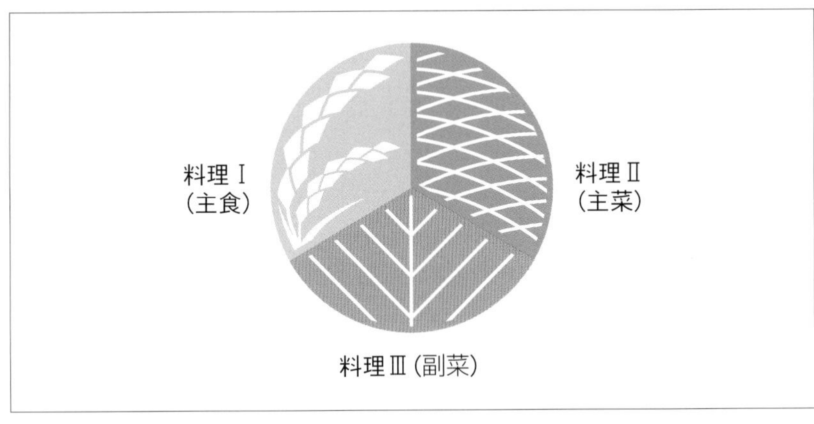

図 7-12 ● シンボルマーク基本形
(日本人の長寿を支える「健康な食事」のあり方に関する検討会報告書(平成 26('14)年 10 月), 厚生労働省より)

(2)「健康な食事」を普及するためのシンボルマークの運用

シンボルマークの対象となる料理は, 市販されている 1 食当たりの料理(調理済み食品)であり, 外食や給食など提供される場所, パック詰めやパウチ詰めなど提供される形態を特定するものではない. 仮に, 基準を満たしていても, 1 食分となっていないものは対象にはならない.

(3) シンボルマークの表示にあたっての留意事項

- 事業者は, シンボルマークの適切な普及のために, 主食, 主菜, 副菜を組み合わせて食べることなど, シンボルマークが意味する情報が, 消費者に適切に提供できる体制を確保する.
- 事業者は, シンボルマークとともに, 商品(料理)においしさや楽しみを付与するための工夫や, 旬の食材, 地域産物の利用などの情報を消費者に積極的に提供する.
- 事業者は, シンボルマークの表示にあたって, おいしさや楽しみのために工夫した食材の特徴があれば, シンボルマークと併せてわかりやすく表示する.
- 事業者は, 基準に合致したレシピの作成など,「健康な食事」に関する企画や運営にあたって, 管理栄養士などの関与により, 適切に実施できる体制を確保する.
- 国は, シンボルマークの普及状況をモニタリングする観点から, 事業者のシンボルマークの使用状況について, 国に報告するしくみを構築する.
- その他, 食事パターンの基準を満たすためにそれぞれの食品の重量は, 生の材料を基本とし(ただし, 主食においては調理後の重量を基本とする.), 栄養素等の量は成分分析値でも, 食品標準成分表からの計算値でも構わないこととするなど, 基準の運用に必要な事項は, 今後, 別途作成するガイドラインに示される.

G　栄養士・管理栄養士と身体活動指導

身体活動・運動分野における国民の健康づくりのための取り組みは，1989年策定の「健康づくりのための運動所要量」および1993年策定の「健康づくりのための運動指針」を経て，2006年に「健康づくりのための運動基準2006～身体活動・運動・体力～報告書」および「健康づくりのための運動指針2006～生活習慣病予防のために～<エクササイズガイド2006>」が策定され，「健康日本21(平成12～24年度)」に係る取り組みの一環として，基準や指針を活用した身体活動に関する普及啓発に取り組んできた.

「健康づくりのための運動基準2006」および「健康づくりのための運動指針2006」の策定から6年以上経過して，身体活動に関するあらたな科学的知見が蓄積されてきたこと，また，日本人の歩数の減少などが指摘されていることから，身体活動の重要性について普及啓発を一層推進する必要性が高まっている.

このような状況をふまえ，2013年からの国民健康づくり運動である「健康日本21(第2次)」を推進する取り組みの一環として，厚生労働省は『運動基準・運動指針の改定に関する検討会』を設置し，2013年3月に同検討会によって報告書が取りまとめられた．これを受けて厚生労働省は，ライフステージに応じた健康づくりのための身体活動(生活活動・運動)を推進することで「健康日本21(第2次)」の推進に資するよう，「健康づくりのための運動基準2006」を改定して「健康づくりのための身体活動基準2013」(**表7-17**)を策定した.

改定の要旨は，つぎのとおりである.

健康づくりのための身体活動基準2013　改定のポイント

- 身体活動(生活活動および運動)全体に着目することの重要性から，「運動基準」から「身体活動基準」に名称が改められた.
- 身体活動の増加でリスクを低減できるものとして，従来からの糖尿病，循環器疾患などに加え，がんやロコモティブシンドローム，認知症が含まれることが明確化(システマティックレビューの対象疾患に追加)された.
- 子どもから高齢者までの基準を検討し，科学的根拠のあるものについて基準が設定された.
- 保健指導で運動指導を安全に推進するため，具体的な判断・手順が示された.
- 身体活動を推進するための社会環境整備を重視し，まちづくりや職場づくりにおける保健事業の活用例が紹介された.

表 7-17 ● 健康づくりのための身体活動基準 2013 の概要

<table>
<tr><th colspan="2">血糖・血圧・脂質に関する状況</th><th colspan="2">身体活動
（生活活動・運動）[*1]</th><th colspan="2">運　動</th><th>体　力
（うち全身持久力）</th></tr>
<tr><td rowspan="3">健診結果が基準範囲内</td><td>65 歳以上</td><td>強度を問わず，身体活動を毎日 40 分
（＝10 メッツ・時/週）</td><td rowspan="3">今より少しでも増やす（たとえば10分多く歩く）[*4]</td><td>—</td><td rowspan="3">運動習慣をもつようにする（30分以上・週2日以上）[*4]</td><td>—</td></tr>
<tr><td>18〜64 歳</td><td>3 メッツ以上の強度の身体活動[*2]を毎日 60 分
（＝23 メッツ・時/週）</td><td>3 メッツ以上の強度の身体活動[*3]を毎週 60 分
（＝4 メッツ・時/週）</td><td>性・年代別に示した強度での運動を約 3 分間継続可能</td></tr>
<tr><td>18 歳未満</td><td>—</td><td>—</td><td>—</td></tr>
<tr><td colspan="2">血糖・血圧・脂質のいずれかが保健指導レベルの者</td><td colspan="5">医療機関にかかっておらず，「身体活動のリスクに関するスクリーニングシート」でリスクがないことを確認できれば，対象者が運動開始前・実施中にみずから体調確認ができるよう支援したうえで，保健指導の一環としての運動指導を積極的に行う．</td></tr>
<tr><td colspan="2">リスク重複者またはすぐ受診を要する者</td><td colspan="5">生活習慣病患者が積極的に運動する際には，安全面での配慮がよりとくに重要になるので，まずかかりつけの医師に相談する．</td></tr>
</table>

＊1「身体活動」は，「生活活動」と「運動」に分けられる．このうち，生活活動とは，日常生活における労働，家事，通勤・通学などの身体活動を指す．また，運動とは，スポーツ等の，とくに体力の維持・向上を目的として計画的・意図的に実施し，継続性のある身体活動をさす．

＊2「3 メッツ以上の強度の身体活動」とは，歩行またはそれと同等以上の身体活動．

＊3「3 メッツ以上の強度の運動」とは，息が弾み汗をかく程度の運動．

＊4 年齢別の基準とは別に，世代共通の方向性として示したもの．

1 健康づくりのための身体活動基準 2013

「健康づくりのための身体活動基準 2013」を取りまとめた『運動基準・運動指針の改定に関する検討会報告書』から関連部分を整理した．

a 健康づくりにおける身体活動の意義

身体活動(physical activity)とは，安静にしている状態よりも多くのエネルギーを消費するすべての動作をさすものである．それは，日常生活における労働，家事，通勤・通学などの「生活活動」と，体力(スポーツ競技に関連する体力と健康に関連する体力を含む)の維持・向上を目的として，計画的・継続的に実施される「運動」の 2 つに分けられる．

日常の身体活動を増やすことで，メタボリックシンドロームを含めた循環器疾患・糖尿病・がんといった生活習慣病の発症およびこれらを原因として死亡にいたるリスクや，加齢に伴う生活機能低下(ロコモティブシンドロームおよび認知症など)をきたすリスクを下げることができる．加えて，運動習慣をもつことで，これらの疾病などに対する予防効果をさらに高めることが期待できる．とくに，高齢者においては，積極的にからだを動かすことで生活機能低下のリスクを低減させ，自立した生活をより長く送ることができる．

身体活動(生活活動・運動)に取り組むことで得られる効果は，将来的な疾病予防だけではない．日常の生活のなかでも，気分転換やストレス解消につながることで，いわゆるメンタルヘルス不調の一次予防として有効であること，ストレッチングや筋肉トレーニングによって腰痛や膝痛が改善する可能性が高まること，中強度の運動によって風邪(上気道感染症)に罹患しにくくなること，健康的な体型を維持することで自己効力感が高まることなど，さまざまな角度から現在の生活の質を高めることができる．

一方，身体活動不足は，肥満や生活習慣病発症の危険因子であり，高齢者の自立低下や虚弱の危険因子でもある．「健康日本 21」の最終評価によると，1997 年と 2009 年との比較において，15 歳以上の 1 日の歩数の平均値は，男女ともに約 1,000 歩減少(1 日約 10 分の身体活動の減少に相当)しており，今後さらに高齢化が進展する日本において，総合的な健康増進の観点から身体活動を推奨する重要性は高い．

b 基準改定の趣旨と目的

身体活動(生活活動・運動)は，健康づくりに欠くことができない生活習慣であり，栄養・食生活や休養・睡眠，こころの健康など，ほかのさまざまな分野とともにその改善に向けた取り組みを推進していくべきものであることはいうまでもない．国民の健康を増進させる総合的な取り組みは，国民健康づくり運動として 1978 年から推進されてきたが，2013 年からは「健康日本 21(第 2 次)」として，さらに取り組みを強化していくこととなる．

この「健康づくりのための身体活動基準 2013」は，「健康日本 21(第 2 次)」を推進するために，現在得られる科学的知見に基づいて 2006 年に策定された「健康づくりのための運動基準 2006」を改定したものである．

「健康日本 21(第 2 次)」においては，ライフステージに応じた健康づくりを推進し，生活習慣病の重症化予防にも重点を置いた対策を行うこととされている．これをふまえ，「健康づくりのための身体活動基準 2013」では，子どもから高齢者まで基準の設定を検討し，生活習慣病患者やその予備群の者および生活機能低下者における身体活動のあり方についても言及した．また，「健康づくりのための運動基準 2006」を国民向けに解説した「健康づくりのための運動指針 2006(エクササイズガイド 2006)」の認知度を十分に高めることができなかったとの反省から，今回の改定では，利用者の視点に立って「健康づくりのための運動基準 2006」を見直し，普及啓発を強化することを重視した．さらに，運動のみならず生活活動も含めた「身体活動」全体に着目することの重要性が国の内外で高まっていることをふまえ，名称を「運動基準」から「身体活動基準」に変更した．ただし，このことによって運動に取り組む重要性を過小評価することのないよう注意が必要である．

c おもな利用者

身体活動(生活活動・運動)に関する研究者・教育者や健康運動指導士などの運動指導の専門家はもちろん，保健活動の現場を担う医師，保健師，管理栄養士などには，この「健康づくりのための身体活動基準 2013」を積極的に活用することで，運動指導の質的向上に取り組むことが期待されている．

また，身体活動の推進には，個人の努力だけでなくまちづくりや職場づくりなど，個人の健康を支える社会環境を整備するという視点が重要である．したがって，「健康づくりのための身体活動基準 2013」は自治体や企業の関係者にも活用されることが期待されている．

2 身体活動と「健康日本 21（第 2 次）」

「健康づくりのための身体活動基準 2013」は，広く普及しさまざまな地域や職場で活用されることを通じて，「健康日本 21（第 2 次）」を推進することを目指すものである．そのため，国民に対する運動指導にかかわる人々は，とくに「健康日本 21（第 2 次）」に関する十分な理解が必要である．

a 「健康日本 21（第 2 次）」の考え方

厚生労働省は，2012 年 7 月に第 4 次国民健康づくり運動として「21 世紀における第 2 次国民健康づくり運動（健康日本 21（第 2 次）」を告示した．「健康日本 21（第 2 次）」は，ライフステージに応じて，健やかで心豊かに生活できる活力ある社会を実現し，その結果として社会保障制度が持続可能なものとなるよう，国民の健康増進について計 53 項目（再掲を除く）の数値目標を設定し，2013 年度から 2022 年度までのあいだに取り組むものである．

概念としては，①個人の生活習慣の改善および個人を取り巻く社会環境の改善を通じて，生活習慣病の発症予防・重症化予防や，社会生活機能を維持・向上させることで個人の生活の質の向上を目指すとともに，②健康のための資源へのアクセスを改善することなどを通じて社会環境の質の向上を図り，①および②の結果として健康寿命の延伸・健康格差の縮小を目指している．また，都道府県は，国の目標を勘案しつつ地域の特性をふまえた健康増進計画を策定し，関係者との連携の強化を図りながら取り組みを推進するとともに，取り組み結果の評価をデータに基づいて行う必要がある．

b 身体活動に関連した目標項目

身体活動（生活活動・運動）に関する目標項目としては，「日常における歩数の増加（1,200〜1,500 歩の増加）」，「運動習慣者の割合の増加（約 10％増加）」，「住民が運動しやすいまちづくり・環境整備に取り組む自治体数の増加（47 都道府県とする）」の 3 項目である．個人の生活習慣の改善と社会環境の改善の両方へのアプローチが必要であることをふまえて，このような目標を設定した．

また，身体活動に関連する目標項目としては，「ロコモティブシンドローム（運動器症候群）を認知している国民の割合の増加（80％）」があげられる．ロコモティブシンドロームの予防の重要性が認知されれば，運動習慣の定着や食生活の改善などによる個々人の行動変容が期待でき，国民全体として運動器の健康が保たれ，介護が必要になる国民の割合が減少すると考えられることからこうした目標を設定した．このほかにも，足腰に痛みのある高齢者の割合を約 1 割減らすことなどを目標としており，これらの目標を達成することを通じて健康寿命の延伸に寄与することを期待している．

3 個人の健康づくりのための身体活動基準

将来，生活習慣病などを発症するリスクを低減させるために，個人にとって達成することが望ましい身体活動の基準は，以下のとおりである．なお，研究成果をふまえて年齢による区分を行っているが，実際に個々人に基準を適用する際には，個人差などをふまえて柔軟に対応する必要がある．

表 7-18 ● 生活活動のメッツ表

メッツ	3 メッツ以上の生活活動の例
3.0	普通歩行(平地，67 m/分，犬を連れて)，電動アシスト付き自転車に乗る，家財道具の片付け，子どもの世話(立位)，台所の手伝い，大工仕事，梱包，ギター演奏(立位)
3.3	カーペット掃き，フロア掃き，掃除機，電気関係の仕事：配線工事，身体の動きを伴うスポーツ観戦
3.5	歩行(平地，75〜85 m/分，ほどほどの速さ，散歩など)，楽に自転車に乗る(8.9 km/時)，階段を下りる，軽い荷物運び，車の荷物の積み下ろし，荷づくり，モップがけ，床磨き，風呂掃除，庭の草むしり，子どもと遊ぶ(歩く/走る，中強度)，車椅子を押す，釣り(全般)，スクーター(原付)・オートバイの運転
4.0	自転車に乗る(≒16 km/時未満，通勤)，階段を上る(ゆっくり)，動物と遊ぶ(歩く/走る，中強度)，高齢者や障がい者の介護(身支度，風呂，ベッドの乗り降り)，屋根の雪下ろし
4.3	やや速歩(平地，やや速めに＝93 m/分)，苗木の植栽，農作業(家畜に餌を与える)
4.5	耕作，家の修繕
5.0	かなり速歩(平地，速く＝107 m/分)，動物と遊ぶ(歩く/走る，活発に)
5.5	シャベルで土や泥をすくう
5.8	子どもと遊ぶ(歩く/走る，活発に)，家具・家財道具の移動・運搬
6.0	スコップで雪かきをする
7.8	農作業(干し草をまとめる，納屋の掃除)
8.0	運搬(重い荷物)
8.3	荷物を上の階へ運ぶ
8.8	階段を上る(速く)

メッツ	3 メッツ未満の生活活動の例
1.8	立位(会話，電話，読書)，皿洗い
2.0	ゆっくりした歩行(平地，非常に遅い＝53 m/分未満，散歩または家の中)，料理や食材の準備(立位，座位)，洗濯，子どもを抱えながら立つ，洗車・ワックスがけ
2.2	子どもと遊ぶ(座位，軽度)
2.3	ガーデニング(コンテナを使用する)，動物の世話，ピアノの演奏
2.5	植物への水やり，子どもの世話，仕立て作業
2.8	ゆっくりとした歩行(平地，遅い＝53 m/分)，子ども・動物と遊ぶ(立位，軽度)

〔厚生労働科学研究費補助金(循環器疾患・糖尿病等生活習慣病対策総合研究事業)「健康づくりのための運動基準 2006 改定のためのシステマティックレビュー」(研究代表者・宮地元彦)〕

表 7-19 ● 運動のメッツ表

メッツ	3 メッツ以上の運動の例
3.0	ボウリング，バレーボール，社交ダンス(ワルツ，サンバ，タンゴ)，ピラティス，太極拳
3.5	自転車エルゴメーター(30～50 ワット)，自体重を使った軽い筋力トレーニング(軽・中等度)，体操(家で，軽・中等度)，ゴルフ(手引きカートを使って)，カヌー
3.8	全身を使ったテレビゲーム(スポーツ・ダンス)
4.0	卓球，パワーヨガ，ラジオ体操第 1
4.3	やや速歩(平地，やや速めに＝93 m/分)，ゴルフ(クラブを担いで運ぶ)
4.5	テニス(ダブルス)*，水中歩行(中等度)，ラジオ体操第 2
4.8	水泳(ゆっくりとした背泳)
5.0	かなり速歩(平地，速く＝107 m/分)，野球，ソフトボール，サーフィン，バレエ(モダン，ジャズ)
5.3	水泳(ゆっくりとした平泳ぎ)，スキー，アクアビクス
5.5	バドミントン
6.0	ゆっくりとしたジョギング，ウェイトトレーニング(高強度，パワーリフティング，ボディビル)，バスケットボール，水泳(のんびり泳ぐ)
6.5	山を登る(0～4.1 kg の荷物を持って)
6.8	自転車エルゴメーター(90～100 ワット)
7.0	ジョギング，サッカー，スキー，スケート，ハンドボール*
7.3	エアロビクス，テニス(シングルス)*，山を登る(約 4.5～9.0 kg の荷物を持って)
8.0	サイクリング(約 20 km/時)
8.3	ランニング(134 m/分)，水泳(クロール，ふつうの速さ，46 m/分未満)，ラグビー*
9.0	ランニング(139 m/分)
9.8	ランニング(161 m/分)
10.0	水泳(クロール，速い，69 m/分)
10.3	武道・武術(柔道，柔術，空手，キックボクシング，テコンドー)
11.0	ランニング(188 m/分)，自転車エルゴメーター(161～200 ワット)

メッツ	3 メッツ未満の運動の例
2.3	ストレッチング，全身を使ったテレビゲーム(バランス運動，ヨガ)
2.5	ヨガ，ビリヤード
2.8	座って行うラジオ体操

＊試合の場合

〔厚生労働科学研究費補助金(循環器疾患・糖尿病等生活習慣病対策総合研究事業)「健康づくりのための運動基準 2006 改定のためのシステマティックレビュー」(研究代表者・宮地元彦)〕

a 18〜64歳の基準

(1) 身体活動の基準(日常生活でからだを動かす量の考え方)

18〜64歳の身体活動(生活活動・運動)の基準は，強度が3メッツ以上の身体活動を23メッツ・時/週行う(**表7-18** 生活活動のメッツ表参照).

具体的には，歩行またはそれと同等以上の強度の身体活動を毎日60分行う．ただし，メッツ＝最大酸素摂取量(mL/kg/分)÷安静時最大酸素摂取量(mL/kg/分)である.

基準設定の考え方

「健康日本21(第2次)」では，2022年度の時点で20〜64歳の1日の歩数の平均値を，男性9,000歩，女性8,500歩とすることを目指している．3メッツ以上の強度の身体活動として23メッツ・時/週は約6,000歩に相当し，3メッツ未満(低強度で意識されない)の日常の身体活動量に相当する2,000〜4,000歩を加えると，8,000〜10,000歩となる．したがってこの基準は，「健康日本21(第2次)」の目標と整合がとれたものとなっている.

(2) 運動量の基準(スポーツや体力づくりでからだを動かす量の考え方)

18〜64歳の運動の基準は，強度が3メッツ以上の運動を4メッツ・時/週行う(**表7-19** 運動のメッツ表参照).

具体的には，息が弾み，汗をかく程度の運動を毎週60分行う.

基準設定の考え方

国内外の文献を含めたメタ解析の結果では，運動量の基準は2.9メッツ・時/週以上であれば，生活習慣病などおよび生活機能低下のリスクを低減できることを示しており，この範囲で基準を設定することが適切と判断した.

「健康づくりのための運動基準2006」における運動の基準値は4メッツ・時/週であった．これは，最新の科学的知見に照らしても有効であることが示されたので，引きつづき4メッツ・時/週という基準を採用した.

(3) 体力(うち全身持久力)の基準

性・年代別の全身持久力の基準は，**表7-20** に示す強度の運動を約3分以上継続できた場合，基準を満たすと評価できる.

表7-20 ● 性・年代別の全身持久力の基準

年齢	18〜39歳	40〜59歳	60〜69歳
男性	11.0メッツ (39 mL/kg/分)	10.0メッツ (35 mL/kg/分)	9.0メッツ (32 mL/kg/分)
女性	9.5メッツ (33 mL/kg/分)	8.5メッツ (30 mL/kg/分)	7.5メッツ (26 mL/kg/分)

注）mL/kg/分は，最大酸素摂取量の値

基準設定の考え方

生活習慣病などおよび生活機能低下のリスクの低減効果を高めるためには，身体活動量を増やすだけでなく，適切な運動習慣を確立させるなど，体力を向上させるような取り組みが必要である．体力の指標のうち，生活習慣病など発症リスクの低減に寄与する可能性について十分な科学的根拠が示された指標は，現時点で全身持久力のみである．

「健康づくりのための運動基準 2006」では，全身持久力の基準値を最大酸素摂取量(mL/kg/分)で示していた．「健康づくりのための身体活動基準 2013」では，身体活動の強度との関係が理解しやすいよう，強度の指標であるメッツでも全身持久力の基準を表示することにした．

なお，mL/kg/分で表示される最大酸素摂取量の値を，安静時最大酸素摂取量である 3.5 mL/kg/分で除した値の単位がメッツである．

【参考】全身持久力に関する基準値の活用方法

■体力のアセスメント

10 メッツの強度の運動，たとえばランニングなら 167 m/分(10 km/分)の速度で 3 分間以上継続できるのであれば，「少なくとも 40〜59 歳男性の基準値に相当する 10.0 メッツの全身持久力がある」といえる．

■至適なトレーニング強度の設定

基準値の 50〜75％の強度の運動を習慣的(1 回 30 分以上，週 2 日以上)に行うことで，安全かつ効果的に基準の全身持久力を達成・維持することができる．たとえば，50 歳男性の至適な強度の目安として 5 メッツ(=10.0 メッツの 50％)を推奨することができる．

b　65 歳以上の基準

(1) 身体活動の基準

65 歳以上の身体活動(生活活動・運動)の基準は，強度を問わず，身体活動を 10 メッツ・時/週行う．

具体的には，横になったままや座ったままにならなければどんな動きでもよいので，身体活動を毎日 40 分行う．

基準設定の考え方

「健康づくりのための運動基準 2006」では，70 歳以上の高齢者の基準は示していなかった．しかし，「健康日本 21（第 2 次）」では，『ライフステージに応じた』健康づくりを重視し，高齢者の健康に関する目標設定を行っていることなどをふまえ，新たに高齢者に関する身体活動の基準を策定した．

高齢者がより長く自立した生活を送るためには，運動器の機能を維持する必要がある．高齢期には，骨粗鬆症に伴う易骨折性と変形性関節症などによる関節の障害が合併しやすいことや，サルコペニア（加齢に伴う筋量や筋力の減少）によって寝たきりなどにいたるリスクが高まることが指摘されている．これらの疾病は，加齢を基盤としており，身体活動不足もそれに寄与していることから，高齢期においてはとくに，身体活動不足にいたらないよう注意喚起する基準が必要と判断した．

なお，「健康づくりのための身体活動基準 2013」は，高齢者の身体活動不足を予防することに主眼を置いて設定しているが，高齢者においても，可能であれば 3 メッツ以上の運動を含めた身体活動に取り組み，身体活動量の維持・向上を目指すことが望ましい．

c 18 歳未満の基準

18 歳未満に関しては，身体活動（生活活動・運動）が生活習慣病などおよび生活機能低下のリスクを低減する効果について十分な科学的根拠がないため，現段階では定量的な基準を設定しない．

しかしながら，子どもから高齢者まで，家族がともに身体活動を楽しみながら取り組むことで，健康的な生活習慣を効果的に形成することが期待できる．そのため，18 歳未満の子どもについても積極的に身体活動に取り組み，子どものころから生涯を通じた健康づくりがはじまるという考え方を育むことが重要である．

d すべての世代に共通する方向性

(1) 身体活動の方向性

全年齢層における身体活動（生活活動・運動）の考え方は，現在の身体活動量を少しでも増やす．たとえば，今より毎日 10 分ずつ長く歩くようにする．

(2) 運動の方向性

全年齢層における運動の考え方は，運動習慣をもつようにする．具体的には，30 分以上の運動を週 2 日以上行う．

4 生活習慣病と身体活動

a 生活習慣病に対する身体活動の有益性

身体活動量の増加や習慣的な有酸素性運動により，エネルギー消費量が増加し，内臓脂肪と皮下脂肪がエネルギー源として利用され，腹囲や体重が減少する．また，身体活動は，骨格筋のインスリン抵抗性を改善して血糖値を低下させる．さらに，血管内皮機能，血流調節，動脈伸展性などを改善し，降圧効果が得られる．加えて，骨格筋のリポプロテインリパーゼ（LPL）活性が増大し，トリグリセライド（血中カイロミクロン，VLDL およびそれらのレムナントに多く含まれる）の分解を促進することによって，HDL-コレステロールが増加する.

b 生活習慣病患者などの身体活動に伴う危険性

糖尿病，高血圧症，脂質異常症などに対する身体活動（生活活動・運動）の効果は明確である．一方，心臓疾患や脳卒中あるいは腎臓疾患などの重篤な合併症がある患者では，メリットよりも身体活動に伴うリスクが大きくなる可能性がある．具体的なリスクとしては，過度な血圧の上昇，不整脈，低血糖，血糖コントロールの悪化，変形性関節症の悪化，眼底出血などに加えて，心不全，大動脈解離，脳卒中など生命にかかわる心血管事故があげられる．

c 保健指導の一環として運動指導の可否を判断する際の留意事項

血糖・血圧・脂質のいずれかについて保健指導判定値以上（HDL-コレステロールの場合は，保健指導判定値以下）であったが，すぐには受診を要しないレベル（保健指導レベル）の対象者に対し，保健指導の一環として運動指導を行う際に保健指導実施者が留意すべき事項とその判断の手順は，以下のとおりである（**図7-13**）．

■手 順 1

対象者が現在，定期的に医療機関を受診しているかどうかを確認する．受診している場合には，健診の結果を持参して，身体活動（生活活動・運動）に際しての注意や望ましい強度などについて，かかりつけの医師に相談するよう促す．

■手 順 2

手順1で定期的に受診している医療機関がない場合，対象者に「身体活動のリスクに関するスクリーニングシート」（**図7-14**）に回答するよう促し，身体活動に伴うリスクを確認する．

対象者がこれら項目に1項目でも該当した場合は，身体活動によって得られる効果よりもリスクのほうが上回る可能性があることを伝え，積極的に身体活動に取り組む前に医療機関を受診するよう促す．

■手 順 3

手順2でスクリーニング項目のどの項目にも該当しない場合には，対象者に「運動開始前のセルフチェックリスト」（**図7-15**）について説明し，その内容を対象者が十分に理解したことを確認する．

■手 順 4

手順3で対象者が注意事項の内容を十分に理解したことが確認できれば，運動指導の実施を決定する．

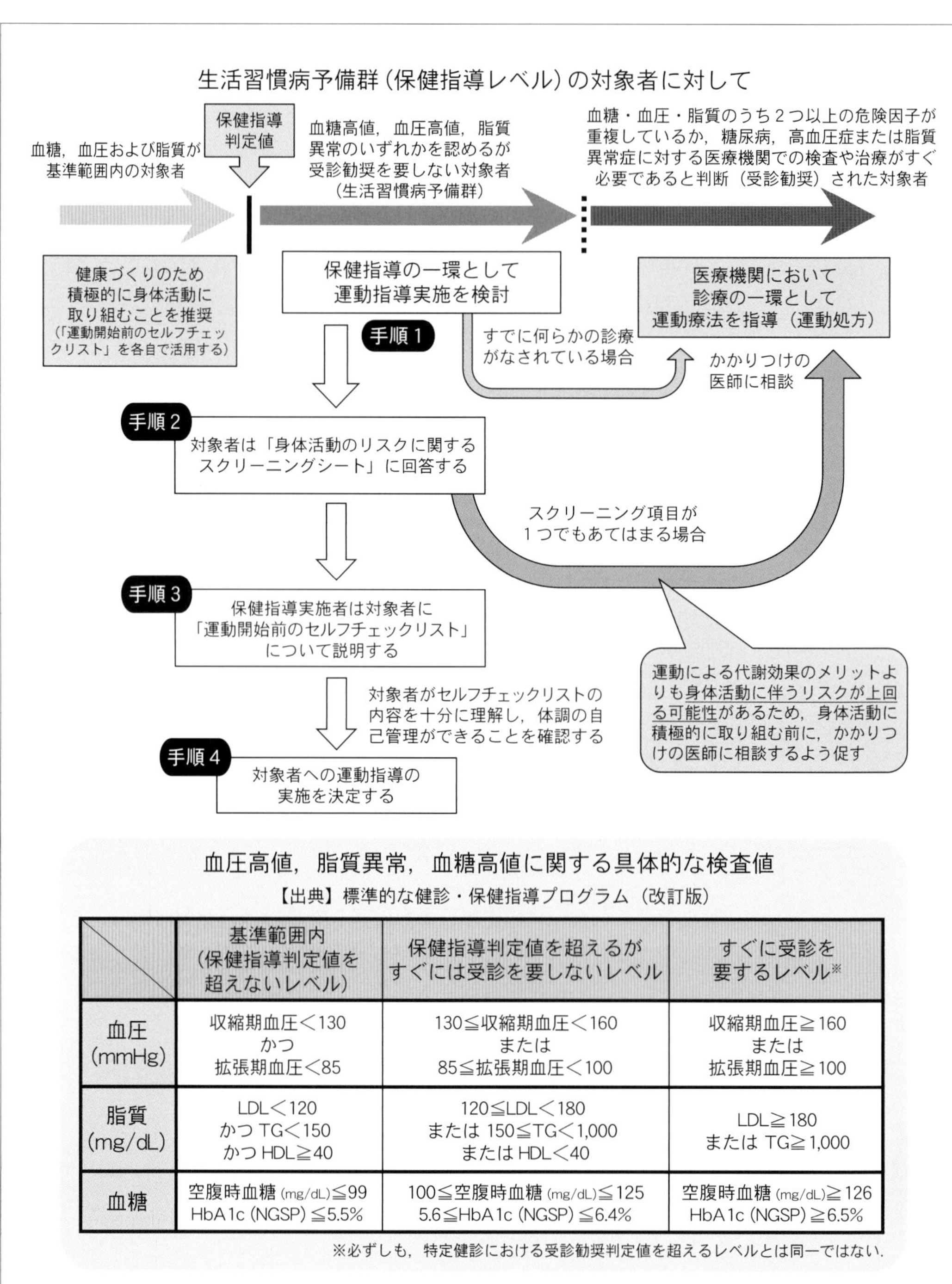

血圧高値，脂質異常，血糖高値に関する具体的な検査値

【出典】標準的な健診・保健指導プログラム（改訂版）

	基準範囲内（保健指導判定値を超えないレベル）	保健指導判定値を超えるがすぐには受診を要しないレベル	すぐに受診を要するレベル※
血圧（mmHg）	収縮期血圧＜130 かつ 拡張期血圧＜85	130≦収縮期血圧＜160 または 85≦拡張期血圧＜100	収縮期血圧≧160 または 拡張期血圧≧100
脂質（mg/dL）	LDL＜120 かつ TG＜150 かつ HDL≧40	120≦LDL＜180 または 150≦TG＜1,000 または HDL＜40	LDL≧180 または TG≧1,000
血糖	空腹時血糖 (mg/dL)≦99 HbA1c (NGSP) ≦5.5%	100≦空腹時血糖 (mg/dL)≦125 5.6≦HbA1c (NGSP) ≦6.4%	空腹時血糖 (mg/dL)≧126 HbA1c (NGSP) ≧6.5%

※必ずしも，特定健診における受診勧奨判定値を超えるレベルとは同一ではない.

図 7-13 保健指導の一環としての運動指導の可否を判断する際の考え方

保健指導の一環として身体活動(生活活動・運動)に積極的に取り組むことを検討する際には，
このスクリーニングシートを活用してください.

	チェック項目	回答	
1	医師から心臓に問題があると言われたことがありますか？ (心電図検査で「異常がある」と言われたことがある場合も含みます)	はい	いいえ
2	運動をすると息切れしたり，胸部に痛みを感じたりしますか？	はい	いいえ
3	体を動かしていない時に胸部の痛みを感じたり，脈の不整を感じたりすることがありますか？	はい	いいえ
4	「たちくらみ」や「めまい」がしたり，意識を失ったことがありますか？	はい	いいえ
5	家族に原因不明で突然亡くなった人がいますか？	はい	いいえ
6	医師から足腰に障害があると言われたことがありますか？ (脊柱管狭窄症や変形性膝関節症などと診断されたことがある場合も含みます)	はい	いいえ
7	運動をすると，足腰の痛みが悪化しますか？	はい	いいえ

【参考】Physical Activitiy Readiness Questionaire (PAR - Q)

「はい」と答えた項目が1つでもあった場合は，
身体活動による代謝効果のメリットよりも
身体活動に伴うリスクが上回る可能性があります.
身体活動に積極的に取り組む前に，
医師に相談してください.

すべて「いいえ」であった場合は，
図7－20に例示する「運動開始前の
セルフチェックリスト」を確認した上で，
健康づくりのための身体活動
(とくに運動)に取り組みましょう.

______年____月____日

説明担当者 氏名：______________
(保健指導実施者)

実践者 氏名：______________
(保健指導対象者)

※ここでは，血糖・血圧・脂質のいずれかについて保健指導判定値以上(HDLコレステロールの場合は保健指導判定値以下)であるが受診勧奨は要しない状態の人について活用することを主に想定していますが，こうしたリスクは健診で見出されないこともあるため，健診結果に問題がない人であっても積極的に活用することが望まれます.
　なお，保健指導判定値等については，図7 - 18や「標準的な健診・保健指導プログラム(改訂版)」を参照してください.
(注) 健診結果を踏まえ，すぐに医療機関を受診する必要があると指摘された場合は，かかりつけの医師のもとで，食事や身体活動等に関する生活習慣の改善に取り組みつつ，必要に応じて薬物療法を受ける必要があります.

図7-14 ● 身体活動のリスクに関するスクリーニングシート

健康づくりのための運動に取り組むときには，体調の確認が大切です．
自分でチェックする習慣をつけましょう．

	チェック項目	回答	
1	足腰の痛みが強い	はい	いいえ
2	熱がある	はい	いいえ
3	体がだるい	はい	いいえ
4	吐き気がある，気分が悪い	はい	いいえ
5	頭痛やめまいがする	はい	いいえ
6	耳鳴りがする	はい	いいえ
7	過労気味で体調が悪い	はい	いいえ
8	睡眠不足で体調が悪い	はい	いいえ
9	食欲がない	はい	いいえ
１０	二日酔いで体調が悪い	はい	いいえ
１１	下痢や便秘をして腹痛がある	はい	いいえ
１２	少し動いただけで息切れや動悸がする	はい	いいえ
１３	咳やたんが出て，風邪気味である	はい	いいえ
１４	胸が痛い	はい	いいえ
１５	(夏季)熱中症警報が出ている	はい	いいえ

昭和 63 年度　日本体育協会「スポーツ行事の安全管理に関する研究」より引用改変

運動を始める前に
一つでも「はい」があったら，
今日の運動は中止してください．

すべて「いいえ」であれば，無理のない範囲で※運動に取り組みましょう．

（注）このセルフチェックリストでは，分かりやすくするために「運動」としていますが，生活活動（運動以外の身体活動）の場合も，強度が強い場合は同様の注意が必要になります．

※運動中に「きつい」と感じる場合は，運動強度が強すぎるかもしれません．適切な運動強度を知るためにも，自分で脈拍数を確認する習慣をつけましょう．
（例）あなたが 40 ～ 50 歳代で脈拍数が 145 拍 / 分以上になるようなら，その運動は強すぎる可能性があります．
※無理は禁物です．運動中に「異常かな」と感じたら，運動を中止し，周囲に助けを求めましょう．

______年____月____日

説明担当者 氏名：______________
（保健指導実施者）

実践者 氏名：______________
（保健指導対象者）

図 7-15 運動開始前のセルフチェックリスト

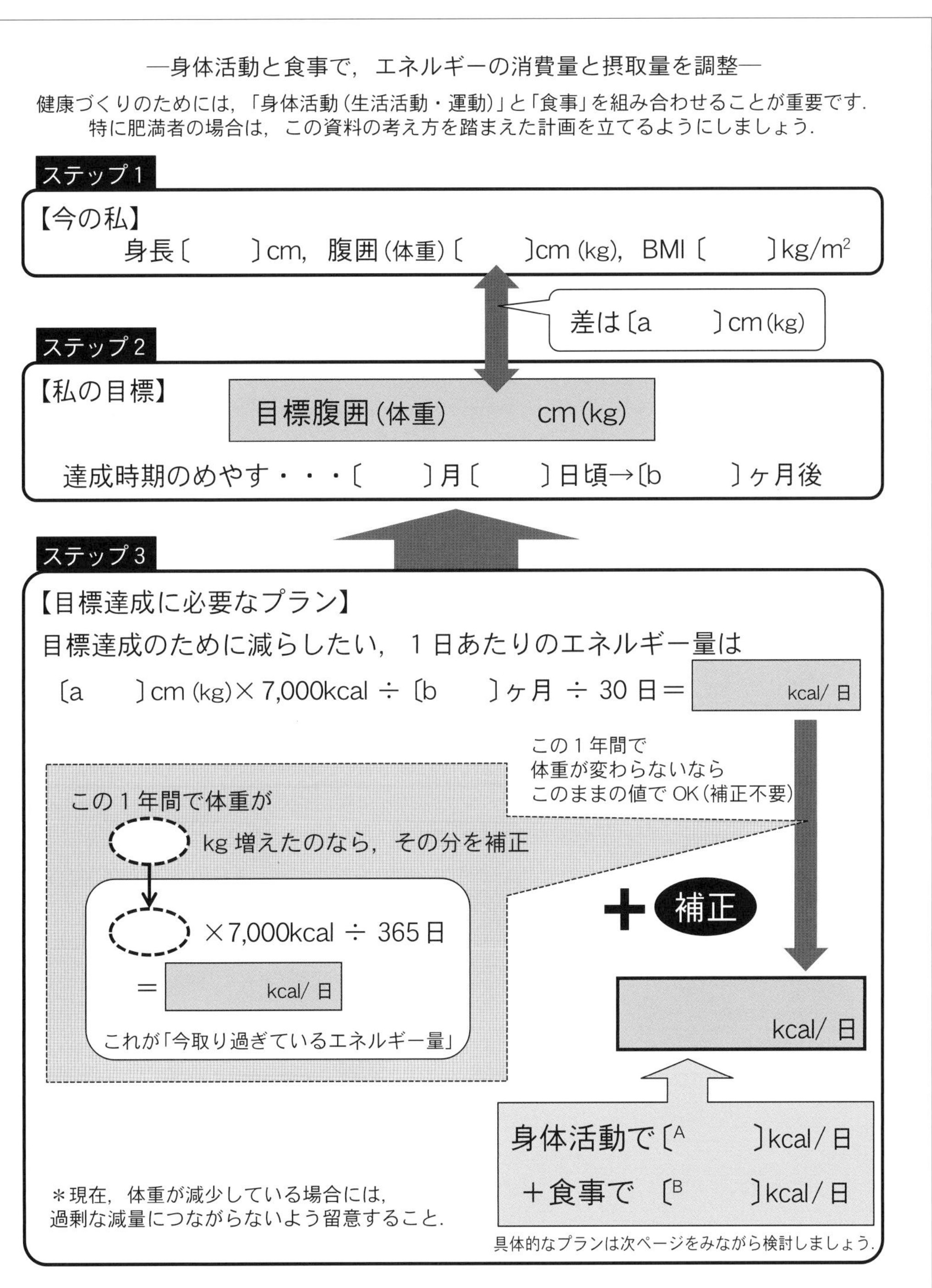

図 7-16 ● 内臓脂肪減少のためのエネルギー調整シート

身体活動で〔A　　　〕kcal/日

身体活動で消費するエネルギー

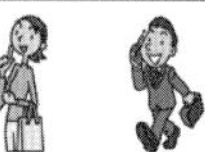 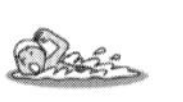 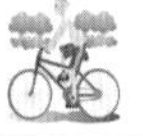 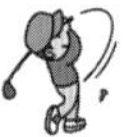 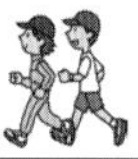 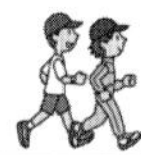 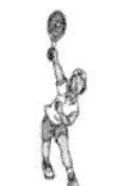

	普通歩行	速歩	水泳	自転車（軽い負荷）	ゴルフ	軽いジョギング	ランニング	テニス（シングルス）
強度（メッツ）	3.0	4.0	8.0	4.0	3.5	6.0	8.0	7.0
運動時間	10分	10分	10分	20分	60分	30分	15分	20分
運動量（メッツ・時）	0.5	0.7	1.3	1.3	3.5	3.0	2.0	2.3
体重別エネルギー消費量（単位：kcal）								
50kgの場合	20	25	60	55	130	130	90	105
60kgの場合	20	30	75	65	155	155	110	125
70kgの場合	25	35	85	75	185	185	130	145
80kgの場合	30	40	100	85	210	210	145	170

エネルギー消費量は，強度（メッツ）× 時間（h）× 体重（kg）の式から得られた値から安静時のエネルギー量を引いたものです．全て 5kcal 単位で表示しました．

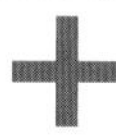

食事で〔B　　　〕kcal/日

エネルギーコントロール

・食事量
・調理法
・菓子類
・アルコール等

食事の質のコントロール

・油→外食，油料理
・脂質→肉，魚，乳製品，油
・糖質→穀類，砂糖など
・食塩→漬物，加工食品，麺類の汁，調味料
・ビタミン，ミネラル，食物繊維→野菜，果物，海藻
・コレステロール，プリン体→肉，魚，卵

食べ方のコントロール

・頻度
・タイミング
・食べる速さ　など

・地域の食習慣
・食環境
・生活スタイル など

具体的な食行動

○食べる量を変える
○料理の組合せを変える
○調理方法を変える
○食材を変える
○味付けを変える
○間食・アルコールなどのとりかたを変える
○食事の頻度やタイミングを変える
○高頻度で影響の大きい食行動を変える

図 7-16 ● つ づ き

d 保健指導の一環として運動指導を実施する際の留意事項

実際に運動指導を開始する際には，運動指導を単独で行うのではなく，食事指導などと合わせて行う必要がある．とくに，肥満者には，エネルギーの調整に配慮して「内臓脂肪減少のためのエネルギー調整シート」(図 7-16)の考え方をふまえた計画を立て，対象者と保健指導実施者が計画を共有したうえで保健指導に取り組むことが望ましい．

身体活動の量からエネルギー消費量への換算方法

・身体活動の量(メッツ・時)に体重(kg)を乗じることで，エネルギー消費量(kcal)に換算することができる．

【例】72 kg の人がヨガ(2.5 メッツ)を 30 分行った場合のエネルギー消費量は，

2.5 メッツ×0.5 時間×72 kg＝90 kcal

・ただし，体重減少を目的とした場合に，体脂肪燃焼に必要なエネルギー消費量を求めるには，安静時のエネルギー消費量を引いた値を算出する必要がある．前述の例であれば，つぎのように計算することができる．

(2.5 メッツ−1 メッツ)×0.5 時間×72 kg＝54 kcal

5 身体活動に安全に取り組むための留意事項

生活習慣病患者などが身体活動に取り組む場合は，健康な人と比較して整形外科的傷害や心血管事故に遭遇するリスクが高いため，その予防に留意する必要がある．具体的には，リスクについて対象者に十分な説明を行い，情報を共有してセルフチェックによる体調自己管理の必要性を対象者が十分理解したうえで，身体活動に取り組むことができるようにすることが重要である．

a 種類・種目や強度の選択

身体活動(生活活動・運動)の内容は，血圧の上昇が小さく，エネルギー消費量が大きく，かつ，傷害や事故の危険性が低い有酸素性運動が望ましい．また，運動器の機能向上などを目的とする場合は，筋や骨により強い抵抗や刺激を与えるようなストレッチングや筋力トレーニングなどを組み合わせることが望ましい．

ただし，生活習慣病患者などに対して，保健指導の一環として身体活動への取り組みを支援する場合には，3 メッツ程度(散歩程度)で開始する．継続的に実施した結果，対象者が身体活動に慣れたとしても，安全性を重視して，支援の期間中は 3 メッツ以上，6 メッツ未満の強度を維持することが望ましい．

強度の決定には，メッツ値だけでなく対象者本人にとっての「きつさ」の感覚，すなわち自覚的運動強度(Borg 指数)も有用である．生活習慣病患者などには，「楽である」または「ややきつい」と感じる程度の強さの身体活動が適切であり，「きつい」と感じるような身体活動は避けたほうがよい．

対象者の年齢に応じた脈拍数の目安

強度の感じ方 (Borg Scale)	評価	1分間当たりの脈拍数の目安(拍/分)				
		60歳代	50歳代	40歳代	30歳代	20歳代
きつい〜かなりきつい	×*	135	145	150	165	170
ややきつい	○	125	135	140	145	150
楽である	○	120	125	130	135	135

*生活習慣病患者などである場合は,「きつい〜かなりきつい」強度の身体活動は避けたほうがよい.

b 身体活動中の体調管理

身体活動の実施中は,「無理をしない,異常と感じたら運動を中止し,周囲に助けを求める」ことを対象者に徹底する.『対象者の年齢に応じた脈拍数の目安』をあらかじめ説明しておき,身体活動の実施中にみずから脈拍数をチェックすることを習慣づけて,安全に取り組めるようにすることが望ましい.

c 救急時のための準備

保健指導実施者は,運動指導の現場における身体活動の際の傷害や事故の発生に備えて,緊急時の連絡体制や搬送経路を確立し,また,立ち会う保健指導実施者の救急処置のスキルを高めておく必要がある.

H 栄養士・管理栄養士と休養指導

現在,わが国が推進している健康づくりの3本柱は,「栄養」,「運動」および「休養」である.栄養士・管理栄養士が個人や集団を対象として行う健康づくりのための栄養指導や運動指導を支える各種の基準や指針の策定・活用などは,「日本人の食事摂取基準」,「食生活指針」および「食事バランスガイド」,また,「健康づくりのための身体活動基準 2013」など,近年きわめて活発に展開されている.しかし,栄養士・管理栄養士の休養指導に関する取り組みは,「栄養」や「運動」の指導に比べ低調な状態にとどまっている.

最近の社会経済状況の急激な変化に伴い,肉体的・身体的疲労が軽減される傾向にある一方で,精神的疲労の蓄積が取り上げられるようになってきた.また,ストレスの増大も大きな問題となっている.これらに対する適切な休養がもたらす効果として,肉体的・精神的疲労およびストレス蓄積の予防,疲労状態の軽減・改善およびストレスの解消などの効果が期待される.

疲労やストレスの蓄積が及ぼす栄養・食生活への影響には,食欲の減退,消化・吸収機能の不調および胃潰瘍など,消化器の器質的な変化などがある.とくに,ストレス状態の継続および頻発が直接的または間接的に,生活習慣病の発症や重症化にかかわりをもつという指摘もある.

1 疲労回復・ストレスと休養

a 疲労回復のための休養

疲労回復のための休養は，疲労の原因や特性に適応する内容で施行することが大切である．

(1) 肉体的・身体的疲労と精神的疲労

肉体的・身体的疲労は，おもに筋肉の疲労であり，精神的疲労は中枢神経系の疲労である．通常の疲労は，程度の差はあるが，両者が混在していることが多い．

精神的疲労は，肉体的・身体的疲労に比べてエネルギー消費は少ないが，疲労感が強く，その回復に時間がかかるという特性がある．

(2) 全身疲労と局所疲労

局所疲労が拡大して全身疲労が引き起こされる．

(3) 急性疲労と慢性疲労

急性疲労は一過性の疲労であり，慢性疲労は蓄積疲労である．

急性疲労は比較的短時間の休養で回復するが，慢性疲労の回復には長い期間が必要になる．疲労が生じたときには，早期に適切な休養による回復をはかる必要がある．

b ストレス解消のための休養

ストレスとは，身体にさまざまな外部刺激が負担となって働くとき，心身に生じる機能変化のことである．ストレスの原因となる要素をストレッサーという．ストレッサーには，寒暑・騒音・化学物質など物理化学的な要素，飢餓・感染・過労・睡眠不足など生物学的な要素，精神緊張・不安・恐怖・興奮など社会学的な要素など多様なものがある．現代社会におけるストレス解消のための休養で，おもに対象になるのは精神的(心理的)なストレスである．

適度なストレスは，生体に有効な刺激になる．しかし，過度なストレスが生じたときには，適切な休養による早期の解消が必要になる．

2 休養の種別と休養指導の要点

a 休養の種別

(1) 消極的休養

消極的休養は，疲労した器官や組織の活動を休止させ，休息することによって疲労の回復を図るものである．

その方法には，入浴，マッサージおよび睡眠などがある．

(2) 積極的休養

積極的休養は，定型的な仕事などに伴う身体活動では使わない筋肉を動かすことによって疲労の回復を図るとともに，精神的ストレスの解消を図るものである．

その方法には，おもに肉体的な労働を行っている人が休憩時間に行う全身を動かす柔軟体操や，おもに精神的な労働を行っている人が休日などに行うスポーツやレクリエーションなどがある．

積極的休養は，生体機能の活動を活発にし，情緒の安定および勤労意欲向上の効果が期待できる．

b 休養指導の要点

厚生労働省は，「健康増進施設における技術指針」において，休養指導の要点を，つぎのように取りまとめている．

① 消極的休養と積極的休養のバランスをうまく保つようにする．

② 積極的休養としては，普段肉体労働をしている人は精神的レクリエーションが，精神労働をしている人は努めて体を動かすほうが疲労回復に効果的である．

③ われわれの生体は，生理的に一定の周期に沿った活動を繰り返している．適切な休養は，まずこの規則的な周期を乱さないように注意し，その周期に沿ったものでなければならない．

④ 余暇時間が急速に増加していくにつれ，余暇時間を怠惰と浪費のために，無駄に使うことなく効果的にすごすためには，それぞれ自分自身にあった創造的，自己啓発的な余暇活動の方法を身につける必要がある．

3 健康づくりのための休養指針

1994年，厚生労働省は，休養が日常生活のなかに適切に取り入れられた生活習慣の確立を図り，栄養，運動面のバランスとともに健康づくりの推進を目指して，「健康づくりのための休養指針」を策定し公表した(**表7-21**)．

表7-21 健康づくりのための休養指針

1 生活にリズムを
- 早めに気付こう，自分のストレスに
- 睡眠は気持ちよい目覚めがバロメーター
- 入浴で，からだもこころもリフレッシュ
- 旅に出かけて，こころの切り換えを
- 休養と仕事のバランスで能率アップと過労防止

2 ゆとりの時間でみのりある休養を
- 1日30分，自分の時間をみつけよう
- 活かそう休暇を，真の休養に
- ゆとりの中に，楽しみや生きがいを

3 生活の中にオアシスを
- 身近な中にもいこいの大切さ
- 食事空間にもバラエティを
- 自然とのふれあいで感じよう，健康の息ぶきを

4 出会いときずなで豊かな人生を
- 見出そう，楽しく無理のない社会参加
- きずなの中ではぐくむ，クリエイティブ・ライフ

(厚生労働省より)

a 休養指針策定の趣旨(概要)

子どもから高齢者まで，それぞれのライフステージにおいて健康づくりを推進するためには，栄養，運動面でバランスをとるとともに，休養が日常生活のなかに適切に取り入れられた生活習慣を確立することが重要である．

そこで，健康を基本にとらえた休養の普及を図り，より健康で豊かな活力ある生活の創造に役立てられることを目的に，「健康づくりのための休養指針」が策定された．

b 休養指針の基本的な考え方(概要)

健康は，社会・経済および個人の発展にとってかけがえのない貴重な資源であるとともに，個人のQOLの高さを左右するきわめて重要な要素でもある．その健康をみずからコントロールし，改善していく過程である健康づくりの観点から，休養の意義について検討を加え，だれもが取り入れられる，基本的な休養のあり方をまとめたものが「健康づくりのための休養指針」である．

この休養指針で示す各事項は，だれもが多かれ少なかれ日常生活のなかで，必要に応じて行っていることが多い．それを健康増進という視点から再認識，再評価が行われ，個人の生き方そのものにかかわる問題にも1つの発想の転換がなされ，はじめて効果のある休養が各個人の生活設計に浸透していくことを可能にする．

c 健康づくりのための休養とは

健康づくりのための休養には，「休む」ことと「養う」ことの2つの機能が含まれており，各個人の健康や環境に応じて両者の機能を上手に組み合わせることにより，健康づくりのための休養が一層効果的なものになる．

「休む」の要素は，おもに労働や身体活動などによって生じた心身の疲労を，安静や睡眠などで解消することにより疲労からの回復を促進し，もとの活力をもった状態に戻して健康の保持を図るものである．たとえば，疲れたら体を横にして休むと疲れがとれるなど，いわば本来の生理的な心身の動きに身を任せたままで休養になるという意味で，受動的で静的な休養にあたる．

これに対して「養う」の要素は，明日に向かって英気を養うというように，主体的にみずからの身体的，精神的，社会的な機能を高めることにより，健康の潜在的能力を高めて健康増進を図っていくものである．たとえば，積極的な社会参加やみずからつくりあげたゆとりあるライフ・スタイルの実践のようなものであり，個人の価値判断も関与してくるため，能動的，活動的でかつ独自性の高い休養にもつながる．

以上のように，健康づくりのための休養とは，単に体を休めるということだけではなく，受動的な「休む」の要素と，能動的な「養う」の要素からなる底辺の広いものである．しかも，各個人にとってアプローチしやすいものから，工夫しながら生活のなかに取り入れていくことが基本になる．その際，一人ひとりその実践方法が異なるのは当然であり，自分なりの休養が実現されてこそQOLの向上が図られ，健康で豊かな人生の礎を築くことになる．

d 健康づくりのための休養指針

健康づくりのための休養指針は，生活リズムからみた休養，時間的要素からみた休養，空間的要素からみた休養，社会的要素からみた休養の4つの柱で構成されている．それぞれの柱のなかの各フレーズから自分の生活に取り入れられそうなものを，自分なりに工夫して取り入れて実践することを目指すものである．

⑴ 生活にリズムを

生活にリズムをもたせることは，生活にメリハリを与え，健康的な生活の源泉となる．睡眠時間，食事時間，自由時間などの生活時間にリズムが失われているようであれば，リズムを戻し，そのなかに休養も取り入れる努力が大切である．

⑵ ゆとりの時間でみのりある休養を

休養は，自分にとって無理がなく，長続きするものを工夫しながらつくりあげていくことが大切である．

⑶ 生活のなかにオアシスを

日々の生活を健康で豊かな活力あるものにつくりあげていくために，自分を取り巻く環境にもこころを注ぎ，潤いのあるオアシスづくりを心掛けることが大切である．

⑷ 出会いときずなで豊かな人生を

あらたな出会いやさまざまなきずなは，自己の社会的活力を再発見し，養う契機にもなる．大切にしたいものである．

4 健康づくりのための睡眠指針

日常の生活における健康づくりの三要素は，栄養(食事)，運動(身体活動)および休養(睡眠)である．日々の休養の内訳でもっとも時間が長く大切なのは睡眠である．睡眠は，脳の活動を停止・休息を与え，また，筋骨格系に蓄積した疲労を回復させ，新たな活動に備えるために欠くことができないきわめて大切な時間である．睡眠時間は，入眠(就寝)から覚醒(起床)までの時間で，乳児期の約18時間から加齢とともに減少し，成人の平均的な睡眠時間は7～8時間程度とされている．

NHK放送文化研究所世論調査部(2021年5月25日)公表の10歳以上の国民を対象とした「NHK国民生活時間調査」の結果によれば，平日の睡眠時間の平均は1995年の7時間27分から2020年の7時間15分へと，25年間に15分間減少している．睡眠時間が6時間以下の人たちは，7～8時間の人たちに比べ罹患率や死亡率の高いことが知られている．国民の健康を増進するためには，健康づくりに資する睡眠の確保が重要性を増している．

a 策定の経緯

2014年3月厚生労働省は，「健康づくりのための睡眠指針2014(睡眠指針2014)」を取りまとめ公表した．「睡眠指針2014」は，2002年に公表された「健康づくりのための睡眠指針」が策定から10年以上経過し，睡眠に関する科学的知見の蓄積が進んだことから，有識者の検討をふまえて取りまとめられたものである．また，2013年度から開始されている国民運動としての「健康日本21(第2次)」への取り組みにおいて，睡眠の重要性についての普及啓発を一層推進する必要があることから，従前の「健康づくりのための睡眠指針」に代わるあらたな指針として策定されたものでもある．

策定にあたっての方向性は，つぎの3点である．

① 科学的根拠に基づいた指針とすること．

② ライフステージ・ライフスタイル別に記載すること．

③ 生活習慣病・こころの健康に関する記載を充実すること．

b 「睡眠指針2014」の視点など

「睡眠指針 2014」は，最新の科学的知見に基づいて「健康づくりのための睡眠指針」の見直しを行った結果，指針の数を7箇条から12箇条に拡大するとともに，その視点を「快適な睡眠」から「健康づくりに資する睡眠」へと変更が図られている．さらに，世代ごとの睡眠のとり方や睡眠と生活習慣病との関係などについて，記載の内容の充実が図られた．今後この指針により，国民一人ひとりがみずからの睡眠を見直し，自分にあった睡眠が確保できるよう，地域や職域などでの「睡眠指針 2014」の積極的な活用とその普及啓発を目指す．

c 「睡眠指針2014」の構成

「健康づくりのための睡眠指針 2014」は，「指針」，「睡眠 12 箇条の解説」および「参考資料」から構成されている．

・指針：睡眠 12 箇条が提示されている．

・睡眠 12 箇条の解説：睡眠 12 箇条の内容が解説されている．

・参考資料：睡眠 12 箇条の背景にある科学的根拠などが提示されている．

睡眠 12 箇条の第1条では総論を，第2条から第5条では睡眠に関する基本的な科学的知見を，第6条から第 10 条では予防や指導の方法を，第 11 条から第 12 条では早期発見の要点について，それぞれ中心に指摘が行われている．

d 「健康づくりのための睡眠指針 2014—睡眠 12 箇条—」

厚生労働省が取りまとめて公表した「健康づくりのための睡眠指針 2014—睡眠 12 箇条—」は，**表 7-22** に示すとおりである．

表 7-22 ● 健康づくりのための睡眠指針 2014 ―睡眠 12 箇条―

第 1 条	**よい睡眠で，からだもこころも健康に．** よい睡眠で，からだの健康づくり よい睡眠で，こころの健康づくり よい睡眠で，事故防止
第 2 条	**適度な運動，しっかり朝食，眠りと目覚めのメリハリを．** 定期的な運動や規則正しい食生活はよい睡眠をもたらす 朝食はからだとこころの目覚めに重要 睡眠薬代わりの寝酒は睡眠を悪くする 就寝前の喫煙やカフェイン摂取を避ける
第 3 条	**よい睡眠は，生活習慣病予防につながります．** 睡眠不足や不眠は生活習慣病の危険を高める 睡眠時無呼吸は生活習慣病の原因になる 肥満は睡眠時無呼吸のもと
第 4 条	**睡眠による休養感は，こころの健康に重要です．** 眠れない，睡眠による休養感が得られない場合，こころの SOS の場合あり 睡眠による休養感がなく，日中もつらい場合，うつ病の可能性も
第 5 条	**年齢や季節に応じて，昼間の眠気で困らない程度の睡眠を．** 必要な睡眠時間は人それぞれ 睡眠時間は加齢で徐々に短縮 年をとると朝型化　男性でより顕著 日中の眠気で困らない程度の自然な睡眠が一番
第 6 条	**よい睡眠のためには，環境づくりも重要です．** 自分にあったリラックス法が眠りへの心身の準備となる 自分の睡眠に適した環境づくり
第 7 条	**若年世代は夜ふかし避けて，体内時計のリズムを保つ．** 子どもには規則正しい生活を 休日に遅くまで寝床で過ごすと夜型化を促進 朝目が覚めたら日光を取り入れる 夜ふかしは睡眠を悪くする
第 8 条	**勤労世代の疲労回復・能率アップに，毎日十分な睡眠を．** 日中の眠気が睡眠不足のサイン 睡眠不足は結果的に仕事の能率を低下させる 睡眠不足が蓄積すると回復に時間がかかる 午後の短い昼寝で眠気をやり過ごし能率改善
第 9 条	**熟年世代は朝晩メリハリ，昼間に適度な運動でよい睡眠．** 寝床で長く過ごしすぎると熟睡感が減る 年齢にあった睡眠時間を大きく超えない習慣を 適度な運動は睡眠を促進
第 10 条	**眠くなってから寝床に入り，起きる時刻は遅らせない．** 眠たくなってから寝床に就く，就床時刻にこだわりすぎない 眠ろうとする意気込みが頭を冴えさせ寝つきを悪くする 眠りが浅いときは，むしろ積極的に遅寝・早起きに
第 11 条	**いつもと違う睡眠には，要注意．** 睡眠中の激しいいびき・呼吸停止, 手足のぴくつき・むずむず感や歯ぎしりは要注意 眠っても日中の眠気や居眠りで困っている場合は専門家に相談
第 12 条	**眠れない，その苦しみをかかえずに，専門家に相談を．** 専門家に相談することが第一歩 薬剤は専門家の指示で使用

（厚生労働省，2014 年より）

I　SDGs(持続可能な開発目標)

SDGs(Sustainable Development Goals)とは，2015年9月開催の国連サミットにおいて採択された「持続可能な開発のための2030アジェンダ」のことである.「2030アジェンダ」には，2030年までに持続可能な世界を実現するための17の目標が掲げられている.

ここでは，外務省，厚生労働省および農林水産省がホームページなどで公表している関連情報をもとに記述した.

1　MDGsからSDGsへ

SDGsに先立って2000年に開催された国連ミレニアムサミットでは，乳児死亡率の削減，妊産婦の健康の改善，HIV(エイズ)・マラリア・その他疾病のまん延防止など，8つのミレニアム開発目標(MDGs)を掲げる「国連ミレニアム宣言」が採択されている．宣言採択の背景には，1980年代の世界的な構造調整政策による途上国の貧困の悪化がある.

2000年に採択されたMDGsは，達成期限を2015年とする15年間の長期計画であったが，一定の成果を上げたものの保健や教育など未達成の課題が残された.

MDGsで達成できなかった課題とともに，顕在化してきた世界規模の環境問題や地域間格差の拡大など，新たに対応が必要性な課題が提起されてきた．これを受け国連は，2015年にMDGsに代わる「持続可能な開発のための2030アジェンダ」を採択した.「2030アジェンダ」には，2030年までに世界の貧困を撲滅させ,持続可能な開発を実現するための17の目標が掲げられた.これが，新たな15年間の長期計画としてのSDGs(持続可能な開発目標)である.

2　持続可能な開発目標(SDGs)

「持続可能な開発のための2030アジェンダ」では，人間と地球の繁栄のための行動計画として，17の持続可能な開発のための目標(SDGs)と169のターゲットを掲げている．国連に加盟しているすべての国は，2015年から2030年までに貧困や飢餓，エネルギー，気候変動および平和的社会の創造など課題の解決を目指して，SDGsの達成にかかわる多様な活動への取り組みを展開している.

a　SDGs17の目標

SDGsには,「だれ一人取り残さない」持続可能で多様性と包摂性のある社会の創造に向けた17の目標が掲げられている(**図7-17**，**表7-23**).

b　SDGs169のターゲット

SDGsを達成するために設定されたターゲットは，きわめて多様で多数である．ここでは，そのなかからとくに栄養指導に関連が深い「目標2　飢餓をゼロに」と「目標3　すべての人に健康と福祉を」に掲げられたターゲットを取り上げた(**表7-24**).

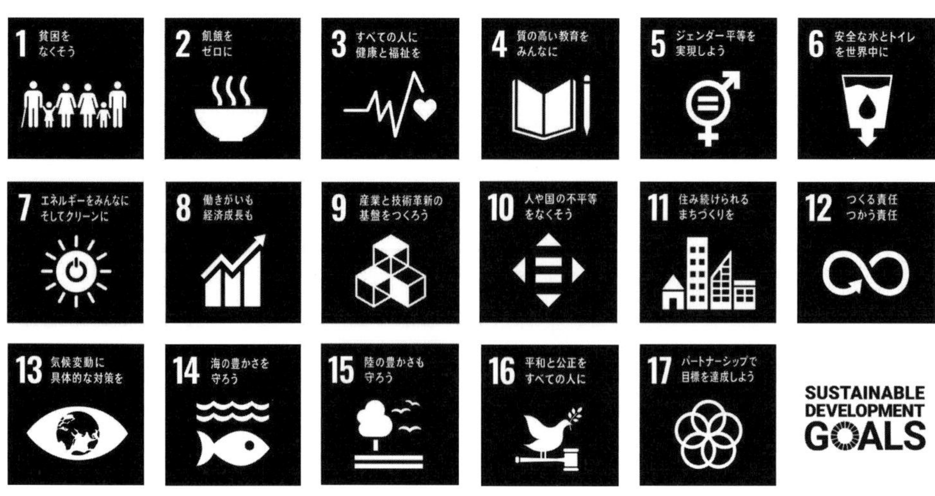

図 7-17 ● 持続可能な開発目標（SDGs）

（https://www.un.org/sustainabledevelopment/ この出版物の内容は国連によって承認されているものではなく，国連またはその当局者または加盟国の見解を反映していません．）

表 7-23 ● SDGs17 の目標

目標 1　貧困をなくそう
あらゆる場所の，あらゆる貧困に終止符を打つ
目標 2　飢餓をゼロに
飢餓に終止符を打ち，食料の安定確保と栄養状態の改善を達成するとともに，持続可能な農業を推進する
目標 3　すべての人に健康と福祉を
あらゆる年齢のすべての人々の健康的な生活を確保し，福祉を推進する
目標 4　質の高い教育をみんなに
すべての人々に包摂的かつ公平で質の高い教育を提供し，生涯学習の機会を促進する
目標 5　ジェンダー平等を実現しよう
ジェンダーの平等を達成し，すべての女性と女児のエンパワメントを図る
目標 6　安全な水とトイレを世界中に
すべての人に水と衛生へのアクセスと，持続可能な管理を確保する
目標 7　エネルギーをみんなに　そしてクリーンに
すべての人々に手ごろで信頼でき，持続可能かつ近代的なエネルギーへのアクセスを確保する
目標 8　働きがいも　経済成長も
すべての人のための継続的，包摂的かつ持続可能な経済成長，生産的な完全雇用およびディーセント・ワーク（働きがいのある人間らしい仕事）を推進する
目標 9　産業と技術革新の基盤をつくろう
強靭なインフラを整備し，包摂的かつ持続可能な産業化を推進するとともに，技術革新の拡大を図る
目標 10　人や国の不平等をなくそう
国内および国家間の格差を是正する
目標 11　住み続けられるまちづくりを
都市と人間の居住地を包摂的，安全，強靭かつ持続可能にする
目標 12　つくる責任　つかう責任
持続可能な消費と生産のパターンを確保する
目標 13　気候変動に具体的な対策を
気候変動とその影響に立ち向かうため，緊急対策を講じる
目標 14　海の豊かさを守ろう
海洋と海洋資源を持続可能な開発に向けて保全し，持続可能な形で利用する

表 7-23 つ づ き

目標 15 陸の豊かさも守ろう
陸域生態系の保護，回復および持続可能な利用の促進，森林の持続可能な管理，砂漠化への対処，土地劣化の阻止および回復，ならびに生物多様性損失の阻止を図る
目標 16 平和と公正をすべての人に
持続可能な開発に向けて平和で包摂的な社会を推進し，すべての人に司法へのアクセスを提供するとともに，あらゆるレベルにおいて効果的で責任ある包摂的な制度を構築する
目標 17 パートナーシップで目標を達成しよう
持続可能な開発に向けて実施手段を強化し，グローバル・パートナーシップを活性化する

表 7-24 SDGs169 のターゲット(抜粋)

i 目標 2「飢餓をゼロに」のターゲット(2.1〜2.5，2.a〜2.c の 8 項目から抜粋)
■ ターゲット 2.1 2030 年までに飢餓を撲滅し，すべての人々，とくに貧困層および幼児を含む脆弱な立場にある人々が，一年中安全かつ栄養のある食料を十分得られるようにする．
■ ターゲット 2.2 5 歳未満の子どもの発育阻害や消耗性疾患について，国際的に合意されたターゲットを 2025 年までに達成するなど，2030 年までにあらゆる形態の栄養不良を解消し，若年女子，妊婦・授乳婦および高齢者の栄養ニーズへの対処を行う．
ii 目標 3「すべての人に健康と福祉を」のターゲット(3.1〜3.9，3.a〜3.d の 13 項目から抜粋)
■ ターゲット 3.a すべての国々において，たばこの規制に関する世界保健機関枠組条約の実施を適宜強化する．

3 SDGs と栄養士・管理栄養士

栄養士・管理栄養士が専門職としてかかわるあらゆる形態の栄養不良をはじめとした課題，また栄養管理された食事の提供への取り組みなどは，SDGs における栄養や健康課題を対象とする「目標 2 飢餓をゼロに」および「目標 3 すべての人に健康と福祉を」をはじめ，17 目標のすべての達成に寄与し得る取り組みである．

近年減少していた世界の飢餓人口は，2014 年から増加の傾向を示すようになり，現在では世界人口の 9 人に 1 人が飢餓に直面している．一方では，すべての世代において過体重(肥満)者の増加が認められている．栄養士・管理栄養士による取り組みのターゲットには，飢餓や栄養欠乏だけでなく非感染性疾患の発症リスクとなる過体重や肥満など，あらゆる栄養不良の状態が含まれる．

栄養士・管理栄養士の SDGs への取り組みは，専門分野である健康・栄養関連課題を中心に，あらゆる年齢階級の人々の栄養状態の維持・改善を図り，健康の増進につなげることがスタートになる．さらに取り組みは，健康増進にとどめず産業，教育および労働などをはじめ，エネルギー，気候変動，環境保全など，さまざまな場面で展開される社会活動に，SDGs を理解した栄養の専門職として参画し，日々の職務を通して社会全体の良好な健康・栄養の創造に貢献するものでなければならない．

J　食料需給表と自給率

日本の食料事情は，1960年ころからの飛躍的な経済発展に伴って，食料難の社会から飽食社会へと短期間に移行してきた．現在は，お金さえ払えば欲しい食品が何でも手に入れることができ，食べたいだけ食べることができる．また，外食産業では購買量を上回る食品が生産され，家庭では買いすぎ・つくりすぎが多大な量の食料ロスを発生させている．

しかし，耕地面積の狭い日本では，飽食が許されるほどの食料生産には程遠く，世界各国からの輸入食料に頼りきっている状況にある．世界各地に，人口と食料供給とのバランスが維持できず，極度に食料が不足している地域が多数存在している．将来，日本が世界各国から大量の食料を輸入しつづけられるか心配されている．安定した食料需給を構築するためには，食料自給率を高める国民的な取り組みが必要である．

1　食料需給表

食料需給表とは，食料の供給から消費までの状況を，品目別に示したものである(**表7-25**)．

食料需給表の基本項目は，国民１人１日当たりの供給純食料と国民１人１日当たり供給栄養量である．また，参考として「PFC熱量比率」および「食料の自給率」が示されている．

食料需給表は，FAO(国際連合食糧農業機関)の「食料需給表作成の手引き」に基づいて，農林水産省が毎年度作成し，FAOおよびECD(経済協力開発機構)に報告されている．

食料需給表によって，国内の食料需給の全般的動向，供給栄養量の水準とその構成，食料消費構造の変化などが把握できる．また，食料需給表は，統一した作成方法によって国際連合加盟諸国でも作成されているので，供給エネルギー，たんぱく質，脂質などの国際的な比較に利用できる．国民健康・栄養調査の栄養素等摂取量は，国際連合加盟諸国が統一した調査方法によって実施されていないので，国際的な比較に用いることは困難である．国際的な比較に活用できることなど，食料需給表は重要な役割をもっている．

a　食料需給表の用語の定義など

⑴ 消費量として計上する範囲

購入後の減耗量，調理中の減耗量，食べ残した可食物の廃棄量およびペットの餌などは消費量として計上されている．このため，食料の供給数量，栄養量は，必ずしも実際に摂取された食料の量，栄養量とは一致しない．

⑵ 歩留り

歩留りとは，「全重量に占める可食部分の割合」である．

また，可食部とは，「全重量から通常の食習慣において廃棄される重量を差し引いたもの」である．

⑶ 粗食料

粗食料とは，「国内消費仕向量から飼料用，種子用，加工用および減耗量を差し引いたもの」である．

粗食料 ＝ 国内消費仕向量 −(飼料用 ＋ 種子用 ＋ 加工用 ＋ 減耗量)

⑷ 純 食 料

純食料とは，「粗食料に歩留りを乗じたもの」で，「直接利用可能な食料の実際量」を表している．

純食料 ＝ 粗食料 × 歩留り

⑸ 1人当たり供給数量

1人当たり供給数量とは，「純食料を総人口で除したもの」である．

1人当たり供給数量 ＝ 純食料 ÷ 総人口

1人1年当たり数量は(kg)単位で表し，1人1日当たり数量は(g)で表されている．

⑹ 1人1日当たり供給栄養量

1人1日当たり供給栄養量は，1人1日当たり各食品の供給数量に食品標準成分表に記載された栄養成分値を乗じて算出し，これを積算したものである．

1人1日当たり供給栄養量
＝ Σ各食品1人1日当たり供給数量 × 栄養成分値

b 食料需給表使用上のおもな留意事項

① 作成は，原則としてFAOの「食料需給表作成の手引き」に準拠している．

② 計測期間は，断らないかぎり当年4月1日から翌年3月31日までの1年間である．

③ 表頭でいう国内生産量から純食料までの数値は，外国貿易および歩留りを除いて，断らないかぎり農林水産省の調査値または推計値である．

④ 1961年以前は，沖縄県を含まない．

⑤ 最新年の数値には，一部暫定値がある．したがって，これらを含む合計値も暫定値である．

⑥ 国内生産量から純食料までの欄については，「事実のないもの」および「事実不詳」はすべて「0」と表示している．

⑦ 国内生産量には，輸入した原材料により国内で生産された製品を含んでいる．たとえば，原料大豆を輸入して国内で搾油された大豆油は，油脂類の「大豆油」の国内生産量として計上している．ただし，「大豆油」そのものの輸入は，「大豆油」の輸入として計上している．

⑧ 外国貿易は，原則としてこの食料需給表に採用した品目について，計上単位以上の実績があるものを財務省「貿易統計」から採用した．ただし，魚介類，果実などの缶詰などは，生鮮換算または原魚換算して計上してある．また，まったく国内に流通しないもの(加工貿易品など)や，まったく食料になり得ないもの(鑑賞用の魚など)は，食料需給表には計上していない．

⑨ 在庫の増減量は，当年度末繰越量と当年度始め持越量との差である．したがって，その増加量(+)は，国内消費仕向量を算出する際には減算され，減少量(△)は加算されることになる．

表 7-25 令和 3 年度　食料需給表(概算値)

類別・品目	国内生産量	外国貿易		在庫の増減量	国内消費仕向量	国内消費仕				
		輸入量	輸出量			飼料用	種子用	加工用	純旅客用	減耗量
1．穀　類	9,599	23,675	90	205	32,101	14,763	67	4,415	0	313
					878	878				
a　米	8,226	878	90	△ 59	8,195	665	29	226	0	146
	(a) (663)				878	878				
	(b) (42)									
b　小麦	1,097	5,375	0	51	6,421	883	21	275	0	157
c　大麦	213	1,658	0	△ 22	1,893	1,023	4	807	0	2
d　はだか麦	22	15	0	1	36	0	0	6	0	1
e　とうもろこし	0	15,310	0	219	15,091	11,860	2	3,101	0	4
f　こうりゃん	0	275	0	6	269	269	0	0	0	0
g　その他の雑穀	41	164	0	9	196	63	11	0	0	3
2．いも類	2,848	1,140	28	0	3,960	6	139	982	0	99
a　かんしょ	672	52	16	0	708	2	10	207	0	5
b　ばれいしょ	2,176	1,088	12	0	3,252	4	129	775	0	94
3．でん粉	2,243	141	0	△ 19	2,403	0	0	504	0	0
4．豆類	312	3,464	0	△ 121	3,897	80	10	2,613	0	72
a　大豆	247	3,224	0	△ 93	3,564	80	8	2,571	0	64
b　その他の豆類	65	240	0	△ 28	333	0	2	42	0	8
5．野菜	11,015	2,895	23	0	13,887	0	0	0	0	1,468
a　緑黄色野菜	2,513	1,538	4	0	4,047	0	0	0	0	405
b　その他の野菜	8,502	1,357	19	0	9,840	0	0	0	0	1,063
6．果実	2,599	4,157	84	12	6,660	0	0	18	0	1,108
a　うんしゅうみかん	749	0	2	13	734	0	0	0	0	110
b　りんご	662	528	55	△ 1	1,136	0	0	0	0	114
c　その他の果実	1,188	3,629	27	0	4,790	0	0	18	0	884
7．肉類	3,484	3,138	19	9	6,594	0	0	0	0	132
a　牛肉	480	813	11	15	1,267	0	0	0	0	25
b　豚肉	1,318	1,357	3	△ 3	2,675	0	0	0	0	54
c　鶏肉	1,678	927	5	△ 1	2,601	0	0	0	0	52
d　その他の肉	6	41	0	△ 3	50	0	0	0	0	1
e　鯨	2	0	0	1	1	0	0	0	0	0
8．鶏卵	2,582	115	24	0	2,673	0	85	0	0	52
9．牛乳及び乳製品	7,646	4,690	64	110	12,162	31	0	0	0	284
		364			364	364				
a　農家自家用	49	0	0	0	49	31	0	0	0	0
b　飲用向け	3,998	0	8	0	3,990	0	0	0	0	40

注 1)　1 人当たりの計算に用いた人口には，125,502 千人(令和 3('21)年 10 月 1 日現在)を用いた.
2)　穀類および米について，「国内消費仕向量」および「飼料用」欄の下段の数値は，年産更新等に伴う飼料用の政府売却数量であり，それぞれ外数である.
3)　米について，国内生産量の(　)内の数値は，新規需要米の数量「(a) 飼料用米 (b) 米粉用米」，純食料以下の(　)内は，菓子，穀粉を含まない主食用の数値であり，それぞれ内数である.
4)　牛乳および乳製品について，「輸入量」，「国内消費仕向量」および「飼料用」欄の下段の数値は，輸入飼料用乳製品(脱脂粉乳およびホエイパウダー)で外数である.

（単位：断りなき限り 1,000 t）

向量の内訳					1人当たり供給					純食料100g中の栄養成分量		
粗食料			歩留り(%)	純食料	1年当たり数量(kg)	1日当たり						
総数	1人1年当たり(kg)	1人1日当たり(g)				数量(g)	熱量(kcal)	たんぱく質(g)	脂質(g)	熱量(kcal)	たんぱく質(g)	脂質(g)
12,543	99.9	273.8	84.6	10,614	84.6	231.7	794.9	18.1	2.9	343.1	7.8	1.3
7,129	56.8	155.6	90.6	6,459	51.5	141.0	482.2	8.6	1.3	342.0	6.1	0.9
				(6,245)	(49.8)	(136.3)	(466.2)	(8.3)	(1.2)			
5,085	40.5	111.0	78.0	3,966	31.6	86.6	298.7	9.1	1.6	345.0	10.5	1.8
57	0.5	1.2	46.0	26	0.2	0.6	1.9	0.0	0.0	329.0	6.7	1.5
29	0.2	0.6	57.0	17	0.1	0.4	1.2	0.0	0.0	329.0	6.7	1.5
124	1.0	2.7	54.5	68	0.5	1.5	5.2	0.1	0.0	349.0	8.2	2.1
0	0.0	0.0	75.0	0	0.0	0.0	0.0	0.0	0.0	348.0	9.5	2.6
119	0.9	2.6	65.5	78	0.6	1.7	5.8	0.2	0.1	337.8	11.7	3.0
2,734	21.8	59.7	90.2	2,465	19.6	53.8	38.2	0.9	0.1	71.0	1.7	0.1
484	3.9	10.6	91.0	440	3.5	9.6	12.1	0.1	0.0	126.0	1.2	0.2
2,250	17.9	49.1	90.0	2,025	16.1	44.2	26.1	0.8	0.0	59.0	1.8	0.1
1,899	15.1	41.5	100.0	1,899	15.1	41.5	149.3	0.0	0.3	360.0	0.1	0.6
1,122	8.9	24.5	96.8	1,086	8.7	23.7	93.9	7.3	4.9	395.9	30.9	20.5
841	6.7	18.4	100.0	841	6.7	18.4	72.8	6.1	3.9	396.4	33.3	21.3
281	2.2	6.1	87.2	245	2.0	5.3	21.1	1.2	0.9	394.1	22.6	17.7
12,419	99.0	271.1	86.6	10,754	85.7	234.8	64.7	2.9	0.5	27.5	1.2	0.2
3,642	29.0	79.5	91.3	3,325	26.5	72.6	20.4	0.9	0.1	28.1	1.2	0.2
8,777	69.9	191.6	84.6	7,429	59.2	162.2	44.2	2.0	0.4	27.3	1.2	0.2
5,534	44.1	120.8	73.5	4,070	32.4	88.8	64.2	0.9	1.5	72.2	1.0	1.7
624	5.0	13.6	75.0	468	3.7	10.2	4.9	0.1	0.0	48.0	0.6	0.1
1,022	8.1	22.3	85.0	869	6.9	19.0	10.1	0.0	0.0	53.0	0.1	0.2
3,888	31.0	84.9	70.3	2,733	21.8	59.7	49.2	0.8	1.5	82.5	1.3	2.4
6,462	51.5	141.1	66.1	4,271	34.0	93.2	180.0	17.4	12.9	193.1	18.6	13.9
1,242	9.9	27.1	63.0	782	6.2	17.1	43.8	2.9	3.8	256.3	16.7	22.2
2,621	20.9	57.2	63.0	1,651	13.2	36.0	77.4	6.5	5.9	214.7	18.1	16.3
2,549	20.3	55.6	71.0	1,810	14.4	39.5	57.8	7.9	3.2	146.3	19.9	8.1
49	0.4	1.1	55.1	27	0.2	0.6	1.0	0.1	0.1	176.2	18.8	12.3
1	0.0	0.0	100.0	1	0.0	0.0	0.0	0.0	0.0	100.0	24.1	0.4
2,536	20.2	55.4	85.0	2,156	17.2	47.1	66.8	5.7	4.8	142.0	12.2	10.2
11,847	94.4	258.6	100.0	11,847	94.4	258.6	162.9	8.3	9.6	63.0	3.2	3.7
18	0.1	0.4	100.0	18	0.1	0.4	0.2	0.0	0.0	63.0	3.2	3.7
3,950	31.5	86.2	100.0	3,950	31.5	86.2	54.3	2.8	3.2	63.0	3.2	3.7

（令和3('21)年度食料需給表(概算値)，農林水産省より）

表7-25 ● つづき

類別・品目	国内生産量	外国貿易		在庫の増減量	国内消費仕向量	国内消費仕				
		輸入量	輸出量			飼料用	種子用	加工用	純旅客用	減耗量
9. 牛乳及び乳製品										
c 乳製品向け	3,599	4,690	56	110	8,123	0	0	0	0	244
		364			364	364				
ア. 全脂れん乳	30	1	0	△ 3	34	0	0	0	0	0
イ. 脱脂れん乳	3	1	0	0	4	0	0	0	0	0
ウ. 全脂粉乳	10	2	0	0	12	0	0	0	0	0
エ. 脱脂粉乳	160	3	3	17	143	0	0	0	0	0
		18			18	18				
オ. 育児用粉乳	20	0	0	0	20	0	0	0	0	0
カ. チーズ	45	286	1	0	330	0	0	0	0	0
キ. バター	75	10	0	1	84	0	0	0	0	0
10. 魚介類	3,770	3,650	828	△ 49	6,641	1,476	0	0	0	0
a 生鮮・冷凍	1,515	904	710	18	1,691	0	0	0	0	0
b 塩干, くん製, その他	1,375	1,885	68	15	3,177	0	0	0	0	0
c かん詰	161	145	4	5	297	0	0	0	0	0
d 飼肥料	719	716	46	△ 87	1,476	1,476	0	0	0	0
11. 海藻類	81	39	2	0	118	0	0	16	0	0
12. 砂糖類										
a 粗糖	143	1,018	0	△ 16	1,177	0	0	1,177	0	0
b 精糖	1,733	412	2	16	2,127	2	0	22	0	17
c 含みつ糖	27	6	0	4	29	0	0	0	0	0
d 糖みつ	84	140	0	3	221	150	0	66	0	0
13. 油脂類	2,012	991	33	△ 24	2,994	102	0	471	0	14
a 植物油脂	1,673	958	19	△ 74	2,686	0	0	346	0	14
ア. 大豆油	474	4	0	△ 59	537	0	0	35	0	3
イ. 菜種油	994	17	4	△ 4	1,011	0	0	58	0	6
ウ. やし油	0	42	0	△ 3	45	0	0	18	0	0
エ. その他	205	895	15	△ 8	1,093	0	0	235	0	5
b 動物油脂	339	33	14	50	308	102	0	125	0	0
ア. 魚・鯨油	79	23	10	△ 3	95	0	0	93	0	0
イ. 牛脂	63	8	0	△ 6	77	51	0	3	0	0
ウ. その他	197	2	4	59	136	51	0	29	0	0
14. みそ	465	0	20	△ 1	446	0	0	0	0	1
15. しょうゆ	708	3	49	1	661	0	0	0	0	2
16. その他食料計	2,310	1,866	1	2	4,173	3,077	0	435	0	27
うち きのこ類	460	57	0	0	517	0	0	0	0	26
17. 合計										
再掲 野菜	11,015	2,895	23	0	13,887	0	0	0	0	1,468
再掲 1. 果菜類	2,984	1,566	5	0	4,545	0	0	0	0	463
再掲 うち果実的野菜	653	60	3	0	710	0	0	0	0	87
再掲 2. 葉茎菜類	5,606	806	10	0	6,402	0	0	0	0	818
再掲 3. 根菜類	2,425	523	8	0	2,940	0	0	0	0	187

（単位：断りなき限り 1,000 t）

向量の内訳					1人当たり供給						純食料100g中の栄養成分量		
粗食料			歩留り (%)	純食料	1年当たり数量(kg)	1日当たり							
総数	1人1年当たり(kg)	1人1日当たり(g)				数量 (g)	熱量 (kcal)	たんぱく質 (g)	脂質 (g)	熱量 (kcal)	たんぱく質 (g)	脂質 (g)
7,879	62.8	172.0	100.0	7,879	62.8	172.0	108.4	5.5	6.4	63.0	3.2	3.7
34	0.3	0.7	100.0	34	0.3	0.7	2.3	0.1	0.1	311.7	7.7	8.5
4	0.0	0.1	100.0	4	0.0	0.1	0.2	0.0	0.0	270.0	10.3	0.2
12	0.1	0.3	100.0	12	0.1	0.3	1.3	0.1	0.1	490.0	25.5	26.2
143	1.1	3.1	100.0	143	1.1	3.1	11.1	1.1	0.0	354.0	34.0	1.0
20	0.2	0.4	100.0	20	0.2	0.4	2.2	0.1	0.1	510.0	12.4	26.8
330	2.6	7.2	100.0	330	2.6	7.2	25.6	1.9	2.1	356.0	25.8	29.0
84	0.7	1.8	100.0	84	0.7	1.8	13.0	0.0	1.5	710.0	0.6	82.0
5,165	41.2	112.8	56.4	2,914	23.2	63.6	83.2	12.4	4.0	130.8	19.5	6.3
1,691	13.5	36.9	56.4	954	7.6	20.8	27.3	4.1	1.3	130.8	19.5	6.3
3,177	25.3	69.4	56.4	1,792	14.3	39.1	51.2	7.6	2.5	130.8	19.5	6.3
297	2.4	6.5	56.4	168	1.3	3.7	4.8	0.7	0.2	130.8	19.5	6.3
0	0.0	0.0	0.0	0	0.0	0.0	0.0	0.0	0.0	130.8	19.5	6.3
102	0.8	2.2	100.0	102	0.8	2.2	5.0	0.6	0.1	223.1	25.9	2.6
2,120	16.9	46.3	100.0	2,120	16.9	46.3	180.6	0.0	0.0	390.2	0.0	0.0
0	0.0	0.0	0.0	0	0.0	0.0	0.0	0.0	0.0	0.0	0.0	0.0
2,086	16.6	45.5	100.0	2,086	16.6	45.5	178.1	0.0	0.0	391.0	0.0	0.0
29	0.2	0.6	100.0	29	0.2	0.6	2.2	0.0	0.0	352.0	1.7	0.0
5	0.0	0.1	100.0	5	0.0	0.1	0.3	0.0	0.0	272.0	2.5	0.0
2,407	19.2	52.5	72.6	1,749	13.9	38.2	338.5	0.0	38.2	886.6	0.0	100.0
2,326	18.5	50.8	72.8	1,692	13.5	36.9	327.6	0.0	36.9	886.8	0.0	100.0
499	4.0	10.9	74.4	371	3.0	8.1	71.7	0.0	8.1	885.0	0.0	100.0
947	7.5	20.7	73.7	697	5.6	15.2	135.0	0.0	15.2	887.0	0.0	100.0
27	0.2	0.6	84.0	23	0.2	0.5	4.5	0.0	0.5	889.0	0.0	100.0
853	6.8	18.6	70.4	601	4.8	13.1	116.5	0.0	13.1	887.7	0.0	100.0
81	0.6	1.8	69.4	57	0.5	1.2	10.9	0.0	1.2	879.7	0.1	99.9
2	0.0	0.0	85.9	2	0.0	0.0	0.4	0.0	0.0	853.0	0.1	99.8
23	0.2	0.5	65.3	15	0.1	0.3	2.8	0.0	0.3	869.0	0.2	99.8
56	0.4	1.2	70.6	40	0.3	0.9	7.7	0.0	0.9	885.0	0.0	100.0
445	3.5	9.7	100.0	445	3.5	9.7	17.7	1.2	0.6	182.0	12.5	6.0
659	5.3	14.4	100.0	659	5.3	14.4	10.9	1.1	0.0	76.0	7.7	0.0
634	5.1	13.8	89.3	566	4.5	12.4	14.1	0.9	0.5	114.5	7.1	3.7
491	3.9	10.7	87.0	427	3.4	9.3	2.6	0.2	0.0	27.4	2.6	0.3
							2,264.9	77.7	80.7			
12,419	99.0	271.1	86.6	10,754	85.7	234.8	64.7	2.9	0.5	27.5	1.2	0.2
4,082	32.5	89.1	83.8	3,419	27.2	74.6	23.5	1.0	0.2	31.5	1.3	0.3
623	5.0	13.6	69.7	434	3.5	9.5	3.6	0.1	0.0	37.7	0.8	0.1
5,584	44.5	121.9	87.0	4,858	38.7	106.1	24.8	1.5	0.2	23.4	1.4	0.2
2,753	21.9	60.1	90.0	2,477	19.7	54.1	16.4	0.5	0.1	30.2	0.8	0.2

（令和 3（'21）年度食料需給表（概算値），農林水産省より）

⑩ 国内消費仕向量は，国内生産量＋輸入量－輸出量－在庫の増加量(または＋在庫の減少量)によって算出される．

⑪ 飼料用には，計測期間中に動物の飼料，魚類の飼料および肥料に向けられた数量を計上している．

⑫ 種子用には，計測期間中に播種またはふ化の目的に使われた数量を計上している．

⑬ 加工向けには，大きく分けて3つの場合が考えられる．

第1：まったく食用以外(たとえば工業用)の目的に使われる製品の加工原料に利用される場合で，塗料，石ケンのための植物油などである．

第2：相当量の栄養分ロスを生じて，ほかの食品を生産するために使われる場合で，たとえば，大豆油をとるための大豆などがある．

第3：ほかの食品にかたちを変える場合で，果実缶詰，果実ジュースの製造に使われる果実などがあげられる．

食料需給表の「加工用」とは，第1の場合と第2の場合のうち「他の食品」が該当する．

⑭ 純旅客用は，平成30年度より，一時的な訪日外国人による消費分から一時的な出国日本人による消費分を控除した数量を計上している．

⑮ 減耗量に，食料が生産された農場の段階から，輸送，貯蔵などを経て，家庭の台所などに届く段階までに失われるすべての数量が含まれる．なお，家庭や食品産業での調理，加工販売段階における食料の廃棄や食べ残し，愛がん用動物への仕向量などは含まれない．

⑯ 食料需給表の食料の供給数量および栄養量は，消費者などに到達した食料のそれであって，国民によって実際に摂取された食料の数量および栄養量ではないことに留意する．

c 食料需給の推移

国民1人1日当たり供給熱量から食料需給の推移をみると，1960年には約2,300 kcalであったが1970年ころには2,500 kcalを超え，その後2,600 kcal前後で推移してきた．しかし，最近になって減少している．一方，品目別の推移では米が減少し，相対的に畜産物(肉類，鶏卵，牛乳・乳製品)の増加がみられる(**図7-18**)．

ただし，食料需給表で示される1人1日当たり供給熱量や栄養素の数値には，食料の食品産業における流通・加工・販売段階における廃棄，家庭での食べ残しや鮮度低下などによる廃棄，愛がん用動物への仕向量などが含まれているので，「食料として流通した熱量や栄養素の量」と考えるのが適切であろう．わが国におけるエネルギーや栄養素の摂取量は，国民・健康栄養調査によって示されている．2019(令和元)年の国民・健康栄養調査における国民1人1日当たりエネルギー摂取量は1,903 kcalである．一方，同年度の食料需給表における国民1人1日当たり熱量摂取量は2,340 kcalで，食料需給表の方が約440 kcal程度多くなっていることに留意する必要がある．

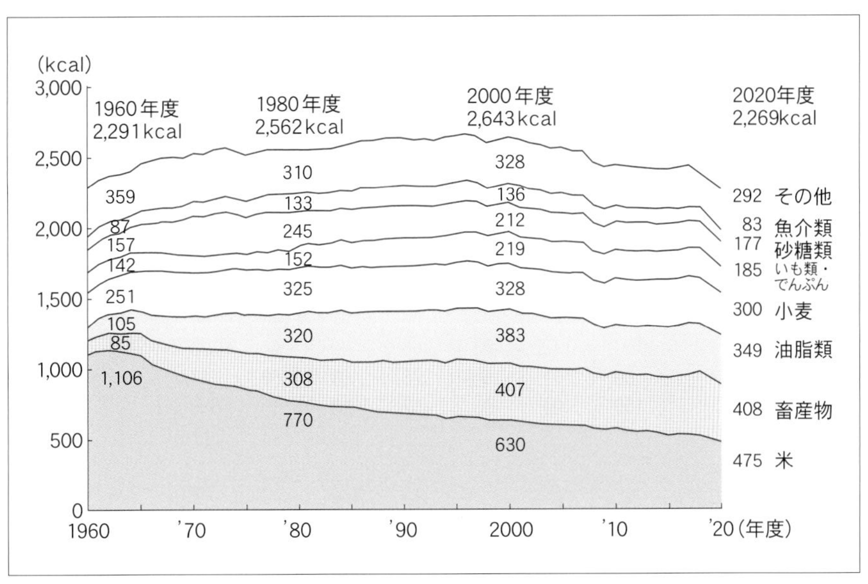

図 7-18 国民 1 人 1 日当たり供給熱量の推移
(食料需給表，農林水産省より)

d 食料自給率の推移

食料自給率とは，「日本で消費された食料のうち，国内で生産された量の割合を示したもの」である．品目別や供給熱量総合食料自給率などの算定式は，つぎのとおりである．

① 品目別自給率，穀物自給率および主食用穀物自給率の算定式(重量ベース)

自給率 ＝ 国内生産量 ÷ 国内消費仕向量 × 100

② 米の自給率の算定式(重量ベース)

自給率＝ 国内供給量(国内生産量 ＋ 国産米在庫取り崩し量)
÷ 国内消費仕向量 × 100

ただし，国産米在庫取り崩し量に飼料用の政府売却を含む場合は，国内供給量および国内消費仕向量から飼料用政府売却数量を除いて算出している．

③ 供給熱量総合食料自給率の算定式(熱量ベース)

自給率 ＝ 国内供給熱量 ÷ 国内総供給熱量 × 100

ただし，畜産物については，飼料自給率を考慮して算出している．

④ 金額ベースによる総合食料自給率の算定式(金額ベース)

自給率 ＝ 食料の国内生産額 ÷ 食料の国内消費仕向額 × 100

ただし，畜産物および加工食品については，輸入飼料および輸入食品原料の額を国内生産額から控除して算出している(**表 7-26**)．

最近の主要な品目の自給率では，主食用の米は自給できているが，鶏卵や野菜は自給率が高い品目に，豆類や小麦は著しく低い品目になっている．

表7-26 ● 日本の食料自給率(%)

		1965	1975	1985	1995	2000	2005	2010	2015	2020	2021(概算)
品目別自給率	米	95	110	107	104	95	95	97	98	97	98
	(うち主食用)					(100)	(100)	(100)	(100)		
	小　麦	28	4	14	7	11	14	9	15	15	17
	豆　類	25	9	8	5	7	7	8	9	8	8
	野　菜	100	99	95	85	82	79	81	80	80	79
	果　実	90	84	77	49	44	41	38	41	38	39
	肉類(鯨肉を除く)	90	77	81	57	52	54	56	54	53	53
	鶏　卵	100	97	98	96	95	94	96	96	97	97
	牛乳・乳製品	86	81	85	72	68	68	67	62	61	63
	魚介類	100	99	93	57	53	50	55	55	55	57
	砂糖類	31	15	33	31	29	34	26	33	36	36
穀　物(食用+飼料用)自給率		62	40	31	30	28	28	27	29	28	29
主食用穀物自給率		80	69	69	65	60	61	59	61	60	61
供給熱量ベースの総合食料自給率		73	54	53	43	40	40	39	39	37	38
生産額ベースの総合食料自給率		86	83	82	74	71	69	70	66	67	63

(食料需給表，農林水産省より)

飼料用を含む穀物自給率は，1965年の62%から減少をつづけ，近年では30%を若干下回っている．主食用穀物では60%程度を維持しているが，家畜や家禽用の飼料が入手できなくなると，肉類，鶏卵，乳製品などの生産量が激減することが予測される．この飼料用穀物を考慮して算出される供給熱量ベースの総合食料自給率は，1965年の73%から近年では37〜40%程度に激減している．日本の食料自給率はほぼ横ばい傾向にあり，先進諸国との比較でも最低水準にある．

e 食料政策と今後の計画

(1) 食料政策の推移

国が米の生産，流通，消費を管理するための食糧管理制度(食糧管理法，1942年)は，1970年ころには米余りなどから機能不全に陥っていた．そこで，1994年に「新食糧法」を制定するとともに，「主用食料の需給及び価格の安定に関する法律」を施行するなどの対策を講じた．

一方，社会経済の国際化に伴って，国際農産物貿易における自由化が急速に進展した．「ガット・ウルグアイ・ラウンド(関税貿易一般協定・多角的貿易交渉)」の調印，1995年の「WTO(世界貿易機関)」の発足と活動の開始などにより，外国からの農産物の輸入が著しく増大し，日本の農業に大きな影響を与え衰退の一因となった．

そこで，1999年，これまでの農業基本法を廃止し，あらたに食料・農業・農村基本法を制定した．食料・農業・農村基本法は，①食料の安定供給の確保，②多面的機能の発揮，③農業の持続的な発展および④農村の振興を柱にしている．

⑵ **今後の食料需給を改善するための計画**

1999 年に制定された食料・農業・農村基本法には，「食料・農業・農村基本計画」の策定が規定されている．「食料・農業・農村基本計画」は，国民参加型の農業生産および食料消費の指針としての意義をもち，農地や担い手の確保，生産基盤の整備および技術の開発・普及などの施策の推進などを取り上げ，食料需給の観点から食生活の見直しと改善に向けた国民運動の展開を目指している．

また，「食料・農業・農村基本計画」では，2025 年度の到達目標に「食料自給率 45％」を定め，より積極的に国産農産物の消費拡大に取り組むとともに，食料生産能力の維持向上を図りつつ，多様かつ高度な消費者ニーズに対応した国内農業の生産の拡大などに重点的に取り組む，としている．

K　栄養教育としての「6 つの基礎食品」

栄養教育としての「6 つの基礎食品」は，厚生労働省が栄養教育の効果をあげるために，普及に努めている食品分類法の 1 つである．現在用いている文部科学省科学技術・学術審議会資源調査分科会報告による「日本食品標準成分表 2020 年版（八訂）」には，約 2,500 種類の食品が収載されている．一般の国民が，約 2,500 種類の食品をバランスよく組み合わせて摂取することは困難である．そこで，容易に食品をバランスよく摂取できるように考案されたのが食品分類法である．食品分類法とは，食品のもつ栄養成分の特徴に着目して，類似した栄養成分の食品を群別に分け，各食品群から適量を使用することで，栄養のバランスがとれるように考えられた食品の組み合わせのことである．

日本で，栄養指導に用いられている食品分類法には，3 群分類法，4 群分類法および 6 群分類法などがあるが，ここでは厚生労働省が普及に努めている 6 群分類法である「栄養教育としての 6 つの基礎食品」を取り上げる．

1　6 つの基礎食品の教育的意義

栄養教育では，各栄養素の均衡がとれた食事を摂取するために，正しい知識を普及し，日常の食生活の改善・向上を推進することを目的の一つとしている．

「6 つの基礎食品」は，栄養成分の類似している食品を 6 群に分類することによって，バランスのとれた栄養を摂取するためには，具体的に，どのような食品を，どのように組み合わせて食べたらよいかを，だれもがわかるように取りまとめたものであり，これを活用することによって栄養教育の効果をあげることが期待できる（**表 7-27**）．

2　6 つの基礎食品の食品分類

⑴ **第 1 類………肉，魚，卵，大豆・大豆製品**

これらは，良質のたんぱく質の給源になるものであり，毎回の食事で主菜になるものである．副

表 7-27 6つの基礎食品

	食品の種類	食品の例示	第一義的にとれる栄養素	副次的にとれる栄養素[1]
1群	魚・肉・卵 大豆	魚，貝，イカ，タコ，カニ，かまぼこ，ちくわなど 牛肉，豚肉，鶏肉，ハム，ソーセージなど 鶏卵，うずらの卵など 大豆，豆腐，納豆，生揚げ，がんもどきなど	たんぱく質	大豆，大豆製品はカルシウム 肉類は脂肪 豚肉はビタミンB_1 レバーは鉄分 卵類はビタミンA，B_2
2群	牛乳・乳製品 骨ごと食べられる魚	牛乳，スキムミルク，チーズ，ヨーグルトなど メザシ，ワカサギ，しらす干しなど（わかめ，こんぶ，のりなどを含む）	カルシウム	牛乳，粉乳はビタミンB_2
3群	緑黄色野菜[2]	ニンジン，ホウレンソウ，コマツナ，カボチャ，トマトなど	カロテン（ビタミンA）	ビタミンC
4群	その他の野菜 果物	ダイコン，ハクサイ，キャベツ，キュウリなど ミカン，リンゴ，ナシ，イチゴなど	ビタミンC	野菜はカリウム，カルシウム
5群	米・パン・めん いも	飯，パン，うどん，そば，スパゲッティなど サツマイモ，ジャガイモ，サトイモなど（砂糖，菓子など炭水化物含量の多い食品を含む）	炭水化物	七分づき米，胚芽米，いも類はビタミンB_1
6群	油脂	てんぷら油，サラダ油，ラード，バター，マーガリンなど（マヨネーズ，ドレッシングなど多脂性食品を含む）	脂肪	バター，強化マーガリンはビタミンA

注）戦後から栄養教育教材として広く用いられている．昭和56年に厚生省通知で上記のとおり改定された．

1）参考

2）緑黄色野菜とは，五訂成分表（平成12年11月22日，科学技術庁資源調査会報告第124号）の可食部100 g当たりカロテン含量600 μg以上含有するものをいう．トマト，ピーマンなど一部の野菜についてはカロテン含量が600 μg未満であるが，摂取量および頻度を勘案のうえ栄養指導上緑黄色野菜として扱うこととされている（平成13年6月28日，健習発第73号，厚生労働省生活習慣病対策室長通知）．

（厚生労働省，6つの基礎食品より藤沢良知氏が一部改変/藤沢良知：改訂 栄養教育・栄養指導論，家政教育社，2005，p.95より）

次的にとれる栄養素としては，脂肪，カルシウム，鉄，ビタミンA，ビタミンB_1，ビタミンB_2があり，これらの給源としても大きな役割をはたす．

⑵ 第2類………牛乳・乳製品，骨ごと食べられる魚

牛乳・乳製品は，比較的多様な栄養成分を含むが，とくに，カルシウムの給源として重要である．そのほか，良質のたんぱく質，ビタミンB_2の給源としての役割も大きい．

小魚類は，たんぱく質，カルシウムを多く含み，また，鉄やビタミンB_2の給源にもなる．

⑶ 第3類………緑黄色野菜

おもにカロテンの給源になる野菜であるが，ビタミンCおよびカルシウム，鉄，ビタミンB_2の給源としても大きな役割を占める．

なお，この類に分類される野菜は，原則として100 g中にカロテンとして600 μg以上含有されるものとする．

⑷ **第 4 類………その他の野菜，果物**

おもにビタミン C の給源として重要である．

そのほか，カルシウム，ビタミン B_1，ビタミン B_2 の給源としての役割も大きく，第 3 類以外の野菜および果物類が含まれる．

⑸ **第 5 類………米，パン，めん，いも**

炭水化物性のエネルギー源になる食品である．

この類に分類されるものとしては，米や大麦，小麦などの穀類とその加工品および砂糖類，菓子類などがある．

⑹ **第 6 類………油脂**

脂肪性のエネルギー源になる食品で，大豆油，米油などの植物性油およびマーガリンならびにバター，ラードなどの動物性脂およびマヨネーズ，ドレッシングなどの多脂性食品が含まれる．

3 緑黄色野菜の取り扱い

従来から，栄養指導においては，野菜について緑黄色野菜の分類を設けて取り扱っている．しかし，「日本食品標準成分表 2020 年版（八訂）」には，緑黄色野菜の分類が示されていない．そこで，厚生労働省は，原則として「日本食品標準成分表 2020 年版（八訂）」における可食部 100 g 当たりのカロテン含有量が 600 μg 以上の野菜を「緑黄色野菜」としている．併せて，トマト，ピーマンなど一部の野菜については，カロテンの含有量は 600 μg 未満であるが，摂取量および頻度などを勘案のうえ，栄養指導上緑黄色野菜として取り扱っている（**表 7-28**）．

表 7-28 ● 緑黄色野菜

あさつき	ケール	チンゲンサイ	茎にんにく	みずかけな
あしたば	こごみ	つくし	◇ねぎ類	◇みつば類
アスパラガス	こまつな	つるな	葉ねぎ	切りみつば
いんげんまめ	コリアンダー	つるむらさき	こねぎ	根みつば
（さやいんげん）	さんとうさい	とうがらし（葉・果実）	のざわな	糸みつば
うるい	ししとう	◇トマト類	のびる	めキャベツ
エンダイブ	しそ（葉・実）	トマト	パクチョイ	めたで
◇えんどう類	じゅうろくささげ	ミニトマト	バジル	モロヘイヤ
トウミョウ	しゅんぎく	とんぶり	パセリ	ようさい
（茎葉，芽ばえ）	すいせんじな	ながさきはくさい	はなっこりー	よめな
さやえんどう	すぐきな（葉）	なずな	◇ピーマン類	よもぎ
おおさかしろな	せ　り	◇なばな類	オレンジピーマン	◇レタス類
おかひじき	タアサイ	和種なばな	青ピーマン	サラダな
オクラ	◇だいこん類	洋種なばな	赤ピーマン	リーフレタス
かぶ（葉）	かいわれだいこん	◇にら類	トマピー	サニーレタス
◇かぼちゃ類	葉だいこん	にら	ひのな	レタス（水耕栽培）
日本かぼちゃ	だいこん（葉）	花にら	ひろしまな	サンチュ
西洋かぼちゃ	◇たいさい類	◇にんじん類	ふだんそう	ルッコラ
からしな	つまみな	葉にんじん	ブロッコリー（花序，芽ばえ）	わけぎ
ぎょうじゃにんにく	たいさい	にんじん	ほうれんそう	◇たまねぎ類
みずな	たかな	きんとき		葉たまねぎ
キンサイ	たらのめ	ミニキャロット		みぶな
クレソン	ちぢみゆきな			

注）従来「緑黄色野菜」として分類されているものに，「八訂成分表」において可食部 100 g 当たりカロテン含量 600 μg 以上のものを追加したもの．なお，食品名は日本食品標準成分表 2020 年版（八訂）に統一した．
（厚生労働省より）

L　食品の表示制度

販売に供される加工食品や外食料理などに関する適切な情報の提供は，加工食品の利用や外食の機会が多くなった今日では，これら食品の安全・安心に対する国民の関心の高まりとともに，生活習慣病の予防や健康増進活動に欠くことができないものとなっている．国民一人ひとりがそれぞれのライフステージ，生活活動および健康状態などに応じて，適切な加工食品や外食の選択ができるよう支援するために，食品の安全性にかかわる表示や望ましい栄養成分の表示などの表示制度が検討され，施行されてきた．

栄養士・管理栄養士には，これらの表示制度を理解するとともに，国民の広範な活用を支援するための教育・指導が求められる．

1　食品の表示に関する法律

食品の表示は，国民が食品や外食を選択するときのよりどころであり，何にも増して大切な情報源である．「食品の表示」は，各府省が所管するさまざまな法令に基づいて施行されてきたところである．

2013年6月28日に，表示の適正を確保し，一般消費者の利益の増進を図ることなどを目的として，あらたに食品表示法が公布された．

a　食品表示法の目的

食品に関する表示は，食品を摂取する際の安全性の確保および自主的・合理的な食品選択の機会の確保に関し，重要な役割をはたしていることを勘案して，販売（不特定または多数の者に対する販売以外の譲渡を含む．）の用に供する食品に関する表示について，基準の策定その他必要な事項を定め，その適正を確保することによって一般消費者の利益の増進を図るとともに，食品衛生法，健康増進法および農林物資の規格化等に関する法律（JAS法）による措置と相まって，国民の健康の保護および増進ならびに食品の生産および流通の円滑化ならびに消費者の需要に即した食品の生産の振興に寄与することを目的としている．

b　定　義

ア　この法律において食品とは，すべての飲食物（医薬品および医薬部外品を除き，食品衛生法に規定する添加物を含む．）をいう．

イ　この法律において酒類とは，酒税法に規定する酒類をいう．

ウ　この法律において「食品関連事業者等」とは，つぎのいずれかに該当するものをいう．

① 食品の製造，加工（調整および選別を含む．）もしくは輸入を業とする者（当該食品の販売をしない者を除く．）または食品の販売を業とする者（食品関連事業者）

② その他食品の販売を業とする者

c　基本理念

・販売の用に供する食品に関する表示の適正を確保するための施策は，消費者基本法に規定する消費者政策の一環として，消費者の安全および自主的・合理的な選択の機会が確保され，消費者に対し必要な情報が提供されることが消費者の権利であることを尊重するとともに，消費者がみずからの利益の擁護および増進のために自主的・合理的に行動することができるよう，消費者の自立を支援することを基本として講ぜられなければならない．

・販売の用に供する食品に関する表示の適正を確保するための施策は，食品の生産，取引または消費の現況および将来の見通しをふまえ，小規模の食品関連事業者の事業活動に及ぼす影響および食品関連事業者間の公正な競争の確保に配慮して講ぜられなければならない．

d　食品表示基準の策定など

ア　内閣総理大臣は，内閣府令で食品および食品関連事業者などの区分ごとに，つぎに掲げる事項のうち当該区分に属する食品を消費者が安全に摂取し，自主的・合理的に選択するために必要と認められる事項を内容とする，販売の用に供する食品に関する表示の基準を定めなければならない．

① 名称，アレルゲン(食物アレルギーの原因となる物質)，保存の方法，消費期限(食品を摂取する際の安全性の判断に資する期限)，原材料，添加物，栄養成分の量および熱量，原産地その他食品関連事業者等が食品の販売をする際に表示されるべき事項

② 表示の方法その他①に掲げる事項を表示する際に食品関連事業者等が遵守すべき事項

イ　内閣総理大臣は，前述の規定により販売の用に供する食品に関する表示の基準を定めようとするときは，あらかじめ厚生労働大臣および農林水産大臣および財務大臣に協議するとともに，消費者委員会の意見を聴かなければならない．

ウ　厚生労働大臣は，販売の用に供する食品に関する表示の基準が定められることにより，国民の健康の保護または増進が図られると認めるときは，内閣総理大臣に対し当該基準の案を添えて，その策定を要請することができる．

エ　農林水産大臣は，販売の用に供する食品に関する表示の基準が定められることにより，当該基準に係る食品(酒類を除く)の生産もしくは流通の円滑化または消費者の需要に即した当該食品の生産の振興が図られると認めるときは，内閣総理大臣に対し当該基準の案を添えて，その策定を要請することができる．

オ　財務大臣は，販売の用に供する食品に関する表示の基準が定められることにより，当該基準に係る酒類の生産もしくは流通の円滑化または消費者の需要に即した当該酒類の生産の振興が図られると認めるときは，

	内閣総理大臣に対し当該基準の案を添えて，その策定を要請することができる． カ　イからオの規定は，アの規定により定められた販売の用に供する食品に関する表示の基準の変更について準用する．
e　食品表示基準の遵守	食品関連事業者等は，食品表示基準に従った表示がされていない食品の販売をしてはならない．
f　不適正な表示に対する措置（指示など）	食品表示基準に定められた前述のアの①に掲げる事項が表示されていない食品の販売をし，または販売の用に供する食品に関して表示事項を表示する際に食品表示基準に定められたアの②に掲げる事項（遵守事項）を遵守しない食品関連事業者があるときは，内閣総理大臣または農林水産大臣は，当該食品関連事業者に対して表示事項を表示し，または遵守事項を遵守すべき旨の指示をすることができる．
g　不適正な表示に対する措置（公表）	内閣総理大臣，農林水産大臣または財務大臣は，ｆの規定による指示または命令をしたときは，その旨を公表しなければならない．
h　不適正な表示に対する措置（立入検査など）	内閣総理大臣は，販売の用に供する食品に関する表示の適正を確保するため必要があると認めるときは，食品関連事業者等もしくは食品関連事業者とその事業に関して関係のある事業者に対し，販売の用に供する食品に関する表示について，必要な報告もしくは帳簿，書類その他の物件の提出を求め，またはその職員にこれらの者の事務所，事業所その他の場所に立ち入り，販売の用に供する食品に関する表示の状況もしくは食品，その原材料，帳簿，書類その他の物件を検査させ，従業員その他の関係者に質問させ，もしくは検査の用に供するのに必要な限度において，食品もしくはその原材料を無償で収去させることができる．
i　差止め請求および申出（適格消費者団体の差止め請求権）	適格消費者団体は，食品関連事業者が不特定かつ多数の者に対して，食品表示基準に違反して販売の用に供する食品の名称，アレルゲン，保存の方法，消費期限，原材料，添加物，栄養成分の量もしくは熱量または原産地について，著しく事実に相違する表示をする行為を現に行い，または行う恐れがあるときは，当該食品関連事業者に対して当該行為の停止もしくは予防または当該食品に関して著しく事実に相違する表示を行った旨の周知，その他の当該行為の停止もしくは予防に必要な措置を取ることを請求することができる．

j　差止め請求および申出(内閣総理大臣などに対する申出)

何人も，販売の用に供する食品に関する表示が適正でないため一般消費者の利益が害されていると認めるときは，内閣府令・農林水産省令で定める手続に従い，その旨を内閣総理大臣または農林水産大臣に申し出て，適切な措置をとるべきことを求めることができる．

k　不当景品類及び不当表示防止法の適用

この法律の規定は，不当景品類及び不当表示防止法の適用を排除するものと解してはならない．

l　罰　則

食品表示法の規定による命令に違反した者，食品表示基準に従った表示がされていない食品を販売した者，食品表示基準において表示されるべきこととされている原産地について虚偽の表示がされた食品の販売をした者などに対する懲役や罰金などの罰則が規定されている．

2　食品表示基準

従来，食品の栄養表示は，健康増進法に規定された「栄養表示基準」を根拠として実施されてきた．しかし，食品表示法の公布に伴い健康増進法の一部改正が行われ，「栄養表示基準」を規定していた条文が削除された．

今後，食品の栄養表示は，食品表示法第4条第1項の規定に基づく「食品表示基準」(平成27年3月20日内閣府令第10号)の一環として取り扱われることになった．ここでは，食品表示基準のうち，栄養士・管理栄養士に関連が深いと思われる事項を取り上げる．

a　食品表示基準適用の範囲（第1条）

この内閣府令(食品表示基準)は，食品関連事業者などが，加工食品，生鮮食品または添加物を販売する場合について適用する．ただし，加工食品または生鮮食品を，設備を設けて飲食させる場合には，第40条の規定を除き適用しない．

食品表示基準第40条(生食用牛肉の注意喚起表示)

食品関連事業者が牛肉(内臓を除く．以下この条において同じ．)であって生食用のものを容器包装に入れないで消費者に販売する場合には，つぎに掲げる事項が店舗の見やすい場所に表示されなければならない．この場合において，表示は，邦文をもって，当該牛肉を一般に購入し，または使用する者が読みやすく，理解しやすいような用語により正確に行われなければならない．

① 一般的に食肉の生食は，食中毒のリスクがある旨

② 子ども，高齢者その他食中毒に対する抵抗力の弱い者は，食肉の生食を控えるべき旨

b 定　義
（第2条）

この政令において，次の各号に掲げる用語の定義は，当該各号に定めるところによる．

⑴ **加工食品**

製造または加工された食品として別表第1に掲げるものをいう．

食品表示基準の別表第1

麦類（精麦），粉類（米粉，小麦粉など），でん粉（とうもろこしでん粉，ばれいしょでん粉など），野菜加工品（野菜缶・瓶詰，野菜漬物，野菜冷凍食品など），果実加工品（果実缶・瓶詰，ジャム・マーマレードなど），めん・パン類，菓子類，食肉製品，酪農製品（牛乳，バター，チーズなど），加工魚介類，調味料およびスープ，食用油脂，調理食品（調理冷凍食品，レトルトパウチ食品，弁当，そうざいなど）および飲料など（飲料水，清涼飲料，酒類など）など25種類が掲げられている．

⑵ **生鮮食品**

加工食品および添加物以外の食品をいう．

⑶ **業務用加工食品**

加工食品のうち，消費者に販売される形態となっているもの以外のものをいう．

⑷ **業務用生鮮食品**

生鮮食品のうち，加工食品の原材料となるものをいう．

⑸ **業務用添加物**

添加物のうち，消費者に販売される形態となっているもの以外のものをいう．

⑹ **容器包装**

食品衛生法第4条第5項に規定する容器包装をいう．

食品衛生法第4条第5項

この法律で容器包装とは，食品または添加物を入れ，または包んでいる物で，食品または添加物を授受する場合そのままで引き渡すものをいう．

⑺ **消費期限**

定められた方法により保存した場合において，腐敗，変敗その他の品質の劣化に伴い安全性を欠くこととなる恐れがないと認められる期限を示す年月日をいう．

⑻ **賞味期限**

定められた方法により保存した場合において，期待されるすべての品質の保持が十分に可能であると認められる期限を示す年月日をいう．ただし，当該期限を超えた場合であっても，これらの品質が保持されていることがあるものとする．

⑼ 特定保健用食品

健康増進法に規定する特別用途表示の許可等に関する内閣府令第2条第1項第5号に規定する食品(容器包装に入れられたものに限る.)をいう.

⑽ 機能性表示食品

疾病に罹患していない者〔未成年者，妊産婦，(妊娠を計画している者を含む.)および授乳婦を除く.〕に対し，機能性関与成分によって健康の維持および増進に資する特定の保健の目的(疾病リスクの低減に係るものを除く.)が期待される旨を科学的根拠に基づいて容器包装に表示する食品〔健康増進法第26条第1項の規定に基づく許可または同法第29条第1項の規定に基づく承認を受け，特別の用途に適する旨の表示をする食品(以下，「特別用途食品」という.)，栄養機能食品，アルコールを含有する飲料および国民の栄養摂取の状況からみて，その過剰な摂取が国民の健康の保持増進に影響を与えているものとして，健康増進法施行規則第11条第2項で定める栄養素の過剰な摂取につながる食品を除く.〕であって，当該食品に関する表示の内容，食品関連事業者名および連絡先などの食品関連事業者に関する基本情報，安全性および機能性の根拠になる情報，生産・製造および品質の管理に関する情報，健康被害の情報収集体制その他必要な事項を販売日の60日前までに，消費者庁長官に届け出たものをいう.

健康増進法施行規則第11条第2項

健康増進法第16条の2第2項第2号ロ(国民の栄養摂取の状況からみて，その過剰な摂取が国民の健康の保持増進を妨げているものとして，厚生労働省令で定める栄養素)

① 脂質，飽和脂肪酸およびコレステロール
② 糖類(単糖類または二糖類であって，糖アルコールでないものに限る.)
③ ナトリウム

⑾ 栄養機能食品

食生活において別表第11の第1欄に掲げる栄養成分(ただし，錠剤，カプセル剤などの形状の加工食品にあっては，カリウムを除く.)の補給を目的として摂取をする者に対し，当該栄養成分を含むものとしてこの府令に従い，当該栄養成分の機能の表示をする食品(特別用途食品および添加物を除き，容器包装に入れられたものに限る.)をいう.

食品表示基準別表第11の第1欄に掲げる栄養成分

n-3系脂肪酸，亜鉛，カリウム，カルシウム，鉄，銅，マグネシウム，ナイアシン，パントテン酸，ビオチン，ビタミンA，ビタミンB_1，ビタミンB_2，ビタミンB_6，ビタミンB_{12}，ビタミンC，ビタミンD，ビタミンE，ビタミンK，葉酸の20種類.

⑿ 栄養素等表示基準値

国民の健康の維持増進などを図るために示されている性別および年齢階級別の栄養成分の摂取量の基準を，性および年齢階級(18 歳以上に限る.)ごとの人口により加重平均した値であって，別表第 10 の上欄の区分に応じ，それぞれ同表の下欄に掲げる値をいう.

食品表示基準別表第 10

・上欄：たんぱく質，脂質，飽和脂肪酸，n-3 系脂肪酸，n-6 系脂肪酸，炭水化物，食物繊維，ミネラル類，ビタミン類，合計 33 種類の栄養成分および熱量が規定されている.
・下欄：当該栄養素等それぞれの表示基準値が規定されている.

c 横断的義務表示 (第 3 条)

横断的義務表示の項目には，つぎのようなものがある.

・名　称
・保存の方法
・消費期限または賞味期限
・原材料名
・添加物
・内容量または固形量および内容総量
・栄養成分(たんぱく質，脂質，炭水化物およびナトリウムをいう.)の量および熱量
・食品関連事業者の氏名または名称および住所

d 任意表示 (第 7 条)

任意表示の項目には，つぎのようなものがある.

・特色ある原材料などに関する事項
・栄養成分(たんぱく質，脂質，炭水化物およびナトリウムを除く.)
・ナトリウムの量(ナトリウム塩を添加していない食品の容器包装に表示される場合に限る.)
・栄養機能食品に係る栄養成分の機能
・栄養成分の補給ができる旨
・栄養成分または熱量の適切な摂取ができる旨
・糖類(単糖類または二糖類であって，糖アルコールでないものに限る.)を添加していない旨
・ナトリウム塩を添加していない旨

e 栄養成分の補給ができる旨の表示

当該食品を食べることによって，一般の食品に比べて多量の栄養成分が摂取できることを標榜しようとするときの表示である(**表 7-29**).

表 7-29 ● 食品表示基準 別表第 12

栄養成分	高い旨の表示の基準値		含む旨の表示の基準値		強化された旨の表示の基準値
	食品 100 g 当たり（括弧内は，一般に飲用に供する液状の食品 100 mL 当たりの場合）	100 kcal 当たり	食品 100 g 当たり（括弧内は，一般に飲用に供する液状の食品 100 mL 当たりの場合）	100 kcal 当たり	食品 100 g 当たり（括弧内は，一般に飲用に供する液状の食品 100 mL 当たりの場合）
たんぱく質	16.2 g（8.1 g）	8.1 g	8.1 g（4.1 g）	4.1 g	8.1 g（4.1 g）
食物繊維	6 g（3 g）	3 g	3 g（1.5 g）	1.5 g	3 g（1.5 g）
亜　鉛	2.64 mg（1.32 mg）	0.88 mg	1.32 mg（0.66 mg）	0.44 mg	0.88 mg（0.88 mg）
カリウム	840 mg（420 mg）	280 mg	420 mg（210 mg）	140 mg	280 mg（280 mg）
カルシウム	204 mg（102 mg）	68 mg	102 mg（51 mg）	34 mg	68 mg（68 mg）
鉄	2.04 mg（1.02 mg）	0.68 mg	1.02 mg（0.51 mg）	0.34 mg	0.68 mg（0.68 mg）
銅	0.27 mg（0.14 mg）	0.09 mg	0.14 mg（0.07 mg）	0.05 mg	0.09 mg（0.09 mg）
マグネシウム	96 mg（48 mg）	32 mg	48 mg（24 mg）	16 mg	32 mg（32 mg）
ナイアシン	3.9 mg（1.95 mg）	1.3 mg	1.95 mg（0.98 mg）	0.65 mg	1.3 mg（1.3 mg）
パントテン酸	1.44 mg（0.72 mg）	0.48 mg	0.72 mg（0.36 mg）	0.24 mg	0.48 mg（0.48 mg）
ビオチン	15 μg（7.5 μg）	5 μg	7.5 μg（3.8 μg）	2.5 μg	5 μg（5 μg）
ビタミン A	231 μg（116 μg）	77 μg	116 μg（58 μg）	39 μg	77 μg（77 μg）
ビタミン B_1	0.36 mg（0.18 mg）	0.12 mg	0.18 mg（0.09 mg）	0.06 mg	0.12 mg（0.12 mg）
ビタミン B_2	0.42 mg（0.21 mg）	0.14 mg	0.21 mg（0.11 mg）	0.07 mg	0.14 mg（0.14 mg）
ビタミン B_6	0.39 mg（0.20 mg）	0.13 mg	0.20 mg（0.10 mg）	0.07 mg	0.13 mg（0.13 mg）
ビタミン B_{12}	0.72 μg（0.36 μg）	0.24 μg	0.36 μg（0.18 μg）	0.12 μg	0.24 μg（0.24 μg）
ビタミン C	30 mg（15 mg）	10 mg	15 mg（7.5 mg）	5 mg	10 mg（10 mg）
ビタミン D	1.65 μg（0.83 μg）	0.55 μg	0.83 μg（0.41 μg）	0.28 μg	0.55 μg（0.55 μg）
ビタミン E	1.89 mg（0.95 mg）	0.63 mg	0.95 mg（0.47 mg）	0.32 mg	0.63 mg（0.63 mg）
ビタミン K	45 μg（22.5 μg）	30 μg	22.5 μg（11.3 μg）	7.5 μg	15 μg（15 μg）
葉　酸	72 μg（36 μg）	24 μg	36 μg（18 μg）	12 μg	24 μg（24 μg）

⑴ 高い旨の表示

高い旨の表示は，別表第 12 に掲げる栄養成分の量が，それぞれ同表の食品 100 g 当たり（括弧内は，一般に飲用に供する液状の食品 100 mL 当たりの場合）または，100 kcal 当たりのいずれかに定める基準値以上である場合にすることができる．

⑵ 含む旨の表示

含む旨の表示は，別表第 12 に掲げる栄養成分の量が，それぞれ同表の食品 100 g 当たり（括弧内は，一般に飲用に供する液状の食品 100 mL 当たりの場合）または，100 kcal 当たりのいずれかに定める基準値以上である場合にすることができる．

⑶ 強化された旨の表示

強化された旨の表示は，別表第 12 に掲げる栄養成分について，他の同種の食品に比べて強化された当該栄養成分の量が，それぞれ同表に定める基準値以上である場合（たんぱく質および食物繊維にあっては，他の食品に比べて強化された割合が 25％以上のものに限る．）にすることができる．この場合において，つぎに掲げる事項を表示しなければならない．

① 当該他の同種の食品を特定するために必要な事項

② 当該栄養成分の量が当該他の食品に比べて強化された量または割合

(4) 表示栄養成分の量

(1)から(3)までの栄養成分の量は，当該食品の100gもしくは100mLまたは，1食分，1包装その他の1単位当たりの量を表示する．この場合において，当該栄養成分の量は，別表第9の第1欄の区分に応じ，同表の第3欄に掲げる方法によって得るものとする．

食品表示基準の別表第9

熱量および表示しようとする栄養成分(36種類)ごとに，表示の単位(kcal，gおよびmgなど)，測定および算出の方法，許容差の範囲(表示値のプラス・マイナス○○%)および「0と表示することができる範囲」を規定している．

f 栄養成分または熱量の適切な摂取ができる旨の表示

当該食品の摂取によって，摂取する栄養成分や熱量の抑制ができることを標榜しようとするときの表示である(**表7-30**)．

(1) 含まない旨の表示

含まない旨の表示は，別表第13に掲げる栄養成分または熱量の量が，それぞれ同表に定める基準値に満たない場合にすることができる．

(2) 低い旨の表示

低い旨の表示は，別表第13に掲げる栄養成分または熱量の量が，それぞれ同表に定める基準値に満たない場合にすることができる．

(3) 低減された旨の表示

低減された旨の表示は，別表第13に掲げる栄養成分または熱量について，他の同種の食品に比べて低減された当該栄養成分の量または熱量の量が，それぞれ同表に定める基準値以上であって，他の食品に比べて低減された割合が25%以上である場合(ナトリウムの含有量を25%以上低減することにより，当該食品の保存性および品質を保つことが著しく困難な食品について，ナトリウムに係る低減された旨の表示をする場合を除く．)にすることができる．この場合において，つぎに掲げる事項を表示しなければならない．

① 当該他の同種の食品を特定するために必要な事項

② 当該栄養成分の量または熱量が当該他の食品に比べて低減された量または割合(ナトリウムの含有量を25%以上低減することにより，当該食品の保存性および品質を保つことが著しく困難な食品について，ナトリウムに係る低減された旨の表示をする場合にあっては，ナトリウムの量が当該他の食品に比べて低減された割合)．

表 7-30 食品表示基準 別表第 13

栄養成分および熱量	含まない旨の表示の基準値	低い旨の表示の基準値	低減された旨の表示の基準値
	食品 100 g 当たり（括弧内は，一般に飲用に供する液状の食品 100 mL 当たりの場合）	食品 100 g 当たり（括弧内は，一般に飲用に供する液状の食品 100 mL 当たりの場合）	食品 100 g 当たり（括弧内は，一般に飲用に供する液状の食品 100 mL 当たりの場合）
熱　量	5 kcal（5 kcal）	40 kcal（20 kcal）	40 kcal（20 kcal）
脂　質	0.5 g（0.5 g）	3 g（1.5 g）	3 g（1.5 g）
飽和脂肪酸	0.1 g（0.1 g）	1.5 g（0.75 g）ただし，当該食品の熱量のうち飽和脂肪酸に由来するものが当該食品の熱量の 10%以下であるものに限る	1.5 g（0.75 g）
コレステロール	5 mg（5 mg）ただし，飽和脂肪酸の量が 1.5 g(0.75 g) 未満であって当該食品の熱量のうち飽和脂肪酸に由来するものが当該食品の熱量の 10%未満のものに限る	20 mg（10 mg）ただし，飽和脂肪酸の量が 1.5 g(0.75 g) 以下であって当該食品の熱量のうち飽和脂肪酸に由来するものが当該食品の熱量の 10%以下のものに限る	20 mg（10 mg）ただし，飽和脂肪酸の量が当該他の食品に比べて低減された量が 1.5 g(0.75 g) 以上のものに限る
糖　類	0.5 g（0.5 g）	5 g（2.5 g）	5 g（2.5 g）
ナトリウム	5 mg（5 mg）	120 mg（120 mg）	120 mg（120 mg）

備　考：①ドレッシングタイプ調味料(いわゆるノンオイルドレッシング)について，脂質の「含まない旨の表示」については「0.5 g」を，「3 g」とする．
②1 食分の量を 15 g 以下である旨を表示し，かつ，当該食品中の脂肪酸の量のうち飽和脂肪酸の量の占める割合が 15%以下である場合，コレステロールに係る含まない旨の表示および低い旨の表示のただし書きの規定は，適用しない．

3 外食料理の栄養成分表示

a 外食料理栄養成分表示制度の根拠および目的

外食料理栄養成分表示制度の根拠は，1990 年 12 月の厚生労働省保健医療局健康増進栄養課長通知「外食料理の栄養成分表示ガイドラインの普及について」である．

外食料理の栄養成分表示を推進する目的は，近年，国民の外食機会の増加や健康，栄養および食生活に対する関心が高まり，外食時の料理に含まれる栄養成分に関する情報の提供が期待されるようになってきた．国民みずからが行う食生活・栄養面からの健康管理を支援するためには，適時・適切な栄養情報の提供が図られる必要があり，飲食店などにおいて提供する料理に栄養成分表示を行うことには，大きな意義があり，その普及・啓発を目的とする．

b　表示栄養成分の範囲および表示方法

表示する栄養成分の範囲は，エネルギー，たんぱく質，脂質，炭水化物および食塩の５成分とされ，とくに，健康づくりの観点からエネルギー，脂質，および食塩が重要とされている．また，表示が望ましい栄養成分として，カルシウムとビタミン類があげられている．

場所や対象など表示の方法は，ショーケース内のサンプル(店頭見本)，メニュー(献立表)，店頭および店内の壁やプレートなど(文字や貼り紙など)ならびにチラシやパンフレットなどが提起されている．

c　表示の内容

⑴ 栄養素等含有量の数値

■表示の具体例

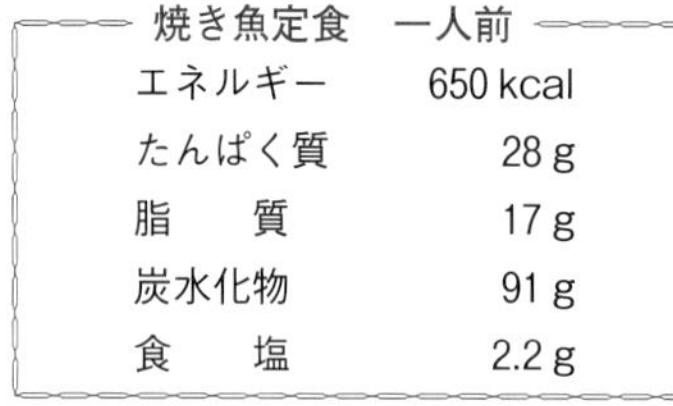

焼き魚定食　一人前

エネルギー	650 kcal
たんぱく質	28 g
脂　　質	17 g
炭水化物	91 g
食　　塩	2.2 g

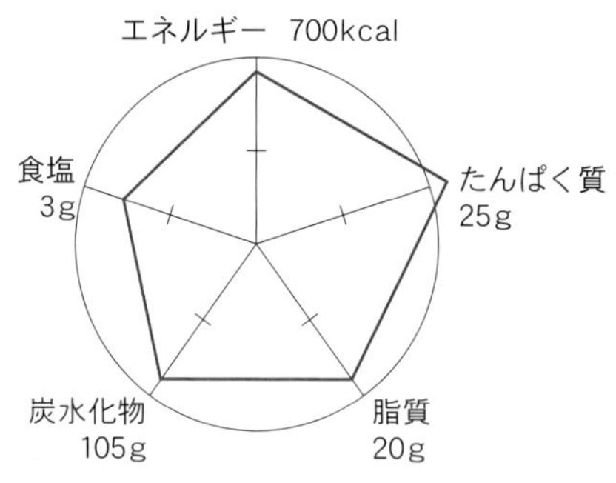

(給与目標量に対する充足率の図示)

⑵ 栄養素などの含有量を数値化して

■表示の具体例

p.199の「食事バランスガイド」参照.

⑶ 食事摂取基準に対する充足割合

■表示の具体例

《本日の日替わりランチ　１人前》

栄 養 成 分		１日当たりの目標摂取量百分率(%) 0　50　100
エネルギー	750kcal	
たんぱく質	30g	
脂　　質	16g	
炭 水 化 物	120g	
食　　塩	3g	

M　特別用途食品と特定保健用食品

1　特別用途食品

特別用途食品とは，乳児の発育や妊産婦，授乳婦，えん下困難者，病者などの健康の保持・回復などに適するという特別の用途について表示を行う食品である(**図 7-19**)．特別用途食品として食品を販売しようとするときには，その表示について消費者庁長官の許可を受けなければならない(健康増進法第 43 条第 1 項)．表示の許可に当たっては，規格または要件への適合性について国の審査を受ける必要がある．

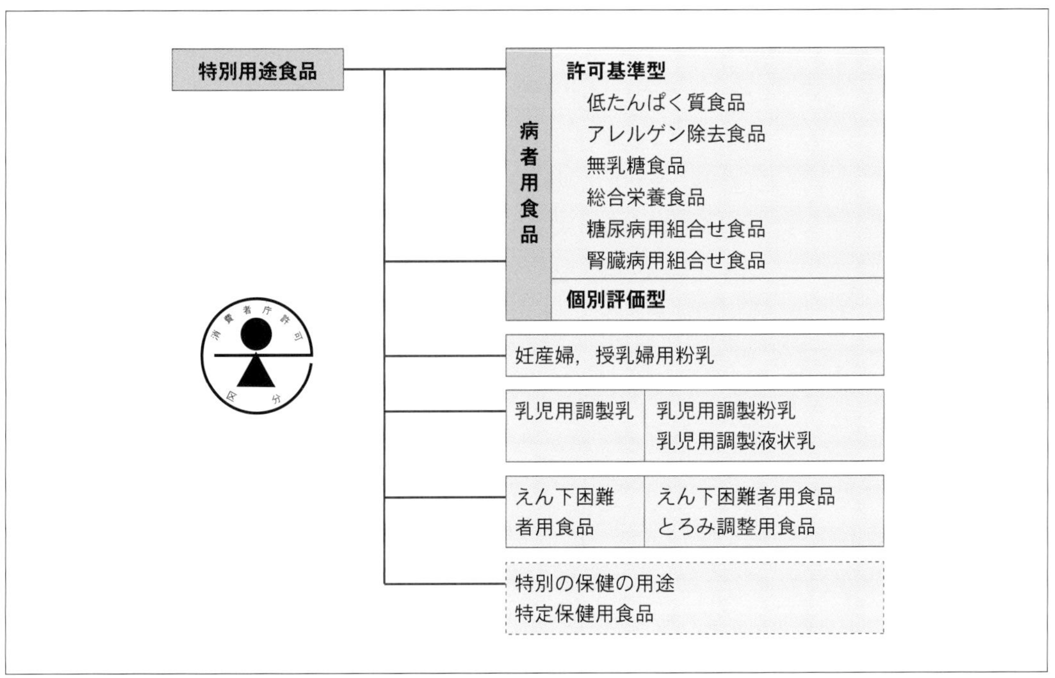

図 7-19　特別用途食品の分類
(消費者庁より)

a　特別用途食品の表示許可基準

表示許可基準は，消費者庁次長通知により以下のように規定されている．

(1) **許可すべき特別用途食品の範囲**

- 特別用途食品の表示については，病者用食品，妊産婦・授乳婦用粉乳，乳児用調製乳およびえん下困難者用食品(とろみ調整用食品を含む)に係るものを健康増進法第 43 条第 1 項の許可の対象とする．
- 病者用食品のうち次に掲げる食品群に属する食品(以下「許可基準型病者用食品」という．)については(2)の 3 に定める許可基準により，その他の病者用食品(以下「個別評価型病者用食品」という.)については(2)の4に定めるところにより個別に評価を行い，特別用途食品たる表示の許可を行う.

① 低たんぱく質食品
② アレルゲン除去食品
③ 無乳糖食品
④ 総合栄養食品
⑤ 糖尿病用組合せ食品
⑥ 腎臓病用組合せ食品

・病者用食品について，特別の用途に適する旨の表示とは，次の各項目のいずれかに該当するものであること．したがって，これらの表示がなされた食品が無許可で販売されることのないよう留意すること.

① 単に病者に適する旨を表示するもの．たとえば，「病者用」，「病人食」など.

② 特定の疾病に適する旨を表示するもの．たとえば，「糖尿病者用」，「腎臓病食」，「高血圧患者に適する」など.

なお，具体的な疾病名を表示した場合のみに限られるものではなく，その表現がある特定の疾病名を表示したものと同程度の効果を消費者に与えるものと考えられる場合を含むものとする．たとえば，「血糖値に影響がありません」，「浮腫のある人に適する」など.

③ 許可対象食品群名に類似の表示をすることによって，病者用の食品であるとの印象を与えるもの．たとえば，「低たんぱく食品」，「低アレルゲン食品」など

ただし，たんぱく質含有量が低い旨の表示を行う食品については，「本品は，消費者庁許可の特別用途食品(病者用食品)ではありません.」との文言を記載して，「低たんぱく質(通常の○○(食品名)の○%)」または「低たんぱく質(通常の○○(食品名)に比べて○%少ない.)」と表示を行ったものについては，病者等が特別用途食品と誤認する恐れがないことから，この限りではない.

・乳児用調製乳のうち次に掲げる区分に属する食品については，(4)に定める許可基準により特別用途食品たる表示の許可を行う.

① 乳児用調製粉乳
② 乳児用調製液状乳

・えん下困難者用食品(とろみ調整用食品を含む)のうち次に掲げる区分に属する食品については，(5)に定める許可基準により特別用途食品たる表示の許可を行う.

① えん下困難者用食品
② とろみ調整用食品

(2) 病者用食品たる表示の許可基準

■基本的許可基準

① 食品の組成を加減し，または特殊な加工を施したものであって，その食品が医学的，栄養学的見地からみて特別の栄養的配慮を必要とする病者に適当であることが認められるものであること．

② 特別の用途を示す表示が，病者用の食品としてふさわしいものであること．

③ 適正な試験方法によって成分または特性が確認されたものであること．

■概括的許可基準

① 指示された使用方法を遵守したときに効果的であり，その使用方法が簡明であること．

② 品質が通常の食品に劣らないものであること．

③ 利用対象者が相当程度に広範囲のものであるか，または病者にとってとくに必要とされるものであること．

④ その食品を使用しなければ，食事療法の実施およびその継続が困難なものであること．なお，この場合の「食事療法」とは，疾病の治療ならびに再発および悪化の防止を目的として，医師の指示により医学的および栄養学的知見に基づき，栄養素等を管理した食事を摂取することをいう．

■許可基準型病者用食品

① 基本的許可基準および概括的許可基準に加え，許可基準型病者用食品については，次に掲げる「食品群別許可基準」(規格，許容される特別用途表示の範囲および必要的表示事項)のとおりとする．病者用食品(とくにアレルゲン除去食品および無乳糖食品)のうち乳児を対象とした粉乳および液状乳であるものにあっては，病者用食品たる許可基準以外の栄養成分の含量(栄養療法のために特別に配合される栄養成分を除く．)は，乳児用調製粉乳の成分組成の基準に準じる．

なお，「食品群別許可基準」に定める必要的表示事項とは，健康増進法に規定する特別用途表示の許可等に関する内閣府令第8条第1項各号に定める表示事項のほか，とくに記載すべき事項を列記したものである．

② 同種の食品が存在しない場合における「食品群別許可基準」の適用に当たっては，その規格欄のうち，通常における同種の食品の特定成分の含量との比較規定は適用せず，許可申請食品の成分構成やその用途などからして，病者用食品として許可するのにふさわしいものであるかどうかを個別に判断して，許可の決定をする．この場合，特性や使用目的および喫食形態などが，これまで食していたものの代替となるものとする．また，低たんぱく質食品，アレルゲン除去食品および無乳糖食品において，それぞれの規格に示されている各成分が元来含まれていない食品群については，申請の対象にはならない．

【この後に，低たんぱく質食品から腎臓病用組合せ食品までの6食品群ごと

に規格，許容される特別用途表示の範囲および必要的表示事項が示されているが割愛する．】

■ 個別評価型病者用食品

① 個別評価型病者用食品は，許可基準型病者用食品の基本的許可基準および概括的許可基準に加え，「特定保健用食品の審査等取扱いおよび指導要領」に規定する特定保健用食品の評価方法の考え方と同様に，個別に科学的な評価を行うことにより病者用食品としての表示を認め，特定の疾病をもつ病者に対して適切な情報提供を行えるようにすることが適当であるとの観点から，個別評価による病者用食品としての表示許可を行うこととされた．

② 個別評価型病者用食品に係る病者用食品たる表示の許可は，次のアからサに規定するすべての要件を満たすものを個別に評価する．

なお，この場合の「関与する成分」とは，食事療法を実施するに当たり，疾病の治療などに関与する食品成分をいう．

ア 特定の疾病の食事療法の目的の達成に資する効果が期待できるものであること．

イ 食品または関与する成分は，食事療法上の効果の根拠が医学的，栄養学的に明らかにされていること．

ウ 食品または関与する成分は，病者の食事療法にとって適切な使用方法が医学的，栄養学的に設定できること．

エ 食品または関与する成分は，食経験などからみて安全なものであること（食品衛生上問題がない食品であることはもとより，これまでに人による食経験があるとともに，その摂取量，摂取方法などからみて，過剰摂取による健康被害，栄養のアンバランスなどが生じないものであること．）．

オ 関与する成分は，次に掲げる事項が明らかにされていること．
- 物理学的，化学的および生物学的性状並びにその試験方法
- 定性および定量試験方法

カ 同種の食品の喫食形態と著しく異なったものでないこと（病者用食品は，日常生活の食事療法として継続的に食すものであり，食事様式を大きく変えることなく，今まで食していたものと置き換えることにより，食事療法を容易にする必要な要件であること．）．

キ まれにしか食されないものでなく，日常的に食される食品であること．

ク 原則として，錠剤型，カプセル型などをしていない通常形態の食品であること．

ケ 食品または関与する成分は，昭和 46 年 6 月 1 日付厚生省薬務局長通知「無承認無許可医薬品の指導取締まりについて」の別紙「医薬品の範囲に関する基準」別添 2「専ら医薬品として使用される成分本質（原材料）リスト」に含まれるものでないこと．

コ 製造方法および製品管理方法が明示されているものであること．

サ 乳児を対象とした粉乳および液状乳は，栄養成分の含量(栄養療法のために特別に配合される栄養成分を除く.)が乳児用調製粉乳の成分組成の基準に準じること.

③ 個別評価型病者用食品の許可の適否は，消費者庁において医学的，栄養学的知見を有する専門の学識経験者で構成する審査体制を設け，その意見を聴き判断する.

④ 個別評価型病者用食品として許可された場合の必要的表示事項は，次に掲げるとおりとする.

ア 病者用食品であること

イ 医師に指示された場合に限り用いる旨

ウ ○○疾患に適する旨

エ 医師，管理栄養士等の相談，指導を得て使用することが適当である旨

オ 食事療法の素材として適するものであって，多量に摂取することによって疾病が治癒するものではない旨

カ 表示許可の条件として示された事項がある場合は当該事項

キ 過食による過剰摂取障害の発生が知られているもの．またはその恐れがあるものについては，申請書に添付した資料に基づきその旨

(3) 妊産婦，授乳婦用粉乳たる表示の許可基準

■妊産婦，授乳婦用粉乳たる表示の適用範囲

許可を受けるべき妊産婦，授乳婦用粉乳たる表示の範囲は，妊産婦，授乳婦用粉乳の用に適する旨が医学的，栄養学的表現で記載されたものとされている.

■妊産婦，授乳婦用粉乳たる表示の許可基準

妊産婦，授乳婦用粉乳たる表示の許可基準は，表5に示す成分組成の含有量に適合したものであること(表5は割愛).

■必要的表示事項

妊産婦，授乳婦用粉乳として許可された場合の必要的表示事項は，次のとおりとする.

ア「妊産婦，授乳婦用粉乳」の文字

イ 栄養成分の量

ウ 標準的な使用方法

(4) 乳児用調製乳たる表示の許可基準

■乳児用調製乳たる表示の適用範囲

許可を受けるべき乳児用調製乳たる表示の範囲は，母乳の代替食品としての用に適する旨が医学的，栄養学的表現で記載されたものとされている.

■乳児用調製乳たる表示の許可基準

乳児用調製乳たる表示の許可基準は，次の基準に適合したものである.

①「乳及び乳製品の成分規格等に関する省令(乳等省令)」に基づき「調製粉乳」または「調製液状乳」の承認を受けたものであること.

② 表6に示す成分組成の基準に適合したものであること(表6は割愛).

■必要的表示事項

① 乳児用調製粉乳

乳児用調製粉乳として許可された場合の必要的表示事項は，次のとおりとする.

ア「乳児用調製粉乳」の文字

イ 当該食品が母乳の代替食品として使用できるものである旨(ただし，乳児にとって母乳が最良である旨の記載を行うこと.)

ウ 医師，管理栄養士等の相談指導を得て使用することが適当である旨

エ 標準的な調乳方法

オ 乳児の個人差を考慮して使用する旨

② 乳児用調製液状乳

乳児用調製液状乳として許可された場合の必要的表示事項は，次のとおりとする.

ア「乳児用調製液状乳」の文字

イ 当該食品が母乳の代替食品として使用できるものである旨(ただし，乳児にとって母乳が最良である旨の記載を行うこと.)

ウ 医師，管理栄養士等の相談指導を得て使用することが適当である旨

エ 標準的な使用方法

オ 乳児の個人差を考慮して使用する旨

(5) えん下困難者用食品(とろみ調整用食品を含む)たる表示の許可基準

■えん下困難者用食品(とろみ調整用食品を含む)たる表示の適用範囲

① えん下困難者用食品

許可を受けるべきえん下困難者用食品(えん下を容易にし，誤えんおよび窒息を防ぐことを目的とするもの)たる表示の適用範囲は，えん下困難者の用に適する旨を医学的，栄養学的表現で記載されたものである.

② とろみ調整用食品

許可を受けるべきとろみ調整用食品(えん下を容易にし，誤えんを防ぐことを目的として液体にとろみをつけるためのもの)の表示の適用範囲は，えん下困難者の用に適する旨のうち，とろみに関するものを医学的，栄養学的表現で記載されたものとされている.

■えん下困難者用食品(とろみ調整用食品を含む)たる表示の許可基準

① えん下困難者用食品

えん下困難者用食品たる表示の許可基準は，次の基準に適合したものであること.

ア 基本的許可基準

・医学的，栄養学的見地から見て，えん下困難者が摂取するのに適した食品であること.

・えん下困難者により摂取されている実績があること

・特別の用途に適する表示が，えん下困難者の食品としてふさわしいものであること.

・使用方法が簡明であること

・品質が通常の食品に劣らないものであること.

・適正な試験方法によって成分または特性が確認されるものであること.

イ 規格基準

所定の規格を満たすものとする．なお，温めるなどの簡易な調理を要するものにあっては，その指示どおりに調理した後の状態で当該規格を満たせばよいものとする.

② とろみ調整用食品

とろみ調整用食品たる表示の許可基準は,次の基準に適合したものである.

ア 基本的許可基準

・液体に添加することでその物性を調整し，医学的，栄養学的見地からみて特別の配慮を必要とするえん下困難者に適当な食品であること.

・えん下困難者に対する使用実績があること.

・特別の用途を示す表示が，えん下困難者の食品としてふさわしいものであること.

・使用方法が簡明であること.

・適正な試験方法によって特性が確認されるものであること.

イ 規格基準

所定の粘度要件および性能要件を満たすものとする．なお，とろみ調整用食品を使用する対象は，原則として均質的な液体とする．ただし，液状流動食や不均質なものを含む液体(みそ汁など)に使用する場合は，摂取上の注意について表示すること

■必要的表示事項

① えん下困難者用食品

えん下困難者用食品として許可された場合の必要的表示事項は，次のとおりとする.

ア「えん下困難者用食品」の文字

イ 許可基準区分を表す図表(下記の図1から図3のいずれかを，許可証票または承認証票の近接した場所に表示する.)

ウ 喫食の目安となる温度

エ 1包装当たりの重量

オ 1包装が含む熱量，たんぱく質，脂質，炭水化物およびナトリウム(食塩相当量に換算したもの)の重量

カ 医師，歯科医師，管理栄養士，薬剤師，言語聴覚士などの相談指導を得て使用することが適当である旨

《許可基準の区分表》

許可基準区分	許可基準区分を表す文言
許可基準Ⅰ	そのまま飲み込める性状のもの※1
許可基準Ⅱ	口の中で少しつぶして飲み込める性状のもの※2
許可基準Ⅲ	少しそしゃくして飲み込める性状のもの※3

※1 均質なゼリー状
※2 均質なゼリー・プリン・ムース状
※3 不均質なものを含む，まとまりの良いおかゆ状
ただし，注釈は，容器包装以外に表示しても問題ないこととする．

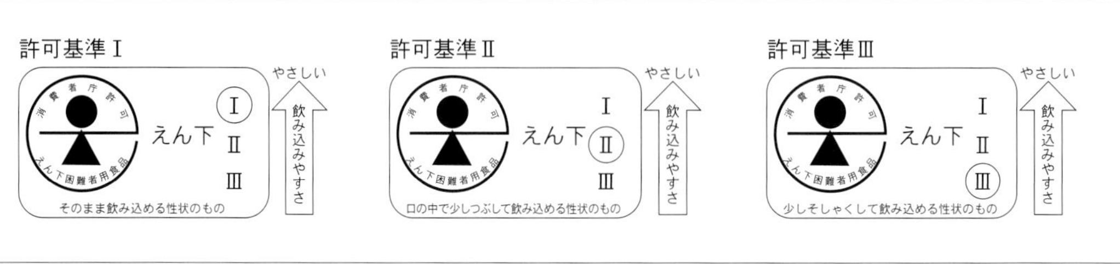

② とろみ調整用食品

とろみ調整用食品として許可された場合の必要表示事項は，次のとおりとする．

ア「とろみ調整用食品」の文字

イ 1回の使用量(おもにとろみをつける代表的な食品に対する標準的な使用量について明記すること)

ウ 喫食の目安となる温度および喫食温度による粘度の違いに関する注意事項
(10° Cから45° Cまでの食品の温度に適している旨および喫食温度の違いによる添加量の調整に関する注意事項など)

エ 1包装当たりの重量

オ 1回の使用量または1包装当たりの熱量，たんぱく質，脂質，炭水化物およびナトリウム(食塩相当量に換算したもの)の量

カ 医師，歯科医師，管理栄養士，薬剤師，言語聴覚士などの相談指導を得て使用することが適当である旨

キ とろみをつける食品に関する注意事項
(例：食品の違い，使用する量による粘度の違いなど)

ク とろみ調整用食品を加える際の手順
(例：適切な粘度に調整するための撹拌速度および時間など)

ケ 摂取する際の注意事項
(例：食品の温度が粘度に与える影響など)

コ その他必要な特記事項

⑹ 表示値および分析値

特別用途食品を定量するときは，表示値に対して栄養成分等の分析値が次

の範囲内になければならない．

・熱量，たんぱく質，脂質，炭水化物，ナトリウム　80〜120%
・脂溶性ビタミン，ミネラル　80〜150%
・水溶性ビタミン，イノシトール　80〜180%
・その他　80〜120%

ただし，分析値が上記の範囲内とすることができない栄養成分等については，下限値および上限値で表示しても差し支えない．その場合，下限値と上限値の設定根拠および下限値と上限値で表示することの合理的理由に関する資料を申請書に添付すること．

(7) 新たな許可区分の追加および既存の許可基準の見直しについて

・新たな許可区分を追加または既存の許可基準の見直しを要望する場合，要望書に次の書類を添付し，消費者庁食品表示企画課に提出すること．

① 新たな許可区分の追加
ア 許可区分を追加する必要性や市場における販売実績
イ 表示の適用範囲(対象者に関する内容を含むこと)
ウ 安全性に関する根拠に基づく許可基準案
エ 許可基準案の評価方法(分析方法および詳細な測定条件)
オ 必要的表示事項案(消費者が適切に選択および使用するための表示および注意事項など)

② 既存の許可基準の見直し
ア 既存の許可基準の見直しの必要性(課題に関する根拠など)
イ 許可基準の見直し案(安全性に関する根拠を含む)

・要望の検討方法

新たな許可区分の追加および既存の許可基準の見直しについては，消費者庁において医師，薬剤師，管理栄養士などで構成する委員会を設け(原則として，年1回程度，秋を目途に開催)，その意見を参考にして判断する．また，とくに高い専門性が求められる場合は，必要に応じて有識者などからも意見を聴くこととする．

b 特別用途表示の許可申請

特別用途表示の許可を受けようとする者は，製品見本を添え，商品名，原材料の配合割合および当該製品の製造方法，成分分析表，許可を受けようとする特別用途表示の内容，その他内閣府令で定める事項を記載した申請書を，その営業所の所在地の都道府県知事を経由して，内閣総理大臣に提出しなければならない(健康増進法第26条第2項)．

また，健康増進法内閣府令(第2条)に定める申請書の記載事項は，つぎのとおりである．

① 申請者の氏名，住所および生年月日(法人にあっては，その名称，主たる事務所の所在地，代表者の氏名および定款または寄付行為)
② 営業所の名称および所在地

③ 許可を受けようとする理由
④ 熱　量
⑤ 食生活において特定の保健の目的で摂取する者に対し，その摂取により当該保健の目的が期待できる旨の表示をするもの(以下「特定保健用食品」という.)にあっては，当該食品が食生活の改善に寄与し，その摂取により国民の健康の維持増進が図られる理由，1日当たり摂取目安量および摂取をするうえでの注意事項
⑥ 摂取，調理または保存の方法に関し，とくに注意を必要とするものについては，その注意事項

c 特別用途食品の表示

特別用途表示の許可を受けて特別用途表示を行う者は，当該許可に係る食品(以下「特別用途食品」という.)につき，健康増進法内閣府令で定める事項を，同内閣府令で定めるところにより，表示しなければならない.

また，健康増進法内閣府令(第8条)に定める特別用途食品の表示事項は，つぎのとおりである．ただし，内閣総理大臣の承認を受けた事項については，その記載を省略することができる.

① 商品名
② 定められた方法により保存した場合において，品質が急速に劣化しやすい食品にあっては，消費期限(定められた方法により保存した場合において，腐敗，変敗その他の品質の劣化に伴い，安全性を欠くこととなる恐れがないと認められる期限を示す年月日をいう.)である旨の文字を冠したその年月日，およびその他の食品にあっては，賞味期限(定められた方法により保存した場合において，期待されるすべての品質の保持が十分に可能であると認められる期限を示す年月日をいう．ただし，当該期限を超えた場合であっても，これらの品質が保持されていることがあるものとする.)である旨の文字を冠したその年月日(製造または加工の日から賞味期限までの期間が3月を超える場合にあっては，賞味期限である旨の文字を冠したその年月).
③ 保存の方法(常温で保存する旨の表示を除く.)
④ 製造所所在地
⑤ 製造者の氏名(法人にあっては，その名称)
⑥ 様式第2号〔特定保健用食品にあっては様式第3号(許可の際，その摂取により特定の保健の目的が期待できる旨について条件付きの表示をすることとされたもの(以下「条件付き特定保健用食品」という.)にあっては，様式第4号)〕による許可証票(**図7-20**)
⑦ 許可を受けた表示の内容
⑧ 栄養成分量，熱量および原材料の名称
⑨ 特定保健用食品にあっては，特定保健用食品である旨(条件付き特定保健用食品にあっては，条件付き特定保健用食品である旨)，内容量，1日

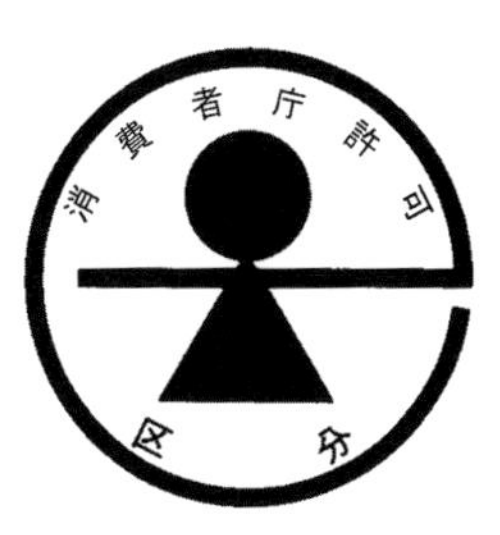

様式第２号

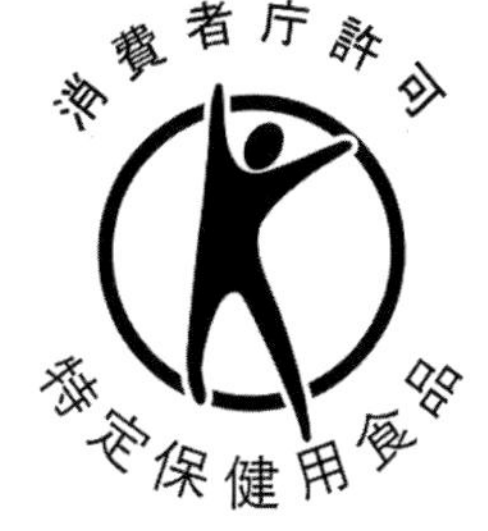

様式第３号

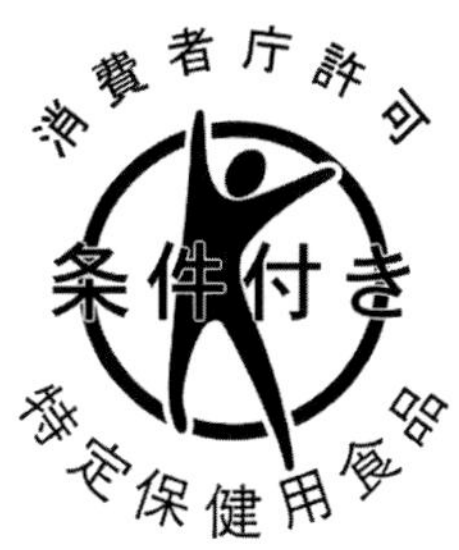

様式第４号

備考：様式第２号の区分欄には，乳児用食品にあっては「乳児用食品」と，幼児用食品にあっては「乳児用食品」と，妊産婦用食品にあっては「妊産婦用食品」と，病者用食品にあっては「病者用食品」と，その他の特別の用途に適する食品にあっては，当該特別の用途を記載すること．

図 7-20 特別用途食品および特定保健用食品の許可証票

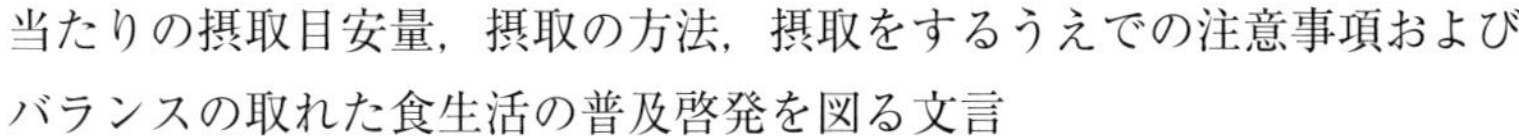
当たりの摂取目安量，摂取の方法，摂取をするうえでの注意事項およびバランスの取れた食生活の普及啓発を図る文言

⑩ 特定保健用食品であって，保健の目的に資する栄養成分について国民の健康の維持増進などを図るために，性別および年齢階級別の摂取量の基準が示されているものにあっては，１日当たりの摂取目安量に含まれる当該栄養成分の，当該基準における摂取量を性別および年齢階級(6歳以上に限る.)ごとの人口により，加重平均した値に対する割合

⑪ 摂取，調理または保存の方法に関し，とくに注意を必要とするものについては，その注意事項

⑫ 許可を受けた者が，製造者以外のものであるときは，その許可を受けた者の営業所所在地および氏名(法人にあっては，その名称)

2 特定保健用食品

特定保健用食品は，健康増進法内閣府令第２条第１項第５号に規定される食品である(**表 7-31**)．特定保健用食品制度では，販売に供する食品につき，食生活において特定の保健の目的で摂取する者に対し，その摂取により当該保健の目的が期待できる旨の表示をしようとする者は，消費者庁長官の許可を受けなければならない．または，外国においてその旨の表示をしようとする者は，消費者庁長官の承認を受けることができるという制度である．

表 7-31 特定保健用食品の概要

<table>
<tr><th colspan="3">特定保健用食品</th></tr>
<tr><td>特定保健用食品
(原則として個別許可型)</td><td>特定保健用食品
(規格標準型)</td><td>条件付き特定保健用食品</td></tr>
<tr><td colspan="2">特定保健用食品
(疾病リスク低減表示)</td><td></td></tr>
</table>

a　特定保健用食品に関する用語の定義

⑴ 特定保健用食品

消費者庁長官の許可などを受けて，食生活において特定の保健の目的で摂取をする者に対し，その摂取により当該保健の目的が期待できる旨の表示を行った食品のことをいう．

⑵ 条件付き特定保健用食品

特定保健用食品のうち，食生活において特定の保健の目的で摂取をする者に対し，その摂取により当該保健の目的が期待できる旨について，条件付きの表示を行うこととされた食品のことをいう．

⑶ 特定保健用食品(規格基準型)

特定保健用食品であって，「特定保健用食品(規格基準型)制度における規格基準」を満たすものとして，許可などを受けた食品のことをいう．

⑷ 特定保健用食品(疾病リスク低減表示)

特定保健用食品であって，疾病リスクの低減に関する表示を含む食品のことをいう．

⑸ 特定保健用食品(再許可等)

すでに許可などが行われた特定保健用食品(以下「既許可食品」という．)であって，以下に掲げる変更により改めて許可などを受けた食品のことをいう．

① 既許可食品に係る許可などを受けている者が，当該食品の商品名を変更しようとすること．

② 既許可食品と同一の食品または風味(香料または着色料などの添加物によるものをいう．以下同じ．)のみを変更した食品について，当該許可などを受けている者と異なる者が，当該既許可食品と同一の表示をしようとすること．

③ 既許可食品に係る許可などを受けている者が，当該食品の風味のみを変更しようとすること．

⑹ 保健の用途

表示される保健の用途に基づく特定の保健の用途をいう．

⑺ 関与成分

特定の保健の目的に資する栄養成分をいう．

⑻ 表　示

食品の小売用容器包装に記載された文字，図形などをいう．容器包装を透かして容易に見ることができる内部に記載された文字，図形など，および食品に添付される説明書などに記載された文字，図形なども表示とみなされる．

⑼ 栄養素など表示基準値

食品表示基準(平成 27 年内閣府令第 10 号)第 2 条第 1 項第 12 号で定めるものをいう．

食品表示基準第 2 条第 1 項第 12 号：栄養素等表示基準値

国民の健康の維持増進などを図るために示されている性別および年齢階級別の栄養成分の摂取量の基準を，性および年齢階級（18 歳以上に限る．）ごとの人口により加重平均した値であって，別表第 10 の上（左）欄の区分に応じ，それぞれ同表の下（右）欄に掲げる値をいう．

別表第 10

栄養成分および熱量	栄養素等表示基準値	栄養成分および熱量	栄養素等表示基準値
たんぱく質	81 g	モリブデン	25 μg
脂　質	62 g	ヨウ素	130 μg
飽和脂肪酸	16 g	リ　ン	900 mg
n-3 系脂肪酸	2.0 g	ナイアシン	13 mg
n-6 系脂肪酸	9.0 g	パントテン酸	4.8 mg
炭水化物	320 g	ビオチン	50 μg
食物繊維	19 g	ビタミン A	770 μg
亜　鉛	8.8 mg	ビタミン B_1	1.2 mg
カリウム	2,800 mg	ビタミン B_2	1.4 mg
カルシウム	680 mg	ビタミン B_6	1.3 mg
クロム	10 μg	ビタミン B_{12}	2.4 μg
セレン	28 μg	ビタミン C	100 mg
鉄	6.8 mg	ビタミン D	5.5 μg
銅	0.9 mg	ビタミン E	6.2 mg
ナトリウム	2,900 mg	ビタミン K	150 μg
マグネシウム	320 mg	葉　酸	240 μg
マンガン	3.8 mg	熱　量	2,200 kcal

b 表　示

特定保健用食品の表示については，概略以下のような内容の消費者庁次長通知（平成 26 年 10 月 30 日，消食表第 259 号）が発出されている．

(1) 表示事項

① 商品名：許可等申請書中の商品名どおりに表示する．

② 許可証票または承認証票：内閣府令規定の証票を表示する（p. 271 **図 7-20** 参照）．

③ 許可を受けた表示の内容：許可を受けた表示の内容のとおり表示する．

④ 栄養成分の量および熱量：食品表示基準に基づくとともに，試験検査機関による分析した結果を基に適切に表示する．また，関与成分の量については，消費期限または賞味期限を通じて含有する値とする．

⑤ 原材料名および添加物の表示：食品表示基準に基づいて行う．

⑥ 特定保健用食品である旨（条件付き特定保健用食品にあっては，条件付き特定保健用食品である旨）：「特定保健用食品」と記載する．ただし，条件付き特定保健用食品にあっては「条件付き特定保健用食品」と記載する．

⑦ 1 包装中の重量または容量を表示する．小分け包装されているものにあ

っては，小分け包装中の重量または容量および小分け包装の個数を表示する.

⑧ 摂取をするうえでの注意事項：審査申請書に添付した資料および許可等申請書中の「摂取するうえでの注意事項」に記載した内容を表示する.

⑨ 1日当たりの摂取目安量：審査申請書に添付した資料および許可等申請書中の「1日当たりの摂取目安量(以下「1日摂取目安量」という.)に記載した内容を表示する.

⑩ 1日摂取目安量に含まれる当該栄養成分の当該栄養素等表示基準値に対する割合：関与成分が栄養素等表示基準値の示されている栄養成分である場合，1日摂取目安量に基づき，当該食品を摂取したときの関与成分摂取量の当該栄養素等表示基準値に占める割合を，百分率または割合で表示する.

⑪ 摂取，調理または保存の方法に関し，とくに注意を必要とするものにあっては，その注意事項：許可等申請書に記載した内容を表示する.

⑫ 許可などを受けた者が製造者以外の者であるときは，その許可などを受けた者の営業所所在地および氏名(法人にあっては，その名称)

（ア）当該許可などを受けた者の住所の表示は，住居表示に関する法律に基づく住居表示に従って住居番号まで記載する.

（イ）申請者が輸入業者である場合にあっては，輸入業者である旨を記載するとともに申請者の住所および氏名を記載する.

⑬ 消費期限または賞味期限，保存の方法，製造所所在地および製造者の氏名：これらの表示方法については，食品表示基準に基づき適切に記載する.

⑭ バランスの取れた食生活の普及啓発を図る文言：「食生活は，主食，主菜，副菜を基本に，食事のバランスを」と表示する.

(2) 保健の用途の表示

① 保健の用途の表示の範囲は，健康の維持・増進に役立つ，または，適する旨を表示するものであって，たとえば，つぎに掲げるものであることとし，明らかに医薬品と誤認される恐れのあるものであってはならない.

（ア）容易に測定可能な体調の指標の維持に適するまたは改善に役立つ旨

（イ）身体の生理機能，組織機能の良好な維持に適するまたは改善に役立つ旨

（ウ）身体の状態を本人が自覚でき，一時的であって継続的，慢性的でない体調の変化の改善に役立つ旨

（エ）疾病リスクの低減に資する旨(医学的，栄養学的に広く確立されているものに限る.)

② ①(エ) については，条件付き特定保健用食品の保健の用途の表示の範囲としては認められないものである.

N　食事療法用宅配食品等栄養指針

食事療法用宅配食品等栄養指針の根拠は，2009 年 4 月 1 日付けの厚生労働省医薬食品局食品安全部長通知「食事療法用宅配食品等栄養指針について」である．

糖尿病者や腎臓病者の食事療法用として販売されている宅配食品の医学的・栄養学的に適正な提供にあたっては，近年の医学および栄養学の進展などをふまえ，在宅での療養を支援し，栄養管理がなされた食事を宅配によって入手できる「宅配食品」の適正利用を推進する観点から，あらたに「食事療法用宅配食品等栄養指針」が定められた．

1　食事療法用宅配食品等栄養指針制度

a　指針の目的

食事療法用宅配食品等栄養指針は，糖尿病や腎臓病などの食事療法用に用いられる宅配食品などの適正な製造・販売方法などを定めて，事業者に対する指導指針とすることにより，食事療法用宅配食品が医学的・栄養学的に，適正に提供されることを目的としている．

b　適用の範囲

(1) 対象とする食事療法に用いられる「宅配食品等」

- 糖尿病や腎臓病などの食事療法用として，日々の献立に基づき宅配される食品
- 複数の食品を 1 日または 1 回分を単位として，在宅における糖尿病や腎臓病などの食事療法用として組み合わせた食品

(2) 対象とする事業者

- 食事療法用宅配食品について利用者に，献立表および食材料を提供する事業者
- 食事療法用宅配食品について利用者に，献立表および調理済食品を提供する事業者
- 前述の事業者に，献立を提供する事業者
- 複数の食品を 1 日または 1 回分を単位として，在宅向け食事療法用として組み合わせた食品を提供する事業者

c　栄養基準

① 事業者は，適正な献立作成のために 1 日の栄養基準を定めておかなければならない．また，1 日に 2 食または 1 食を提供する場合には，1 日の栄養基準を定め，それぞれの栄養量などをその栄養基準のほぼ 2/3 または 1/3 とする．

② 栄養基準は，国内の関係学会などの食事療法を示すガイドラインなどに基づいたものとする．

d　献立の作成

食事療法用宅配食品などの献立は，以下の条件を満たしていなければなら

ない．

① 前述の栄養基準量に基づいて作成されている．

② 栄養基準量とその献立の栄養量などで許容される差異はつぎのとおりである．

・熱量(エネルギー)は，栄養基準の±5%以内

・たんぱく質および脂質は，栄養基準の±10%以内

・ナトリウムは，栄養基準以下

・その他の栄養素は，栄養基準以上

ただし，熱量(エネルギー)，たんぱく質および脂質は，おおむね1週間の平均を栄養基準の値に等しくなるように配慮する．

また，制限が必要な栄養成分は，栄養基準の値以下とする．

③ 食事療法が継続しやすいように，変化に富んだ献立とする．

④ 食品材料の種類は，つぎのとおりであること．

・1日30食品を目安にする．

・とくに制限がない場合は，野菜は1日当たり350 g以上を，うち緑黄色野菜は1日当たり100 g以上を目安とする．

⑤ 作成した献立は，事業者が献立表としてつぎの事項を記載して保管する．

・献立名

・材料名，数量(可食部)および調理などが必要なものについてはその方法

・個々の利用者に応じた栄養量などおよび形態(きざみなど)に合わせるための調製方法

・熱量(エネルギー)，たんぱく質，脂質，炭水化物，ナトリウム，その他食事療法上重要な成分の量

なお，これら栄養素などについては，食品成分表による栄養計算または分析によって栄養量などの確認が必要である．

また，レトルトパウチなどの調理済食品を他社から購入して使用する場合は，当該食品の栄養成分表を取り寄せるなどにより，栄養量などを確認する．

e　食品材料などの計量

① 食材料を提供する事業者は，個々の食品について廃棄量を考慮して，献立に基づく数量(可食部)を下回らない量を計量する．

② 調理済食品を提供する事業者は，献立に基づき正確に計量を行う．

f　栄養管理体制

(1) 栄養管理責任者の設置

① 事業者は，従事者のうちから管理栄養士などを栄養管理責任者として設置し，栄養管理責任者を中心とする栄養管理体制を確立する．

② 栄養管理責任者は，栄養管理が適正に行われるように，利用者相談部門，献立作成部門および加工部門などの指導・監督を行う．

⑵ 指導助言者の確保

食事療法などについて，必要に応じて適切な指導助言が受けられる医療機関または医師を確保しておく．

⑶ 各部門の責任者などの設置

① 事業者は，その事業内容に応じて利用者相談部門，献立作成部門および加工部門などを設け，それぞれに責任者を配置する．

② 利用者相談部門においては，つぎの業務を行う．

・利用者からの質問に対して適切に対応する．

・必要に応じてアンケート調査を実施するなど利用者のニーズを把握する．

g 主治医との連携など

① 利用予定者に対し，食事療法用宅配食品などの利用について，主治医の事前了解を得るよう依頼する．

② 必要に応じて主治医と連携を図る．

h 情報提供

⑴ 利用者への情報提供

利用者に献立表などを通じて，つぎの事項について情報を提供する．

① 献立名

② 材料名，数量(可食部)および調理などが必要なものについてはその方法

③ 個々の利用者に応じた栄養量などおよび形態(きざみなど)に合わせるための調製方法

④ 毎食および1日の栄養素などの含有量(熱量，たんぱく質，脂質，炭水化物，ナトリウム，その他食事療法上重要となる成分の量)

⑤ 食品や食事療法に関する質問などのための連絡・相談先

⑥ 1日に2食または1食のみの提供を行う場合は，残りの食事で摂取すべき栄養量などとそれに適した食品の例

⑦ 取り扱い上の注意事項

⑵ 容器包装などの表示事項

① 献立名を表示する．

② 病名や食事療法用食品である旨の表示は行わない．

⑶ 広告を含むその他の表示

① 健康増進法第26条第1項および第29条第1項に基づく病者用特別用途食品と誤認を与えるような広告およびその他の表示については行ってはならない．

② 健康増進法第32条の2で規制する虚偽または誇大な広告は行ってはならない．

i 帳簿の整理

事業者は，実施献立表，栄養出納表および在庫管理表を整備しておかなければならない．

j その他

① 食品衛生法，健康増進法その他の関係法令を遵守しなければならない．

② 事業者は，当該食品が食事療法用宅配食品等栄養指針に準じて提供されていることを，定期的に外部機関により確認するなど品質管理体制を確立することが望ましい．

③ 健康増進法第 32 条の 2 で規制する虚偽または誇大な広告がなされていないか，必要に応じ健康増進法第 32 条の 3 第 3 項で準用する健康増進法第 27 条の規定に基づく収去を行って確認が行われる．

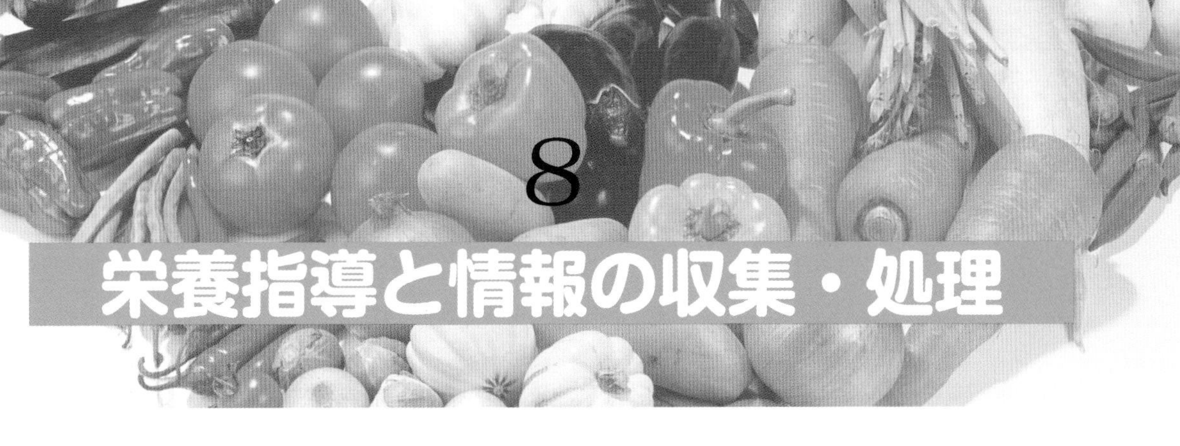

8 栄養指導と情報の収集・処理

A 栄養指導に必要な情報

栄養指導を効果的に行うためには，対象になる個人，集団および地域の健康・栄養状態の把握がきわめて重要である．実際の栄養指導の場では，必要な関連情報を収集・解析して活用している．

情報の収集は，対象者などから高い満足度が得られる栄養指導を施行するためには，不可欠な要素である．情報の収集・解析は，栄養指導計画策定の段階で，改善が必要な問題点(課題)を明らかにするために行われ，適切な目標設定の基礎になるものである．

栄養指導に必要な情報は，個別的情報と資料に大別できる．個別的情報は，個人の食習慣や集団および地域の栄養特性などが該当する．資料として広範に活用されているものには，食品標準成分表，国民健康・栄養調査や国民生活基礎調査の結果などがある．栄養指導で取り扱う情報は，「栄養指導に必要な対象になる個人，集団および地域の健康・栄養，食生活に関するデータ」と位置づけることができる．

1 情報収集の方法

a 個別栄養指導に必要な情報

個別の栄養指導に必要な情報には，年齢，性別，身長・体重(BMI など栄養指数)，身体活動(タイムスタディー)，職業，病歴・家族歴，生活環境，食事の時間(回数)，食事をつくる人，一緒に食べる人，嗜好，外食・加工食品の利用状況，運動習慣，飲酒の状況，喫煙習慣，知識レベルや理解度，健康・栄養や食生活に関する意識，医師の所見および生化学検査の結果など多岐にわたる．

これらのデータは，栄養士・管理栄養士が行う栄養指導に用いられるとともに，医師，保健師・看護師，薬剤師および介護福祉士などの業務にも欠くことができない．共通する事項は，病院などの医療機関では，カルテ(診療録)や電子カルテのディスプレーで把握できる．市町村保健センターなどが行う健康診査では，保健師などが問診として聴取し，カルテに記録するかパソコンのディスプレーに入力している．栄養士・管理栄養士は，これらのデータの活用を第一に考える．一方，食事の時間(回数)，食事をつくる人，一緒に食べる人，嗜好，外食・加工食品の利用状況および健康・栄養や食生活に関する意識などは，栄養士・管理栄養士が直接対象者から聴取して記録する．対象者が多い場合には，事前に質問項目を印刷した調査紙を配付し，自記式で記入させたあとで栄養士・管理栄養士がチェックを行い，その結果をカルテなどに記録している．

また，健康診査を伴わない栄養相談や栄養指導では，対象者の数や一人にかけられる時間などを考慮し，より重要と思われる項目に絞った聴取が行われている．このような場合には，自記式のチェックシートが有効である．

b 集団栄養指導に必要な情報

集団栄養指導に必要な情報には，対象集団の年齢構成，性別構成，身長・体重(BMIなどの栄養指数)の構成，身体活動のレベル別構成(職業)，平均的な生活環境，嗜好傾向，外食・加工食品の利用状況，運動習慣の状況，平均的な知識レベルや理解度，平均的な健康・栄養や食生活に関する意識，定期健康診断結果のまとめ，有訴者の状況，受療の状況(病名，受療の内容など)，風邪などによる欠勤・欠席の状況などがある．

集団栄養指導を担当する栄養士・管理栄養士は，これらのデータから最大公約数的な対象群を設定し，この対象群にふさわしい内容の指導に努める．ただし，この設定条件から著しくかけ離れた人たちには，別に個別栄養指導の機会を設けるなどのサポートが望まれる．

これらデータの基礎になる情報は，保健師など施設の健康管理部門によって管理されているので，最初に栄養士・管理栄養士はこれらデータの活用を検討する．保管データの活用を円滑に行うためには，日ごろから保健師など健康管理部門に配属される職員との連携をよくしておき，積極的に支援を仰ぐことも栄養士・管理栄養士の大切な仕事である．

一方，食事の時間(回数)，食事をつくる人，一緒に食べる人，嗜好，外食・加工食品の利用状況および健康・栄養や食生活に関する意識などは，栄養士・管理栄養士が健康管理部門などの協力・支援を得て，事前に質問項目を印刷した調査紙を配付し，自記式で記入させたあとで集計を行い，集団指導に活用する．

c 地域の栄養指導に必要な情報

地域の栄養指導に必要な情報には，対象地域の特性，地域住民の年齢構成，性別構成，身長・体重(BMIなどの栄養指数)の状況，身体活動のレベル別構成(職業)，平均的な生活環境，外食・加工食品の利用状況，平均的な健康・栄養や食生活に関する意識，住民健診結果のまとめ，食料品の流通，食関連店舗などの状況，健康づくり関連施設の設置・利用状況，職能団体やボランティアの活動状況，有訴者の状況，受療の状況(病名，受療の内容など)，風邪などによる欠勤・欠席の状況などがある．

地域の栄養指導を担当する栄養士・管理栄養士は，これらのデータから地域の健康・栄養，食生活上の問題点(課題)を明らかにし，広範な取り組みによって課題の解決に努める．設定した課題に対する住民の関心をよび起こすための「健康まつり」など，イベントの開催，市報(市民だよりなど)など行政が発行する広報誌への記載，指導内容を印刷物にして自治会の回覧板などによる周知，講演会・講習会の開催，各種イベントへの栄養士会など職能団体の招請，食関連ボランティアとの連携，指導・援助などをとおした活動が展開されている．

これらデータの基礎となる情報のうち，地域特性(地理，経済および住民など)，地域住民の年齢構成，性別構成，生活環境，食品の流通，食関連店舗などの状況，有訴者の状況，受療の状況などは，区市町村のほかの部門や保健所に管理されている．一方，身長・体重(BMIなどの栄養指数)の状況，身体活動のレベル別構成(職業)，住民健診結果のまとめ，健康づくり関連施設の設置・利用状況，職能団体やボランティアの活動状況などは，市町村の保健衛生部門によって管理されていることが多い．栄養士・管理栄養士は，日ごろから関係部門との連携に努めるとともに，データの整理，更新を適切に行って，地域住民の要望に応えられるようにしておくことが重要である．

一方，外食・加工食品の利用状況，平均的な健康・栄養や食生活に関する意識などは，栄養士・管理栄養士が関連部門などの協力・支援を得て，事前に質問項目を印刷した調査紙を郵送し，自記式で記入させたあとで回収して，指導に活用する．

2 栄養指導関連情報の処理

収集した情報は，栄養指導の計画や，実際の指導に活用できる結果表を作成し，結果をグラフ化することでデータの内容の理解を容易にする，グラフにタイトルやキーワードをつけて分類し，使いやすい状態に整理することなど一連の作業を「情報の処理」という．近年では，結果表の取りまとめやグラフ化にコンピュータを活用することが多くなり，パワーポイントを用いて直接栄養指導媒体にまで加工することが一般化している．

a 情報の集計

収集した情報は，最初に表頭・表側を設定したレイアウトの各欄に結果を記入して結果表を作成する．結果表レイアウト設定の段階では，データの尺度水準に適応した手法の選択を考慮する必要がある．

① 比尺度とは，数値0(ゼロ)が絶対的意味をもつ尺度のことである．食品の摂取量(g)や体重(kg)，身長(cm)などが該当する．

② 間隔尺度とは，数値0(ゼロ)が絶対的意味をもたない尺度のことである．管理栄養士国家試験の得点などが該当する．

③ 量的データとは，比尺度と間隔尺度とを合わせたもののことである．

④ 順序尺度とは，数値の差に意味がなく，順序だけに意味がある尺度のことである．食事の量が「多い」に3点，「適量」に2点および「少ない」に1点を配点することなどが該当する．

⑤ 名義尺度とは，数値の差および順序にも意味をもたず，分類のために便宜的に数値をつけた尺度のことである．男性に「1」，女性に「2」をつけるなどが該当する．

⑥ 質的データとは，順序尺度と名義尺度とを合わせたものをいう．実際に

は，量的データと質的データの性格を理解して取り組む必要がある．

また，集計に用いられる手法には，算術平均，荷重平均，標準偏差，変動係数，相関係数および順位相関係数などがある．

b　情報の分析

情報の分析とは，「多数の変量をできるかぎりもとの情報への影響を抑制して，少数個の総合的な指標によって表現する方法」ということができる．分析に用いられる手法には，クラスター分析法，χ^2 分布，t 分布および F 分布などがある．現在では，コンピュータの活用により平易な作業となっている(**表 8-1**)．

表 8-1 ● よく用いられる集計解析の手法

名　称	一 般 式	記号の説明	どんなときに使うか
算術平均 $\overline{\chi}$	$\overline{\chi}=\frac{\chi_1+\chi_2+\cdots\cdots+\chi_n}{n}$	n：標本の数 $\chi_1\cdots\chi_n$：それぞれの標本の値	差で変化する量の代表値．いわゆる平均値としてもっとも多く用いられる
荷重平均 M_w	$M_w=\frac{a\chi_2+b\chi_3+\cdots\cdots k\chi_n}{a+b+c+\cdots\cdots+k}$	$a\cdots k$：それぞれの標本の値に対する重み	差で変化し，しかもそれぞれの値が重みをもつときの代表値．荷重平均所要量，荷重平均成分表の算出に使う
標準偏差 S Standard Deviation	$S=\sqrt{\frac{(\chi_1-\overline{\chi})^2+(\chi_2-\overline{\chi})^2+\cdots(\chi_n-\overline{\chi})^2}{n}}$ または $S=\sqrt{\frac{\Sigma(\chi_i-\overline{\chi})^2}{n}}$	χ_i：ある値 $\overline{\chi}$，$\overline{y}$，2 つの数列のそれぞれの平均値	各数値の平均値からのバラツキをみる．すなわち，平均値がどの程度，原数列を代表できるかを判断する
変動係数 CV Coefficient Variation	$CV=\frac{S}{\overline{\chi}}\times100$		①平均値が異なるとき ②単位が異なるときの数列の散布度を比較するときに使う
相関係数 r	$r=\frac{\frac{\Sigma\chi y}{n}-\overline{\chi}\overline{y}}{Sx\cdot Sy}$		2 つの変量のあいだに，比例的関係があるかどうかを調べるときに使う．$-1\leqq r\leqq+1$ の関係がある
順位相関係数 Rs	$Rs=1=\frac{6\Sigma d^2}{n^3=n}$	d^2：それぞれの順位の差の平方	2 つの変量がともに順位で示されている場合に，その関係の度合を調べるときに使う
主成分分析法	多くの変量を，できるだけもとの情報の損失を少なくして，少数個の総合的な指標で表現する方法		
クラスター分析法	異質ないくつかの対象を，それらのあいだの類似度に基づいて，類似した対象をいくつかのクラスターに分類する方法 地域の栄養調査などで，食物摂取の傾向が類似した世帯を分類し，それらに共通した特性に基づいて栄養指導する場合などに活用できる		
χ^2 分布	$\chi^2=\frac{(O-E)^2}{E}$	O：観測値 E：期待値	出現率の検定，分割表による検定(独立性の検定)実験により得られた分布が，正規分布，二項分布などに属するかどうかの検定．分散区間推定などに使う
t 分布	$t=\frac{x-m}{\frac{s}{\sqrt{n}}}$	m：母平均 X：標本平均 n：標本の大きさ s：標本標準偏差	平均値の検定や推定などに使う
F 分布	$F=\frac{u^2}{r^2}\begin{cases}u^2=\frac{1}{m-1}\Sigma(x_i-\overline{x})^2\\ r^2=\frac{1}{n-1}\Sigma(y_i-\overline{y})^2\end{cases}$	u^2，r^2：不偏分散 $\overline{x}$，y：標本平均 m，n：標本の大きさ	分散の差の検定や分散分析法などに使う

(高橋重麿，赤羽正之 編：給食管理ハンドブック 第 3 版，医歯薬出版，1977，p.68 より改変)

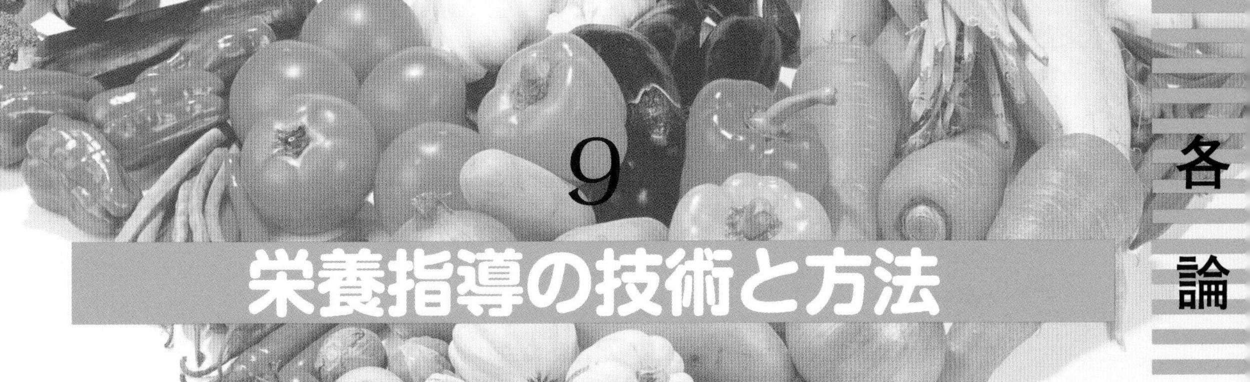

9 栄養指導の技術と方法

A　栄養指導の分類

栄養指導の分類には，個別指導や集団指導などの手段・方法別，妊婦から高齢者までのライフステージ別，社会現象や政策など課題対応別および特定給食施設や臨床症状(病態)別などがあり，多様な類型から試みられている．

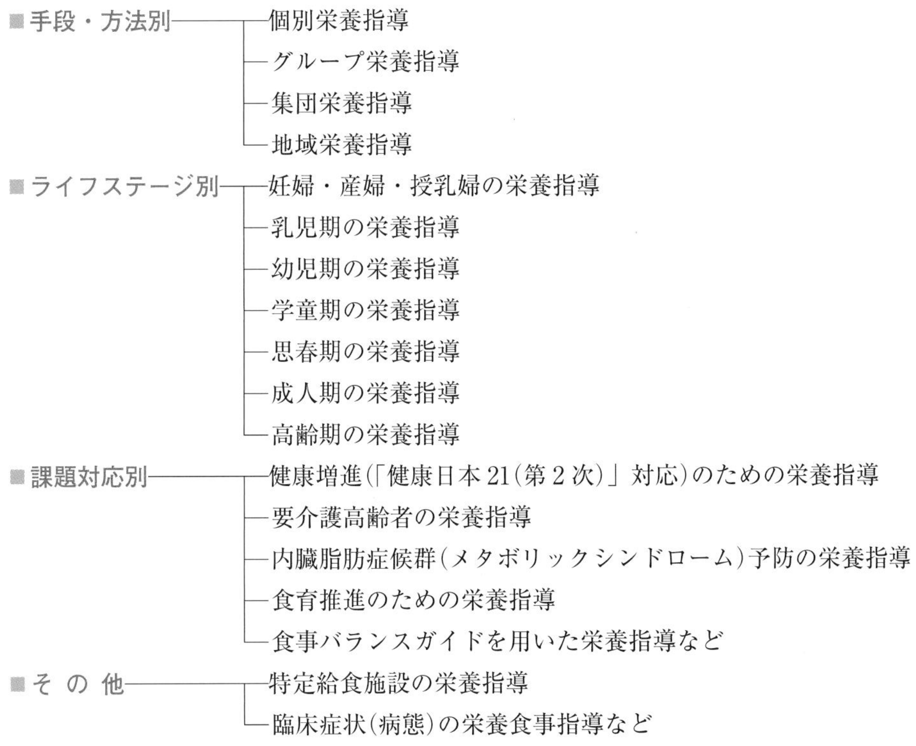

- ■手段・方法別
  - 個別栄養指導
  - グループ栄養指導
  - 集団栄養指導
  - 地域栄養指導
- ■ライフステージ別
  - 妊婦・産婦・授乳婦の栄養指導
  - 乳児期の栄養指導
  - 幼児期の栄養指導
  - 学童期の栄養指導
  - 思春期の栄養指導
  - 成人期の栄養指導
  - 高齢期の栄養指導
- ■課題対応別
  - 健康増進(「健康日本21(第2次)」対応)のための栄養指導
  - 要介護高齢者の栄養指導
  - 内臓脂肪症候群(メタボリックシンドローム)予防の栄養指導
  - 食育推進のための栄養指導
  - 食事バランスガイドを用いた栄養指導など
- ■その他
  - 特定給食施設の栄養指導
  - 臨床症状(病態)の栄養食事指導など

1　個別栄養指導の進め方

a　個別栄養指導の特徴

個別栄養指導は，対象者にもっとも効果が期待できる指導の方法である．

(1) 効果的な栄養指導が期待できる

一人ひとりがかかえる栄養・食生活上の問題を，みずから解決するために必要な健康・栄養に関する知識を提供するとともに，対象者の状況に合わせた実践の方法を具体的に提示するので，態度・行動の変容につながりやすく，もっとも効果的な栄養指導が期待できる．

⑵ 満足が得られる栄養指導が期待できる

カウンセリング技法を活用して，対象者がかかえる問題点やニーズを把握し，問題の改善や要求の実現に向けた具体的な方策について，考えさせる，気づかせることを支援するとともに，栄養士・管理栄養士からの適時適切な提案によって，対象者の満足が得られる栄養指導が期待できる．

そのために，栄養士・管理栄養士は，親しみがもたれる誠意ある態度で接し，対象者の話をよく聞いて，その問題点やニーズを把握し，解決につながる気づきを促しながら，具体的な改善の方策を提案するなど支援に努める．

⑶ 自発的な改善意欲の喚起を目指して行う

対象者がかかえる栄養や食生活に関する問題点やニーズを，改善または実現するために，科学的根拠の確かな知識を提供し，栄養や食生活への関心を高め，改善の必要性や実現による効果を認識させるなど，自発的な改善意欲をよび起こすことを目指して行われる．

⑷ 望ましい食習慣の定着を目標に実施する

単なる自覚や改善意識をもつ段階にとどまらず，日常の生活における行動と結びつけて実践を促し，望ましい食習慣として生活のなかに定着することを目標に行われる．

b 個別栄養指導の進め方

対象者の性格，家庭の状況，身体的条件，日常の身体活動および食生活状況などを把握し，ニーズに対応する支援や的確なアドバイスに努める．

健康や栄養に関するニーズは，健康状態や食品，献立および調理など具体的な内容が多い．問題や要求を明確にするとともに，その解決を目指した指導目標を設定する．指導目標を実現するための指導計画を作成し，設定した内容と方法に基づく栄養指導を継続的に実施する．そして，定期的に指導の評価と見直しを行い，望ましい食習慣として生活のなかに定着したことを確認して指導は終結する．

栄養指導の進行を，PDCA の各段階別「対象者の取り組み」と「栄養士の支援」を中心に取りまとめると，つぎのようになる．

⑴ PLAN の段階

■実態を把握する

身体状況や健康状態などは，計測や定期健診の結果などにより，生活状況や食物摂取状況などは調査票や聴取などによる．

対象者：状況を認識する．

栄養士・管理栄養士：対象者が状況を認識することを支援するとともに，実態を把握する．

■望ましいあり方を考える

対象者みずから希望する身体状況や健康状態，生活態度や食事などのあり方を考え，整理して取りまとめを行う．

対象者：理想とするあり方(ニーズ)を明らかにする．

栄養士・管理栄養士：カウンセリング技法を活用して対象者の取り組みを支援する．

■問題点(課題)を明らかにする

認識した状況(現状)と理想とするあり方(ニーズ)とのギャップを比較することにより，問題点(課題)を明らかにする．

対象者：みずからの問題行動に気づき，その原因を考える．

栄養士・管理栄養士：カウンセリング技法を活用して，対象者の気づきを支援する．

■問題(課題)の解決に意欲をもつ

対象者がみずから気づいた現状とニーズとのギャップを解消する取り組みの重要性を認識し，問題(課題)の解決に向けた意欲をよび起こす．

対象者：ギャップを解消する取り組みの重要性に気づき，何とか理想に近づきたいと思う．

栄養士・管理栄養士：理想に近づくための取り組みにつながる情報の提供など，支援に努める．

■目標を設定する

現状をベースに，目的(理想とするあり方など)に到達するための行動目標を設定する．

対象者：理想とするあり方などに近づくための具体的な取り組みをあげ，いつまでにどのようにして実現するかを明らかにする．

栄養士・管理栄養士：対象者が，あまり無理なく実現可能な目標の設定を行えるように，側面から支援する．

(2) DO の段階

■行動のために必要な学習を行う

行動目標に到達するために必要な知識や技術を，学習により身につける．

対象者：必要な知識や技術を習得する．

栄養士・管理栄養士：必要な知識や技術の習得を支援する(講習会や情報提供など)．

■行動目標を実践する

学習の成果を活用して行動目標の実現に向けた取り組みを実践する．

対象者：学習によって得た知識・技術を駆使して行動目標の実現に向けた取り組みを実行し，その状況を記録に残し，自己点検を行う．

栄養士・管理栄養士：対象者が行う自己点検(自己モニタリング)を支援するとともに，励ましや必要な情報の提供を行う．

(3) CHECK の段階

実践の成果を行動目標への達成度により評価する．

対象者：行動目標の達成度を自己評価する．

栄養士・管理栄養士：行動目標の達成度を総合的に評価するとともに，実態把握時の状況との比較を行う．

⑷ ACTION の段階

行動目標の達成度による評価から，目標が実現できなかった場合には，その原因を明らかにして，改めて行動目標を設定し再度実践する．行動目標を達成した場合には，目的(理想とするあり方など)に到達するため，一歩前進したあらたな行動目標を設定し実践する．

市町村保健センターなどの栄養相談室に，栄養・食生活に関する問題や，心配ごとをもった住民が栄養指導を求めて来所したときの事例を**表 9-1** に示した．食事療養(病態栄養指導)に関する事例では，主治医からの指示の確認とともに，状況把握の段階で身体状況や健康状態，健診の結果などの追加が必要になる．

表 9-1 ● 個別指導の進め方(例)

事　項	具体的な内容など
1 導　入 出入口から席への誘導と 話しやすい雰囲気づくり	**・席への案内** 「お待たせしました．どうぞお掛け下さい．」 **・よい雰囲気づくり** 「こんにちは．栄養士の○○です． 今日は天気がよくて，気分がいいですね．」
2 対象者の状況把握 改善すべき課題の明確化	**・指導テーマの確認** 「どうなさいました？」 「今日は，どんなご相談でお越しですか？」 **・食生活状況の把握** ① 現在心配なこと，経緯・経過など． ② 調理担当者，一緒に食事をする人など． ③ 食事の回数，時間（間食を含めて）など． ④ 食欲，食事の美味しさなど． ⑤ 召し上がる速さなど． ⑥ 外食の状況（頻度，よく食べるもの）など． ⑦ 加工食品，惣菜などの利用状況． ⑧ 味つけの好み． ⑨ 好きな料理，食品など． ⑩ 嫌いな料理，食品など． ⑪ アルコール飲料の召し上がり方． ⑫ 運動（身体を動かす）習慣など． ⑬ 睡眠時間など． ⑭ 日ごろの疲れやすさなど．
3 改善のための諸提案 具体的な指導	**・食生活状況などから把握した課題に対する具体的な改善の方策を提案する． 対象者から納得が得られるように努力する．**
4 終　了 指導のまとめと 出入口までの見送り	**・意欲づけ，励まし，安心感を与える．** 「大変ですけど，問題を解消するために提案を実行してみてください．」 「何かありましたら，遠慮なくご相談ください．」 「お疲れさまでした．気をつけてお帰りください．」

c　個別栄養指導計画の策定

問題の解決までに時間を要する個別栄養指導では，望ましい生活習慣の実践に向けた態度，行動の変容が認められるまで，計画的・継続的に行うことが求められる．個別栄養指導を計画的・継続的に行うためには，一人ひとりの対象者ごとに「個別栄養指導計画」の作成が必要になる．「個別栄養指導計画」は，つぎのような手順によって設定される．

⑴「個別栄養指導計画」が必要な対象者を選定する

定期健康診断や住民検診などで，医師から，栄養および食生活について「要指導」と判定された人たちが主体となる．

⑵ 指導目標および指導内容の決定

栄養および食生活上の問題を解決するための目標を設定し，目標の達成に必要な手段や内容などを決める．

⑶ 実施計画の作成

目標の達成に必要な手段や内容の展開を，実施回数別などの手順に従って取りまとめる．

⑷ 栄養指導の実施

指導のポイントを計画に反映させる．

■指導のポイント

- 対象者のニーズに合わせる．
- 指導目標を遵守する．
- 手段や内容は具体的に．
- 対象者が理解できるレベルで．
- 教材や媒体の選定と活用．
  (指導効果を高める教材・媒体と効果的な使い方)
- 計画的，継続的に．
- カウンセリング技法を活用して．

⑸ 栄養指導の評価と見直し

目標や指導内容が適切であったかを栄養士・管理栄養士が自己評価するための方法や時期，対象者の知識，態度，行動の変容の状況，場合によっては，身体計測や生化学的検査などの結果活用まで検討しておく．

評価によって，目標と結果とが乖離していた場合の対応(見直し)を想定する．

⑹ 再指導の実施

評価と見直しに基づいて，あらたな目標や内容による栄養指導の実施を想定する．

態度・行動の変容が確認されるまで繰り返すことを想定する．

2 集団栄養指導の進め方

集団栄養指導は，少数の栄養士・管理栄養士が，多数の対象者を一度に指導することができる方法である．

a 集団栄養指導の特徴

(1) 生活圏を共有する多数人を対象にすることができる

職場，学校および団体などの特定多数人，あるいは地域の不特定多数人など，生活圏を共有する人たちを対象に実施する．

(2) 対象者に共通する課題や関心に着目する必要がある

指導が散漫になることを防止するために，共通の問題や関心をもつ人たちを集めることでポイントを絞り，対象者相互の体験の共有化や意識の交流を図りながら進めることが可能で，指導効果の向上に貢献できる．

(3) 理解力の差を考慮し，人間関係を活用する

参加者の理解力には差があり，対象者全員に，均等に指導の内容を徹底することは困難である．低レベルすぎる指導では，理解力の高い人たちからの満足が得られず，また，高レベルすぎる指導では理解力が劣る人たちからの満足が得られない．レベルの設定はむずかしいが，おおむね対象者の60％程度が理解できるあたりを目指すことになる．十分理解できない人たちには，グループワークなどにより人間関係を利用して，対象者同士が励まし合える体制をつくると効果が期待できる．

(4) グループの形成と適切なアプローチのあり方が問われる

1回の集団指導で，態度，行動の変容を期待することには無理がある．態度，行動の変容に向けた取り組みの動機づけととらえ，ともに問題の解決を目指すグループの形成を支援し，その後のグループ活動を指導・援助することで指導効果を向上させることが可能である．

b 集団栄養指導計画の策定

集団栄養指導の多くは単発で行われている．しかし，栄養教室や○○病予防教室など，3〜4回の複数回制で行われる集団指導もある．複数回制で行われる集団栄養指導では，個別栄養指導と同様に指導計画の策定が必要になる（表9-2）．

(1) 多くの対象者に共通する目標を設定する

生活圏を共有する多数人を対象とした場合でも，一人ひとりの参加者の置かれた立場などは，それぞれ異なる．できるだけ多くの参加者に共通する目標の設定に努める．

(2) 対象者の特性に応じた指導方法を選定する

家庭の主婦に，調理のデモンストレーションを伴う講習会は，効果的な指導の方法である．しかし，調理をしない中高年の男性に適した指導法とはいいがたい．参加者の特性に応えられる指導方法を選択し，日常生活と結びつけて展開することを目指す．

表 9-2 医療機関における糖尿病集団栄養食事指導の進め方(例)

1 糖尿病治療の目的
・生活習慣を正し，生涯にわたってつづける.
・合併症を予防する.
・「一病息災」の充実した人生を送れるようにする.

2 糖尿病治療の三原則
・食事療法が基本(すべての糖尿病患者に必要).
・運動療法.
・薬物療法(経口血糖降下剤，インスリン注射).

3 糖尿病の治療食
・過食を避ける.
・偏食をしない.
・規則正しく食事をとる.
・健康者にも通用する健康食(保健食).

4 食事療法の原則
(1) 適正なエネルギー量の食事
・病状，年齢，性別，身長，(体重)，身体活動量などによって異なる.
・主治医に決めてもらうこと(主治医の指導を受け，管理栄養士が提案することもある).
外来における適正エネルギーの目安
＝ 身長(m)×身長(m)×22×30 kcal
(2) バランスのよい食事
・いろいろな食品を取り混ぜて，適切な量を食べる.
・糖尿病の治療食では，食べてはいけない食品はほとんどない.
・とくに，糖尿病の治療に直接効果を発揮する食品もない.

5 合併症を予防するために
(1) 塩分を減らす(高血圧の予防).
・高血圧は，糖尿病性腎症，網膜症，動脈硬化症の進行に関与する.
(2) コレステロールや飽和脂肪を多く含む食品を控える
(脂質異常症(高脂血症)の予防).
・脂質異常症は，動脈硬化症を進行させる.
(3) 食物繊維を増やす(血糖の急激な上昇を抑える).
・食物繊維は，食後の血糖の上昇を抑え，コレステロールの増加を防ぐ.

6 糖尿病の病型
(1) 1 型糖尿病(「IDDM」)
・年少者に多発.
・インスリンが分泌されない.
・インスリン注射が不可欠.
○1 型糖尿病患者の食事療法
・低血糖を起こさない.
・高血糖を起こさない.
・インスリン注射と食事を上手く調整する.
〈決まった時間に，決まった量と内容の食事をとる〉
(2) 2 型糖尿病(「NIDDM」)
・成人になってから多発.
・過食，運動不足，肥満などが発症のきっかけ，病状の悪化をもたらす.
・過食をしない，適度な運動，太らないように注意.
〈肥満を解消し，標準体重を維持する適正なエネルギーの食事をとる〉

7 食事療法の進め方
(1) 医師の指示

表9-2 つづき

・1日に摂取してよいエネルギー(指示エネルギー).
・そのほか，とくに注意する必要があること.
(2) 栄養士の指導(病院等医療機関では管理栄養士)
・指示エネルギーを，食品のレベルに置き換える.
・朝，昼，夕および間食に配分した「食事計画表」を提案する.

8 「食品交換表」の見方
・含まれている栄養素が似ている食品を同じ表にまとめてある.
(1) 食品の表別分類
表1　おもに炭水化物を含む食品
・穀類，いも類，炭水化物の多い野菜，大豆を除く豆類など.
表2　おもに炭水化物を含む食品
・果物.
表3　おもにたんぱく質を含む食品Ⅰ
・魚，肉，卵，大豆製品，チーズなど.
表4　おもにたんぱく質を含む食品Ⅱ
・牛乳，乳製品(チーズは除く)など.
表5　おもに脂質を含む食品
・油脂類，多脂性食品など.
表6　おもにビタミン，ミネラルを含む食品
・野菜類，海藻，きのこ，こんにゃくなど.
調味料
・みそ，砂糖，みりんなど.
(2) 食品交換表の「単位」
・1単位＝80 kcal
・いろいろな食品の1単位に当たる重量(目方)を覚える.
(3) 食品の交換
・同じ表の中の食品では，同じ単位で交換できる.
・違う表の食品とは，交換できない.

9 「食品交換表」の使い方
(1) 指示エネルギーを「単位」に換算する.
・指示エネルギー kcal÷80 kcal＝1日の指示単位.
(2)「1日の指示単位」の表別配分
・どの表に何単位振り分けるか.
○　1,600 kcal　20単位(炭水化物60%の場合)の配分(例)

表1	表2	表3	表4	表5	表6	調味料
10	1	4.5	1.5	1	1.2	0.8

「糖尿病食事療法のための食品交換表(第7版)」では，炭水化物由来のエネルギーを指示エネルギーの50〜60%，たんぱく質は標準体重1 kg当たり1.0〜1.2 gとし，不足するエネルギーを脂質から摂取することとし，炭水化物エネルギー比50%，55%および60%における単位配分例が示されている．指示エネルギー量が同じであっても，採用する炭水化物エネルギー％によって，交換表の表別に割りふられる単位数は変わってくる．ここで取り上げた配分(例)は，指示エネルギー1,600 kcal(20単位)で炭水化物エネルギー比60%の配分例である.
(3) 朝，昼，夕および間食への単位配分
・表1，表3および表6は，3回の食事にできるだけ均等に振り分ける.
・果物と牛乳は，間食にまわすことができる.
・表5および調味料は，料理に応じて.
※このように単位配分したものを「食事計画表」という.
・「食事計画表」は，指示単位に基づいて栄養士，病院では管理栄養士から提案する.

表9-2 つづき

10 「献立」のたて方

(1)「献立」の基本

・毎食，3つの食器を．

① 1番目の食器　主食　おもに炭水化物を供給．

② 2番目の食器　主菜　おもにたんぱく質を供給．

③ 3番目の食器　副菜　おもにビタミン，ミネラル，食物繊維を供給．

(2) 手　順

① 主食を決める．　表1　ごはん，パン，めんなど

② 主菜を決める．　表3　魚，肉，卵，豆腐など

③ 副菜を決める．　表6　野菜，海藻，きのこなど

④ 間食には　表2　果物

表4　牛乳

⑤ 食品は，必ず計量する．

⑥ 炒め物，揚げ物の油を見落とさない．

⑦ 食品の交換は，同じ表の中で．

(3) 調理上の注意

① 新鮮な材料を．

② 味つけはうす味に．

③ 香りで味を補う工夫を．

④「かさ」を出す工夫を(低エネルギーの食品の利用や盛りつけなど)．

⑤ 皿数を多く，見た目の満足感を．

⑥ 家族も患者に合わせた食事(糖尿病の食事は健康・長寿食)．

⑦ 楽しい食卓の雰囲気づくりを．

11 個別の栄養食事指導への誘導

・患者によって，主治医の指示エネルギーが違う．

・患者によって，栄養士・管理栄養士が提案する食事計画が違う．

・一人ひとりの患者の食事療法を，栄養士・管理栄養士などが継続的に支援する．

(3) 広範で多様な指導を心掛ける

1回目には講演と全体討議，2回目には調理のデモンストレーションを伴う講習，3回目にはグループ討議と全体での報告，4回目には調理実習と試食などを組み合わせて，変化のある，広範で多様な指導方法を取り入れる．

(4) 教材や媒体を上手に使う

集団栄養指導では，広い会場に集まった多数の参加者を対象にするので，教材や媒体の適否が対象者の満足度に大きく影響する．指導方法に合わせて，対象者に適した教材や媒体を使い分けるようにする．

(5) チームワークを大切にする

効果的な集団栄養指導を実施するためには，栄養士・管理栄養士一人の努力だけでは限界があることを理解しなければならない．会社，工場などにおける集団栄養指導では，対象者の選定には健康管理部門の医師，保健師，看護師および事務職などの協力が不可欠である．ある程度健康を損ねた参加者の受講中の介護には保健師や看護師の支援が，参加者の多様な質問に適切に対応するためには医師，保健師などの参加が望まれる．日ごろから関連職種とのコミュニケーションに努め，組織内の良好なチームワークの形成に配慮することが望まれる．

c 集団栄養指導の方法

一般に集団栄養指導の方法は，講義形式，討議形式および研究形式などに分類される．

(1) 講義形式

講義形式は，講師である栄養士・管理栄養士から対象者に，一方通行で指導が行われる．

調理のデモンストレーションを伴う講習，身体活動(軽い運動)を伴う講習などの講習会，また，スライドやパワーポイントなどを媒体にして活用した講演会などが該当する．

(2) 討議形式

討議形式は，主催者である栄養士・管理栄養士が中心になって相互通行で行われる指導である．集団討議形式の種類は後述する．

(3) 研究形式

研究形式は，主催者である栄養士・管理栄養士と参加者の共働による指導である．

特定のテーマによる研究集会や，参考になる施設や活動の見学会などが該当する．

(4) そ の 他

買い物コンクール，献立コンクール，料理コンクール，栄養メモコンクールおよび栄養教育ポスターコンクールなどがある．

d 集団討議・討論形式の種類

(1) パネルディスカッション

司会者の進行により3～6名程度の講師(パネラー)が，参加者(聴衆)の前で1つのテーマについて発表したあと，パネラー同士およびパネラーと参加者とで自由に討議を行う形式のことである．

(2) シンポジウム

1つのテーマについて専門の異なる3～5人の講師が，それぞれの専門分野における研究成果や見解を発表し，参加者とのあいだで質疑応答が行われる形式のことである．ただし，原則として講師間の質疑応答は行われない．

(3) 円卓会議(ラウンドテーブル・ディスカッション)

座談会の一形式で，比較的少人数の参加者が円卓を囲んで座り，司会者と書記を決めてテーマに沿って討議を進める形式のことである．司会者は，参加者が公平に発言できるように配慮して，討議の結果に全員が賛同できるよう進行にあたる．司会者は，最後に討議の結論をまとめる．

(4) ワークショップ

いくつかの小集団に分かれ，リーダーを中心にテーマに沿った討議を行い，小集団の結果をそれぞれ取りまとめたあと，全体で報告し合い，討議によって結論を出す形式のことである．

一般的な進行は，①オリエンテーション →②全体会議 →③分科会 →④分科会のまとめ →⑤分科会からの報告 →⑥全体会議 →⑦全体のまとめの順

表 9-3 ● 個別指導と集団指導との比較

個別指導 (一　般)	集団指導 (糖尿病)
1　導　　入 (1) 栄養指導室への案内　★ (2) よい雰囲気づくり　★ 2　インフォームドコンセント (説明と同意に基づく指導) 3　医師からの指示事項の確認 4　食生活状況調査 ・食事療法経験の有無 ・調理担当者・食事をともにする人 ・食事時間・食事回数 ・食欲・食べる速さ ・外食・加工食品の利用 ・味つけ ・好きな食べ物・嫌いな食べ物 ・アルコール・たばこ ・運動習慣・睡眠時間 5　食事状況の評価　★ 【評価に基づく改善点の指摘】　★ 6　食事計画の提案 7　食事記録の提案 8　必要に応じて次回予約　★ 9　指導記録票への記載　★ (カルテに貼付など) 10　指導記録票の保管　★	1　導　　入 (1) 糖尿病治療の目的 (2) 糖尿病治療の三原則 (3) 糖尿病の治療食 2　動機づけ (1) 糖尿病の病型 (2) 合併症を予防するために 3　食事療法の進め方 (1) 食事療法の原則 ・適正エネルギーの食事 ・バランスのよい食事 (2) 医師の指示 (3) 栄養士・病院では管理栄養士の指導 4　「食品交換表」の見方 ・食品の表分類 ・食品交換表の単位 ・食品の交換 5　「食品交換表」の使い方 ・指示エネルギーの単位換算 ・「1日指示単位」の表別単位配分 ・朝，昼，夕，間食への単位配分 6　献立のたて方 ・献立の基本 ・たて方の手順 ・調理上の注意 7　個別の栄養指導への誘導 8　カルテ記載と返済

★ 2回目以降にも実施する事項

で進められるが，③→④→⑤→⑥を何度か繰り返すことが多い．

(5) ディベートフォーラム

1つのテーマについて，参加者を賛成，反対の2グループに分け，それぞれの観点から意見を戦わせ，討議の優劣から結論を導き出す形式のことである．

(6) レクチャーフォーラム

もっとも一般的な討議形式であり，専門家の講義と参加者との質疑応答による形式のことである．

(7) フィルムフォーラム

映画，ビデオなどを鑑賞し，参加者がその内容について討議を行う形式のことである.

⑻ 分団式討議法(バズ・セッション：ブンブン討議)

参加者を小グループに分け，小グループ内で各個人の意見を活発に発言させ，調整後の意見をもち寄って全体会をもち，質疑応答を行うことで多くの意見から結論を得る形式のことである.

小グループにおける活発な話し合いの過程をバズ・セッション(ブンブン討議)といい，多くの蜂がブンブン飛び交う音になぞらえて名づけられた.

⑼ フィリップスの6・6式討議(分団式討議法)

6人程度の小グループに分かれ，グループごとに司会者と書記を決め，1人が1分ずつ計6分間討議を行い，その結果を全体会で発表して全体討議を行う．これを2～3回繰り返して全体のまとめを行う形式のことである．バズ・セッション(分団式討議法)の1つであり，短時間に多くの意見を知ることができる.

⑽ ロールプレイング

参加者のなかから何人かに役割を与え，問題の場面を設定して登場人物に扮して演技を演じる．終了後，演技を教材にして演技者と参加者を加えて，全体で討議を行う形式のことである.

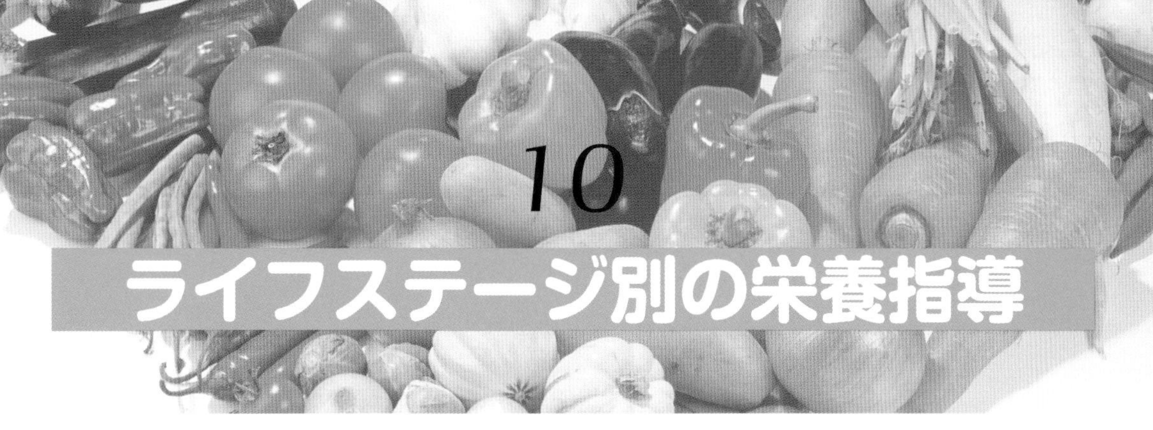

10 ライフステージ別の栄養指導

A 妊婦の栄養指導

妊婦の栄養管理は，母体および胎児の健康・発育を維持・増進するための基礎的な要件である．この時期の妊婦には，妊娠中の母体の生理特性をふまえた栄養指導が大切になる．

1 妊娠初期(16 週未満)の栄養特性，食事摂取基準と栄養指導

a 妊娠初期の栄養特性

胎芽期(妊娠から約 3 か月，胎芽：妊娠 3 か月までの胚のこと)は，活発な細胞分裂によって児の中枢器官が形成される時期であり，母体の代謝や内分泌系に大きな変化が生じる．また，流産，児の奇形発生にかかわる危険な時期であり，特別な配慮が必要である．

初期から中期にかけての妊娠高血圧症候群(妊娠中毒症：妊娠が原因となって母体に起こる疾患)では，嘔吐などの症状がみられる．

「つわり」は，妊娠 2 か月ころからはじまり，一般には 4 か月ころには終息する．原因は，妊娠に伴う母体の体内環境の著しい変化である．症状として，食欲不振，嗜好の変化，吐き気・嘔吐，生つば，むねやけなどが起こる．経過は，軽症ですむケースが多い．ときに栄養障害を伴う「悪阻(早期妊娠高血圧症候群と考えられる病的状態)」に陥ることがある．

b 妊娠初期の食事摂取基準

■非妊時に対する付加量………日本人の食事摂取基準(2020 年版)

栄養素など	付 加 量	取り扱い
エネルギー	50 kcal	推定エネルギー必要量にプラス
たんぱく質	—	
脂 質	—	
ビタミン A	—	
ビタミン B_1	0.2 mg	推奨量にプラス
ビタミン B_2	0.3 mg	推奨量にプラス
ビタミン C	10 mg	推奨量にプラス
カルシウム	—	
鉄	2.5 mg	推奨量にプラス
ナトリウム(食塩相当量)	—	
食 物 繊 維	—	

c 妊娠中の体重増加指導の目安

妊娠期における望ましい体重増加量は，2021年3月改定の「妊娠前からはじめる妊産婦のための食生活指針」に日本産科婦人科学会の「妊娠中の体重増加指導の目安(令和3年3月8日)」が収載されている(p.190「妊娠中の体重増加指導の目安」参照).

「妊娠中の体重増加指導の目安」によれば，妊娠中の望ましい体重増加量は，妊娠前の体格(BMI)によって異なる．低体重(やせ：BMI 18.5 kg/m^2 未満)では12～15 kg，普通体重(BMI 18.5～25.0 kg/m^2 未満)では10～13 kg，肥満1度(BMI 25.0～30.0 kg/m^2 未満)では7～10 kg，肥満2度(BMI 30.0 kg/m^2 以上)では個別対応(上限5 kgまでが目安)とされている．

「普通体重」では，BMI値が低体重に近いケースでは13 kgを，肥満に近いケースでは10 kgを目安とする．

「肥満(2度以上)」でBMIが30 kg/m^2 をやや超えるケースでは，おおよそ5 kgの体重増加を目安とし，著しく超えるケースでは個別対応とする．

そして，体重増加指導の目安について，「増加量を厳格に指導する根拠は必ずしも十分ではないと認識し，個人差を考慮したゆるやかな指導を心掛ける(産婦人科診療ガイドライン産科編2020 CQ010より)．」ことが提唱されている．

d 妊娠初期の栄養指導のポイント

① 栄養のバランスを考えた食事(多様な食品を組み合わせた献立).
② 良質なたんぱく質の摂取を考慮.
③ ビタミン，ミネラル，とくに鉄の十分な摂取.
④ ナトリウム(食塩相当量)の摂取を控える.
⑤ 肥満を防止するために，エネルギーの過剰摂取に注意する.
⑥ 便秘を予防するために，食物繊維の多い食品を適度に組み合わせるようにする.
⑦ 二分脊椎などの神経管閉鎖障害発症リスク低減のために，十分な葉酸の摂取に配慮する．具体的には，緑黄色野菜や果物などの摂取に努める．野菜は，緑黄色野菜の割合を考慮して350 g程度の摂取を目標にする.
⑧ 刺激性の食品(からし，わさび，しょうが，こしょうなど)は，使用量に注意する.

e 「つわり」時の栄養指導のポイント

①「つわり」の症状は，空腹時に多発する．しかし，一度に多量の食物を摂取すると吐き気の原因になるので，1日3回の食事を，5～6回に分けて(分食)食べるようにする.
② 食後すぐに動くと嘔吐することがあるので，食後30分くらいは安静を保つようにする.
③ 炭水化物を主成分とする固形物を中心に，著しい難消化でないかぎり，嗜好に合った食事とする.
④ 水やお茶は，食事と一緒ではなく，1時間くらい経ってから飲むように

する．

⑤ 散歩など適度な運動を取り入れて気分転換を図り，心身の安静を保つようにする．

2 妊娠中期（16〜28 週未満）の栄養特性，食事摂取基準と栄養指導

a 妊娠中期の栄養特性

■4 か月ころ

胎盤が完成し，栄養補給も順調になる．この時期には，「つわり」の症状が消失し，食欲が出てくる．

■5 か月ころから

胎児の運動が活発になる．妊婦は，胎動を感じとるなど母性を実感する時期である．

■6 か月以降

胎児の発育が著しくなり，妊婦は食欲が亢進してくる．

b 妊娠中期の食事摂取基準

■非妊時に対する付加量………**日本人の食事摂取基準**（2020 年版）

栄養素など	付 加 量	取り扱い
エネルギー	250 kcal	推定エネルギー必要量にプラス
たんぱく質	5 g	推奨量にプラス
脂　　質	—	
ビタミン A	—	
ビタミン B_1	0.2 mg	推奨量にプラス
ビタミン B_2	0.3 mg	推奨量にプラス
ビタミン C	10 mg	推奨量にプラス
カルシウム	—	
鉄	9.5 mg	推奨量にプラス
ナトリウム（食塩相当量）	—	
食 物 繊 維	—	

c 妊娠中期の栄養指導のポイント

① 栄養のバランスを考えた食事にする．

多様な食品を組み合わせた献立にする．

良質なたんぱく質の摂取を考慮する．

ビタミン，ミネラル，とくに鉄の十分な摂取を心掛ける．

② 妊婦の肥満を防止するためエネルギーの過剰摂取に注意する．

高脂肪など高エネルギーの食事を控える．

菓子類，果物類など，間食の食べすぎを避ける．

③ 浮腫を予防するため水分と食塩のとり方に注意する．

水分のとりすぎに注意する．

高塩食品を控え，減塩食を心掛ける．

④ 便秘を予防するために，食物繊維の多い食品を適度に組み合わせる．

⑤ 刺激性の食品（からし，わさび，しょうが，こしょうなど）は，使用量に注意する．

3 妊娠後期(28週以降)の栄養特性，食事摂取基準と栄養指導

a 妊娠後期の栄養特性

妊娠後期には，胎児のたんぱく質と脂質の蓄積が著しくなるので，胎児の成長に見合った栄養素などの摂取が必要になる．

胎児の発育に伴い，母体の血液量が増え，浮腫や貧血が現れやすい．

6か月をすぎると，胎児の発育が著しくなり，妊婦は食欲が亢進してくる．

妊娠後期の妊娠高血圧症候群は，母体の生命および胎児に対して重大な影響を及ぼす恐れがあるので注意が必要である．

妊娠高血圧症候群の概況は，つぎのとおりである．

⑴ 純粋型と混合型

純粋型：妊娠によって突然現れる．

混合型：本態性高血圧症，腎炎からの合併．
過去の妊娠高血圧症候群の未治癒からの併発．

⑵ 母体に及ぼす影響

貧血，栄養障害の併発．

ときには，痙攣，昏睡から死にいたることがある．

常位胎盤早期剥離を起こすことがある．

⑶ 胎児に及ぼす影響

流産，早産，死産になることがある．

低体重児出生の原因になる．

⑷ 近年では，早期発見の効果から母児の死亡率は減少している

b 妊娠後期の食事摂取基準

■非妊時に対する付加量………**日本人の食事摂取基準**(2020年版)

栄養素など	付加量	取り扱い
エネルギー	450 kcal	推定エネルギー必要量にプラス
たんぱく質	25 g	推奨量にプラス
脂質	—	
ビタミンA	80 μgRAE	推奨量にプラス
ビタミンB_1	0.2 mg	推奨量にプラス
ビタミンB_2	0.3 mg	推奨量にプラス
ビタミンC	10 mg	推奨量にプラス
カルシウム	—	
鉄	9.5 mg	推奨量にプラス
ナトリウム(食塩相当量)	—	
食物繊維	—	

c 妊娠後期の栄養指導のポイント

① 栄養のバランスを考えた食事にする．
多様な食品を組み合わせた献立にする．
良質なたんぱく質の摂取を考慮する．
ビタミン，ミネラル，とくに鉄の十分な摂取を心掛ける．

② 後期10週には，胎児へのたんぱく質と脂質の蓄積が顕著になる．

十分な栄養素などの摂取が必要である.

③ 妊婦の肥満を防止するため，エネルギーの過剰摂取に注意する.
高脂肪など高エネルギーの食事は控える.
菓子類，果物類など，間食の過食を避ける.

④ 浮腫を予防するため，水分と食塩のとり方に注意する.
水分のとりすぎに注意する.
高塩食品を控え，減塩食を心掛ける.
(日本産科婦人科学会周産期委員会は，「妊娠高血圧症候群の栄養管理指針」において『極端な塩分制限は勧められない』として7〜8 g/日程度を提案している.)

⑤ 胎児の成長により胃が押し上げられるので，1 回の食事量を抑えて 4〜5 回に分食する．また，消化のよい食品を選び，消化のよい状態に調製する.

⑥ 便秘を予防するために，食物繊維の多い食品を適度に組み合わせる.

⑦ 刺激性の食品(からし，わさび，しょうが，こしょうなど)は，使用量に注意する.

d 妊娠高血圧症候群の食事療法のポイント

■軽症では，食事療法と安静で対応

重症および食事療法と安静が困難な場合には，入院治療を検討する.

■食事療法の原則(基本的には軽症，重症に共通)

① 適正エネルギー(目安)
- 妊娠前 BMI が 25 kg/m^2 未満の妊婦
  30 kcal×標準体重(身長 m^2×22)+200 kcal
- 妊娠前 BMI が 25 kg/m^2 以上の妊婦
  30 kcal×標準体重(身長 m^2×22)

② 適正なたんぱく質(正常な妊婦に比べ低たんぱく質の食事)
1.0 g×標準体重(身長 m^2×22)

③ 低ナトリウム(低食塩相当量)
極端な塩分制限はすすめられない(症状に応じた適正量とする.)

④ 水分制限
- 1 日の尿量が 500 mL 以下や肺水腫がある妊婦
  前日の尿量 +500 mL 程度
- それ以外の妊婦
  特別な制限はしない(口渇を感じない程度の摂取が望ましい.).

B　産婦・授乳婦の栄養指導

分娩までは，エストロゲン（卵胞ホルモンの総称）によって母乳の分泌は抑制されている．産後は，胎盤の娩出に伴ってプロラクチン（黄体刺激ホルモン：乳汁の分泌促進作用）の分泌が盛んになり，乳汁の産生がはじまる．

母体の回復，乳汁の分泌促進などを目的にした栄養指導が大切になる．

1　産婦・授乳婦の栄養特性，食事摂取基準と栄養指導

a　産婦・授乳婦の栄養特性

母体の回復，乳汁の分泌，乳児の保育などにより，栄養素などの必要量が増加する．一般の女性に比べ，たんぱく質，ビタミン類，ミネラル類が多く必要である．

b　授乳婦の食事摂取基準

■非妊時に対する付加量………**日本人の食事摂取基準**（2020年版）

「日本人の食事摂取基準（2020年版）」では，産婦としての付加量は設定されていない．設定は，授乳婦として付加量が示されている．

栄養素など	付 加 量	取り扱い
エネルギー	350 kcal	推定エネルギー必要量にプラス
たんぱく質	20 g	推奨量にプラス
脂　　質	—	
ビタミンA	450 μgRAE	推奨量にプラス
ビタミンB_1	0.2 mg	推奨量にプラス
ビタミンB_2	0.6 mg	推奨量にプラス
ビタミンC	45 mg	推奨量にプラス
カルシウム	—	
鉄	2.5 mg	推奨量にプラス
ナトリウム（食塩相当量）	—	
食物繊維	—	

c　産婦・授乳婦の栄養指導のポイント

① 母体の回復を促進するための食事にする．

たんぱく質，ビタミン，ミネラルを十分と摂取する．

② 母乳分泌の促進に役立つ栄養素を多く含む食品を十分摂取する．

たんぱく質，鉄，カルシウム，ビタミンB_1など．

脂肪，カルシウム，ビタミン類は，多く摂取すると母乳中の含有量もある程度増加する．

③ 産後肥満を防止するためエネルギーは，適量摂取に努める（妊娠前の体重が目標）．

④ 母乳の分泌促進のため栄養バランスのよい濃厚な汁物などを摂取する．

みそ汁，シチュー，豚汁，各種スープ，牛乳など．

⑤ 消化の悪い食物，刺激性の食品は控える．

C　乳児期の栄養指導

乳児期には，生命の維持と生活活動に加えて，急激な成長・発達のための栄養素などが必要である．このため，体重1 kg当たりの栄養素などの必要量は，ほかの年齢階級に比べて著しく高い．成長・発達は，出生直後から2歳ころまでがとくに旺盛である．しかし，乳児期は消化吸収機能が未成熟なため，栄養管理には十分な配慮が必要である．

1　乳児期の栄養特性，食事摂取基準と栄養指導

a　乳児期の栄養特性

出生から5か月ころまでの児は，母乳や乳児用調製乳（育児用ミルク）などの乳汁から，ほとんどの栄養素などを摂取している．初期の哺乳は，先天的ないしは反射的能力によって行われる．

一般的に，生後5～6か月ころから離乳をはじめ，離乳食に使用する食品の量や種類，調理法を増やすとともに，次第にかたさを増して12～18か月ころに完了する．

離乳は，栄養補給の観点とともに摂食機能の発達を図ることが重視され，離乳食を経験学習することによって咀嚼能力を育むことを目標にする．

b　授　乳

授乳（栄養）法は，母乳栄養，混合栄養および人工栄養に大別されている．授乳期の栄養方法は，10年前に比べ，母乳栄養の割合が増加し，生後1か月では51.3%，生後3か月では54.7%であった．混合栄養も含めると，母乳を与えている割合は，生後1か月で96.5%，生後3か月で89.8%であった（図10-1）．

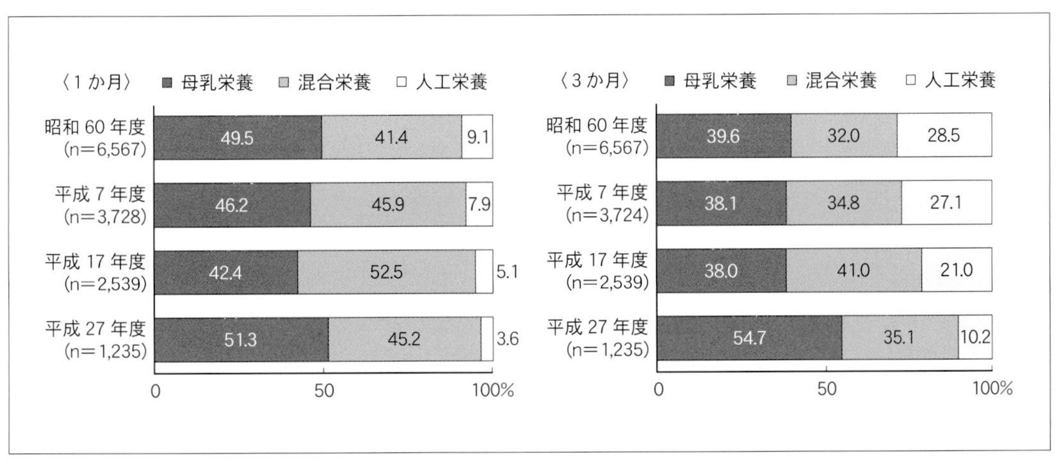

図10-1　授乳期の栄養方法（1か月，3か月）の推移

※回答者：昭和60年度・平成7年度・平成17年度0～4歳児の保護者，平成27年度0～2歳児の保護者
※栄養方法「不詳」除く

（平成27（'15）年度 乳幼児栄養調査，厚生労働省より）

授乳(栄養)法
- 母乳栄養：母乳だけでの育児
- 混合栄養：母乳と乳児用調製乳などによる育児
- 人工栄養：乳児用調製乳などだけでの育児

(1) 母乳栄養

乳児にとって最適な栄養法である．母子相互作用が母子関係成立の基本になり，将来の人間関係，社会性を育む効果が期待できる．

母子相互作用には，肌と肌の接触感覚，目と目の接触，語りかけ，身振り，手振り，体臭などがある．

(2) 人工栄養

牛乳を素材にし，調乳後の栄養成分が母乳の組成に近いものになるように加工，添加などにより製造された，育児用ミルクなどを用いた授乳法のことである．

育児用ミルクは，牛乳中のたんぱく質を減らし，カゼインと乳清たんぱく質の割合を母乳に近づけ，乳脂の一部を植物油に置換し，DHA(ドコサヘキサエン酸)などを添加して必須脂肪酸のバランスを調整している．また，ミネラルの添加，除去により腎臓に対する負担の軽減を図っている．さらに，各種ビタミンを添加，除去し，母乳の組成に近づける工夫がされている．

表 10-1 ● 授乳について困ったこと

授乳について困ったこと	総　数* (n=1,242)	栄養方法(1か月)別(n=1,200)		
		母乳栄養 (n=616)	混合栄養 (n=541)	人工栄養 (n=43)
困ったことがある	77.8	69.6	**88.2**	69.8
母乳が足りているかどうかわからない	40.7	31.2	**53.8**	16.3
母乳が不足ぎみ	20.4	8.9	**33.6**	9.3
授乳が負担，大変	20.0	16.6	**23.7**	18.6
人工乳(粉ミルク)を飲むのをいやがる	16.5	**19.2**	15.7	2.3
外出の際に授乳できる場所がない	14.3	**15.7**	14.4	2.3
子どもの体重の増えがよくない	13.8	10.2	**19.0**	9.3
卒乳の時期や方法がわからない	12.9	11.0	**16.1**	2.3
母乳が出ない	11.2	5.2	15.9	**37.2**
母親の健康状態	11.1	11.2	9.8	**14.0**
母乳を飲むのをいやがる	7.8	3.7	11.1	**23.3**
子どもの体重が増えすぎる	6.8	5.8	**7.9**	7.0
母乳を飲みすぎる	4.4	**6.7**	2.2	0.0
人工乳(粉ミルク)を飲みすぎる	3.7	1.1	6.1	**7.0**
母親の仕事(勤務)で思うように授乳ができない	3.5	**4.2**	3.0	0.0
相談する人がいない，もしくは，わからない	1.7	0.8	**2.6**	0.0
相談する場所がない，もしくは，わからない	1.0	0.3	**1.7**	0.0
その他	5.2	4.9	**5.7**	4.7
とくにない	22.2	**30.4**	11.8	30.2

※回答者：0〜2歳児の保護者，複数回答．
※栄養方法のうち，最も高い割合を示しているものに下線．
＊総数には，栄養方法「不詳」を含む．
(平成27('15)年度 乳幼児栄養調査，厚生労働省より)

c 調　乳

調乳とは，乳児用調製粉乳などを調乳水と配合し，授乳に適した濃度に調整することである．標準的な調乳濃度は，メーカーによって若干異なるが13～14％調乳が一般的である．

調乳後の主要な栄養成分は，エネルギー 70 kcal/dL，たんぱく質 1.8～1.9％および脂質 3.5％になっている．

⑴ 調製粉乳の種類

・乳児用調製粉乳(一般の粉ミルク)
・低体重出生児用粉乳
・フォローアップミルク(離乳期・幼児期用粉乳)
・ペプチドミルク

⑵ 調製粉乳以外の調製乳

・乳たんぱく質不対応児用大豆乳
・乳糖不対応児用無乳糖乳
・カゼイン不対応児用カゼイン加水分解乳
・アミノ酸混合乳
・低ナトリウム特殊粉乳

⑶ 先天性代謝異常児用特殊ミルク

・フェニールケトン尿症用
・楓糖尿症用
・ホモシスチン尿症用
・ガラクトース血症用

表 10-1 に，授乳について母親が困ったことを示した．

d 離　乳

離乳とは，母乳または育児用ミルクなどの乳汁だけでは不足してくるエネルギーや栄養素を補完するために，乳汁から幼児食に移行する過程をいう．離乳期に用いる食事を「離乳食」という．

離乳期に乳児の摂食機能は，乳汁を吸うことから，食物を噛みつぶして飲み込むことへと発達し，摂取する食品は量や種類が多くなり，献立や調理の形態も変化していく．また，離乳の進展とともに乳児の摂食行動は，次第に自立に向かって発達していく．

⑴ 離乳の開始

離乳の開始とは，「なめらかにすりつぶした状態の食物をはじめて与えたとき」をいう．その時期は，生後 5～6 か月ころが適当である．ただし，子どもの発育および発達には個人差があるので，月齢はあくまでも目安であり，子どもの様子をよく観察しながら，親が子どもの「食べたがっているサイン」に気がつくように進められる支援が重要である．

なお，離乳の開始前の子どもにとって，最適な栄養源は乳汁(母乳または育児用ミルク)であり，離乳の開始前に果汁を与えることの栄養学的な意義は認められていない．また，イオン飲料は，多量摂取による乳幼児のビタミ

ン B_1 欠乏が報告されているので，授乳期および離乳期をとおして摂取の必要はない．必要な場合は，医師の指示に従うことが大切である．

はちみつは，乳児ボツリヌス症を引き起こすリスクがあるため，1 歳を過ぎるまでは与えない．

■乳児の発達の目安

① 首のすわりがしっかりして寝返りができる．

② 5 秒以上座れる．

③ 食物に興味を示す．

④ スプーンなどを口に入れても舌で押し出すことが少なくなる（哺乳反射の減弱）．

哺乳反射について

哺乳反射とは，生まれたときから備えもつ乳首を取りこむための不随意運動で，探索反射，口唇反射，吸啜反射等がある．大脳の発達とともに減少し，生後 5～7 か月頃に消失する．

⑵ 離乳の進行

■離乳初期（生後 5 か月～6 か月ころ）

離乳食は，1 日 1 回与える．母乳または育児用ミルクは，授乳のリズムに沿って子どもの欲するままに与える．この時期は，離乳食を飲み込むこと，舌触りや味に慣れることがおもな目的である．

■離乳中期（生後 7 か月～8 か月ころ）

生後 7～8 か月ころからは，舌でつぶせる程度のかたさのものを与える．離乳食は 1 日 2 回にして，生活リズムを確立していく．

母乳または育児用ミルクは，離乳食のあとに与え，このほかに授乳リズムに沿って母乳は子どもの欲するままに，育児用ミルクは 1 日 3 回程度与える．

■離乳後期（生後 9 か月～11 か月ころ）

歯ぐきでつぶせる程度のかたさのものを与える．離乳食は 1 日 3 回にし，食欲に応じて離乳食の量を増やし，離乳食後には母乳または育児用ミルクを与える．

このほかに，授乳リズムに沿って母乳は子どもの欲するままに，育児用ミルクは 1 日 2 回程度与える．

⑶ 離乳の完了

離乳の完了とは，形のある食物を噛みつぶすことができるようになり，エネルギーや栄養素の大部分が母乳または育児用ミルク以外の食物から摂取できるようになった状態をいう．その時期は，生後 12～18 か月ころである．なお，咀嚼機能は，奥歯が生えるのに伴い，乳歯の生えそろう 3 歳ころまでに獲得される．

(4) 離乳の進め方の目安（表 10-2）

■食べ方の目安

食欲を育み，規則的な食事のリズムから生活のリズムを整え，食べる楽しさを体験していくことを目標にする．

離乳の開始は，子どもの様子をみながら1さじずつからはじめ，母乳やミルクは飲みたいだけ与える．離乳が進むにつれ，1日2回食から3回食へと食事のリズムをつけ，生活リズムを整えていくようにする．また，いろいろな食品の味や舌触りを楽しむ，家族と一緒の食卓を楽しむ，手づかみ食べで自分で食べることを楽しむなど，食べる楽しさの体験を増やしていく．

表 10-2 ● 離乳の進め方の目安

離乳の開始 → 離乳の完了

あくまでも目安であり，子どもの食欲や成長・発達の状況に応じて調整する

		離乳初期 生後5〜6か月ころ	離乳中期 7〜8か月ころ	離乳後期 9〜11か月ころ	離乳完了期 12〜18か月ころ
食べ方の目安		○子どもの様子をみながら，1日1回1さじずつ始める ○母乳や育児用ミルクは飲みたいだけ与える	○1日2回食で，食事のリズムをつけていく ○いろいろな味や舌ざわりを楽しめるように食品の種類を増やしていく	○食事のリズムを大切に，1日3回食に進めていく ○共食を通じて食の楽しい体験を積み重ねる	○1日3回の食事のリズムを大切に，生活リズムを整える ○手づかみ食べにより，自分で食べる楽しみを増やす
調理形態		なめらかにすりつぶした状態	舌でつぶせるかたさ	歯ぐきでつぶせるかたさ	歯ぐきでかめるかたさ
1回あたりの目安量	Ⅰ 穀類 (g)	つぶしがゆから始める すりつぶした野菜なども試してみる 慣れてきたら，つぶした豆腐・白身魚，卵黄などを試してみる	全がゆ 50〜80	全がゆ90 〜軟飯80	軟飯80 〜ご飯80
	Ⅱ 野菜・果物 (g)		20〜30	30〜40	40〜50
	Ⅲ 魚 (g) または肉 (g) または豆腐 (g) または卵 (個) または乳製品(g)		10〜15 10〜15 30〜40 卵黄1〜全卵1/3 50〜70	15 15 45 全卵1/2 80	15〜20 15〜20 50〜55 全卵1/2〜2/3 100
歯の萌出の目安			乳歯が生え始める		1歳前後で前歯が8本生えそろう 離乳完了期の後半ころに奥歯（第一乳臼歯）が生え始める
摂食機能の目安		口を閉じて取り込みや飲み込みができるようになる	舌と上あごでつぶしていくことができるようになる	歯ぐきでつぶすことができるようになる	歯を使うようになる

※衛生面に十分に配慮して食べやすく調理したものを与える

（厚生労働省：授乳・離乳の支援ガイド，2019）

■食事の目安

① 食品の種類と組み合わせ

与える食品は，離乳の進行に応じて食品の種類および量を増やしていく．

・離乳の開始では，アレルギーの心配が少ないおかゆ（米）からはじめる．新しい食品をはじめるときには，離乳食用のスプーンで1種類を1さじずつ与えて，子どもの様子をみながら量を増やし，慣れたところでつぎの食品を加えるようにする．

慣れてきたら，じゃがいも・かぼちゃなどの野菜，果物を加え，さらに慣れたら，豆腐や白身魚，固ゆでした卵黄など種類を増やしていく．

・離乳が進行するにつれ，魚は白身魚から赤身魚，青皮魚へ，卵は卵黄（固ゆで）から全卵へと進めていく．食べやすく調理した脂肪の少ない鶏肉，豆類，各種野菜，海藻など種類を増やしていく．脂肪の多い肉類は，開始の時期を少し遅らせる．野菜類では，緑黄色野菜も用いるように配慮する．ヨーグルト，塩分や脂肪の少ないチーズを用いてもよい．

・母乳育児の場合，生後6か月の時点で，鉄欠乏を生じやすいとの報告がある．また，ビタミンD欠乏の指摘もあることから，離乳の進行をふまえて，鉄やビタミンDの供給源となる食品を意識的に取り入れることが重要である．

フォローアップミルクは，母乳または育児用ミルクの代替品ではない．離乳食が順調に進まず，鉄の不足のリスクが高い場合や，適当な体重増加が見られない場合には，医師に相談したうえで，必要に応じてフォローアップミルクを活用することなどを検討する

このほか，離乳の進行に応じてベビーフードは，適切な配慮のもとで利用することができる．

・離乳食に慣れ，1日2回食に進むころには，穀類（主食），野菜（副菜）・果物，たんぱく質性食品（主菜）を組み合わせた食事にする．また，家族の食事から調味する前に一部を取り分けたり，うす味の料理を適宜離乳食に取り入れるなど，食品の種類や調理法が多様な食事内容になるよう配慮する．

② 調理形態・調理方法

離乳の進行に応じて，子どもが食べやすく調理したものを与える．乳児は細菌への抵抗力が弱いので，衛生面に十分配慮して調理を行う．

・米がゆは，子どもが口の中で押しつぶせるようになるまで十分に煮る．はじめは「つぶしがゆ」，慣れてきたら「粗つぶし」，「つぶさないかゆ」へと進め，軟飯へと移行させる．

・野菜類やたんぱく質性食品などは，はじめはなめらかに調理し，次第に粗くしていく．

・調味については，離乳の開始ころは調味料は必要ない．離乳の進行に応じて食塩，砂糖などの調味料を使用する場合は，それぞれの食品のもち味を生かしながら，うす味でおいしく調理する．油脂類も少量の使用にとどめるようにする．

■成長の目安

食事摂取量の適否は，成長の経過で評価する．具体的には，成長曲線のグラフに体重や身長を記入して，成長曲線のカーブに沿っているかどうかを確認する．身体の大きさや発育には個人差があり，一人ひとり特有のパターンを描きながら大きくなっていく．身長や体重を記入してその変化をみることによって，成長の経過を確認することができる．

体重増加が認められず成長曲線のカーブから外れていく場合や，成長曲線のカーブを大きく外れるような急速な体重増加が認められる場合は，医師に相談して，その後の変化を観察しながら適切に対応していく．

現在，一般的な乳児の授乳や離乳の栄養指導については，「授乳・離乳の支援ガイド(2019年改訂)」によって取り扱われている．

e 乳児期の食事摂取基準

■0～5月児………日本人の食事摂取基準(2020年版)

	男 児	女 児	食事摂取基準の指標
エネルギー	550 kcal	500 kcal	推定エネルギー必要量
たんぱく質	10 g	10 g	目安量
脂 質	50%エネルギー	50%エネルギー	目安量
ビタミンA	300 μgRAE	300 μgRAE	目安量
ビタミン B_1	0.1 mg	0.1 mg	目安量
ビタミン B_2	0.3 mg	0.3 mg	目安量
ビタミンC	40 mg	40 mg	目安量
カルシウム	200 mg	200 mg	目安量
鉄	0.5 mg	0.5 mg	目安量
ナトリウム	100 mg	100 mg	目安量
(食塩相当量)	(0.3 g)	(0.3 g)	
食物繊維	—	—	

■6～8月児………日本人の食事摂取基準(2020年版)

	男 児	女 児	食事摂取基準の指標
エネルギー	650 kcal	600 kcal	推定エネルギー必要量
たんぱく質	15 g	15 g	目安量
脂 質	40%エネルギー	40%エネルギー	目安量
ビタミンA	400 μgRAE	400 μgRAE	目安量
ビタミン B_1	0.2 mg	0.2 mg	目安量
ビタミン B_2	0.4 mg	0.4 mg	目安量
ビタミンC	40 mg	40 mg	目安量
カルシウム	250 mg	250 mg	目安量
鉄	5.0 mg	4.5 mg	推奨量
ナトリウム	600 mg	600 mg	目安量
(食塩相当量)	(1.5 g)	(1.5 g)	
食物繊維	—	—	

■9〜11月児………日本人の食事摂取基準(2020年版)

	男 児	女 児	食事摂取基準の指標
エネルギー	700 kcal	650 kcal	推定エネルギー必要量
たんぱく質	25 g	25 g	目安量
脂 質	40%エネルギー	40%エネルギー	目安量
ビタミンA	400 μgRAE	400 μgRAE	目安量
ビタミンB_1	0.2 mg	0.2 mg	目安量
ビタミンB_2	0.4 mg	0.4 mg	目安量
ビタミンC	40 mg	40 mg	目安量
カルシウム	250 mg	250 mg	目安量
鉄	5.0 mg	4.5 mg	推奨量
ナトリウム	600 mg	600 mg	目安量
(食塩相当量)	(1.5 g)	(1.5 g)	
食物繊維	—	—	

f 乳児期の栄養指導のポイント

(1) 授乳の支援

授乳の支援は，母乳や育児用ミルクなど乳汁の種類にかかわらず，授乳をとおして健やかな子どもを育てるという「育児」支援を進めることを目的にしている(**表10-3**).

授乳の支援は，妊娠中にスタートさせ，妊娠中から妊婦自身の身体の変化や赤ちゃんの存在をイメージでき，母乳育児が実践できるように支援を行う．母乳を与えることができない場合は，十分な説明に基づいた支援を行う．

薬の使用による母乳への影響については，主治医などの指導を受けて科学的根拠に基づく判断のうえで支援を行う．

また，母親の健康状態は乳汁分泌に関連があるので，食事のバランスや禁煙など，生活全般に関する配慮事項を示した「妊娠前からはじめる妊産婦のための食生活指針」をふまえた支援を行う(p.189「妊娠前からはじめる妊産婦のための食生活指針」参照).

(2) 母乳育児の支援

母乳育児は，母子の健康にとって有益な方法であり，母乳で育てたいと思っている人が無理せず，自然に実践できる環境を整えることは，赤ちゃんを「育てる」ことに自信をもって進めていくことができる環境を整えることでもある．妊娠中から出産後まで継続した支援を進めることが大切である．

■妊娠中から

・すべての妊婦やその家族とよく話し合いながら，母乳で育てる意義とその方法を教える．

■出産から退院まで

・出産後はできるだけ早く，母子が触れ合って母乳を飲めるように支援を行う．
・出産後は，母親と赤ちゃんが終日一緒にいられるように支援する．
・赤ちゃんが欲しがるとき，母乳を飲ませたいときには，いつでも母乳を飲ませられるよう支援を行う.

■ 退院後には

・母乳育児を継続するために，母乳不足感や体重増加不良などへの専門的支援，困ったときに相談できる場所づくりや仲間づくりなど，社会全体での支援が求められる.

(3) 育児用ミルクによる育児の支援

授乳をとおして母子のスキンシップが図れるよう，しっかり抱いて，優しく声かけを行うなど，温かい触れ合いを重視した支援を行う．また，授乳への不安やトラブルで育児に自信をなくすことがないよう，母親の心の状態などに十分に配慮して支援を進める.

表 10-3 ● 授乳等の支援のポイント

母乳の場合	育児用ミルクを用いる場合
・出産後はできるだけ早く，母子がふれあって母乳を飲めるように支援する ・子どもが欲しがるサインや，授乳時の抱き方，乳房の含ませ方などについて伝え，適切に授乳できるよう支援する ・母乳が足りているかなどの不安がある場合は，子どもの体重や授乳状況などを把握するとともに，母親の不安を受け止めながら，自信をもって母乳を与えることができるよう支援する	・授乳を通して，母子・親子のスキンシップが図られるよう，しっかり抱いて，優しく声かけを行うなど暖かいふれあいを重視した支援を行う ・子どもの欲しがるサインや，授乳時の抱き方，哺乳瓶の乳首の含ませ方などについて伝え，適切に授乳できるよう支援する ・育児用ミルクの使用方法や飲み残しの取扱などについて，安全に使用できるよう支援する

※混合栄養の場合は母乳の場合と育児用ミルクの場合の両方を参考にする

（厚生労働省：授乳・離乳の支援ガイド，2019）

D 幼児期の栄養指導

幼児期は，乳児期にひきつづいて急速な成長・発達のための栄養素などを必要とする．また，身体的な発達とともに精神的な発達が著しく，この時期に食習慣が確立するといわれている．食事の栄養的な配慮と与え方に注意し，望ましい食習慣の確立を図ることが大切である．

1 幼児期の栄養特性，食事摂取基準と栄養指導

a 幼児期の栄養特性

幼児期における身体的発育は，乳児期より緩慢になる．しかし，身体組織，運動機能および精神発達が目覚しい時期である．身長，体重，環境および発育のリズムなど発育の個人差が著しいので，個人差を考慮した食事量にする．

基本的な生活習慣が確立する時期でもあるので，食事をとおした「しつけ」を考慮する．自我に目覚め，何でも自分でしたがるようになり，模倣によりさまざまな生活習慣を身につけていく時期でもある．父母など保育者の接し方が，直接幼児に影響するので十分な配慮が必要である．

望ましい食習慣を育むのに適したこの時期に，父母など保育者の接し方として，①幼児の心理的・身体的特性を理解する．②自主性の芽生えを大切にする．③強制や放任，甘やかしは，食欲不振や偏食の原因になるので十分注意することなどが求められる．

(1) 1〜2 歳児の栄養特性

・成長・発達が旺盛な時期である．

・この時期は，個人差が著しい．周囲の児との比較や食事の摂取量にこだわりすぎない．また，使用する食品も，発育に合った種類と使用量を考慮する．

(2) 3〜5 歳児の栄養特性

・1〜2 歳児にひきつづき，成長・発達が盛んな時期である．

・個人差は残るが，相当程度標準化した食事が可能になる．

・偏食傾向が顕著になりやすい時期である．

以上のことを考慮した食事の量と，使用する食品に配慮する．

b 幼児期の食事摂取基準

■1〜2歳児………**日本人の食事摂取基準**(2020年版)

	男　児	女　児	食事摂取基準の指標
エネルギー	950 kcal	900 kcal	推定エネルギー必要量
たんぱく質	20 g	20 g	推奨量
脂　　質	20〜30%エネルギー	20〜30%エネルギー	目標量
ビタミンA	400 μgRAE	350 μgRAE	推奨量
ビタミンB_1	0.5 mg	0.5 mg	推奨量
ビタミンB_2	0.6 mg	0.5 mg	推奨量
ビタミンC	40 mg	40 mg	推奨量
カルシウム	450 mg	400 mg	推奨量
鉄	4.5 mg	4.5 mg	推奨量
ナトリウム	—	—	
(食塩相当量)	3.0 g 未満	3.5 g 未満	目標量
食物繊維	—	—	

■3〜5歳児………**日本人の食事摂取基準**(2020年版)

	男　児	女　児	食事摂取基準の指標
エネルギー	1,300 kcal	1,250 kcal	推定エネルギー必要量
たんぱく質	25 g	25 g	推奨量
脂　　質	20〜30%エネルギー	20〜30%エネルギー	目標量
ビタミンA	450 μgRAE	500 μgRAE	推奨量
ビタミンB_1	0.7 mg	0.7 mg	推奨量
ビタミンB_2	0.8 mg	0.8 mg	推奨量
ビタミンC	50 mg	50 mg	推奨量
カルシウム	600 mg	550 mg	推奨量
鉄	5.5 mg	5.0 mg	推奨量
ナトリウム	—	—	
(食塩相当量)	3.5 g 未満	3.5 g 未満	目標量
食物繊維	—	—	

c 幼児期の栄養指導のポイント

幼児期は，新しい知識や訓練を容易に受け入れられる時期である．保育者の生活指導によって，好ましい性格や道徳的な行為などの形成に導く適期である．

生活習慣
- 基本的習慣 — 食事，睡眠，排泄，清潔，着衣など
- 社会的習慣
  - 規律や規則を守る態度
  - 挨拶，礼儀，感謝などの態度
  - 社会生活をしていくための協力的な態度

(1) 幼児に対する「食育」の原則

① 繰り返し指導することで，行動の望ましい型づけを図る．

② 一貫性をもって指導する．しつけでは，できるかぎり例外を許さない．

③ 系統的に指導する(発達段階に適応した指導を心掛ける)．

2歳未満：条件反射の原理に基づく行動習慣の形成．

2〜5歳：ことばや経験による無意識的な行動様式の習慣化の形成．

④ 環境を整えることで，子どもの自発的な取り組みを育む．

⑤「食育」に携わる人の連携を図る．たとえば，母親と祖母，家庭と保育所など．

(2)「食育」担当者に対する栄養指導

① 幼児の食事に関する正しい理解を深め，望ましい態度での「食育」の実施を支援する．

② 家族の食事態度や嗜好を敏感に反映するので，幼児のためにならない行為に注意し，見せない配慮の実践に導く．

③ 楽しい食事の雰囲気づくりに努め，食事中に「叱る」ことは控えさせる．

④ 無理な知識の詰め込みを避け，自然に望ましい理解ができるような心掛けを指導する．

(3) 発達段階別「食育の心構え」

■1歳ころ………**独立心が芽生え，自分で食べようとする**

食べこぼし，食べ物を手でつかむ，食器をひっくり返す，遊びながら食べるなどの行為がみられるが，うるさく叱らないようにする．

■1歳半ころ………**食器でスープや牛乳が飲めるようになる**

スプーンを握っていたずらをするなどの行為がみられる．スプーンや手で食べられるような料理や形に調製する．

この時期から，食前・食後の挨拶を習慣づける．

■2歳ころ………**食器を手で押さえて，スプーンで食べられるようになる**

好き嫌いがみられるようになるが，無理強いを避け，幼児の成長・発達に適応する食べやすい食事の調製に配慮する．

食欲不振などによる残食，食べられない食品や料理などがあっても，無理強いせずに，つぎの食事を待たせる．

この時期から，少しずつ噛んで食べられる調理形態に移行していく．

■3歳ころ………**箸を握って食べられるようになる**

この時期から，食事の準備などのお手伝いをさせる．

■4歳ころ………**1人で食べられるようになる**

望ましい生活習慣「しつけ」の適期を迎えるので，習慣的な行動が必要な理由を教える．

■5歳ころから

食事，調理および食品などをとおして，健康的な生活習慣の醸成に向けた教育的な導きに努める．

d 幼児の「おやつ」

(1) 必要性

幼児期は，消化・吸収機能が未成熟なため，3回の食事だけで必要な栄養素などを補給することが困難である．おやつには，食事からの摂取で不足する栄養素などの補給とともに，食事の一部として「楽しみ」を演出し，食生活に潤いを与えることが期待される．

⑵ **時間，回数および栄養量**

1～2 歳児：おやつは，午前 10 時ころと午後 3 時ころの 2 回にする．

3～5 歳児：おやつは，午後 3 時ころの 1 回とする．

1 日の給与エネルギーの 15%（10～20%）程度を目安とする．

ただし，つぎの食事まで 2 時間以上間がない場合には，量や種類を調整して食事への影響を避けるようにする（不規則な「おやつ」や過食の防止）．

楽しさとおいしさへの心遣いから，手づくりの「おやつ」を大切にする．

⑶ **「おやつ」に適した食品**

果実類，牛乳・乳製品および鶏卵をおもな材料にした食品など．

甘味の強い食品，脂肪の多い市販の菓子類は，食べさせないようにするか控える．

E 学童期の栄養指導

学童期は，比較的疾病に罹患することが少なく，健康面では安定した時期である．しかし，欠食習慣など食生活の乱れや外見を意識した無理なダイエットなど，思春期や青年期につながる栄養・食生活上の問題行動が一部に認められるようになる．食事をはじめとする健康的な生活習慣を醸成し，健康寿命を延伸するための食育が重要である．

1 学童期の栄養特性，食事摂取基準と栄養指導

a 学童期の栄養特性

学童期の前半（1～3 年）は，比較的ゆっくりとした身体発育が持続する時期である．一方，後半（4～6 年）になると，女子は，男子より 2 年ほど早く身体発育が盛んになり，第 2 期急伸期を迎える．

比較的疾病に罹患することが少なく，健康面では一生のうちでも安定した時期である．

b 学童期の栄養・食生活上の問題

⑴ **偏　食**

- 過度な偏食は，栄養素欠乏障害の原因になることがある．また，エネルギー，脂質および食塩などの過剰摂取につながる恐れがある．
- この年代の多くに，嗜好本位の食べ物の選択が認められる．過度の甘味飲料，糖分の多い菓子類および油脂や食塩含有量の多いスナック類の過食傾向が指摘されている．
- ファストフードなど手軽な外食の機会が多く，学童だけでの利用もまれではない．
- 保護者に，学童の食事や食生活の重要性に対する認識不足が認められる．

⑵ **欠　食**

- 高学年になると，就寝時間が遅くなり，早起きができず朝食を食べる時間がとれない．また，食欲がわかないなどの理由から，習慣的な朝食の欠食がみられるようになる．

・女子では，誤ったダイエット願望などが芽生え，貧血の原因になっている．無理なダイエットは，生体防御反応により肥満を招きやすいことなどが理解されていない．

⑶ 食欲不振

・精神面に起因する食欲不振(心因的な食欲不振)を生じやすい．誤ったダイエット願望や欠食習慣が誘因になる．

・消化器官の働きを抑制し，消化液の分泌を低下させるなど，悪循環に陥りやすい．

⑷ 肥　満

・男子学童を中心に，肥満傾向の増加が指摘されている．大部分がエネルギーの過剰摂取による単純性肥満である．内分泌系の異常などによる「症候性肥満」とは区別して対応する．

・成人期の肥満(生活習慣病の危険因子)につながることがあるので，この時期から注意が必要である．

・肥満は，劣等感，運動機能の低下を招くとともに，学業成績にも影響し，小児生活習慣病の発生誘因との指摘もある．

⑸ やせ(るいそう)

・異常な「やせ」願望をもつ高学年の女子児童が増加している．過度な減食，欠食，野菜・果物に偏った食事および美容を優先した食生活が問題になっている．

・エネルギー，たんぱく質および鉄などの摂取不足を生じ，貧血，体力の低下，感染症に対する抵抗力の減退など，異常な「やせ」は健康阻害要因になっている．

⑹ 食物アレルギー

・食物アレルギーが問題になる児童が増加している．重篤な症状(アナフィラキシーショック：重症のⅠ型アレルギー)を示す場合もあり，注意が必要である．

・学童期に多い食物アレルギーの症状・疾患．

アレルギー性結膜炎

アレルギー性鼻炎

嘔吐，下痢，腹痛，口内炎，血尿

気管支喘息

じん麻疹，アトピー性皮膚炎

・食物アレルギーの判定

皮膚テスト：少量の抗原を皮膚に塗布する．

(スクラッチテスト，プリックテスト)

血液検査：血清を用いて抗体を検出する．

(ラスト：RAST；ラジオ・アレルゴ・ソルベント・テスト)

判定と除去対象食品の範囲などは，専門医による診断が必要である．

■食物アレルギーの予防について

・子どもの湿疹や食物アレルギー，ぜんそくなどのアレルギー疾患の予防のために，妊婦および授乳中の母親が特定の食品やサプリメントを過剰に摂取したり，避けたりすることに関する効果は示されていない．
・子どものアレルギー疾患予防のために，母親は食事で特定の食品を極端に避けたり，過剰に摂取する必要はない．バランスのよい食事が重要である．
・アレルギー素因のある子どもに対する牛乳アレルギー治療用の加水分解乳の予防効果について，以前は予防効果があると報告されていたが，最近では効果がないとする報告が多い．
・子どもの食物アレルギーが疑われる場合には，必ず医師の診断に基づいて食物制限などを行うよう支援する．

c 学童期の食事摂取基準

■6〜7歳児………**日本人の食事摂取基準**(2020年版)

身体活動レベルⅡ(ふつう)の場合

	男 児	女 児	食事摂取基準の指標
エネルギー	1,550 kcal	1,450 kcal	推定エネルギー必要量
たんぱく質	30 g	30 g	推奨量
脂 質	20〜30%エネルギー	20〜30%エネルギー	目標量
ビタミンA	400 μgRAE	400 μgRAE	推奨量
ビタミンB_1	0.8 mg	0.8 mg	推奨量
ビタミンB_2	0.9 mg	0.9 mg	推奨量
ビタミンC	60 mg	60 mg	推奨量
カルシウム	600 mg	550 mg	推奨量
鉄	5.5 mg	5.5 mg	推奨量
ナトリウム	—	—	
(食塩相当量)	4.5 g未満	4.5 g未満	目標量
食物繊維	10 g以上	10 g以上	目標量

■8〜9歳児………**日本人の食事摂取基準**(2020年版)

身体活動レベルⅡ(ふつう)の場合

	男 児	女 児	食事摂取基準の指標
エネルギー	1,850 kcal	1,700 kcal	推定エネルギー必要量
たんぱく質	40 g	40 g	推奨量
脂 質	20〜30%エネルギー	20〜30%エネルギー	目標量
ビタミンA	500 μgRAE	500 μgRAE	推奨量
ビタミンB_1	1.0 mg	0.9 mg	推奨量
ビタミンB_2	1.1 mg	1.0 mg	推奨量
ビタミンC	70 mg	70 mg	推奨量
カルシウム	650 mg	750 mg	推奨量
鉄	7.0 mg	7.5 mg	推奨量
ナトリウム	—	—	
(食塩相当量)	5.0 g未満	5.0 g未満	目標量
食物繊維	11 g以上	11 g以上	目標量

■10〜11歳児………………**日本人の食事摂取基準**(2020年版)

身体活動レベルⅡ(ふつう)の場合

	男　児	女　児	食事摂取基準の指標
エネルギー	2,250 kcal	2,100 kcal	推定エネルギー必要量
たんぱく質	45 g	50 g	推奨量
脂　　質	20〜30%エネルギー	20〜30%エネルギー	目標量
ビタミンA	600 μgRAE	600 μgRAE	推奨量
ビタミンB_1	1.2 mg	1.1 mg	推奨量
ビタミンB_2	1.4 mg	1.3 mg	推奨量
ビタミンC	85 mg	85 mg	推奨量
カルシウム	700 mg	750 mg	推奨量
鉄(月経なし)	8.5 mg	8.5 mg	推奨量
(月経あり)		12.0 mg	推奨量
ナトリウム	—	—	
(食塩相当量)	6.0 g 未満	6.0 g 未満	目標量
食物繊維	13 g 以上	13 g 以上	目標量

d 学童期の栄養指導のポイント

学童期は，栄養必要量が高い時期であり，量的，質的に充実した食事が必要である．また，使用する食品についても量的，質的なバランスに配慮する．

(1) 栄養・食生活上の問題行動への対応

■偏食(保護者と児童を対象に)

・嗜好本位の食生活を避け，バランスのよい食事摂取に必要な栄養の知識を学習させる．

・栄養的に偏った外食の是正を指導する．

■欠食(保護者と児童を対象に)

・ゆとりをもって，朝食が食べられる生活習慣を指導する．

・欠食による健康への影響を学習させる．

■食欲不振

・感情の安定に配慮した生活のもち方などを保護者に指導する．

・誤ったダイエット願望や欠食習慣の解消，軽減のための食生活指導を児童に行う．

■肥満(保護者と児童を対象に)

・運動や外遊びを奨励する．

・エネルギーの過剰摂取を防止する食事量と，間食や外食の内容と量を理解させるための学習をさせる(具体的には，喫食の記録と評価の継続など)．

■やせ(るいそう)

・児童を，異常な「やせ」の健康への影響などについて理解に導く．

・保護者と児童に，過度な減食，欠食および偏った食事を解消・軽減するための食生活指導を行う．

■食物アレルギー

・専門医による診断をすすめる．診断の結果に基づく原因食品を除去した食事の指導を行う．

F　思春期(中・高生徒)の栄養指導

思春期は，学童期にひきつづいて比較的疾病に罹患することが少なく，身体的な健康面では安定した時期である．しかし，精神的な健康面では不安定な時期であり，欠食習慣など食生活の乱れや外見を意識した無理なダイエットなど，成人期につながる栄養・食生活上の問題行動が顕在化する．食事をはじめとする健康的な生活習慣を醸成するための健康・栄養指導が重要な時期である．ただし，高校生に相当する年齢の勤労少年に対しては，成人期の栄養指導に準拠した内容で対応する．

1　思春期の栄養特性，食事摂取基準と栄養指導

a　思春期の栄養特性

中学生になると，男子は，女子より2年ほど遅れて身体の発育が盛んになる第2期急伸期を迎える．第2期急伸期の著しい発育は，高校生の終わりころに終息する．比較的身体面の疾病に罹患することが少なく，一生のうちでもっとも安定した時期である．しかし，精神的には思春期特有の不安定な時期を迎える．女子を中心に，一部の男子にも，外見を意識した習慣的な減食(無理なダイエット)や朝食の欠食が顕在化してくる．

b　思春期の栄養・食生活上の問題

(1) 偏　食

・過度な偏食は，栄養素欠乏障害の原因になることがある．また，市販のスナック菓子や料理，甘味の氷菓などの摂取により，エネルギー，脂質および食塩などの過剰摂取につながる恐れがある．

・自分の意思で食べ物を購入する機会が増えるが，嗜好本位の選択が多く認められる．過度の甘味飲料，糖分の多い菓子類および油脂や食塩含有量の多いスナック類に偏った選択が指摘されている．

・友達と一緒にファストフードなどでの外食の機会が多くなり，栄養的なバランスに欠けた食事になりやすい．

・保護者に，中・高生徒の食事や食生活に対する放任など認識不足が認められる．

(2) 欠　食

・習慣的な朝食の欠食が頻繁にみられるようになる．
　受験勉強などで就寝時間が遅くなり，朝起きても食欲がない，朝食を食べる時間がないなど，生活リズムの夜型化が影響している．

・女子では，ダイエット願望の強まりなどにより意識して朝食を欠食する生徒がいる．誤ったダイエットは貧血の原因になるとともに，生体防御反応の亢進による皮下脂肪の蓄積を促し，肥満につながりやすくなる．

(3) 食欲不振

・精神面に起因する食欲不振(心因的な食欲不振)を生じやすい．誤ったダイエット願望や欠食習慣が誘因となる．

・習慣的な食欲不振は，消化器官の働きを抑制し，消化液の分泌を低下させる悪循環に陥りやすい．

(4) 肥　満

・この時期の男子生徒に，肥満傾向の増加が指摘されている．肥満の原因は，大部分がエネルギーの過剰摂取による単純性肥満である．

・成人期の肥満(生活習慣病の危険因子)につながりやすいので，この時期からの対応が必要である．

(5) やせ(るいそう)

・異常な「やせ」願望をもつ女子生徒に多い過度の減食，欠食，野菜・果物に偏った食事および美容を優先した食生活が頻繁にみられるようになる．

・エネルギー，たんぱく質および鉄などの摂取不足を生じ，貧血，体力の低下，疾病に対する抵抗力の減退など，異常な「やせ」は，この時期に特有の健康阻害要因となっている．

c 思春期の食事摂取基準

■12～14 歳………………日本人の食事摂取基準(2020 年版)

身体活動レベルⅡ(ふつう)の場合

	男　性	女　性	食事摂取基準の指標
エネルギー	2,600 kcal	2,400 kcal	推定エネルギー必要量
たんぱく質	60 g	55 g	推奨量
脂　質	20～30%エネルギー	20～30%エネルギー	目標量
ビタミンA	800 μgRAE	700 μgRAE	推奨量
ビタミン B_1	1.4 mg	1.3 mg	推奨量
ビタミン B_2	1.6 mg	1.4 mg	推奨量
ビタミンC	100 mg	100 mg	推奨量
カルシウム	1,000 mg	800 mg	推奨量
鉄(月経なし)	10.0 mg	8.5 mg	推奨量
(月経あり)		12.0 mg	推奨量
ナトリウム	—	—	
(食塩相当量)	7.0 g 未満	6.5 g 未満	目標量
食物繊維	17 g 以上	17 g 以上	目標量

■15〜17歳…………………日本人の食事摂取基準(2020年版)

身体活動レベルⅡ(ふつう)の場合

	男　性	女　性	食事摂取基準の指標
エネルギー	2,800 kcal	2,300 kcal	推定エネルギー必要量
たんぱく質	65 g	55 g	推奨量
脂　　質	20〜30%エネルギー	20〜30%エネルギー	目標量
ビタミンA	900 μgRAE	650 μgRAE	推奨量
ビタミンB_1	1.5 mg	1.2 mg	推奨量
ビタミンB_2	1.7 mg	1.4 mg	推奨量
ビタミンC	100 mg	100 mg	推奨量
カルシウム	800 mg	650 mg	推奨量
鉄(月経なし)	10.0 mg	7.0 mg	推奨量
(月経あり)		10.5 mg	推奨量
ナトリウム	—	—	
(食塩相当量)	7.5 g未満	6.5 g未満	目標量
食物繊維	19 g以上	18 g以上	目標量

d　思春期の栄養指導のポイント

思春期(中・高生徒)は，生涯をとおして栄養必要量がもっとも高い時期であり，量的，質的に充実した食事が必要である．また，使用する食品についても量的，質的なバランスへの配慮が必要な時期である．

(1) 栄養・食生活上の問題行動への対応

■偏　食

- 嗜好本位の食生活から抜け出すために，バランスのよい食事の摂取に必要な，栄養の知識について学習させる．
- 栄養的に偏った外食の弊害を認識させ，その是正のための指導に努める．

■欠　食

- ゆとりをもって，朝食が食べられる生活習慣の実践について指導を行う．
- 欠食による健康の保持・増進への影響などについて学習させる．
- 朝食，昼食，夕食は，量的，質的にバランスのよい食事が大切なことを指導する．

■食欲不振

- カウンセリング技法を活用して，感情の安定を促す生活指導を心掛ける．
- 誤ったダイエット願望の改善や欠食習慣の解消，軽減の必要性を理解するための学習と，望ましい生活スタイルの具体的なモデルなどを提案・指導する．

■肥　満

- 運動(スポーツ)を生活のなかに，積極的・習慣的に取り入れるように指導する．
- エネルギーの過剰摂取に陥らないための食事量と，許容される間食や外食の内容および量を理解させるための学習を支援する．
- 低エネルギーで腹持ちのよい食事の献立や調理法を指導するとともに，間食や外食の選び方などの具体的な情報を提供する．

■やせ(るいそう)

・過度のダイエットなどによる異常な「やせ」が及ぼす健康への影響について，理解に導くための指導を行う．

・生徒や保護者を対象に，過度な減食，欠食および偏った食事を解消・軽減するための食生活指導の場や機会を設ける．

G 成人期の栄養指導

18歳をすぎると．男女とも身体的には成人の域に達し，30歳ころに成熟期を迎える．成人期には，加齢とともに高血圧，脂質異常および高血糖など生活習慣病のハイリスク者が増加し，内臓肥満(腹囲長高値)の増加とも相まって，早世の危険性を高める心筋梗塞や脳卒中などの重篤な疾病につながるメタボリックシンドローム(内臓脂肪症候群)の該当者と，その予備群が高率に認められている．しかし，メタボリックシンドロームが生活習慣病発症の危険因子であり，健康寿命を著しく阻害するという認識が脆弱である．

メタボリックシンドロームは，過食をはじめとする好ましくない食行動と運動不足などの生活習慣にあるといわれている．成人には，食生活の改善と身体活動(生活活動・運動)量の増加を図り，内臓脂肪を減少させてメタボリックシンドロームを改善し，心筋梗塞や脳卒中などのリスクを軽減する取り組みが重要である．

1 成人期の栄養特性，食事摂取基準と栄養指導

a 成人期の栄養特性

18歳をすぎると，男女とも次第に身体の成熟期に入る．成熟した個々の身体を基盤に，それぞれが置かれた生活条件に適応するための栄養素などの摂取，健やかで充実した，QOL(生活の質)が高い状態を維持し，健康寿命の延伸につながる基盤を築く大切な時期である．

しかし，若年層を中心に，質・量ともに「きちんとした食事」を，朝，昼，夕1日3回規則的に摂取できない人たちが増加している．習慣的な欠食や夜遅くの飲食，適量を超えた飲酒および簡便な外食への依存など，食行動の乱れが頻繁に認められる．

b 成人期の栄養・食生活上の問題

(1) 男性全年齢階級と中高年女性の肥満者の増加

男性の肥満者の割合は，全体的に増加傾向にある．とくに，30～59歳の年齢階級では30%を超えている．

女性は，加齢とともに肥満者の割合が増加し，60歳代と70歳以上の年齢階級では約28%となっている．

(2) 若い女性の「やせ(低体重)」の増加

若い女性の「やせ(低体重)」者の割合は，20～39歳で約20%である．

(3) 健康的な生活習慣が維持できない人たちが多い

健康寿命を阻害し日常生活動作能力(ADL)を低下させる危険因子，高血

圧，脂質異常および高血糖などにつながる過食や運動不足など，好ましくない生活習慣が改善できない人たちが多い．また，喫煙や過度の飲酒など，健康を阻害する行動も問題になっている．

⑷ 生活習慣病発症の危険因子になる食習慣

・食塩の過剰摂取（高血圧症，脳血管疾患，心臓病などの危険因子）

成人の場合，全年齢階級で，「日本人の食事摂取基準（2020年版）」の食塩摂取の目標量を超えている．

・目標量の上限（30％）に接近する脂質エネルギー比（脂質異常症（高脂血症），脳血管疾患，心臓病などの危険因子）

「日本人の食事摂取基準（2020年版）」の脂肪摂取の目標量の上限30％に接近する年齢階級がある．

⑸ カルシウム摂取の不足（骨粗鬆症の危険因子）

男女ともに15歳以上のすべての年齢階級で，カルシウムの摂取不足傾向がみられる．

⑹ 多くの年齢階級で食行動の乱れがみられる

・家庭における調理時間の短縮．

（家庭における食事づくり能力の退化現象）

食の外部化（外食，弁当，惣菜，調理済み食品への過度の依存など）．

・夕食の遅延（習慣的な夜遅い時間の飲食機会の増加）．

生活リズムが乱れる原因になり，「きちんとした食事」摂取の障害になる．

・若年層の朝食の欠食率の増加．

（男性20～30歳代，女性20歳代で高い）

生活リズムの乱れ，栄養素摂取の偏りを招いている．

c 成人期の食事摂取基準

■18～29歳……………… **日本人の食事摂取基準**（2020年版）

身体活動レベルⅡ（ふつう）の場合

	男　性	女　性	食事摂取基準の指標
エネルギー	2,650 kcal	2,000 kcal	推定エネルギー必要
たんぱく質	65 g	50 g	推奨量
脂　質	20～30％エネルギー	20～30％エネルギー	目標量
ビタミンA	850 μgRAE	650 μgRAE	推奨量
ビタミンB_1	1.4 mg	1.1 mg	推奨量
ビタミンB_2	1.6 mg	1.2 mg	推奨量
ビタミンC	100 mg	100 mg	推奨量
カルシウム	800 mg	650 mg	推奨量
鉄（月経なし）	7.5 mg	6.5 mg	推奨量
（月経あり）		10.5 mg	推奨量
ナトリウム	—	—	
（食塩相当量）	7.5 g 未満	6.5 g 未満	目標量
食物繊維	21 g 以上	18 g 以上	目標量

■30〜49歳……………………**日本人の食事摂取基準**(2020年版)

身体活動レベルⅡ(ふつう)の場合

	男　性	女　性	食事摂取基準の指標
エネルギー	2,700 kcal	2,050 kcal	推定エネルギー必要量
たんぱく質	65 g	50 g	推奨量
脂　　質	20〜30%エネルギー	20〜30%エネルギー	目標量
ビタミンA	900 μgRAE	700 μgRAE	推奨量
ビタミンB_1	1.4 mg	1.1 mg	推奨量
ビタミンB_2	1.6 mg	1.2 mg	推奨量
ビタミンC	100 mg	100 mg	推奨量
カルシウム	750 mg	650 mg	推奨量
鉄(月経なし)	7.5 mg	6.5 mg	推奨量
(月経あり)		10.5 mg	推奨量
ナトリウム	—	—	
(食塩相当量)	7.5 g未満	6.5 g未満	目標量
食物繊維	21 g以上	18 g以上	目標量

■50〜64歳……………………**日本人の食事摂取基準**(2020年版)

身体活動レベルⅡ(ふつう)の場合

	男　性	女　性	食事摂取基準の指標
エネルギー	2,600 kcal	1,950 kcal	推定エネルギー必要量
たんぱく質	65 g	50 g	推奨量
脂　　質	20〜30%エネルギー	20〜30%エネルギー	目標量
ビタミンA	900 μgRAE	700 μgRAE	推奨量
ビタミンB_1	1.3 mg	1.1 mg	推奨量
ビタミンB_2	1.5 mg	1.2 mg	推奨量
ビタミンC	100 mg	100 mg	推奨量
カルシウム	750 mg	650 mg	推奨量
鉄(月経なし)	7.5 mg	6.5 mg	推奨量
(月経あり)		11.0 mg	推奨量
ナトリウム	—	—	
(食塩相当量)	7.5 g未満	6.5 g未満	目標量
食物繊維	21 g以上	18 g以上	目標量

d　成人期の栄養指導のポイント

対象者一人ひとりの生活条件に適した栄養素などの摂取が必要であり，健康の保持・増進を目指した「保健食」の指導で対応する．肥満，高血圧，脂質異常および高血糖などに対しては，メタボリックシンドロームや生活習慣病の危険因子という知識の啓発を図る必要がある．また，欠食，夜食，多量の飲酒など，食行動の乱れには，望ましい食習慣の実践・継続・定着に向けた支援が大切である．

(1) 栄養・食生活上の問題行動への対応

■肥満者に対する指導

・成人肥満の原因の多くは単純性肥満である．標準体重を目標にした低エネルギー食の指導を展開する．

設定エネルギー(kcal)＝標準体重(kg)×25〜30(kcal)

・消費エネルギーを増加させる身体活動量の増加指導を平行して行うことで効果を高める．

■若い女性の「やせ(低体重)」に対する指導

・異常な「やせ」による母性への影響を啓発する．標準体重を目標にした保健食の指導を展開する．
設定エネルギー(kcal)＝標準体重(kg)×30(kcal)程度
たんぱく質，ミネラル，ビタミンが豊富な食事にする．

■健康的な生活習慣を目指した指導

・生活習慣病から遠ざかる生活習慣を定着させることを目指した指導を展開する．
高 血 圧：血圧を抑制する食事(塩分コントロール食)
脂質異常：低コレステロールの食事(コレステロールコントロール食)，低トリグリセライドの食事(トリグリセライドコントロール食)
高 血 糖：低エネルギーの食事(エネルギーコントロール食)
喫　　煙：禁煙

■生活習慣病を予防する指導

・食塩の過剰摂取には，「目標量」未満とするための減塩食指導と，外食や加工食品由来の食塩を低減するため，栄養成分表示を活用した食品の選択が可能になるような指導・援助を行う．
・30％を超える脂肪エネルギー比率には，植物性油中心にエネルギー比20〜30％の脂質コントロール食を指導する．

■骨粗鬆症を防止する指導

・骨カルシウムを増やすような食事を指導する．
(牛乳・乳製品，骨ごと食べられる魚，豆類，緑黄色野菜など，カルシウムを豊富に含む食品の活用法を指導する．)
・戸外での無理のない身体活動指導を，併せて指導する．

■食行動の乱れに対する指導

・「きちんとした食事」が摂取できない生活リズムの乱れに対しては，「きちんとした食事」の重要性を啓発する指導を展開する．
・欠食習慣者に対しては，毎日3回の食事を規則的に食べることの重要性を理解させ，望ましい食習慣として実践・定着に向けた支援を行う．

H　高齢期の栄養指導

わが国における老年人口比率(65歳以上人口の割合)は，2005年に20％を超え，今後30％を超えると予測されている．急速な高齢化の進展は，医療，保険および年金などの社会福祉全般にわたる行政課題として深刻な問題になっている．

現在，平均寿命と健康寿命には5〜7年程度の格差がある．この要介護高齢者が社会福祉に関連する行政需要を増大させ，生産年齢人口層に過重な負担を負わせている．

高齢者を対象にした栄養指導では，生活習慣病などの病態別栄養指導，特定健診や後期高齢者医療健康診査など健診後の栄養指導，高齢者の健康栄養教室，要介護高齢者の栄養食事指導，独居高齢者の食事支援など多様な指導が求められる．日本に健康長寿社会を創造することは，21 世紀の国民にとって重要な課題である．

■老化と身体機能

老化とは，「加齢に伴う生理的機能の低下」である．ヒトの生理機能のピークは，20 歳前後から 30 歳前後とされ，それ以降に現れる細胞数の減少や身体機能の低下によるものと考えられている．

具体的には，基礎代謝の低下，心肺機能の低下，消化液分泌機能の低下，消化管の運動機能の低下および歯の欠損などによる咀嚼力の低下などがある．

老化現象は，加齢とともに徐々に進行し，個体差が著しく大きいという特徴がある．また，遺伝や環境要因の影響を受けることが多い．

1 高齢期の栄養特性，食事摂取基準と栄養指導

a 高齢期の栄養特性

高齢期の栄養特性として，次のような事がらをあげることができる．

① 長年の食歴の積み重ねが，食習慣の改善を受け入れにくくしている．
② 生活歴の違いなどから嗜好の個人差が著しい．
③ 歯の脱落などによる咀嚼力の低下がみられる．
④ 唾液の分泌が減少し，円滑な飲み込みがむずかしくなる．
⑤ 味覚機能が鈍化し，濃い味つけを好むようになる．
⑥ 便秘や下痢を起こしやすくなる．
⑦ 生活習慣病など慢性の疾患をもつ人が多い．

b 高齢期の栄養・食生活上の問題

加齢に伴う生理的機能の低下は，高齢者の栄養・食生活のあり方に大きな影響を与えている．

■慢性の多臓器疾患

複数の臓器に疾患をもつ高齢者が多い．

■老年病（高齢者特有の疾病）の顕在化

成人期までの生活環境や生活態度などの影響が大きい．

■骨粗鬆症の増加

更年期以降の女性に多い．

■咀嚼力の低下

歯の脱落や脳梗塞後遺症などの影響による．

■味覚機能の低下

食塩の過剰摂取につながり，血圧の上昇や腎臓への負担を増大させる．

c 高齢期の食事摂取基準

⑴ 高齢者の栄養要求の特性

■エネルギー

基礎代謝，身体活動の低下に伴って必要量は減少するが，個体差に配慮して体重の増減を観察しながら対応する．

■たんぱく質

一般的には，サルコペニア(加齢に伴う筋力の減少または老化に伴う筋肉量の減少)やフレイル(虚弱)を防止するため，体重1kg当たりでは成人期より10%程度上昇させる．低栄養の状態が認められる場合には，増量を検討する必要がある．

■脂　　質

成人期と同等のエネルギー比率とする．

■カルシウム

男性では，50〜69歳の推奨量と同等とする．女性では，成人期と同等とする．

■抗酸化ビタミン

ビタミンE，ビタミンC，カロテンなどの抗酸化ビタミンは，老化の予防効果を考慮して積極的に給与することを考慮する．

■65〜74歳………………日本人の食事摂取基準(2020年版)

身体活動レベルⅡ(ふつう)の場合

	男　性	女　性	食事摂取基準の指標
エネルギー	2,400 kcal	1,850 kcal	推定エネルギー必要量
たんぱく質	60 g	50 g	推奨量
脂　　質	20〜30%エネルギー	20〜30%エネルギー	目標量
ビタミンA	850 μgRAE	700 μgRAE	推奨量
ビタミンB_1	1.3 mg	1.1 mg	推奨量
ビタミンB_2	1.5 mg	1.2 mg	推奨量
ビタミンC	100 mg	100 mg	推奨量
カルシウム	750 mg	650 mg	推奨量
鉄	7.5 mg	6.0 mg	推奨量
ナトリウム	—	—	
(食塩相当量)	7.5 g未満	6.5 g未満	目標量
食物繊維	20 g以上	17 g以上	目標量

■75歳以上……………日本人の食事摂取基準(2020年版)

身体活動レベルⅡ(ふつう)の場合

	男　性	女　性	食事摂取基準の指標
エネルギー	2,100 kcal	1,650 kcal	推定エネルギー必要量
たんぱく質	60 g	50 g	推奨量
脂　　質	20〜30%エネルギー	20〜30%エネルギー	目標量
ビタミンA	800 μgRAE	650 μgRAE	推奨量
ビタミンB_1	1.2 mg	0.9 mg	推奨量
ビタミンB_2	1.3 mg	1.0 mg	推奨量
ビタミンC	100 mg	100 mg	推奨量
カルシウム	700 mg	600 mg	推奨量
鉄	7.0 mg	6.0 mg	推奨量
ナトリウム	—	—	
(食塩相当量)	7.5 g未満	6.5 g未満	目標量
食物繊維	20 g以上	17 g以上	目標量

d 高齢期の栄養指導のポイント

高齢期の栄養特性を考慮し，改善を要する食生活上の問題が認められた場合には，これまでの生活歴ならびに現在の生活状況を尊重した栄養指導および支援を行う．

⑴ 慢性疾患対応の栄養指導の進め方

① 家族などから，これまでの食事摂取など食生活の状況を把握する．
② 主治医などからの栄養指導に関する指示や情報の確認を行う．
③ 面接により身体状況，摂食機能の状況などを判定する．
④ 一人ひとりの状態に応じた栄養・食生活プランを，家族などと相談しながら策定する．
⑤ 栄養・食生活プランの実践に向けた指導・支援を行う．
⑥ 定期的にプランの評価と見直しを行い，栄養指導を継続する．

e 高齢期の栄養・食生活上の問題行動への対応

⑴ 慢性の多臓器疾患に対する指導

複数の栄養成分をコントロールした治療食を活用して，一人ひとりのケースに適応する食事の提供を指導する．

⑵ 老年病（高齢者特有の疾病）に対する指導

生理的機能の低下に伴う老年病の進行を防止するため，食事の質と量への配慮，規則的な食事と生活スタイルおよび適度な身体活動（運動）を指導する．

⑶ 骨粗鬆症に対する指導

カルシウム，ビタミンK，ビタミンDおよびたんぱく質の十分な摂取，活動的な日常生活などを指導する．

⑷ 咀嚼力の低下に対する指導

口腔衛生など，残っている歯を大切にする．また，ソフトな仕上がりになる料理やいちど仕上げた料理の再加工調理，消化のよい食品や調理法などを指導する．

⑸ 味覚機能の低下

減塩食の調理法を指導するとともに，塩分濃度が高い外食や嗜好食品のとり方などについての指導を心掛ける．

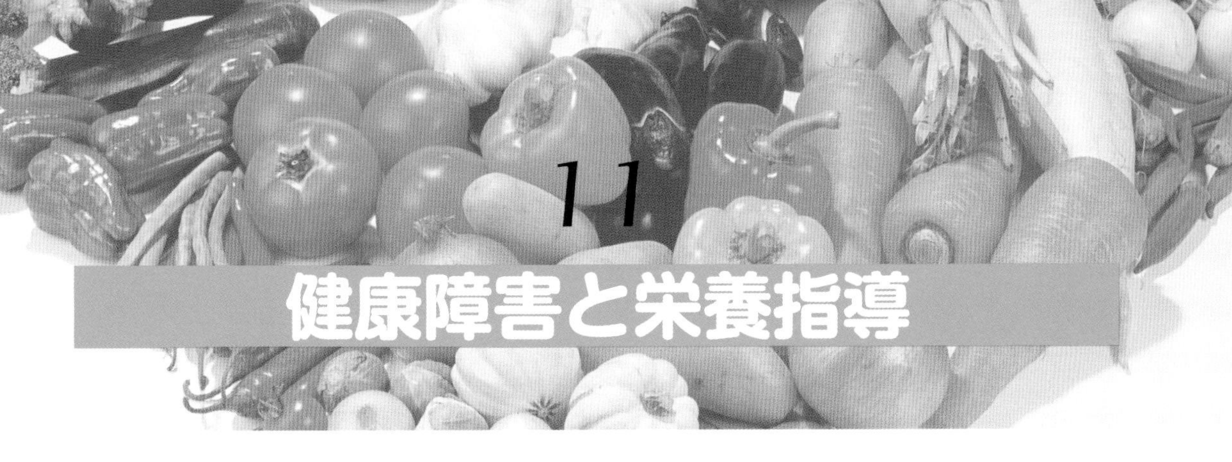

11 健康障害と栄養指導

近年，病院などの医療提供施設(病院，介護老人保健施設，介護医療院など)に勤務する管理栄養士が，入院患者の栄養状態の改善を目的にした栄養支援チーム(NST：Nutrition Support Team)など，医療チームの一員として，病棟およびベッドサイドで活躍する機会が多くなってきた．また，栄養相談室において，外来患者の食事療法を支援するための栄養食事指導も充実が図られてきている．

病院などの医療提供施設で栄養食事指導の対象になるのは，疾病を治療するために入院・入所している人や在宅で療養中の人たちである．しかし，多くの病院などでは，疾病の治療以外の出産や人間ドックなど検査目的の入院，外来患者に対しても栄養食事指導が行われている．

医療チームの一員としての管理栄養士の業務には，一人ひとりの患者の栄養アセスメントの実施，その結果に基づく適切な栄養補給法の選択と，その施行および栄養食事指導などがある．病棟およびベッドサイドにおける栄養食事指導は，医師，看護師および薬剤師などNSTスタッフとの協議や支援を受けて，病状回復の促進とQOL(生活の質)の向上を，栄養相談室では，外来患者の在宅療養が適切に行われるように，栄養・食生活からの支援を目指して行われている．

なお，一般に「栄養指導」といわれる業務は，病院などの医療機関では「栄養食事指導」という．管理栄養士が医師の指示に基づいて，厚生労働大臣が定める特別食が必要な患者に指導を行った場合には，診療報酬の算定が「栄養食事指導料」として認められていることによる．診療報酬の算定は，外来患者栄養食事指導料，入院患者栄養食事指導料，集団栄養食事指導料および在宅患者訪問栄養食事指導料としてそれぞれ認められている．

栄養補給方法を体系的に整理すると，つぎのようになる．現在，栄養食事指導の対象になっているのは，一般的に食事療養(食事療法)と経管栄養法の一部である．

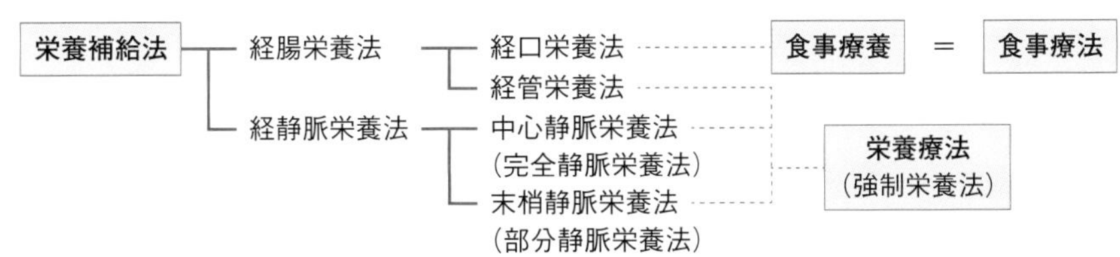

■経口栄養法は，もっとも自然で生理的な栄養補給の方法である

① 質的に内容が豊富で，量的な制約を受けることが少ない．

② 味覚上の変化がつけやすく，食欲に応えることが容易である．

③ さまざまな食品から，多様な栄養成分を補給することができる．

④ 食物の摂取に伴う内分泌系および神経系の調節を受けやすい．

⑤ 食事に対する精神的な満足感など，患者の欲求に応えやすい．

■経管栄養法は，経口栄養法についで生理的な栄養補給の方法である．栄養補給に伴う合併症を起こしにくく，栄養管理も比較的容易である

A　一般治療食に関する栄養食事指導

1　一般治療食の目的と意義

一般治療食は，疾病の治療を目的にした栄養素などのコントロールは必要としないが，患者の全身的な栄養状態の改善を図り，また，良好な栄養状態を維持することにより，疾病の治療に間接的に貢献することを目的に調製される治療食である．

各種疾病からの回復には，多くの場合，患者の栄養状態や体力が影響する．低栄養状態は，疾病の回復を遅延させるとともに体力の低下に直接影響する．治療の効果を向上させるために栄養状態を高めることは，特別治療食とは目的が異なるが，重要な意義をもっている．

一般治療食の目的や意義を理解したうえで，患者の栄養食事指導を行うことが大切である．

2　一般治療食の種類

a　目的別の区分

① 一般食（成人対応）

② 離乳食

③ 幼児食

④ 学齢児食

⑤ 妊婦・産婦食

⑥ 高齢者食

⑦ 検査食
- 大腸内視鏡検査食（注腸食）
- 甲状腺機能検査食（ヨード制限食）
- 胃・十二指腸潰瘍検査食（潜血食）

b　料理形態による区分

■常食・常菜

健常者が喫食しているかたさに調製した主食と，主食のかたさに合わせて調製した副食により構成された治療食である．

■軟食・軟菜

主食を，かゆなどの常食よりやわらかい状態に，また，副食を主食のやわらかさに合わせて調製した料理により構成された治療食である．

かゆ食（軟食・軟菜）
- 全がゆ・全がゆ菜
- 七分がゆ・七分菜
- 五分がゆ・五分菜
- 三分がゆ・三分菜

患者の病状に応じて，「七分がゆ・全がゆ菜」や「五分がゆ・三分菜」など

の組み合わせを指導することも可能である.

■流 動 食

液体または液状に調製された治療食である.

3 一般治療食 常食

一般治療食・常食は，健康な人の食事内容に準じ，疾病の治療を目的にした栄養素などのコントロールを必要としない患者のための治療食である．一般治療食・常食は，多様な食品を用いてバランスのよい食事に調製されている.

a 治療食としての特徴

治療食を調製するうえで，特定の栄養素などの増減を行う必要がない患者に対応する．全身の栄養状態を良好に維持または回復させるために，必要なエネルギーおよび栄養素などをバランスよく給与し，病状の軽快を促進するなどの治療効果を期待した，食事療養の基本になる治療食である.

常食が喫食できる患者であっても，発症前の健康なときに比べて食欲が低下しているケースが多い．このような患者の食欲を増進するためには，発症前の食習慣や嗜好傾向にも配慮した治療食の調製に努める必要がある．具体的には，患者の食歴，発症前の食生活の状況，食品や料理の嗜好傾向などを把握するため，患者や家族との面接などを考慮する必要がある.

b 一般治療食・常食で対応するおもな対応疾患など

① 軽い疾病または重い疾病からの回復期.
② 外科系の疾患.
③ 精神科系の疾患.
④ 妊婦・産婦など.

c 食事基準

常食の食事基準(給与栄養目標量など)は，対象患者の性別，年齢，身体活動レベル，体格，食欲および病状などに対応できるよう，何段階かの基準(治療食としての種類：エネルギーおよび栄養素などの設定量別)を作成しておくことが望ましい.

■一般治療食 常食の食事基準(例)

食 種＼栄養素など	エネルギー (kcal)	たんぱく質 (g)	脂 質 (g)	炭水化物 (g)	食塩相当量 (g 未満)
一般常食 Ⅰ度	2,200	75	50	350	7*
一般常食 Ⅱ度	1,900	70	45	300	7*
一般常食 Ⅲ度	1,600	65	40	250	7*

*病院によっては 6.5 g 未満

この食事基準(例)では，患者の性別，年齢，身体活動レベル，体格，食欲および病状などに応じた選択ができるように，エネルギーおよび栄養素などの量を増減して，Ⅰ度からⅢ度までの3段階が設定されている.

一般常食Ⅰ度：おもに青年および大柄な男性に対応するための食事基準で

ある．

一般常食Ⅱ度：おもに上記以外の男性ならびに青年および大柄な女性に対応するための食事基準である．

一般常食Ⅲ度：おもに上記以外の女性に対応するための食事基準である．

成長期の男性などで食事摂取基準が「一般常食Ⅰ度」より高くなるようなケースでは，主食の盛りつけ量を増やしたり，牛乳1本(200 mL)などの付加食を検討する．

設定されている食事基準と著しく異なる食事摂取基準量が指示された患者，また，食物アレルギーおよび嗜好上禁忌とする食品があるケースでは，個別的に対応した治療食にする必要がある．

d 食品構成

一般治療食・常食の食事基準(食種)の別に，指定されたエネルギーおよび栄養素などを充足する食品群別の使用量により設定しておき，対象患者の状況に応じて選択して指導に用いる．

■一般治療食　常食の食品構成(例)

(単位：g)

食種	穀類 米	穀類 その他	豆類 豆・大豆製品	魚介類	肉類	卵類	乳類	いも類	野菜類 緑黄色	野菜類 その他	果実類	海藻類	油脂類	砂糖類	みそ	その他	備考
Ⅰ	ごはん 750	20	50	80	60	40	206	60	150	200	110	2	15	10	8		
Ⅱ	ごはん 540	20	50	80	60	40	206	60	150	200	110	2	15	10	8		
Ⅲ	ごはん 390	20	50	70	60	40	206	60	150	200	110	2	15	10	8		

この食品構成では，食事基準(食種)による食品使用量の違いをわかりやすくすることを目的に，主食をすべて「ごはん」として例示した．実際には，「パン」や「めん」を組み合わせて指導する必要がある．

4 一般治療食　かゆ食(軟食・軟菜)

一般治療食・かゆ食は，主食になるかゆの形態別に設定されている全がゆ食，七分がゆ食，五分がゆ食および三分がゆ食などを総称した治療食である．副食は，主食の形態に相応するやわらかさに調製した料理を組み合わせている．

a 治療食としての特徴

一般治療食・常食と同様に，治療食を調製するうえで，特定の栄養素などの増減を行う必要がない患者に対応する治療食である．消化機能が低下した状態または重い病状からの回復過程での治療食であり，必要な栄養素などの給与とともに，普通の食事形態への移行を目的に提供される．

かゆ食は，分数(五分がゆよりは三分がゆなど)が少なくなるほど，おもゆ(水分)の割合が高くなる．給与できるエネルギーや栄養素などの量が制約を受けるので，患者の症状や消化・吸収の状況などを確認しながら，三分がゆ食から五分がゆ食，さらに全がゆ食への移行を進めることで，食事として摂取する栄養素などの増量を目指し，全身的な栄養状態の改善を図ることによって，病状の改善や安定に寄与する治療食である．

また，常食を喫食している患者以上に，摂食機能障害や食欲が低下している患者が多くみられるので，喫食率を向上させるためにより一層患者の状況やニーズの把握と，適切に対応する個別的な指導が求められる．

b かゆ食調製上の留意事項

① 胃内停滞時間が長い食品の使用を避ける．
② 主食は，やわらかく調理された，かゆ，うどん，パンなどにする．
③ 副食は，やわらかく仕上がる切り方，調理法(蒸す，煮込む，煮るなど)を採用する．
④ 多脂性の食品や揚げ物など油脂を多く用いる料理は避ける．
⑤ 刺激の強い食品の使用は避ける．
⑥ 食物繊維の多い野菜，きのこ，海藻類の使用には注意する．
⑦ 必要に応じて「キザミ」，「ミキサー(ブレンダー)」などの再加工調理を行う．
⑧ 味つけは，うす味を心掛ける．

c 一般治療食・かゆ食で対応するおもな対応疾患など

① 絶食を伴う重い病状からの回復期．
② 消化器系疾患．
③ 術後の回復期．
④ 口腔・食道の障害．
⑤ 咀嚼機能の低下時．
⑥ 食欲不振時．
⑦ 高齢などによる消化・吸収機能の低下など．

d 食事基準

かゆ食の食事基準は，一般に，全がゆ食，七分がゆ食，五分がゆ食および三分がゆ食など，主食になるかゆの形態別に設定する．

■一般治療食　かゆ食の食事基準(例)

栄養素など／食種	エネルギー(kcal)	たんぱく質(g)	脂質(g)	炭水化物(g)	食塩相当量(g未満)
全がゆ食	1,600	65	40	250	7
五分がゆ食	1,200	60	35	160	7
三分がゆ食	1,000	50	30	130	−

この食事基準(例)では，患者の消化・吸収能力の状況を考慮して，主食のやわらかさに応じた副食を組み合わせて調製する．

ここでは，全がゆ食，五分がゆ食および三分がゆ食について設定した食事基準を例示した．

① 全がゆ食は，主食に全がゆまたはパン，うどんが使用できる．

副食には食物繊維や脂肪が多い食品，刺激の強い食品を除き，全がゆに相当するやわらかさであって，消化のよい状態に調製した料理を組み合わせた治療食である．

② 五分がゆ食は，主食に五分がゆ，またはやわらかく煮たうどんが使用できる．

副食には消化・吸収のよい食品を用いて，五分がゆに相当するやわらかさで，消化のよい状態に調製した料理を組み合わせた治療食である．

③ 三分がゆ食は，主食に三分がゆが使用できる．

副食には胃に負担がかからないように，消化・吸収のよい食品を用いて，三分がゆに相当するやわらかさで，一層消化のよい状態に調製した料理を組み合わせた治療食である．

e　食品構成

一般治療食・かゆ食の食事基準を充足する食品群別の使用量により設定する．

■一般治療食　かゆ食の食品構成(例)

(単位：g)

食種	穀類 米	穀類 その他	豆類 豆・大豆製品	魚介類	肉類	卵類	乳類	いも類	野菜類 緑黄色	野菜類 その他	果実類	海藻類	油脂類	砂糖類	みそ	その他	備考
全がゆ食	全がゆ 960	20	50	70	60	40	206	60	150	200	110	2	10	10	8		
五分がゆ食	五分がゆ 1,050	5	50	70	40	50	ヨ100·206	80	100	150	缶 60		5	10	8		
三分がゆ食	三分がゆ 660		絹50	45	15	50	ヨ100·412	50	100	150	缶 40 果汁125		3	8	8		

※ヨ100＝ヨーグルト100 g

5　一般治療食　流動食

一般治療食・流動食は，患者の病状の改善を図るためのエネルギーや栄養素などの補給より，消化器，消化管に食物を慣らすことや水分の補給をおもな目的にした治療食である．液体などの流動的な形態に調製された料理や食品，また，アイスクリームやゼリーなど，口腔内ですみやかに流動的な形態になる食品や料理を組み合わせた治療食である．

なお，各特別治療食で用いられている流動食は，多くの医療提供施設で一般治療食の流動食が活用されている．

a　治療食としての特徴

一般治療食・流動食は，病状の回復に伴って禁食(食止め)から食事を開始する段階で，消化器，消化管に食物を慣らすことや水分の補給をおもな目的にしている．このため，消化器，消化管に対する機械的な刺激が少なく，食物残渣を生成しにくい消化・吸収のよい状態に，また，水分含有量が多い状態に調製する．

炭水化物が主成分になっている食品をおもに用いるが，水分含有量の多い状態に調製するので，相対的に低栄養の治療食になっている．このため，エネルギーや栄養素などの給与量を多くする必要があるケースでは，牛乳，ヨーグルト，アイスクリームおよび市販の濃厚流動食などの活用を検討し，病状の許す限りエネルギーや質のよいたんぱく質などの給与量の増加を図ることを考慮する必要がある．

食事の回数は，一般的に1日5〜6回食として提供する．このとき，必要な水分を確保するため1回の食事量が300 mL以上になるように配慮する．

また，流動食を給与する期間は，低栄養な治療食として調製されていることから可能なかぎり短期間にとどめ，すみやかに三分がゆ食への移行を図る必要がある．

b 一般治療食・流動食で対応するおもな対応疾患など

① 絶食を伴う重い病状からの回復期．
② 重度の消化器系疾患．
③ 消化器などの術後．
④ 口腔・咽頭・食道に障害があるとき．
⑤ 咀嚼・嚥下機能が低下したとき．
⑥ 全身的な衰弱が認められるときなど．

c 食事基準

流動食の食事基準は，三分がゆ食より水分が多いため低栄養の設定になる．

■一般治療食　流動食の食事基準（例）

食種＼栄養素など	エネルギー (kcal)	たんぱく質 (g)	脂質 (g)	炭水化物 (g)	食塩相当量 (g)
流動食	800	30	25	120	—

d 食品構成

流動食の食事基準を充足する食品群別の使用量により設定する．

■一般治療食　流動食の食品構成（例）

（単位：g）

食種	穀類 米	穀類 その他	豆類 豆・大豆製品	魚介類	肉類	卵類	乳類	いも類	野菜類 緑黄色	野菜類 その他	果実類	海藻類	油脂類	砂糖類	みそ	その他	備考
流動食	おもゆ450						ヨ100・412		野菜ジュース	150	果汁125			15	8	濃厚流動食100	アイスクリーム80

※ヨ100＝ヨーグルト100 g

6 その他の一般治療食

そのほかの一般治療食には，離乳期の乳幼児に対応する離乳食，就学前の幼児に対応する幼児食，児童に対応する学齢児食，妊産婦に対応する妊婦・産婦食および高齢者に対応する高齢者食などがある．

各ライフステージにおいて健康を害した人たちであって，エネルギーや栄養素などの増減によるコントロールを必要としない場合の治療食である．また，健康障害を伴わない妊産婦に対応する妊婦・産婦食も一般治療食として取り扱われている．これらの患者などに対する栄養食事指導は，前述のライフステージ別栄養指導に準拠して実施されている．

B　特別治療食に対する栄養食事指導

1　特別治療食の目的と意義

特別治療食は，エネルギーや特定の栄養素などの制限によるコントロール，あるいは付加による給与量の増加により，直接疾病の治療にかかわることを目的にした治療食である．エネルギーや栄養成分がコントロールされた治療食の給与によって，適応する疾病の治療に貢献しようとするものであり，特別治療食喫食患者に対する栄養食事指導は重要な役割を担っている．

たとえば，糖尿病患者のための治療食であるエネルギーコントロール食は，生涯にわたって適正な量のエネルギーや栄養素の摂取を継続することによって，病状を抑えるとともに，網膜症，糖尿病性腎症および神経障害などの続発を防止し，糖尿病であっても健康的でQOLの高い生活の維持を目的にしている．

また，腎臓病患者のための治療食であるたんぱく質・塩分コントロール食は，腎炎やネフローゼ症候群，腎不全などの全身性または代謝性の諸症状や機能が低下した腎臓に対して，たんぱく質や食塩，エネルギーを適切にコントロールすることによって，病状の進行や悪化の抑制，合併症の防止に役立てることを目的にしている．

一方，外科領域の患者には，術前・術後の栄養状態が患者の回復に大きく影響することから，術前では，低栄養状態の改善と栄養状態悪化の防止を目的に，また，術後では，手術時の侵襲に伴うミネラルおよび水分出納のアンバランスを是正するとともに，消耗した体たんぱく質などの回復を図るために，エネルギーやたんぱく質などを補給し，全身の栄養状態の改善を目的にしている．

特別治療食提供の目的は違っても，いずれもエネルギーや栄養素などのコントロールが不可欠で，療養を支援する栄養食事指導はきわめて重要である．

2　コントロールの対象になる栄養素など

コントロールの対象になる栄養素などは，特別治療食の種類(食種)によって異なっている．各種の特別治療食に共通する栄養成分には，つぎのようなものがある．

① エネルギー(kcal)，PFC比
② たんぱく質(g)
③ 脂質(g)，SMP比，n-6系およびn-3系脂肪酸比
④ 炭水化物(g)
⑤ 食塩相当量(g)

そのほか，貧血患者に対する鉄や脂質異常症(高脂血症)患者に対する食物繊維など，疾病に特有な栄養成分が対象になっている．

3 特別治療食の種類

従来，特別治療食の栄養管理は，糖尿病食，腎臓病食，肝臓病食および高脂血症食などのように，「疾病別栄養管理」を中心に取り扱われてきた．しかし，近年の医療技術の進展によって疾病のとらえ方が多岐にわたるようになり，疾病の種類の増加とともに「疾病別栄養管理」による取り扱いが大変になってきた．また，高齢患者の増加などにより，さまざまな合併症や多臓器疾患の出現が顕在化し，画一的に病名を冠した「疾病別栄養管理」手法では，効率的な治療食の提供に支障をきたすようになってきた．

そこで，「疾病別栄養管理」における疾病の種類別に対応している治療食の内容を整理し，各種特別治療食の栄養成分の特徴に着目して分類し，栄養管理に活用する「成分別栄養管理」手法が考案され，多くの病院などで採用されるようになってきた．このような状況を背景に，栄養食事指導においても，「成分別栄養管理」手法を活用した指導が展開されるようになってきた．

a 成分別栄養管理による特別治療食の分類と適応疾患

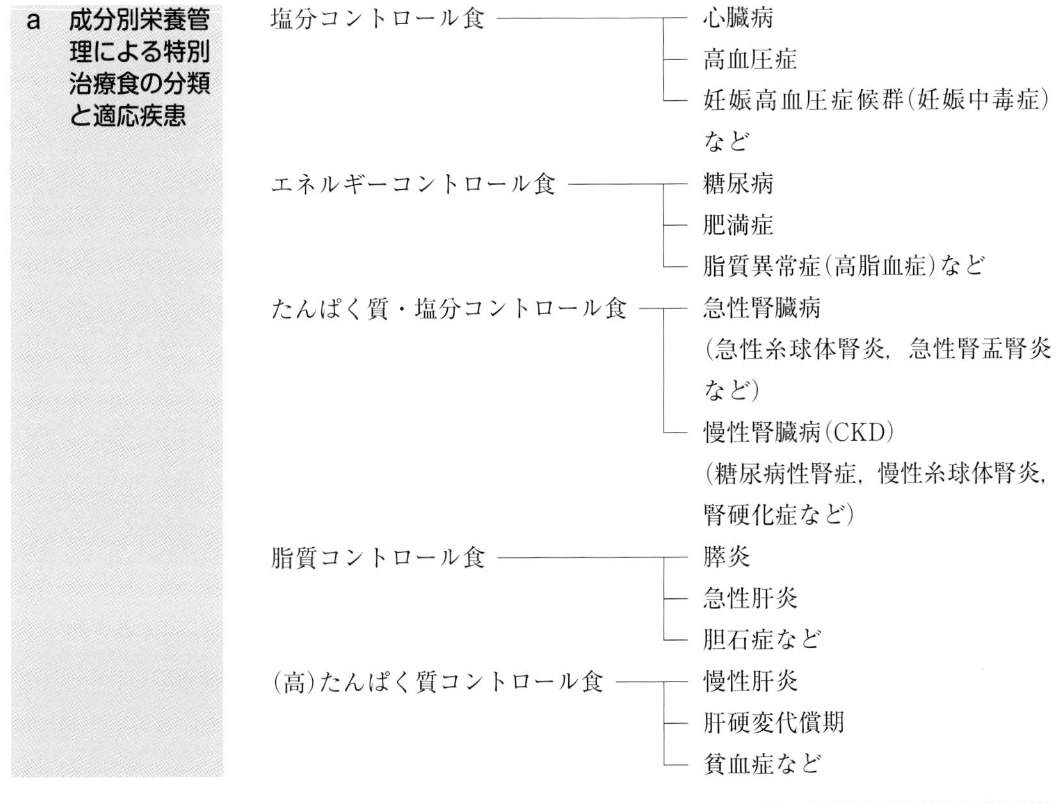

b 成分別栄養管理以外の特別治療食

成分別栄養管理以外の特別治療食には，高たんぱく質コントロール食対応以外の貧血食，潰瘍食，胃切除術後食などがある．

4 特別治療食　塩分コントロール食対応の栄養食事指導

心臓病，高血圧症および妊娠高血圧症候群などに適応する，塩分(ナトリウム)を低値にコントロールした治療食である．

a 塩分コントロール食の概要

⑴ 心臓病および本態性高血圧症の治療食としての特徴

エネルギー，たんぱく質，脂質および炭水化物などの食事基準は，一般治療食に準拠したものでよい．

ただし，食塩相当量は，「6 g 未満」，「5 g 未満」および「3 g 未満」など，一般治療食の 7 g 未満（病院によっては 6.5 g 未満）より厳しく制限し，主治医からの指示量以下にコントロールした治療食である．

食塩相当量を低値にコントロールした治療食にするために，原則として汁かけのめん類の使用を禁止し，汁物は汁だけ一般治療食の半量にするなどの対応が必要である．また，すべての料理の食塩相当量を平均的に控えるよりも，一般治療食と同じ味つけにした料理と，塩味調味料を思い切って減らした料理とを組み合わせたほうが，患者は食べやすく，高い満足度を得ることができる．

控えめになる塩味を補うために，食品のもち味が生きる旬の食材を用いる，かんきつ類や食酢などの酸味を生かす，煮込み・煮物・蒸し物料理よりも，焼き物・揚げ物・炒め物料理を選択する，香味野菜・種実類・海藻類などの香りを生かす，「だし」の旨味と香辛料を上手く使うなどの工夫を，指導に盛り込むようにする．

また，加工食品には，食塩を添加したものが多くみられるので，使用を控えたり栄養成分表示で食塩量を確認することなどを指導する．場合によっては，低ナトリウムに調整された減塩しょうゆやだし割りしょうゆなどの活用も考慮する．

肥満傾向の患者には，塩分コントロール食にエネルギーコントロール食を重複させた低塩・低エネルギー食を指導する．この場合，エネルギーの基準は，標準体重 1 kg 当たり 25 kcal 程度を目安にする．

脂質異常症傾向の患者には，塩分コントロール食に脂質コントロール食を重複させた低塩・低脂肪食を指導する．

⑵ 妊娠高血圧症候群の治療食としての特徴

基本的には，心臓病および本態性高血圧症の治療食と同様の取り扱いでよい．ただし，妊娠中の栄養特性を考慮してエネルギーとたんぱく質の給与量を高めに設定し，食塩相当量は 7～8 g 程度に若干緩めとしている．病状の悪化などにより塩分コントロール食の食事基準の適用が困難な場合には，エネルギーコントロール食の食事基準に切り替え，塩分コントロール食を重複させることも考慮する．

⑶ 食事基準

一般に，塩分コントロール食は「塩分制限食」，さらには「塩制○度」などとよばれている．よび方は変わっても同じ治療食をさしている．

■特別治療食　塩分コントロール食の食事基準(例)

食種		エネルギー (kcal)	たんぱく質 (g)	脂質 (g)	炭水化物 (g)	食塩相当量 (g 未満)
塩制 Ⅰ度	常食	1,600	65	40	250	5または6
	かゆ食	1,500	65	40	220	5または6
塩制 Ⅱ度	常食	1,900	70	45	300	5または6
	かゆ食	1,600	65	40	250	5または6

この食事基準(例)では，エネルギーおよびたんぱく質の基準に対応して，塩制Ⅰ度と塩制Ⅱ度の２段階を設定した．

また，主食の形態に対応するため，それぞれ「常食」と「かゆ食(全がゆ)」の食事基準を設定した．

塩制Ⅰ度：おもに心臓病および本態性高血圧症の女性と，小柄な男性患者に適応する治療食である．

塩制Ⅱ度：おもに心臓病および本態性高血圧症の大柄な男性と，妊娠高血圧症候群患者に適応する治療食である．

基本になる治療食の食塩相当量は，5 g または 6 g 未満に設定されている．

ただし，妊娠高血圧症候群の患者にあっては，日本産婦人科学会周産期委員会による「妊娠高血圧症候群の栄養管理指針」において，極端な塩分制限はすすめられないとして，食塩相当量 7～8 g が提唱されている．

患者の病状などに対応するため，食塩相当量の指定は柔軟に対応する．

(4) 食品構成

特別治療食・塩分コントロール食の食事基準(食種)の別に，指定された塩分相当量およびそのほかの栄養素などを充足する食品群別の使用量により設定し，対象患者の状況に応じて選択して指導に用いる．

■特別治療食　塩分コントロール食の食品構成(例)

(単位：g)

食種	穀類 米	穀類 その他	豆類 豆・大豆製品	魚介類	肉類	卵類	乳類	いも類	野菜類 緑黄色	野菜類 その他	果実類	海藻類	油脂類	砂糖類	みそ	その他	備考
Ⅰ常	ごはん 420	10	50	80	60	50	206	60	150	200	110	2	10	15	6		
Ⅰ粥	全がゆ 840	10	50	80	60	50	206	60	150	200	110	2	10	15	6		
Ⅱ常	ごはん 570	20	90	80	60	50	206	60	150	200	110	2	15	10	6		
Ⅱ粥	全がゆ 900	20	90	80	60	50	206	60	150	200	110	2	10	10	6		

※脂肪エネルギー比率に配慮が必要なケースでは，低脂肪牛乳の活用を考慮する．

5　特別治療食　エネルギーコントロール食対応の栄養食事指導

摂取エネルギーを主治医からの指示量でコントロールする必要がある糖尿病，また，エネルギー摂取量の制限が必要な肥満症などの患者に対応する治療食である．病院などによっては，脂質異常症，動脈硬化症，過体重傾向の高血圧症，心疾患および高尿酸血症などに適応する治療食として，エネルギーコントロール食をベースに栄養管理を行っている．このようなケースでは，栄養食事指導もエネルギーコントロール食を中心にした対応になる．

エネルギーコントロール食は，給与するエネルギーを一定量に維持するとともに，たんぱく質，脂質，ビタミンおよびミネラルなどがバランスよく摂取できるように配慮した治療食である．対象患者の食事摂取基準量に適応する食事基準（食種）を選択することで，糖尿病や肥満症などの患者以外の栄養食事指導にも広く活用されている．

a 治療食としての特徴

糖尿病は，1 型糖尿病（IDDM），2 型糖尿病（NIDDM），2 次性糖尿病および妊娠糖尿病に分類される．食事療養ならびに栄養食事指導上の取り扱いには大きな差はなく，いずれのタイプの糖尿病にもエネルギーコントロールを目的にした治療食で対応する．

また，体脂肪減量のための低エネルギー食としても活用されている．

食事基準（食種）は，一人ひとりの患者の標準体重，身体活動レベルおよび病状などを勘案して適応するものを選択する．食事基準（食種）の設定がない場合には，一人ひとりの患者ごとにエネルギー量を設定することになる．

食事基準（食種）には，1,000 kcal，1,200 kcal，1,400 kcal および 1,600 kcal など，200 kcal 程度の間隔で設定する方法と，1,040 kcal，1,200 kcal，1,440 kcal および 1,600 kcal など，「糖尿病の交換表」の 1 単位に当たる 80 kcal の倍数で設定する方法がある．

経験的には，200 kcal 程度の間隔で設定する方法は栄養管理に適し，80 kcal の倍数で設定する方法は栄養食事指導に適している．ここでは，80 kcal の倍数で設定する方法を採用する．

b 食事基準

病院などでは，エネルギーコントロール食を「エネルギー制限食」さらには「エネ制○度」などとよぶことがある．

■特別治療食　エネルギーコントロール食の食事基準（例）

食　種＼栄養素など	エネルギー (kcal)	たんぱく質 (g)	脂　質 (g)	炭水化物 (g)	食塩相当量 (g 未満)
エネ制 10 単位	800	35	20	120	7*
エネ制 13 単位	1,040	40	30	150	7*
エネ制 15 単位	1,200	50	35	170	7*
エネ制 18 単位	1,440	55	40	210	7*
エネ制 20 単位	1,600	60	45	240	7*
エネ制 23 単位	1,840	65	50	260	7*

＊病院によっては 6.5 g 未満

この食事基準では，10 単位（800 kcal）から 23 単位（1,840 kcal）まで 80 kcal の倍数で 6 段階の食種が設定されている．

⑴ 主食には，ごはん，パン，めんまたはかゆを選ぶことができる

ただし，主食が五分がゆ以下のかゆになる場合には，主食由来のエネルギーが著しく低くなり，指示エネルギーの確保が困難になるため，個別的な対

応が必要になる．患者の要望などを聞きながら，濃厚流動食などの付加食を活用した治療食にする．

(2) 高血圧症などの合併症のため塩分制限が必要な場合には，食塩相当量を6ｇまたは5ｇ未満などでコントロールする

(3) 食品構成

特別治療食・エネルギーコントロール食の食事基準を充足する食品群別の使用量により設定する．この食品構成では，800 kcalから1,800 kcalまで200 kcal間隔の6段階で設定されている．

■特別治療食　エネルギーコントロール食の食品構成(例)

(単位：g)

食種	穀類 米	穀類 その他	豆類 豆・大豆製品	魚介類	肉類	卵類	乳類	いも類	野菜類 緑黄色	野菜類 その他	果実類	海藻類	油脂類	砂糖類	みそ	その他	備考
エネ制 800	ごはん165		50	30	30	25	180		150	200	75	2		4	8		
エネ制 1,000	ごはん270		50	45	30	25	180		150	200	75	2	5	4	8		
エネ制 1,200	ごはん330		50	60	30	25	180		150	200	150	2	10	4	8		
エネ制 1,400	ごはん390		50	60	60	40	180		150	200	150	2	10	4	8		
エネ制 1,600	ごはん450	10	50	60	60	40	180	60	150	200	150	2	10	4	8		
エネ制 1,800	ごはん510	10	50	80	60	50	180	60	150	200	150	2	15	4	8		

6　特別治療食　たんぱく質・塩分コントロール食対応の栄養食事指導

特別治療食・たんぱく質・塩分コントロール食は，おもに腎臓病に適応する治療食である．

たんぱく質・塩分コントロール食の治療食としての基本は，つぎのとおりである．

① 腎機能低下の進行を抑えること．
　食塩相当量やたんぱく質の給与を指示量でコントロールし，エネルギーが不足しないように炭水化物と脂質から適正に摂取すること．

② 体内の塩分，水分，カリウム，リンなどの量や濃度を，正常に近く維持すること．

③ 窒素化合物などの終末代謝産物(老廃物)による尿毒素が，体内に蓄積するのを抑制すること．

④ 健全な日常の生活活動ができるような栄養状態を維持して，長寿を目指すこと．

a　治療食としての特徴

たんぱく質・塩分コントロール食の栄養食事指導は，つぎのような考え方に基づいて行われている．

① 浮腫や高血圧症状が現れているとき，およびその傾向が認められるとき(腎炎，ネフローゼ症候群)は，塩分(食塩相当量)を制限した治療食にする．

② 高度のたんぱく質尿による低たんぱく質血症が認められるとき(ネフローゼ症候群)は，軽度にたんぱく質を制限した治療食にする．

③ 腎機能の低下による尿素やクレアチニンなどの血中窒素化合物が増加しているとき(腎不全)は，たんぱく質を制限した治療食にする．

④ 尿の排泄量が減少して乏尿，無尿になったとき(急性腎不全，高度な浮

腫を伴う腎炎やネフローゼ症候群，長期透析患者)は，水分を制限した治療食にする．

⑤ 高カリウム血症を伴う腎不全や透析患者などには，カリウムを制限した治療食にする．

⑥ 高リン血症を伴う腎不全や透析患者などには，リンを制限した治療食にする．

⑦ 腎臓病の治療食に共通して，給与量を制限したたんぱく質がエネルギー源として消費されることを抑制するため，エネルギーの給与量に配慮した治療食にする．

b 治療用特殊食品

たんぱく質・塩分コントロール食であって，とくにたんぱく質や塩分の制限が厳しい治療食では，食事基準を満たすとともに，患者から満足が得られる食事とすることは容易ではない．これら治療食の献立や調理を容易にし，質の高い治療食の調製を支援するための治療用特殊食品が開発されてきた．たんぱく質・塩分コントロール食の栄養食事指導では，患者の要望を反映させながら，その活用を考慮する．

⑴ エネルギー調整用食品

■糖類やでんぷん類を主成分にする食品

① 糖　類

粉あめなど，でんぷんの分解により産生する甘味が低い糖．

② でんぷん類

でんぷんを主成分にするごはん，めん，ゼリー，菓子(せんべい，おこし，クラッカー)など．

■油脂類を主成分とする食品

① 中鎖脂肪酸製品

脂肪酸の炭素数が少ない(炭素数8～12個)脂肪を用いた食品(マクトン類)．

油状中鎖脂肪酸，粉末中鎖脂肪酸，菓子類(クッキー，ビスキー，ビスケット，ゼリー)など．

⑵ たんぱく質調整用食品

■低たんぱく質のごはん類

■低たんぱく質小麦粉を主成分とする食品

低たんぱく質小麦粉，同ミックス粉，同ホットケーキミックス粉など．

低たんぱく質パン．

低たんぱく質うどん，同そば，同そうめんなど．

⑶ 食塩調整用食品

■減塩の調味料

減塩しょうゆ，減塩ウスターソース，減塩中濃ソース．減塩みそ，減塩めんつゆなど．

■減塩の加工食品

減塩梅干し，減塩のり佃煮，減塩ねり梅，減塩鯛みそなど．

⑷ リン調整用食品

低リンミルク，低リン乳，低リン豆腐風食品，低リンのり佃煮など．

c 食事基準

病院などでは，たんぱく質・塩分コントロール食を「たんぱく質・塩分制限食」，さらには「たん塩制○度」などとよぶことがある．

■特別治療食　たんぱく質・塩分コントロール食の食事基準(例)

食種＼栄養素など	エネルギー (kcal)	たんぱく質 (g)	脂　質 (g)	炭水化物 (g)	食塩相当量 (g 未満)	水　分 (g)	カリウム (mg)
たん塩制Ⅰ 常食	1,600	40	40	270	3 または 5		
たん塩制Ⅰ 粥食	1,550	40	35	270	3 または 5		
たん塩制Ⅱ 常食	1,800	50	45	300	5 または 6		
たん塩制Ⅱ 粥食	1,600	45	35	250	5 または 6		
たん塩制Ⅲ 常食	1,800	30	45	300	3 または 5		
たん塩制Ⅲ 粥食	1,700	30	40	300	3 または 5		
たん塩制Ⅳ 常食	2,000	60	50	320	5 または 6	1,000 以下	1,700 ～ 1,800
たん塩制Ⅳ 粥食	1,700	55	40	270	5 または 6	1,400 以下	

■治療食の種類とおもな適応疾患など

たん塩制Ⅰ：おもに急性腎炎の患者に対応するための治療食である．

たん塩制Ⅱ：おもに慢性腎臓病で減たんぱく質食を必要とする患者に対応する治療食である(常食は，標準体重 60 kg の患者であって，標準体重 1 kg 当たりたんぱく質 0.8 g/日の指示量に適応する)．

たん塩制Ⅲ：おもに慢性腎臓病で低たんぱく質食を必要とする患者に対応する治療食である(常食は，標準体重 50 kg の患者であって，標準体重 1 kg 当たりたんぱく質 0.6 g/日の指示量に適応する)．

たん塩制Ⅳ：おもに血液透析施行中の患者に対応する治療食である(常食は，標準体重 60 kg の患者であって，標準体重 1 kg 当たりたんぱく質 1.0 g/日の指示量に適応する)．

※慢性腎臓病でたんぱく質緩制限食(常食は，指示量が標準体重 1 kg 当たりたんぱく質 0.7 g/日で標準体重 60 kg に適応)では，「たん塩制Ⅰ」を基に脂質と炭水化物でエネルギーを増量し，食塩相当量を若干緩めて対応する．

■主食には，ごはんまたはかゆを選ぶことができる

ただし，主食が五分がゆ以下のかゆになる場合には，指示エネルギーの確保が困難になることがあるので，エネルギー調整用の治療用特殊食品の活用を考慮した栄養食事指導が必要になる．

■食塩相当量は，食事基準に設定された数値以外でも指定できる

d 食品構成

特別治療食　たんぱく質・塩分コントロール食の食事基準を，充足する食品群別の使用量により設定する．

■特別治療食　たんぱく質・塩分コントロール食食品構成（例）

（単位：g）

食種	穀類 米	穀類 その他	豆類 豆・大豆製品	魚介類	肉類	卵類	乳類	いも類	野菜類 緑黄色	野菜類 その他	果実類	海藻類	油脂類	砂糖類	みそ	その他	備考
Ⅰ常食	ごはん 480	低たんぱく質小麦粉 10		30	30	25	ヨ100	100	100	200	110	1	20	10		粉あめ30	
Ⅰ粥食	全がゆ 690			30	30	25	ヨ100	100	100	200	110	1	20	10		粉あめ40	
Ⅱ常食	ごはん 600	低たんぱく質小麦粉 10	50	50	40	25	ヨ100	60	150	200	110	1	25	10			
Ⅱ粥食	全がゆ 900		50	50	40	30	ヨ100	60	100	200	110	1	15	10		粉あめ55	
Ⅲ常食	注1）450	低たんぱく質小麦粉 50		30	30	30	ヨ100	100	100	200	果汁125	1	25	20		粉あめ10	付加食300 kcalを含む
Ⅲ粥食	注2）900			30	30	25	ヨ100	100	100	200	果汁125	1	20	20		粉あめ70	
Ⅳ常食	ごはん 600	低たんぱく質小麦粉 10	50	60	50	40	ヨ100	60	100	150	55	2	20	15		粉あめ10	付加食200 kcalを含む
Ⅳ粥食	全がゆ 900		50	60	50	40	ヨ100	60	100	150	55	2	15	20		粉あめ10	

※ヨ 100＝ヨーグルト 100 g

たん塩制Ⅰ，たん塩制Ⅱおよびたん塩制Ⅲの「常食」と「全がゆ食」の魚介類では，ぎんだらなど脂の多い魚とほかの魚を，また，肉類では豚肩ロース脂身つきなど脂の多い肉とほかの肉を同じ割合で用いるように設定してある．

注 1）低たんぱく質ごはん（ゆめごはん，ピーエルシーごはんなど）

2）低たんぱく質がゆ（低たんぱく質ごはんなどから調製）

7 特別治療食　脂質コントロール食対応の栄養食事指導

脂質の給与量を指示量にコントロール（制限）するとともに，ほかの栄養素などの必要量が確保できるように配慮された，急性・慢性膵炎，急性肝炎，胆石症および一部の脂質異常症などに対応するための治療食である．

a 脂質コントロール食の概要

脂質コントロール食は，一般的にコントロールの対象になる脂質の量に着目した治療食と，質に着目した治療食とに分けられる．

(1) 脂質の量をコントロールした治療食

脂質による消化管への刺激を抑えるとともに，消化酵素の分泌を抑制することにより臓器の炎症の沈静化を目的に，脂質の量を低くコントロールした治療食である．

① 急性・慢性膵炎，急性肝炎，胆石症および胆嚢炎などの疾患に適応する．

急性膵炎や胆石症などでは，流動食から開始し，三分がゆ食，五分がゆ食から全がゆ食へと，治療食の内容を移行することで対応している．

② 消化管への刺激をできるだけ軽減するため，易消化食（軟飯，軟菜など）になるように調製した，蒸し物料理，煮込み料理および煮物料理を主体にする．

③ 脂肪含有量の少ない食品を用いる．

白身魚，鶏ささみ，豆腐，低脂肪牛乳，脱脂粉乳など．

(2) 脂質の質をコントロールした治療食

血中コレステロール値やトリグリセリド値を低下させることを目的に，脂質の質をコントロールした治療食である．

① 治療食に含まれる脂肪酸の比率について，飽和脂肪酸に対する多価不飽和脂肪酸の割合を高める（P/S 比 =1.0〜1.5）．

n-3 系多価不飽和脂肪酸と n-6 系多価不飽和脂肪酸の比率では，n-3 系多価不飽和脂肪酸の比率を高める（n-6系/n-3 系比 =3〜4）．

② 治療食から摂取するコレステロールの量を，1 日当たり 300 mg 以下に制限する．

③ 体内でのコレステロールやトリグリセリドの合成を抑制するため，エネルギー給与量は低めに設定する．

④ 高コレステロール血症および高トリグリセリド血症などの疾患に適応する．

⑤ 合併症の続発を防止するため，1 日当たりの食塩相当量を 6 g 未満に制限する．

⑥ 高コレステロール血症では，コレステロールを多く含む牛乳やバターなどを制限し，経験的に鶏卵，魚卵などは禁忌とする．

ペクチン，マンナンなど水溶性食物繊維は，腸内で胆汁酸と結合して，その排泄を促進させることにより，コレステロールの再吸収を阻害し，血中コレステロール値を低下させる効果がある．そのため，食物繊維が十分に摂取できるような治療食になるよう考慮する．

⑦ 高トリグリセリド血症では，糖類が血中のトリグリセリド値を上昇させる働きをもっている．そのため，砂糖および砂糖を多く含む食品，果物類の使用を制限する．アルコールにも同様の働きがあるので，原則としてアルコール飲料は禁忌である．

b　食事基準

この食事基準では，脂質の量的コントロールを目的にした急性・慢性膵炎，急性肝炎および胆石症などに適応するものを取り上げた．

■特別治療食　脂質コントロール食の食事基準（例）

食　種	栄養素など	エネルギー (kcal)	たんぱく質 (g)	脂　質 (g)	炭水化物 (g)	食塩相当量 (g 未満)
脂制 I	常　　食	1,600	55	15	310	7
	全がゆ食	1,200	35	10	240	7
	五分がゆ食	800	20	5	170	7
	三分がゆ食	500	5	1	120	5
	流 動 食	400	4	0.5	100	5
脂制 II	常　　食	1,700	65	30	310	7
	か ゆ 食	1,550	65	30	250	7

この食事基準（例）では，脂質の量に着目して「脂質コントロール食 I（脂制 I 度）」および「脂質コントロール食 II（脂制 II 度）」を設定した．

脂制Ⅰ度：おもに膵炎に適応する治療食.
食事形態により5種類の食事基準を設定している.

脂制Ⅱ度：おもに急性肝炎および胆石症に適応する治療食.
主食形態に応じて常食および全がゆ食の食事基準を設定している.

脂制Ⅰ度および脂制Ⅱ度に共通して，脂質含有量が多い食品および油脂類の使用量を制限し，炭水化物をおもなエネルギー源にする.

c　食品構成

特別治療食　脂質コントロール食の食事基準を充足する食品群別の使用量により設定する.

■特別治療食　脂質コントロール食の食品構成(例)

(単位：g)

食種	穀類 米	穀類 その他	豆類 豆・大豆製品	魚介類[*1]	肉類[*2]	卵類	乳類	いも類	野菜類 緑黄色	野菜類 その他	果実類	海藻類	油脂類	砂糖類	みそ	その他	備考
Ⅰ常	ごはん 570	10	50	60	30	30	ヨ100	100	150	200	110	2		20	8		
Ⅰ粥	全がゆ 900	10	50	45				100	150	200	110 果汁 125 缶 60	2		15	8		
Ⅰ五	五分がゆ 900	5	絹 50					100	100	150	果汁 125 缶 40			15	8	でんぷん 10	
Ⅰ三	三分がゆ 750							30	野菜ジュース 150		果汁 125			15		でんぷん 10・ ゼリー 100	
Ⅰ流	おもゆ 750								野菜ジュース 100		果汁 125			15		でんぷん 20・ ゼリー 100	
Ⅱ常	ごはん 570	10	100	80	50	40	ヨ100	100	150	200	110	2		15	8		
Ⅱ粥	全がゆ 900	10	100	80	50	40	ヨ100	100	150	200	果汁 125	2		20	8		

※ヨ100＝ヨーグルト100 g
＊1 脂制Ⅰの「常食」では，魚介類はおひょうなどの白身魚
脂制Ⅰの「全がゆ食」では，魚介類はおひょうなどの白身魚
＊2 脂制Ⅰの「常食」では，肉類は鶏のささみ
脂制Ⅰの「全がゆ食」では，肉類は原則として使用しない

8　特別治療食　たんぱく質コントロール食対応の栄養食事指導

栄養成分管理では，一般的に腎臓病に適応する「たんぱく質・塩分コントロール食」とともに区分されることがある．しかしここでは，疾病別の栄養食事指導の理解を容易にするため，腎臓病対応のたんぱく質制限食とは，その内容が相反する治療食として，高たんぱく質に調製する治療食を区別して取り上げた.

たんぱく質コントロール食(高たんぱく質食)は，慢性肝炎，肝硬変(代償期)などの肝臓病や，貧血食に適応する治療食である．高たんぱく質とともに高ビタミンおよび高ミネラルの治療食にし，エネルギーも一般治療食よりは高エネルギーに調製される．たんぱく質コントロール食を，病院などでは，「高たんぱく質食」または「高たんぱく質・高ビタミン食」とよぶことがある.

a 治療食としての特徴

⑴ 治療食としての基本

おもに肝臓病に適応する高たんぱく質食は，急性肝炎に適応する治療食と慢性肝炎および肝硬変代償期に適応する治療食とに区分されている．

■急性肝炎に適応する治療食

発症期および黄疸期には，低脂肪で消化のよい炭水化物を主体にした治療食にする．また，著しい食欲減退時には，輸液による栄養補給を考慮する．

回復期には，エネルギーとたんぱく質の給与量を一般治療食の食事基準より若干多くなる程度にし，ビタミンとミネラルの補給に配慮した治療食にする．一般的に，この時期には，脂肪の特別な制限は行わない．

劇症肝炎では，重篤な症状が現れている時期には禁食とし，輸液による栄養補給を検討する．症状の軽快を待って流動食から食事を開始し，急性肝炎に準拠した治療食へ順次移行する．

■慢性肝炎および肝硬変対応の治療食

一般治療食の食事基準に比べ，給与するたんぱく質を10～20％程度，エネルギーを10％程度増量し，高ビタミンおよび高ミネラルに調製した治療食にする．

脂肪エネルギー比率は，基本的には一般治療食と同程度にする．

⑵ 栄養食事指導実施上の留意事項

① たんぱく質の補給は，良質のたんぱく質性食品を主体にする．
② 脂質含有量が多い食品の使用は避ける．
③ アルコールおよび刺激の強い食品は禁忌とする．
④ 消化・吸収のよい食品と調理法を選択する．

b 食事基準

病院などでは，肝臓病などに適応するたんぱく質コントロール食を「高たんぱく食」，また「高たん(蛋)○度」などとよぶことがある．

ここでは，肝硬変(代償期)に適応する食事基準を取り上げた．破壊された肝細胞の修復・再生を積極的に図るため，必要なたんぱく質の量に配慮するとともに，ビタミンとミネラルが十分に補給できるよう考慮して設定している．

■特別治療食　たんぱく質コントロール食の食事基準(例)

食種 ＼ 栄養素など		エネルギー (kcal)	たんぱく質 (g)	脂質 (g)	炭水化物 (g)	食塩相当量 (g未満)
高たんⅠ度	常食	1,800	70	45	300	7
	全がゆ	1,650	65	40	250	7
高たんⅡ度	常食	1,900	80	50	300	7
	全がゆ	1,700	75	40	250	7

この食事基準では，エネルギーおよびたんぱく質の給与量に着目して，2段階の食事基準を設定した．また，主食の形態に応じて常食と全がゆ食の別に

設定した.

高たんⅠ度：おもに急性肝炎に適応する治療食である.

高たんⅡ度：おもに慢性肝炎および肝硬変(代償期)に適応する治療食である.

ただし，肝臓病で治療中であっても，肝不全，肝硬変(非代償期)やアミノ酸製剤を用いた経静脈栄養法が施行されているケースでは，その治療食として低たんぱく質の食事が必要になる．このようなケースでは,「たんぱく質・塩分コントロール食」から適応する食事基準を選択し，肝疾患対応の治療食にするとともに栄養食事指導を行う.

c　食品構成

特別治療食　たんぱく質コントロール食の食事基準を充足する食品群別の使用量により設定する.

病院などによっては,貧血症に適応する治療食として「高たんⅡ度・常食」をベースにし，鉄を強化した治療用特殊食品などを付加することで対応している.

■特別治療食　たんぱく質コントロール食の食品構成(例)

(単位：g)

食種	穀類 米	穀類 その他	豆類 豆・大豆製品	魚介類[*1]	肉類[*2]	卵類	乳類	いも類	野菜類 緑黄色	野菜類 その他	果実類	海藻類	油脂類	砂糖類	みそ	その他	備考
Ⅰ常	ごはん600	15	50	70	60	40	ヨ100 206	60	150	200	110	2	10	10	8		
Ⅰ粥	全がゆ900	15	50	70	60	40	ヨ100 206	60	150	200	110	2	10	20	8		
Ⅱ常	ごはん600	15	100	90	70	40	ヨ100 206	60	150	200	110	2	15	10	8		
Ⅱ粥	全がゆ900	15	50	90	70	40	ヨ100 206	60	150	200	110	2	10	10	8		

※ヨ100＝ヨーグルト100 g

＊1 高たんⅠ度では白身魚30 gとほかの魚40 g，高たんⅡ度では白身魚30 gとほかの魚60 gを使用

＊2 高たんⅠ度ではささみ30 gとほかの肉30 g，高たんⅡ度ではささみ25 gとほかの肉45 gを使用

9　成分別栄養管理以外の特別治療食　潰瘍食対応の栄養食事指導

成分別栄養管理での対応が困難な特別治療食に，易消化に調製した潰瘍食や消化器術後食などがある．ここでは，潰瘍食を取り上げた.

潰瘍食は，胃および十二指腸潰瘍の患者に適応する治療食である.

① 潰瘍から多量の出血が認められるときには禁食(食止め)とし，栄養の補給は栄養輸液が検討される.

② 出血の軽減を待って流動食から治療食を開始し，三分がゆ食，五分がゆ食(病院によっては七分がゆ食)，全がゆ食から常食へと移行する.

一般的に多くの病院などでは，3日間程度の間隔で，つぎの治療食への移行が行われている.

a　治療食としての特徴

潰瘍食は，潰瘍部位の保護を目的とした胃液の分泌抑制とともに，潰瘍部位への刺激の軽減が考慮されている.

また，潰瘍部位の治癒を早めるとともに，全身の栄養状態の回復を支援するため，高栄養で消化のよい状態に調製されている．

⑴ 潰瘍食の調製に注意が必要な食品および料理

① 消化に時間がかかる(胃内における滞留時間が長いなど)食品や料理の使用は避ける．

② 食物繊維が多い海藻類，きのこ，および野菜などの使用は控える．

③ 食塩濃度が高い食品や料理は避ける．

④ 砂糖の多量摂取や砂糖を多く含む食品は控える．

⑤ 肉類の使用は適量にとどめ，脂身や脂肪が多い部位は避け，エキス分を多く含む加工食品や料理には注意する．

⑥ フライや天ぷらなど，一度に多量の油脂の摂取につながる料理は避け，多脂性の食品の使用にも注意する．

⑦ 刺激の強い香辛料を多く用いた料理や加工食品の使用は避ける．

⑧ コーヒーなど，カフェインを多く含む飲料は避ける．

⑨ コーラやサイダーなどの炭酸飲料は避ける．

⑩ アルコール類の飲用は，原則として禁忌とする．

⑪ 喫食時の食べ物や飲み物の温度が熱すぎる，または冷たすぎる料理や食品の利用には注意する．

⑵ 潰瘍食の調製に適した食品および料理

① 消化のよい炭水化物系の食品．

② 蒸し物や煮込み料理など，やわらかい状態に仕上がる料理．

③ 食物繊維の少ない新鮮な野菜類．

④ 酸味が少ない果実(ももの缶詰などを使うことが多い)．

⑤ 喫食時の食べ物や飲み物の温度が，ほぼ体温程度(30〜40℃内外)になっている料理や食品．

b 食事基準

病院などでは，胃切除術後食など易消化に調製する治療食の1つとして，潰瘍食の食事基準が設定されている．

■特別治療食　潰瘍食の食事基準(例)

食種＼栄養素など	エネルギー (kcal)	たんぱく質 (g)	脂質 (g)	炭水化物 (g)	食塩相当量 (g未満)
常食	1,800	70	40	300	7
全がゆ食	1,550	65	40	230	7
五分がゆ食	1,350	60	35	190	7

この食事基準では，患者の病状に適応できるよう，食事の形態により3段階の基準を設定してある．

① 五分がゆ食では，3回の食事で不足するエネルギーや栄養素などを補うために，10時と3時に分けて200 kcal程度のおやつ(補食)と，牛乳

200 mL およびヨーグルト 100 g を給与する.

② 流動食または三分がゆ食が必要な患者には,「胃切除術後食」または「一般治療食」として調製したものを活用する.

c 食品構成

特別治療食・潰瘍食の食事基準を充足する食品群別の使用量により設定する.

■特別治療食 潰瘍食の食品構成(例)

(単位：g)

食種	穀類 米	穀類 その他	豆類 豆・大豆製品	魚介類	肉類	卵類	乳類	乳類	いも類	野菜類 緑黄色	野菜類 その他	果実類	海藻類	油脂類	砂糖類	みそ	その他	備考
常食	ごはん 600	20	100	80	40	40	ヨ100	206	60	150	200	110		10	20	8		
全粥	全がゆ 900	15	100	80	40	40	ヨ100	206	60	150	200	110		10	20	8		
五分	五がゆ 1,050	5	100	70	30	50	ヨ100	206	100	100	150	缶 60		5	15	8	アイス 80	缶:もも缶詰

※ヨ 100＝ヨーグルト 100 g

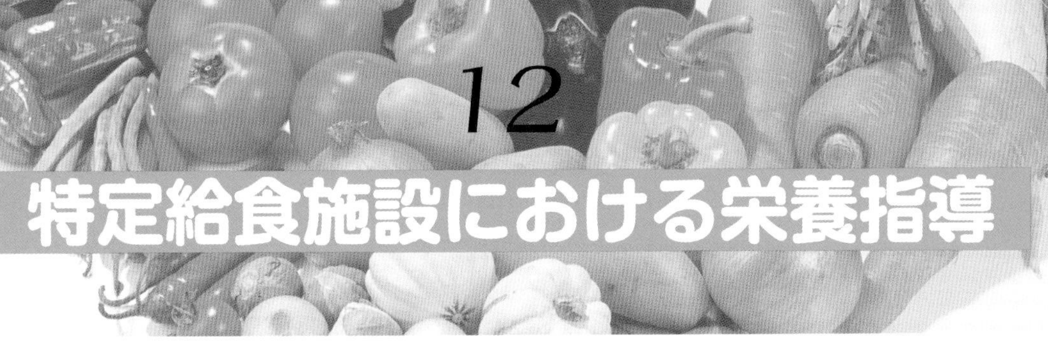

12 特定給食施設における栄養指導

特定給食施設とは，健康増進法第 20 条に規定する「**特定かつ多数の者に対して，継続的に食事を供給する施設のうち，栄養管理が必要なものとして厚生労働省令で定めるもの**」とされている．

これを受けて厚生労働省令(健康増進法施行規則第 5 条)では，健康増進法第 20 条第 1 項の厚生労働省令で定める施設は，「**継続的に 1 回 100 食以上または 1 日 250 食以上の食事を供給する施設**」と定義されている．

特定給食施設の規模にみたない給食施設であっても，特定給食施設に準拠した栄養管理，栄養指導の実施が行政指導として行われている．

特定給食施設を給食目的および利用者の特性別に分類すると，つぎのようになる．

入院時食事療養(病院給食)…… 医療提供施設(病院，病院に準拠する介護老人保健施設，介護医療院など)
学校給食………………………… 小・中学校，夜間課程を置く高等学校，特別支援学校
産業給食(事業所給食)………… 会社，工場，社員寮など
福祉施設給食…………………… 児童福祉施設，高齢者福祉施設など
その他…………………………… 自衛隊，刑務所など矯正施設，協同組合(給食センター)など

A 病院など医療機関における栄養食事指導

一般に，「栄養指導」を病院に限って「栄養食事指導」とよぶようになってきた．管理栄養士が，厚生労働大臣が定める疾病について，療養のための栄養指導を行ったときに，診療報酬の算定が認められている項目が，「栄養食事指導料」と規定されたことを受けた，公式な名称である．しかし，普通に「栄養指導」とよんでいるのが実態であるが，ここでは「栄養食事指導」とした．

1 栄養食事指導上の特性

a 栄養食事指導の位置づけ

疾病治療の直接的な手段としての食事療養(特別治療食が該当)，また，間接的に治療を支援する食事療養(一般治療食が該当)の患者を対象にする．

とくに，生活習慣病など慢性疾患患者の治療に重要な役割を担っている．

b 栄養食事指導の動向

近年，病院など医療の現場において，食事療養(治療食の提供)と臨床栄養指導を重視する傾向が顕著になってきた．具体的には，栄養支援チーム(NST)やクリニカルパスの導入に伴って，医療チームの一員としての管理栄

養士の参加が普及してきた．国レベルの施策においても，改正された栄養士法で管理栄養士に免許された業務の最初に,「傷病者の療養のため必要な栄養指導」が位置づけられるなど，大きな前進が図られてきている．

なお，食事療養とは，正式には入院時食事療養(従来は「病院給食」とよばれた.)のことで，入院患者に対し治療の一環として治療食を提供することである．

また，臨床栄養指導とは,「病院など医療機関のベッドサイドや外来の栄養相談室で，管理栄養士が行う栄養食事指導」ということができる．栄養士が同様の栄養指導を行うことは何も問題にならないが,「栄養食事指導料」の算定は認められない．

c 臨床栄養指導を実施するうえで配慮すべきこと

① 身体的特性，精神的・心理的特性，入院前の日常の生活状況，理解力など．

② 総合的，客観的な観察と評価．

栄養アセスメント(対象患者が多い場合には，栄養スクリーニングの施行を検討する.)．

患者の病歴・家族歴，自覚症状(主訴)，身体計測の結果，臨床検査データおよび栄養摂取状況など．

③ 要指導となった原因の分析．

ほかの疾病に起因するものか，栄養素など摂取のアンバランスによるものかなど．

④ 栄養食事指導が必要になった原因に，精神的な影響が認められる個別指導では，カウンセリング技法の活用を考慮する．

2 臨床栄養食事指導の方法

a 管理栄養士が単独で行う栄養食事指導

主治医からの指示(「栄養食事指導依頼票(箋)」の発行に基づく)に従って施行される栄養食事指導であり，指導の結果はカルテに記載し，主治医に報告する．

b 医療チームにおける医療専門職の一員としての栄養食事指導

現在は「チーム医療」の時代である．管理栄養士が単独で行う栄養食事指導のほか，診療補助部門(コ・メディカル)スタッフの一員として，食事療養および栄養食事指導の専門職の立場でNSTやクリニカルパスに参加し，指導の結果をスタッフミーティングの場などで報告する．

3 指導の形態

a 個別栄養食事指導

① 入院患者栄養食事指導．

② 外来患者栄養食事指導．

③ 在宅患者訪問栄養食事指導．

b 集団栄養食事指導	糖尿病集団栄養食事指導など疾病別に開催する． （一般的には入院・外来患者共通で実施）

4 具体的な指導の内容

a 入院患者に対して（ベッドサイドまたは栄養相談室で実施）	**(1) 入院直後の栄養食事指導** ① 入院時の栄養アセスメント． 患者が多い病院では，アセスメントの前に栄養スクリーニングにより対象を絞り込むことがある． 低栄養や過栄養，特定栄養成分の摂取状況と臨床検査データなどによる． ② 入院中に提供する治療食の説明． ③ 食事療養が必要になった疾病に対応する食事療養の説明． **(2) 入院中の栄養食事指導** ① 食品成分表の使用方法の教育． 糖尿病，糖尿病性腎症および腎臓病では，「食品交換表」の使用方法の教育． ② 喫食量などの評価と具体的な食事療養の指導． 食品や調味料の計量習慣，目安量の習熟． ③ 退院後の治療食献立の説明と作成支援． **(3) 退院時の栄養食事指導** ① 退院後の食事療養に関する指導． 家庭での食事，外食のとり方など． ② 退院後の食事計画の提案と説明． ③ 病状，指導内容と効果などの記録と評価． 入院患者栄養食事指導は，対象患者の退院によって終了する． なお，継続指導が必要な患者には，外来患者栄養食事指導により継続指導をつづけることができる．
b 外来患者に対して（外来の栄養相談室で実施）	**(1) 初回の栄養食事指導** ① 栄養アセスメントの実施． ② 疾病に対応する食事療養の教育． ③ 食事療養が必要になった疾病に対応する食事療養の説明． ④ 適応する治療食の説明． ⑤ 食品成分表や交換表の使用法． ⑥ 食事計画の提案・説明． ⑦ 食事記録の提案・説明． ⑧ 再来予約． **(2) 再来・継続の栄養食事指導** ① 食事記録による喫食量などの評価．

② 食事記録の問題点の指摘と改善策の提案.

③ 家庭における食事療養の指導.
　(食品や調味料の計量習慣, 目安量の習熟など)

④ 病状, 指導内容と効果などの記録.

⑤ 必要に応じて再来予約.

外来患者の栄養食事指導は, 病状の改善または態度・行動の変容が認められたときに終了する.

それまでは, 外来患者栄養食事指導を継続する.

c　在宅患者に対して(患者宅を訪問して)

初回および2回目以降の指導に共通した栄養食事指導が施行される.

① 栄養, 食生活状況のチェック(栄養アセスメントの一部として).

② 食事療養が必要になった疾病に対応する食事療養の説明.

③ 適応する治療食の説明.

④ 食事計画や食品構成, 献立などの提案と説明.

⑤ 治療食の調理, 摂食方法などの指導.

在宅患者訪問栄養食事指導は, 治療の終了, 病状の改善または態度・行動の変容が認められたとき終了する. それまでは, 外来患者訪問栄養食事指導を継続する.

d　その他の栄養指導

① 地域医療機関との連携, 支援.

② 行政や地区組織に対する援助.

③ 食事療養部門職員に対する指導.

④ 新任および研修中の医師, 看護師などに対する指導.

⑤ 栄養士・管理栄養士養成施設の学生指導.

e　クリニカルパス(クリティカルパス)

クリニカルパスとは, 医療チームスタッフの専門性の発揮と治療の効率化を目指して, 業務を標準化してフローシートに取りまとめたシステムのことである.

提供する医療の質的向上と治療期間の短縮などを目的に, 医療専門職種の枠を超えた協力関係によって成立する.

疾病別および職種別のケアプログラムの標準化が必要であり, 管理栄養士は, 栄養教育プログラムの標準化を担当する.

① 集団栄養食事指導では, 患者に共通する疾病別食事療養の基礎知識, 治療食の説明, 摂取目安量の確認, 食事の計量と記録のとり方などの教育・指導を分担する.

② 個別栄養食事指導では, 栄養スクリーニング(栄養アセスメント)の実施, 患者個人に適応する治療食の説明, 喫食量の評価と指導, 退院後の食事療法などの教育・指導を分担する.

B　学校における栄養指導

学校給食を実施している小中学校などにおける栄養士業務の取り扱いは，給食の管理運営主体から「食に関する指導」主体へ移行している．

2004年5月，学校教育法，教育職員免許法および学校給食法の一部改正が国会で成立し，教育職員免許法では，あらたに普通免許状として「栄養教諭」の追加が認められた．これを受けて，2005年4月1日から栄養教諭制度が施行された．

また，学校給食法の一部改正では，従来の学校給食法第5条の3に規定されていた「学校栄養職員(栄養士免許を有する者とされていた.)」を廃止し，新法の第7条に「学校給食栄養管理者(栄養教諭の免許状を有する者または栄養士免許を有する者)」があらたに規定された．

学校栄養職員の職務内容に取り上げられた栄養指導は，「学校給食指導」だけに限定されていた．しかし，文部科学省が例示した栄養教諭である学校給食栄養管理者の職務内容では，「食に関する指導」と「学校給食管理」が示され，「学校給食管理」は従来の学校栄養職員の職務を引き継ぐものである．一方，「食に関する指導」は，あらたに学校における栄養指導のあり方を示したものであり，従来からの知育・体育・徳育のベースになる教育として食育が位置づけられている．

1　食に関する指導の内容

文部科学省の例示による「食に関する指導」は，児童生徒への個別的な相談指導，児童生徒への教科・特別活動などにおける教育指導および食に関する指導の連携・調整から構成されている．

a　児童生徒への個別的な相談指導(カウンセラーとしての機能が期待される職務)

① 偏食傾向，強い痩身願望，肥満傾向，食物アレルギーおよびスポーツを行う児童生徒に対する個別の指導．
② 保護者に対する個別相談．
③ 主治医，学校医，病院の管理栄養士などとの連携・調整．
④ アレルギーやそのほかの疾病をもつ児童生徒用の献立作成および料理教室の実施．

b　児童生徒への教科・特別活動などにおける教育指導(ティーチャーとしての機能が期待される職務)

① 学級活動および給食時間における指導．
② 教科および総合的な学習の時間における学級担任や教科担任と連携した指導．
③ 給食放送による指導，配膳指導，後片づけ指導．
④ 児童生徒集会，委員会活動，クラブ活動における指導．
⑤ 指導案作成，教材・資料作成．

c　食に関する指導の連携・調整(コーディネーターとしての機能が期待される職務)

■校内における連携・調整

① 児童生徒の食生活の実態把握.

② 食に関する指導(給食指導を含む)のための年間指導計画策定への参画.

③ 学級担任，養護教諭などとの連携・調整.

④ 研究授業の企画立案，校内研究への参加.

⑤ 給食主任など校務分掌の担当，職員会議への出席.

■家庭・地域との連携・調整

① 給食だよりの発行.

② 試食会，親子料理教室，招待給食の企画立案，実施.

③ 地域の栄養士会，生産者団体，PTA などとの連携・調整.

従来からの学校教育の目的である「知育」,「体育」および「徳育」に,「食に関する指導(食育)」が加えられたことで，学校栄養士の職務が，給食管理担当の「学校栄養職員」から，学校給食栄養管理と食育担当の「栄養教諭」へと大きな変化が図られている.

2　栄養指導上の特性

① 重要な教育活動の1つである.

児童生徒に対する「健康教育」の一環として,「食に関する指導(食育)」がはたす役割は大きい.

② 栄養教論以外の学校給食栄養管理者(学校栄養職員)は，担任との連携による授業や特別活動への参加，非常勤講師として食育関連教科の一部を担当することなどが考えられる.

3　栄養指導の進め方

a　健康教育としての栄養指導

新指導要領において「総合的な学習」が創設され,「福祉」と「健康」が学習活動として例示された．健康教育としては,「食に関する指導」の強化が取り上げられている.

児童や生徒に必要な食に関する知識の習得を図り，望ましい食事・食生活が習慣的に実践できるように育成し，食事をとおして，みずからの健康管理ができるようにする．また，楽しい食事や給食活動をとおして，豊かな心を育成し，児童や生徒の社会性を育むことも目標の1つとして行われる.

b　食に関する栄養指導

家庭科や体育科，特別活動などの教科・領域と「食に関する指導(食育)」との連携を積極的に進め，献立作成や調理，給食指導と教科学習とを結びつける．そのために,「年間栄養指導計画」の作成と，関連する教員への周知と連携に努める.

発達段階に応じた栄養指導を継続的に実施する.

① 給食委員会活動の活性化と活用.

② 農作業体験など食育の推進.

③ 給食時間に「給食を教材」とした指導　など.

c　家庭に対する栄養指導

「食に関する指導(食育)」は，家庭との連携が重要である．とくに，小学校低学年では，食生活の母親や家庭への依存が大きいことを考慮する．

■具体的な内容

①「献立表」や「給食だより」の配布．

② 食関連の調査と結果を活用した指導．

調査票に記入することでの気づき，結果への興味や期待を活用する．

周知された結果からの気づきと改善への取り組みを引き出す．

③ 保護者を対象にした給食献立の実習など，講習会の開催．

保護者などに学校給食の意義や効果などを周知する．

これらの活動をとおして，連携する教員に「食に関する指導(食育)」をアピールする．

④ アレルギーをもつ児童生徒などの家庭に対する指導・援助を行う．

必要に応じて家庭訪問など，直接指導の機会を検討する．

d　地域に対する栄養指導

栄養教諭等は，学校給食が地域の食生活改善の組織的な実践活動を支援することができる重要な「場」であるととらえることが大切である．そして，よりよい学校給食が家庭や地域の食生活改善のモデルとして，保護者や地域住民から認められる取り組みが求められる．

■おもな活動

① 地場産の食材を用いた給食の実施(「地産地消」の実践)．

② 給食に郷土料理などを取り入れ，地域の食文化への関心をよび起こす．

③ 地域を対象にした食生活関連の講習会などの開催．

④ PTA をはじめとする地区組織活動への協力・援助　など．

C　産業給食における栄養指導

ここでは，会社や工場などの特定給食施設を総称して「産業給食」とした．事業所給食と表記する場合もあるが，相対的に工場の給食施設が減少し，オフィスなどの給食施設が増加していることから，「産業給食」と表記することにしたが，事業所給食と同意語ととらえてよい．

1　栄養指導上の特性

a　提供する食事を指導媒体とする栄養指導の実施

⑴ 栄養指導によって期待される効果

① 栄養の確保による利用者の健康の保持・増進．

② 勤労意欲を高めることによる，作業能率および生産性の向上．

③ 適正な食費により，利用者の経済的な負担の軽減．

④ 利用者の福利厚生，人間関係の円滑化．

⑤ 生活習慣病などで，特別な配慮を要する利用者に対する食事の提供など．

⑵ 特別な配慮を要する食事(例)

① 塩分をコントロール(低塩)した食事.
高血圧症，心疾患などの利用者に対応.

② エネルギーをコントロール(低エネルギー)した食事.
糖尿病，メタボリックシンドローム(内臓脂肪症候群)などの利用者に対応.

b 産業給食における栄養指導をむずかしくしている要件

① 給食利用の選択が，喫食者に任されている.
② 喫食の継続性に欠けることが多い.
③ 給食の運営が「経済性優先」になりやすい.
④ 利用者の多くが健康者である.
青壮年期の人たちは，自身の健康に自信をもっており，食事や食生活のあり方に関心を示さない傾向がある．健康を害し，さらに相当悪化させてから，はじめて食事や食生活の大切さに気づくことが多い.
⑤ 具体的な効果を証明するために，長い時間と多くの努力を要する.

2 栄養指導の進め方

a 健康診査の結果を活用した栄養指導

① 定期健診や特定健診の結果などから，生活習慣病およびそのハイリスクなどを抽出して行う栄養指導.
・傷病者に対する個別指導.
・ハイリスク者に対する集団指導.
・食事療法を支援する治療食対応の給食の提供.
少なくとも，塩分コントロール食やエネルギーコントロール食は必要.
② ハイリスク者のための低塩や低エネルギーのヘルシーメニューの提供.

b 食堂などにおける栄養指導

① 栄養成分表示がされた献立表の掲示.
② 栄養成分表示がされた食事の実物(サンプル)展示.
③ テーブル上に「栄養メモ(ポップ)」の設置.
④ ポスター，リーフレットなどの掲示(掲示板など).
⑤ 展示会や講習会の開催など.

3 指導の内容

① 健康と食生活に関する知識の普及.
食生活改善に取り組む自己意識の啓発.
② 自主的な食事管理に必要な栄養知識の普及.
望ましい食習慣の実践・定着を支援.
③ 選択性の給食(カフェテリアやバイキング方式)では，適切な料理選択のあり方.
主食，主菜，副菜，デザートなどの量と質の習熟を支援するため，対象特性別の盛りつけサンプルの展示など.

④ 健康には，生活のリズムが大切であることの理解の増進．
　夜遅い時間帯の飲食，朝食の欠食習慣など．
⑤ 健康長寿のために食習慣の健全化が重要であることの理解．
　食事(栄養)，運動，休養および睡眠の調和など．
　また，生活習慣病予防のための食生活のあり方など．

D　福祉施設における栄養指導

1　福祉施設の種類

福祉施設とは，身体的あるいは社会的にハンディキャップをもつ人たちを，入所または通所させ援護するための施設のことである．

おもに，成人を対象にする「社会福祉施設」と，未成年者を対象にする「児童福祉施設」とに大別される．

a　社会福祉施設

① 保護施設
② 老人福祉施設
③ 障害者支援施設

b　児童福祉施設

① 乳児院
② 児童養護施設
③ 保育所
④ 障害児入所施設(福祉型)
⑤ 障害児入所施設(医療型)
⑥ 児童自立支援施設

2　栄養指導上の特性

a　社会福祉施設

入所者の置かれている立場と身体条件に配慮し，人格を尊重した，計画的で継続的な栄養指導が重要である．

b　児童福祉施設

児童の健全な成長・発達と望ましい食習慣の育成を図るため，家庭的で温かみのある給食を活用した栄養指導が望まれる．

3　高齢者(老人)福祉施設における栄養指導

a　高齢者の栄養特性

① 個性がはっきりしていて，栄養指導によって変わりにくい．
　長年にわたる生活歴，食歴などが強く影響する．
② 身体的，精神的な個人差が著しい．
　老化の進行には，著しい個人差が認められる．

③ 食生活に関する特性.
・食習慣，嗜好の個人差が著しい.
・身体活動量の低下などにより食欲が低下する.
・歯の脱落により咀嚼力が低下してくる.
・唾液の分泌が減少して飲み込みにくくなる.
・味覚が鈍化し，濃い味を好むようになる.
・便秘や下痢を起こしやすくなる.
・生活習慣病など慢性疾患をもつ高齢者が多い.
④ 栄養特性を考慮した栄養指導が必要.

b 利用者に対する栄養指導の進め方

(1) 個別指導

① 問題を自分の内に秘めてしまう高齢者には，カウンセリング技法(聞き上手)の活用を励行する.
② 共感的な態度で言葉はゆっくり明確に，繰り返しを励行して忍耐強く対応する(一方的な押しつけは避ける).
③ 専門用語や外国語，むずかしい言葉を避け，高齢者に理解しやすい説明(高齢者本位)を心掛ける.

(2) 集団指導

① 身近な話題や栄養士・管理栄養士の生活体験を取り入れるなど，高齢者の関心を引きつける具体的な内容を心掛ける.
②「高齢者だから」という特別扱いは避け，つねに高齢者の自立心に配慮した内容での指導を心掛ける.
③ 老人ホームなどにおける指導の内容
・性別，年齢，体格および身体活動に見合った栄養素などの摂取量について.
—低栄養に対する特別な配慮—
(フレイル予防)
適切な量のエネルギー摂取を目指す.
質のよいたんぱく質量の確保.
ビタミンやミネラルの不足に注意.
塩分濃度の濃い料理や加工食品のとり方に注意.
・食べやすい調理法について.
—繊維の多い野菜や肉類などの調理に対する配慮—
適した調理法：蒸す，煮込む，煮る調理.
避けたい調理法：揚げる，炒める調理.
・嗜好品などのとり方について.
—とりすぎに配慮が必要な飲食物—
食事の喫食量に影響するような間食や飲み物.
甘い菓子や嗜好飲料.

アルコール飲料など.

・生き甲斐がもてる楽しい食事について.

—自立と主体性を尊重し，心身の安定に配慮—

個人の食歴や食習慣の尊重.

楽しさが感じられる食卓の演出.

できるだけ家庭での食生活に近づける.

・健康的な生活リズムについて.

—朝，昼，夕の規則的な食事時間に配慮—

適度な運動と休養および睡眠.

睡眠時間の確保.

・ロコモティブシンドローム(運動器症候群)の予防.

・病状に対応する適切な傷病者に対する栄養指導について.

—高血圧，動脈硬化症，脳血管障害および骨粗鬆症などに配慮—

臨床栄養に準拠した栄養指導.

4 児童福祉施設における栄養教育・指導

a 栄養指導上の特性

児童福祉施設入所者は，乳児から幼児，児童，生徒と年齢の幅は狭いが，指導の内容が幅広く，栄養上の問題も多様である.

対象者の日常生活や食行動をよく観察し，生活実態に則した，柔軟で的確な栄養指導を目指すことが大切である.

b 幼児対象(保育所)の栄養指導

保育所が提供する食事とおやつは，1〜2歳児では昼食および午前10時と午後3時のおやつである．3〜5歳児では昼食および午後3時のおやつである.

延長保育では，午後6時以降におよぶ場合には「夕のおやつ」，また，午後9時以降におよぶ場合には「夕食」が提供される.

これらの食事とおやつの活用などにより栄養指導を実施する.

① 楽しい食事の雰囲気づくり.

② 望ましい食習慣の育成.

③ 園児の生活に密着した栄養指導.

④ おもな栄養指導の内容.

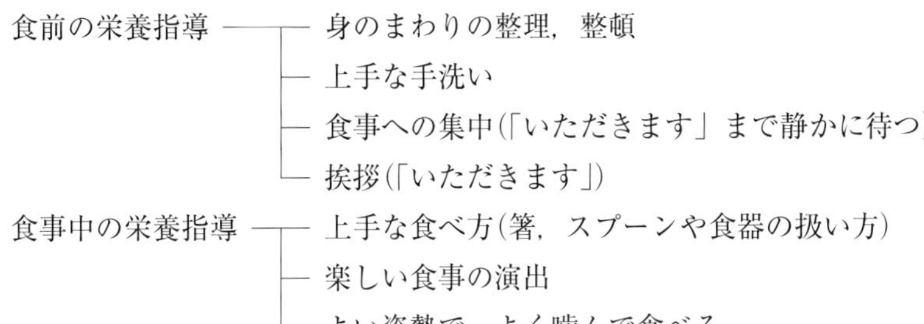

食後の栄養指導 ── 挨拶(「ごちそうさま」)
├ 残食の始末(食べ物の大切さに気づかせる)
├ うがいや歯磨き
├ 身のまわりの整理，食卓の片づけ
└ 食後の休養

その他の栄養指導 ── 盛りつけ，配食指導(給食当番)
└ クッキング保育など

c　児童(養護施設など)対象の栄養指導

原則として1日3回の食事を提供するなど，家庭にいる児童生徒と同様の生活ができるよう考慮する．栄養指導は，給食を活用した喫食時の指導と，生活指導の一環としての指導として実施される．

栄養指導の具体的な内容には，つぎのようなものがある．

① よい食習慣の形成．

生活(食事)リズムの規則性を育む．

偏食の改善を図る．

食生活に関する自主・独立性を育む．

② 家庭的な食事経験の場の提供．

栄養指導の対象になる児童の多くが家庭的に恵まれない環境におかれているので，温かで愛情と潤いに満ちた食事を経験させる．

③ 児童の身体的条件に適合した食事への配慮．

施設では，幼児から高校生までが一緒に生活していることがある．提供される食事も幼児食から大人の食事まで幅がある．身体の発育程度に応じた食事が提供できるよう，特別な配慮が必要である．

調理形態，食事の量，料理の温度など．

④ 情緒障害児には，過食，少食，偏食などの改善を目指した栄養指導を施行．

⑤ 調理業務従事者，介護職員に対する栄養指導を，児童に対する指導と平行して実施．

d　児童福祉施設における栄養指導媒体の選択

児童福祉施設における栄養指導で活用されている指導媒体には，つぎのようなものがある．指導の対象になる児童生徒に適応する指導媒体を選択する．

① 食品や料理(給食)の実物．

② 紙芝居，人形劇，指人形，エプロンシアター，パネルシアターなど．

③ 映画，ビデオ，パワーポイント．

④ ポスター，パネル．

⑤ 絵本，カルタ．

⑥ 食品や料理の模型など．

あ

い

う

え

お

か

き

く

け

こ

そ

た

ち

つ

て

と

な

に

ね

は

ひ

ふ

へ

ほ

ま

み

む

め

も

や

ゆ

よ

ら

り

れ

ろ

わ

数字・欧文

栄養士・管理栄養士のための 栄養指導論 第8版

平成20年3月1日 第1版第1刷発行
平成22年3月1日 第2版第1刷発行
平成23年8月1日 第2版第2刷発行
平成25年10月1日 第3版第1刷発行
平成27年2月1日 第4版第1刷発行
平成29年3月31日 第5版第1刷発行
平成31年3月1日 第6版第1刷発行
令和3年3月1日 第7版第1刷発行
令和5年3月1日 第8版第1刷発行

編 者 芦 川 修 貮
田 中 弘 之
発行者 百 瀬 卓 雄
発行所 株式会社 学建書院
〒112-0004 東京都文京区後楽1-1-15-3F
TEL (03)3816-3888
FAX (03)3814-6679
http://www.gakkenshoin.co.jp
印刷所 あづま堂印刷㈱
製本所 ㈲皆川製本所

ISBN978-4-7624-7875-8

栄養士養成施設のテキストに最適

臨地・校外実習のための

特定給食管理運営事例集

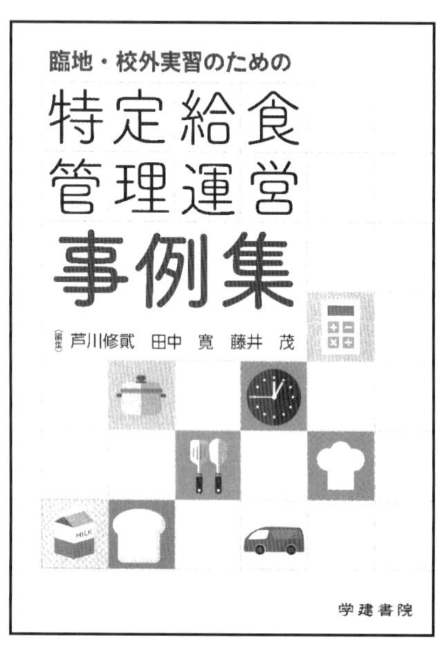

編著	北海道文教大学	芦川修貳
	東京家政大学	田中　寛
	元国際学院埼玉短期大学	藤井　茂
著	文教大学	伊澤正利
	北海道文教大学	金子裕美子
	元ヤマハライフサービス㈱	塩見好人
	東京都立北療育医療センター	鈴木幸子
	独立行政法人国立病院機構災害医療センター	須永将広
	和洋女子大学	登坂三紀夫
	華学園栄養専門学校	永井　豊
	帝京平成大学	野原健吾
	十文字学園女子大学	服部富子
	女子栄養大学	府川則子
	北海道文教大学	藤井駿吾
	板橋区立板橋第七小学校	山合かよ子

ISBN978-4-7624-0888-5(2018.9/1-1)
B5判/2色刷/209頁/定価 2,860円(本体2,600円+税)

◆多くの実習生を受け入れ，実務指導に豊富な経験をもつ管理栄養士が特定給食施設の運営状況を具体的に記述.
◆各施設の給食管理業務の基本的事項とともに，特徴をわかりやすく紹介.
◆施設ごとに，実習における学習課題とポイントを掲載.
◆「臨地・校外実習」を有意義に行うための事前学習用教材として最適.

内容見本

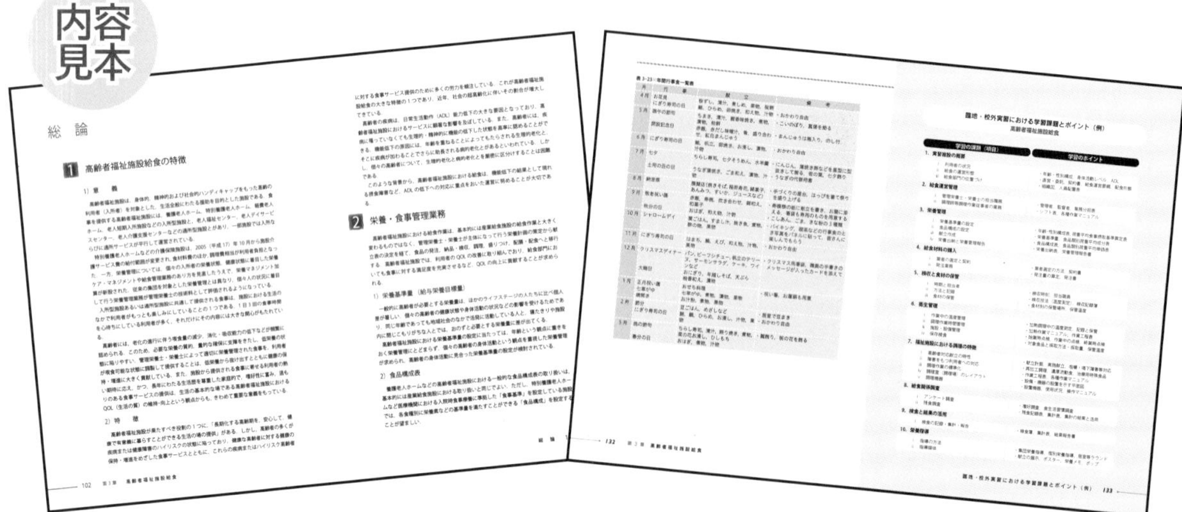